高等医药院校护理学"十二五"规划教材

（供护理专业用）

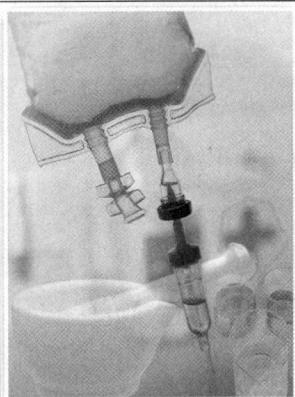

总主编 何国平 唐四元

护理营养学

主　编 李　敏　刘鹏飞　黄岩松
副主编 彭　芳　罗美庄　睢师宜
编　者 （以姓氏笔画为序）
　　　　刘鹏飞（湘潭职业技术学院）
　　　　许景灿（中南大学湘雅医院）
　　　　李　敏（长沙民政职业技术学院）
　　　　陈　丽（中南大学护理学院）
　　　　罗美庄（湖南中医药高等专科学校）
　　　　罗清平（长沙民政职业技术学院）
　　　　黄岩松（长沙民政职业技术学院）
　　　　黄伶智（中南大学护理学院）
　　　　彭　芳（长沙民政职业技术学院）
　　　　睢师宜（湖南中医药高等专科学校）

中南大学出版社
www.csupress.com.cn

图书在版编目(CIP)数据

护理营养学/李敏,刘鹏飞,黄岩松主编. 中南大学出版社,
2012.02

ISBN 978-7-5487-0432-4

Ⅰ.护... Ⅱ.①李...②刘...③黄... Ⅲ.临床营养 – 营养学
Ⅳ.R459.3

中国版本图书馆 CIP 数据核字(2011)第 219944 号

护理营养学

主编 李 敏 刘鹏飞 黄岩松

□责任编辑	彭亚飞
□责任印制	易红卫
□出版发行	中南大学出版社
	社址:长沙市麓山南路　　邮编:410083
	发行科电话:0731-88876770　传真:0731-88710482
□印　　装	长沙印通印刷有限公司

□开　　本	720×1000　B5	□印张 25.25	□字数 462 千字
□版　　次	2012 年 2 月第 1 版	□2017 年 1 月第 3 次印刷
□书　　号	ISBN 978-7-5487-0432-4
□定　　价	50.00 元

高等医药院校护理学"十二五"规划教材

（供护理专业用）

NURSING

总 主 编　何国平　唐四元

丛书编委　（以姓氏笔画为序）

丁郭平　王卫红　王臣平　任小红

卢芳国　刘晓云　何国平　吴晓莲

李　敏　陈正英　陈　燕　周建华

罗森亮　贾长宽　唐四元　蒋小剑

黄红玉　谭凤林

HULI
XUE

总　序

　　当今世界，医学科技迅猛发展，医疗对医护人员的要求越来越高，人们对健康需求越来越大，对健康越来越重视，护理工作在医院、社区、家庭的疾病防治、康复等方面起着越来越重要的作用，护士已成为国内的热门职业之一。加入 WTO 后，随着国内人才市场面向国际的开放，我国护理人才已成为目前世界各国急需的应用型、技能型、紧缺型的专业人才。护理对人才的要求除了基本技能与操作之外，还要求有不断更新知识的能力，使护士的知识从护理专业拓宽到更多学科。

　　护理职业的创始人南丁格尔曾说："护理是一门艺术。"如何培养一批南丁格尔式的护理人才，是护理教育工作者的一项重要的任务。2011 年 3 月，根据国务院学位委员会公布的新修订学科目录，护理学获准成为一级学科，新的学科代码为 1011。国务院学位委员会对护理学一级学科的确认，既是对护理人员辛勤付出的肯定，也是对全国护理人员的极大鼓舞，是继国家卫生部将护理学科列入重点专科项目后，国家对发展护理学科的又一大支持。随着医学模式的转变，护理模式也发生了适应性转变，"十二五"时期如何适应新形式的发展，提高护理队伍人才素质以及实践水平，建设护理队伍和拓展护理领域，使我国护理工作水平得到整体提高，是护理教育工作者以及护理从业人员面对的重要挑战和机遇。

　　从教学的内涵讲，有了一支护理专业的师资队伍，就必须有一套较为完善的专业教材，以辅助教师教授护理学基本理论、基本方法、基本技能，同时也适应学科不断发展创新的要求。我们编写的系列丛书，从适应社会发展、护理职业发展和护理理念发展等层面出发，以巩固基础知识，强化前沿知识和技能为原则，选择了与现代护理发展方向紧密相关的学科，力求既适合护理人才的自主性学习，又适合教师引导性教授。

中南大学是湖南省护理专业本科自学考试主考学校，是护理专业本科网络教育招生规模最大的学校，其护理学院是全国最早的护理专业博士学位授予点，社区护理学课程被评为国家精品课程。护理学院师资力量雄厚，教学资源丰富，其悠久的教学历史和先进的教学方法、设施，已为国内外医学事业培养出众多的优秀人才。为了适应社会发展的需求，培养出更多国内外急需的护理人才，由中南大学护理学院组织湖南省及外省有护理专业教学的多家院校中教学和实践经验丰富的教授和专家编写了一套有针对性的护理专业必修课和选修课教材，即针对授课对象的不同、针对学习方法的不同、针对人才使用的不同，对以往的教材内容进行了增加或减少。本系列教材包括：

《生理学》　　　　　　　　　　《免疫学与微生物学》

《病理学》　　　　　　　　　　《护理专业英语》

《人体解剖学》　　　　　　　　《康复护理》

《护理人际沟通》　　　　　　　《营养护理学》

《护理管理学》　　　　　　　　《护理学基础》

《护理伦理学》　　　　　　　　《护理学导论》

《急救护理学》　　　　　　　　《内科护理学》

《外科护理学》　　　　　　　　《妇产科护理》

《精神科护理学》　　　　　　　《传染病护理学》

《中医护理学(本科)》　　　　　《中医护理学(专科)》

《社区护理学》　　　　　　　　《护理心理学》

《生物化学》

这套教材涵盖了护理专业基础课、主干课及人文课程，目的是帮助护理专业的学生有条理、有效率地学习，有助于学生复习课程的重点内容和自我检查学习效果，有助于学生联系相关知识，融会贯通。本套教材是自学考试、网络教育的必备教材，也是全日制护理本科学生选修之用书。为检验学生学习的效果，在本套学习教材中编写了相关模拟试题及答案，使其更切合实际，达到学习目的。

由于时间仓促，加之水平有限，书中不当之处在所难免，恳请批评指正。

何国平

前　言......

　　随着社会科学技术的发展，人们的生活水平不断提高，生活质量也相应提高。人类疾病谱发生了较大的变化。慢性非传染性疾病，如高血压、肥胖症、糖尿病、痛风、骨质疏松症、肿瘤等疾病的发病率逐年上升，成为影响人们健康的主要问题，许多慢性疾病的发病、治疗与营养学有着十分密切的关系，往往与人们的生活习惯、营养状况以及行为方式有关，例如肥胖症与过度摄入营养以及缺乏运动密不可分，长期高盐饮食习惯可导致高血压等心血管疾病等。因此，人们有必要学习提高营养学知识，通过科学平衡膳食以及合理营养可以减轻疾病的症状，稳定病情，减少并发症，最终达到恢复健康和促进健康的目标。

　　我国高等医学院校十分重视医学生营养学知识的培养。生物－心理－社会医学模式的转变，对护理专业人才的培养提出了更高的要求。护理营养学是一门新兴的学科，也是护理专业的一门必修课程，学习护理营养学可以促使学习者适应医学模式的发展，更好的掌握服务对象的营养状况，树立"整体护理"的观念，更好地为人们的健康服务。

　　营养学知识对人类预防疾病、疾病康复、优生优育、老年保健和健康促进都有着重要意义。因而该教材同样适用老年服务与管理、各机构营养师、社区卫生保健等人才的培养。由于编者水平有限，不足之处在所难免，恳请营养学专家、广大同行以及使用者提出批评，在此表示衷心的感谢！

编者

2011 年 8 月 30 日

目 录

绪 论

　　营养学是研究食物与机体的相互作用，以及食物营养成分在机体内分布、运输、消化和代谢等方面的学科。营养学来自于英语单词 nutrition，解释为食物中能够被生物体吸收的成分，以维持正常的功能，促进生长以及自我修复的有机过程；研究食物对机体健康和疾病影响的研究；研究不同食物营养成分的最佳搭配，维持身体最佳健康状态的学科。

　　医学营养学是在临床医学和预防医学的研究基础上，立足营养学和临床医学相关内容的交叉学科，阐明医学与营养学对人类健康影响的科学。其研究内容涉及到人类的生长、发育、健康、康复、长寿及防病治病等相关问题，对人们维持身体健康水平有着重要的指导意义。

　　护理营养学是医学营养学的一个分支，随着护理专业的发展，针对人们现存或潜在的健康问题，从营养学的角度出发，结合护理相关理论和技能，研究护理学和营养学交叉的一门学科。

一、学习的意义

　　常言道"民以食为天"，饮食对人类的生存和繁衍起着重要的作用。随着社会的发展和进步，文明程度不断提高，人们从摄取食物仅仅为了解决温饱问题过渡到追求食物质量和恰当的营养价值阶段。由于营养学知识的欠缺以及不同社会文化背景的影响，人们对正确的饮食观虽然有所了解，但在摄取食物时往往按照已经形成的某些不良饮食习惯进食，过度强调心理上的满足，难以控制和改变不利于健康的饮食行为，于是很多慢性非传染性疾病渐渐成为影响人类健康的主要疾病，例如高血压、冠心病、糖尿病、肥胖症等在全世界范围内的发病率逐年增加。所以，人们不得不高度重视营养与健康的关系，学习营养学的知识，以指导人们养成良好的饮食习惯。

二、学习的内容

　　护理营养学主要围绕营养素、平衡膳食和慢性疾病的营养预防和营养治疗护理等知识与内容进行详细介绍。

　　护理营养学包括临床营养、营养素、食物的营养价值、食品安全、膳食结构和膳食指南、特殊生理阶段的营养、营养状况评价和健康教育、医院膳食、肠内营养、肠外营养、营养缺乏性疾病、心脑血管疾病的营养治疗及护理、呼吸系统疾病的营养治疗及护理、胃肠道疾病的营养治疗及护理、肝、胆、胰疾病的营养治疗及护理、代谢性疾病的营养治疗及护理、泌尿系统疾病的营养治疗及护理、血液系统疾病的营养治疗及护理、儿科疾病的营养治疗及护理。各部分内容相对独立又相互联系，各有侧重点，从不同的角度介绍人们不同生理状况下的营养需求、治疗及护理。

学习营养学的课程，对今后从事临床护理、社区护理、护理教育、护理管理、护理科研、营养保健、营养咨询等工作有着重要的实用意义。对临床常见疾病的治疗和护理，健康教育指导人们掌握基本的营养知识，预防疾病、恢复健康和促进健康。

总之，护理营养学的学习，将使学习者了解、熟悉或掌握营养学的理论和实际应用能力，更好地为人类健康服务。

（李　敏）

第一章 临床营养学

【学习目标】

1. 掌握营养、食物、营养素、临床营养学等相关概念。

2. 了解临床营养学的发展。

第一节 临床营养学的概念

随着社会的进步，人们生活水平的逐步提高，大家对于饮食的营养越来越重视，国内临床营养专业正在快速发展。饮食营养与人的健康关系密切，临床营养治疗，特别是危重患者的营养治疗非常重要，俗话说"疾病三分治，七分养"，营养即在其中。对患者来说，合理平衡的营养饮食极为重要；"医食同源，药食同根"，表明营养饮食和药物对于治疗疾病有异曲同工之处；合理平衡的营养，不仅可以增强患者的免疫功能，预防疾病发生和发展，而且还可以提高患者对手术和麻醉的耐受能力，减少术后并发症，降低医疗成本，缩短住院时间，有显著的社会和经济效益。

一、营养、食物、营养素

营养（nutrition）是机体摄取、消化、吸收、利用食物中的营养素来满足机体生理需要的生物化学过程。

食物（food）通常由碳水化合物、脂肪、蛋白质、水等构成，能够借进食或是饮用为人类或者生物提供营养或愉悦的物质。食物的来源可以是植物、动物或者其他生物。它能够满足机体正常生理和生化需求，并能延续正常寿命。

营养素（nutrient）是指食物中能被吸收及用于增进健康的食物基本元素。营养素可分为宏量营养素和微量营养素。宏量营养素是构成膳食的主要部分，提供能量，是机体生长、维持生命活动所需要的必需营养素，如碳水化合物、脂肪（包括必需脂肪酸）、蛋白质、无机盐和水均为宏量营养素。微量营养素是指在膳食中所占比重较小、机体需要量少的营养素，如维生素和矿物质就是微量营养素。

二、营养学、临床营养学

营养学是一门研究机体与食物之间的关系的学科，即研究食物与机体的相互作用，以及食物营养成分在机体内分布、运输、消化、代谢等方面的一门学科。

营养学的研究主要有六个层次：

一是物质层次，即中医提到的各种食物进行寒、热、平等类别划分。对植物和食物、动物进行详细的功能记忆和搭配。

二是营养元素层次，即西方营养学。把营养成分进行微小结构解剖，并明确各元素的功用。

三是化学结构层次，即对元素的结构组成与人体结构作用或过程等进行详细描述。是更深入的微小领域。

四是分子原子研究层次，即对组成元素的分子、原子的结构方面进行探讨。

五是基因结构层次。通过物质最细结构领域与人体基因领域进行观察，了解物质之间的作用和原理。一般要在实验室进行。

六是信息研究。如果说前面都是实际物质方面的研究，这里的研究就是指虚无一样的信息研究。

临床营养学（clinical nutriology）是营养学的重要组成部分，是介于预防医学与临床医学之间的边缘学科。它是研究合理应用各类食物和营养素来预防、治疗有关疾病，增强机体免疫功能，延缓衰老的综合性学科。

第二节　临床营养学的发展

一、营养学的发展简史

营养学是人类在长期的实践中逐步形成并发展起来的一门重要学科。它的发展史可以划分为古代营养学、近代营养学及现代营养学。

（一）古代营养学

中国的饮食文化、中医文化和养生学可以说是现代营养学的鼻祖。

在 7000 多年前，古老的中国就把营养学的研究展开了。7000 年前，人类的最初研究是从食物是否有毒开始的。神农尝百草的目的是确定是否有毒。在 3000 年前的时候，社会有所安定。黄帝诞生，并把食物的研究推前了，《黄帝内经》就记载了食物的核心：五谷为养，五果为助，五畜为益，五菜为充，气味和而服之,以补精益气。李时珍的《本草纲目》将食物进行了温、热、寒分类,共52卷,分16部、60类,1578年著成,代表了中国古代食疗的高峰。

在2000年前的西方医学之父希·波克拉底,则提出了饮食的法则:"把你的食物当药物,而不是把你的药物当食物。"就是提出了多吃食物少吃药,提前预防疾病为主的医学思想。

大约在1616年笛卡儿创立了解析几何,树立了新的思维观点。他主要的做法是把食物从整体进行分解,确定了思想基础。他的思想一出,从此人类就开始了分解的思维,把人的器官分解研究、把食物分解开来研究,于是人类进入了分解的历史。

(二)近代、现代营养学

1785年法国发生的"化学革命",标志着现代营养学的开端。此后,伴随着生命科学各领域,如化学、物理学、生物化学、微生物学、生理学、医学取得的突破性成果,现代营养学的研究内容进一步加深和扩展,特别是基因组学、蛋白质组学及代谢组学技术在营养学研究领域的应用,为现代营养学提供了广阔的发展前景。

1.国外近代、现代营养学的发展

国外近、现代营养学的发展大致可分为以下3个时期:

(1)萌芽与形成期(1785—1945年),此期的特点是:

①在认识到食物与人体基本化学元素组成的基础上,逐渐形成了营养学的基本概念与理论;

②建立了食物成分的化学分析方法、动物实验方法;

③明确了一些营养缺乏病的病因;

④1912—1944年,分离和鉴定了食物中绝大多数营养素,这个时期是发现营养素的鼎盛时期,也是营养学发展的黄金时期;

⑤1934年美国营养学会的成立,标志着营养学的基本框架已经形成。这一时期是营养学历史上突破最大、最多的时期。

(2)全面发展与成熟期(1945—1985年),此期的特点主要有:

①继续发现一些新营养素并系统研究了这些营养素消化、吸收、代谢及生理功能,营养素缺乏引起的疾病及其机制;

②不仅关注营养缺乏问题,而且还开始关注营养过剩对人类健康的危害;

③公共营养(public nutrition)的兴起,这是该时期营养学发展的显著特点。

在世界卫生组织和联合国粮农组织的努力下,加强了全球营养工作的宏观调控性质,公共营养学应运而生。1996年,迈森(Mason)等提出并经1997年第16届国际营养大会讨论同意,将"公共营养"的定义最终明确下来,它标志着公共营养的发展已经成熟。

（3）新的突破孕育期（1985 年至今），此期的特点主要表现在以下三个方面：

①营养学研究领域更加广泛：除研究传统营养素外，植物化学物对人体健康的影响及其对慢性病的防治作用逐渐成为研究热点；不仅研究营养素的营养生理功能，还研究其对疾病的预防和治疗作用。

②营养学的研究内容更加深入：随着分子生物学技术和理论向各学科的逐渐渗透，营养学的研究也进入了分子时代；还根据人群个体不同基因型制订不同的膳食供给量标准，为预防营养相关疾病做出重要贡献。

③营养学的研究内容更加宏观：2005 年 5 月发布的吉森宣言以及同年 9 月第 18 届国际营养学大会上均提出了营养学的新定义：营养学是一门研究食品体系、食品和饮品及其营养成分与其他组分和它们在生物体系、社会和环境体系之间及之内的相互作用的科学。

以上的研究才刚刚起步，还处于初级阶段，但其未来的发展前景、将要产生的重大突破及其对人类和社会发展的巨大贡献是可预见的。因此这一时期是营养学发展的新的突破孕育期。

2. 我国近代、现代营养学的发展

我国近代、现代营养学的发展约始于 20 世纪初。当时的生化学家做了一些食物成分分析和膳食调查方面的工作。1927 年，刊载营养学论文的《中国生理杂志》创刊。1928、1937 年分别发表了《中国食物的营养价值》和《中国民众最低营养需要》。1939 年，中华医学会参照"国联"建议提出了我国历史上第一个营养素供给量建议。1941 年，我国卫生实验院召开了全国第一次营养学会议。1945 年，中国营养学会（Chinese nutrition society）在重庆正式成立，并创办了《中国营养学杂志》。当时的中国正处于半封建、半殖民地的政治经济条件下，加上连年的战争状态，营养学研究工作举步维艰，难以收到实际成效。

中华人民共和国成立后，我国营养学和人民营养事业有了新的发展。建国初期根据营养学家的建议，国家采取了对主要食品统购、统销和价格补贴政策，保证了食物合理分配和人民基本需要。设置了营养科研机构，在全国各级医学院开设了营养卫生课程，为我国培养了大批营养专业人才队伍。结合国家建设和人民健康需要，开展了多方面富有成效的工作，先后进行了"粮食适宜碾磨度""军粮标准化""5410 豆制代乳粉""提高粗粮消化率"等研究工作。1952 年，我国出版第一版《食物成分表》；1956 年，《营养学报》创刊；1959 年，开展了我国历史上第一次全国性营养调查；1963 年，提出我国建国后第一个营养素供给量建议（recommended dietary allowance，RDA）。

文化大革命 10 年动乱期间，营养学的发展几乎陷入停滞状态。1978 年，党的十一届三中全会以后，我国的营养学事业驶向了快速发展的轨道，并取得了长足进展，重新组建了中国营养学会，恢复了营养学课程，复刊了《营养学报》，开展了学科各个领域的建设、科研和实际工作。1982—2002 年，每隔 10 年进行一次全国性营养调查。1988 年，中国营养学会修订了每人每天膳食营养素供给量，并于 1989 年制订了我国第一个膳食指南。与此同时，我国的营养科学工作者进行了一些重要营养缺乏病，包括克山病、碘缺乏病、维生素 D 缺乏病(佝偻病)及癞皮病等的防治研究，并结合防治克山病及硒中毒的研究结果，提出了人体需要量，受到各国学者的高度重视。另外，我国在基础营养学研究如居民蛋白质、能量需要量，以及利用稳定核素技术检测微量元素、体内代谢等研究领域已接近世界先进水平，并取得了重要成果。

根据社会发展和居民膳食结构的改变，1997 年，中国营养学会修订了膳食指南，并发布了《中国居民平衡膳食宝塔》；2000 年，中国营养学会发布了我国第一部《中国居民膳食营养素参考摄入量(dietary reference intakes，DRIs)》。我国政府十分重视我国居民营养与健康问题，1993 年，国务院发布了《九十年代食物结构改革与发展纲要》，次年国务院总理签发了《食盐加碘消除碘缺乏危害管理条例》；1997 年、2001 年，国务院办公厅分别发布了《中国营养改善行动计划》《中国食物与营养发展纲要(2001—2010 年)》。这一系列具有法律效力的文件，不仅为改善与促进国民健康提供了有力保障，而且还为我国营养学的发展注入了巨大的推动力。

(三)营养学未来发展趋势

1.进一步加强营养学的基础研究

将重点研究营养素在人体的代谢情况、生理功能、作用机制以及人群营养状况，从而为进一步修订 DRIs 奠定基础。

2.植物化学物的研究

将重点研究从传统中药材、药食两用植物、食物中提取、分离和纯化的植物化学物，建立体外快速筛选植物化学物的检测方法，探讨作用机制及构效关系，并进一步将植物化学物产业化，从而预防和治疗营养相关疾病。

3.分子营养学的研究

将重点研究营养基因组学、营养代谢组学，以及基因多态性对营养素代谢的影响。这些分子营养学基础工作的完成，更加深入了解营养物质在分子和基因水平对机体代谢的调节作用和机制，也将为从分子水平采取有针对性的个体化及人群营养预防措施提供科学依据。

4. 营养相关疾病的研究

一方面要重点研究钙、锌、硒和铁缺乏对机体健康的影响，特别是从细胞、分子生物学水平探讨与这些微量元素缺乏有关的生物标志物，从而为这些微量元素缺乏病的诊断提供特异、敏感的指标；另一方面要重点研究膳食结构、膳食成分与慢性病的关系，从微观与宏观两个方面同时入手，探讨防治慢性病的有效措施。

5. 新营养学的研究

新营养学将在公共营养的基础上，在研究领域与研究范围上进一步扩展。新营养学的概念、研究对象、研究内容及研究目标刚刚确立，有许多亟待解决的问题。由于新营养学涉及许多学科领域，需要快速与其他相关学科交叉融合形成新的交叉学科，如营养生态学、生态营养学、营养经济学、营养政策学、营养管理学等。只有这样，才能支撑起新营养学这门学科体系，否则只能是空中楼阁。另外，还急需培养开展这些交叉学科研究工作所需要的专业人才。这些任务的完成是保证新营养学事业蓬勃发展的必要条件。

6. 现代营养学与中医学的融合研究

现代营养学注重科学实验证据、注重定性与定量分析，这既有其科学和先进的一面，也存在着很大的局限性，即过分强调某个食物成分的作用和某个组织、细胞的功能（因而现代营养学常被称为"解剖式营养学"），缺乏整体、联系、综合与发展的观点。而中医学中许多关于营养与人体健康的观点、学说与理论，恰好能弥补现代营养学的缺陷。将二者有机结合，融合成一门新的学科将是未来的发展方向。

二、临床营养学的发展简史

在 1950 年至 1970 年期间，我国临床营养学主要处于认识阶段。20 世纪 50 年代初期，陆惟善教授撰写了《营养在外科治疗上的意义和应用》一书，为我国的创伤代谢和外科营养支持奠定了基础。

1971 年至 2000 年期间是临床营养学应用、普及和发展阶段。"静脉高营养"一词不再延用，代之为切合实际的营养支持，并大力提倡人工胃肠营养，这是因为高能量营养增加了严重代谢并发症和感染的发生。

2001 年至今，我国的临床营养学进入到循证、规范、创新阶段，相关理念也在发生变化，从过于盲目地实施营养支持，到目前理性地依据患者需要施行营养支持。

（罗清平）

第二章 营养素

【学习目标】

1. 掌握营养及营养素的概念，评价膳食蛋白质、脂类营养价值的主要指标，矿物质和维生素的缺乏症和缺乏原因。

2. 熟悉人体的能量消耗组成和能量来源、比例及需要量，氨基酸模式、必需氨基酸、必需脂肪酸，各类营养素的主要生理功能和食物来源。

3. 了解蛋白质、脂类、碳水化合物的分类和各类营养素的参考摄入量。

第一节 能量

新陈代谢是一切生命的基本特征，包括物质代谢和能量代谢。在物质代谢过程中所伴随的能量释放、转移和利用便是能量代谢。人体的一切活动都与能量代谢分不开。人体所需的能量主要来自食物中的宏量营养素，包括碳水化合物、脂类和蛋白质。三大能量营养素经消化转变成可吸收的小分子物质被机体吸收入血，吸收入血的这些小分子物质一方面经合成代谢构成机体组成成分或更新衰老的组织；另一方面经分解代谢释放出其所蕴藏的化学能。这些化学能经转化便成为生命活动过程中各种活动的能量来源。研究人体能量代谢的目的在于研究能量平衡，一旦失衡，就会有碍机体的正常生活。能量过剩会导致肥胖，进而导致疾病发生；能量缺乏，人体便会逐渐消瘦，也会带来一系列不良后果。能量不仅是维持机体正常生活的基础，而且还会影响其他营养素的正常代谢。因此，能量代谢是营养学中应首先考虑的问题。

一、能量单位

能量在自然界有多种存在形式，如太阳能、化学能、机械能、电能，它们之间可以相互转换。营养学上使用的能量单位，多年来一直用卡（calorie）或千卡（kilocalorie，kcal）。目前，国际和我国通用的能量单位是"焦耳"（joule，J）或"千焦耳"（kilo joule，kJ）。

（1）1kcal 指将 1000g 纯水的温度由 $15℃$ 上升到 $16℃$ 所需要的能量。

（2）1J 指用 1 牛顿（N）力把 1kg 物体移动 1m 所需要的能量。

（3）1000 J = 1 千焦耳（kJ），1000 kJ = 1 兆焦耳（mega joule，MJ）。

（4）两种能量单位的换算如下：

$$1kcal = 4.184kJ \qquad 1kJ = 0.239kcal$$

二、能量来源

人体的生命活动均需要能量，如物质代谢的合成与分解、心脏搏动、肌肉收缩、腺体分泌等。人体所需的能量来源于食物。食物中含有碳水化合物、脂类、蛋白质、矿物质和维生素等营养素。其中碳水化合物、脂类、蛋白质在体内经代谢可释放能量，因而称为"产能营养素""产热营养素"或"能源物质""热源质"。

碳水化合物、脂类、蛋白质三大产能营养素普遍存在于各种食物中。粮谷类和薯类食物含碳水化合物较多；油料作物富含脂肪；动物性食物一般比植物性食物含有更多的脂肪和蛋白质，但大豆和坚果类例外，它们也含有丰富的脂肪和蛋白质；蔬菜和水果一般含产能营养素较少。

一般来说，机体所需能量的 50% 以上是由食物中的碳水化合物提供的，碳水化合物是机体的重要能量来源。脂肪也是体内重要的能源物质，但它不能在机体缺氧条件下提供能量。在一般情况下，人体主要利用碳水化合物和脂肪氧化供能。但在某些特殊情况下，机体所需能源物质供能不足，如长期不能进食或消耗量过大时，体内的糖原和储存脂肪已经大量消耗之后，将依靠组织蛋白质分解生成的氨基酸来获得能量，从而维持必要的生理功能。

根据我国居民的膳食习惯，成人碳水化合物供给的能量以占总能量的 55% ~65%，脂肪占 20% ~30%，蛋白质占 10% ~15% 为宜。

三、能量系数

人体所需能量来源于食物中的碳水化合物、脂类和蛋白质三大产能营养素。每克产能营养素在体内氧化所产生的能量称为"食物的热价"、"食物的能量卡价""能量系数"或"产热系数"。

三种产能营养素的能量系数如下：

（1）1g 碳水化合物：16.81kJ（4.0kcal）

（2）1g 脂肪：　　　37.56kJ（9.0kcal）

（3）1g 蛋白质：　　16.74kJ（4.0kcal）

乙醇在体内氧化，每克可产生 29.29kJ（7kcal）的能量。

四、能量消耗

机体的能量代谢遵循能量守恒定律，机体的能量需要与消耗是一致的。在理想的平衡状态下，个体的能量需要量等于其消耗量。成人每日的能量消耗主要是由基础代谢、体力活动、食物特殊动力作用三方面构成。此外，孕妇要摄入更多的能量以满足子宫、乳房、胎盘、胎儿的生长发育及体脂储备的需要；乳母也应摄入较多能量以供合成乳汁；处于生长期的婴幼儿、儿童及青少年还需要能量满足生长发育。

（一）基础代谢

1. 概念

基础代谢（basal metabolism，BM）是指人体维持生命活动所需的最低能量消耗。约占总能量消耗的 60% ~70%。即人处于空腹、静卧、室温、清醒状态下测定的维持体温、心跳、呼吸等机体最基本生命活动所需要的能量消耗。

单位时间内（一般以每小时计）人体每平方米体表面积所消耗的基础代谢称为基础代谢率（basal metabolic rate，BMR）。

在正常情况下，人体的基础代谢率比较恒定，即同年龄、同性别的人在同一生理条件下基础代谢基本接近，故测定基础代谢率可以了解一个人代谢状况是否正常。临床上用测定值与正常值比较来衡量基础代谢率的高低，与正常值相差不超过 10% ~15% 者均为正常。

测定基础代谢时，受试者应处于完全安静、清醒而舒适的状态。周围环境气温在 18℃ ~25℃ 之间。时间应在餐后 12 ~14h 以上。如按正常的生活规律安排，晚餐安排在下午 6 时左右，基础代谢率的测定正好在次日晨 6 ~8 时为宜。测定前的晚餐膳食应比较清淡以免食物对代谢的影响。从前一天起，受试者即应避免激烈运动，并且在测定前需要安静休息 30min 以上。

2. 影响基础代谢率的因素

基础代谢不仅和人的年龄、性别、体表面积、内分泌系统状态等有关，而且还受环境温度与气候、营养状态、药物等因素的影响。

（1）体表面积：身材大小不同，人体的基础代谢总量显然不同，基础代谢与人体的体表面积呈比例关系。我国成年人的体表面积可以按下式计算：

体表面积（m^2）= 0.00659H（身高，cm）+ 0.0126W（体重,kg）– 0.1603

（2）年龄、性别：女性的基础代谢率略低于男性。婴儿时期，因为身体组织生长旺盛，基础代谢率最高，以后随着年龄的增长而逐渐降低。

（3）环境温度与气候：寒冷气候比温热气候时高。

（4）激素：激素对细胞的代谢及调节都有较大影响，不同激素对基础代谢

11

率的影响不同。如甲状腺素可使基础代谢率明显升高；去甲肾上腺素则使基础代谢率下降。

（5）其他因素：影响人体基础代谢率的还有药物、营养状态及交感神经活动等一些因素。如尼古丁和咖啡因可使基础代谢水平升高；精神紧张地工作可使大脑的活动加剧，能量代谢约增加3%～4%。

（二）体力活动

体力活动包括在生产与生活中全部体力活动的能量消耗。除基础代谢外，体力活动是影响机体能量消耗的主要因素，且变化范围大。体力活动所消耗的能量约占人体总能量消耗的15%～30%。

体力活动所消耗能量的多少与劳动强度、工作性质、劳动持续时间及工作熟练程度等因素有关。其中劳动强度和持续时间是影响体力活动能量消耗的主要因素。如：劳动强度越大，持续时间越长，能量消耗越多；肌肉越发达者，活动时能量消耗越多；体重越重者，做相同运动时能量消耗越多；工作熟练程度高耗能相对较低。

（三）食物特殊动力作用

食物特殊动力作用（specific dynamic action，SDA）是机体因摄取食物引起的额外能量消耗，即机体在消化、吸收、转运和储存所摄取的食物过程中消耗的能量。简言之是由于进食而引起能量消耗增加的现象，又称为食物的热效应（thermic effect of food，TEF）。

食物特殊动力作用只能增加体热的外散，而不能增加可利用的能量。因此，为了保存体内的营养储备，进食时必须考虑食物特殊动力作用额外消耗的能量，从而使摄入的能量与消耗的能量保持平衡。

食物特殊动力作用一般在餐后1h达最高，4h后消失。食物特殊动力作用因食物而异。如：进食碳水化合物能量消耗增加5%～6%；进食蛋白质能量消耗增加30%～40%；进食脂肪能量消耗增加4%～5%；一般混合膳食的食物特殊动力作用相当于基础代谢的10%。

（四）生长发育

生长发育期的儿童、青少年每增加1g体重约需20kJ（4.78kcal）能量，因其一天的能量消耗还包括生长发育所需要的能量。怀孕的妇女，尤其在怀孕后半期需要特殊的能量，因孕妇除供给胎儿的生长发育外，自身器官和生殖系统的进一步发育也需要消耗能量。

五、能量需要量

人体能量代谢的最佳状态是达到能量消耗与能量摄入的平衡。确定各类人群或个体的能量需要量对于指导居民改善膳食结构、合理饮食、维持能量平衡（energy balance）、提高健康水平非常重要。能量平衡使机体既能保持健康又能胜任必要的社会、生产和经济活动。能量代谢失衡，不管是能量缺乏还是能量过剩均对身体健康不利。若能量长期摄入不足，可使体重减轻，出现全身乏力、嗜睡、怕冷、头晕、目光无神等症状，还会使机体抵抗力下降，使处于发育期的人生长发育迟缓。反之，能量摄入过剩则易导致肥胖，进而增加冠心病、高血压、高脂血症、糖尿病、关节炎、癌症等疾病的发病危险性。

（一）能量需要量的确定

1.计算法

计算法简便、易行，可用于确定群体或个体能量需要，被广泛使用，但不够准确。

由于 BMR 占总能量消耗的大部分，所以它是估算成人能量需要量的重要基础。世界卫生组织（WHO）、美国、日本等均采用 BMR 乘以体力活动水平（physical activity level，PAL）来估算成人的能量需要量。

成人能量需要量 = BMR × PAL；成年人的 PAL 受劳动强度的影响（轻：1.0 ~ 2.5；中：2.6 ~ 3.9；重：4.0 ~ 6.0）。

世界粮农组织提出计算每日能量需要量的粗略计算公式如下：

男性每日能量需要量（kJ/d）= 体重（kg）× 192

女性每日能量需要量（kJ/d）= 体重（kg）× 167

然后按劳动强度不同分别用不同的系数进行调整，轻体力劳动调整系数为 0.9，积极活动调整系数为 1.17，剧烈活动调整系数为 1.34。

2.测量法

测量法比较准确，但复杂而昂贵，常用于确定某些特殊人群或人体能量需要，或用于研究工作。

（1）直接测热法：直接测热法（direct calorimetry）是测量机体在一定时间内向外散发的总热量的方法。根据热力学第一定律，能量在由一种形式转化成另一种形式的过程中，既不增加，也不减少。因此，通过测定整个机体在单位时间内向外环境散发的热量，即可计算出能量的消耗。测定时，将受试者放入四周被水包围的小室，人体释放的能量可全部被水吸收而使水温升高，根据水温变化情况和水量多少，即可计算出释放的能量。

（2）间接测热法：间接测热法（indirect calorimetry）是通过测量机体气体交换来测定物质氧化率和能量消耗的方法。

（二）膳食能量推荐摄入量

能量的供给量主要是依据体力劳动强度制定的。对于成年人，应维持体重不变；儿童、青少年、孕妇、乳母则要保证其生长发育等的生理需要。按"能量推荐摄入量=BMR×PAL"的计算公式，推算我国居民成人膳食能量推荐摄入量（RNI），见表2-1。

表2-1 中国成人膳食能量推荐摄入量

年龄（岁）	RNI(MJ/d)		RNI(kcal/d)	
	男	女	男	女
18~				
轻体力活动	10.03	8.80	2400	2100
中体力活动	11.29	9.62	2700	2300
重体力活动	13.38	11.30	3200	2700
孕妇		+0.84		+200
乳母		+2.09		+500
50~				
轻体力活动	9.62	8.00	2300	1900
中体力活动	10.87	8.36	2600	2000
重体力活动	13.00	9.20	3100	2200
60~				
轻体力活动	7.94	7.53	1900	1800
中体力活动	9.20	8.36	2200	2000
70~				
轻体力活动	7.94	7.10	1900	1700
中体力活动	8.80	8.00	2100	1900
80~	7.74	7.10	1900	1700

第二节　蛋白质

蛋白质（protein）是生命的物质基础，没有蛋白质就没有生命。因此，蛋白质在人类营养中占有非常重要的地位。

一、蛋白质的组成和分类

（一）蛋白质的组成

蛋白质主要由碳、氢、氧、氮四种元素组成，是人体氮的唯一来源。此外，有些蛋白质还含有硫、磷、碘、硒、铁、铜、锰、锌、钴等元素。所有构成元素中只有氮元素的含量在各种蛋白质中均很接近，平均约为16%。即每克氮相当于6.25g蛋白质。6.25称为蛋白质系数。

由于生物体内的氮元素主要存在于蛋白质分子中，所以通常可通过检测生物样品中的含氮量来确定其蛋白质的大致含量，计算公式如下：

样品中蛋白质的百分含量(%) = 每克样品中含氮克数 ×6.25 ×100%

（二）蛋白质的分类

食物蛋白质的营养价值高低取决于其所含必需氨基酸的种类、数量和比例。按蛋白质的营养价值不同将其分为完全蛋白质、半完全蛋白质和不完全蛋白质三类。

1. 完全蛋白

所含必需氨基酸种类齐全、数量充足、比例恰当，不仅能维持成人的健康，而且能促进儿童生长发育。如：乳类中的酪蛋白、乳白蛋白；蛋类中的卵白蛋白、卵磷蛋白；肉类中的白蛋白、肌蛋白；大豆中的大豆蛋白，小麦中的麦谷蛋白，玉米中的谷蛋白等。

2. 半完全蛋白

所含必需氨基酸种类齐全，但有的氨基酸数量不足，比例不恰当，可以维持生命，却不能促进生长发育。如小麦中的麦胶蛋白。

3. 不完全蛋白

所含必需氨基酸种类不全，既不能维持生命，也不能促进生长发育。如：玉米中的玉米胶蛋白，豌豆中的豆球蛋白，动物结缔组织和肉皮中的胶质蛋白等。

二、蛋白质的生理功能

（一）构成人体组织的重要成分

蛋白质是构成机体组织、器官的重要成分，人体各组织器官无一不含蛋白质。因此，参与构成机体的组织、器官是蛋白质最重要的生理功能。

人体内各种组织细胞的蛋白质始终在不断更新。只有摄入足够的蛋白质才能维持组织的更新。身体受伤后也需要蛋白质作为修复材料。因此食物中必须提供足量的蛋白质以维持组织细胞的生长、更新及修复。蛋白质对生长发育期的儿童、青少年、孕妇、乳母、疾病恢复期的病人尤为重要。

（二）构成体内许多重要生理作用的物质，调节生理功能

机体生命活动之所以能够有条不紊地进行，有赖于体内多种生理活性物质的调节。蛋白质在体内是构成多种重要生理活性物质的成分，参与调节生理功能。如大多数酶的主要成分是蛋白质，它们催化体内物质的合成和分解；免疫蛋白具有维持机体免疫功能的作用，蛋白质对于免疫细胞的结构产生重要的作用，特别是在抗体的形成上作用更大；核蛋白构成细胞核并影响细胞功能；收

缩蛋白，如肌球蛋白具有调节肌肉收缩的功能；血液中的运铁蛋白、脂蛋白、视黄醇结合蛋白具有运送营养素的作用；血红蛋白具有携带、运送氧的功能；血液中的"蛋白质盐—蛋白质"是体内三大重要缓冲对之一，具有调节渗透压、维持体液平衡的功能；由蛋白质或蛋白质衍生物构成的一些激素，如甲状腺素、胰岛素、垂体激素、肾上腺素、胰高血糖素等均是机体的重要调节物质。

由此可见，蛋白质是生命活动的重要物质基础，不管是机体的免疫作用、催化功能、肌肉收缩、血液凝固，还是多种物质的运输、代谢调节等几乎各种生理活动都有蛋白质的参与。

（三）供给能量

蛋白质在体内水解成氨基酸后，经脱氨基作用生成 α-酮酸，α-酮酸可以直接或间接经三羧酸循环氧化分解，同时释放能量，是人体三大产能物质之一，只不过蛋白质的这一功能可由碳水化合物、脂肪替代。

三、氨基酸

氨基酸是蛋白质的基本组成单位。存在于自然界中的氨基酸有 300 余种，而人体和食物蛋白质含有的氨基酸是 20 种，它们被称为通用氨基酸，也叫编码氨基酸。这 20 种氨基酸的氨基和羧基连接于同一个碳原子上，即构成蛋白质的氨基酸为 α-氨基酸。

（一）必需氨基酸

不能合成或合成速度不够快，必须由食物供给的氨基酸称为必需氨基酸（essential amino acid）。能在体内合成的氨基酸称为非必需氨基酸（non-essential amino acid）。

成人的必需氨基酸是缬氨酸、色氨酸、异亮氨酸、亮氨酸、赖氨酸、蛋氨酸、苯丙氨酸、苏氨酸，共 8 种。

由于组氨酸在体内合成量不多，精氨酸合成后迅速分解，如生长发育迅速的孩子长期缺乏这两种氨基酸会影响其生长发育。因此，主张将组氨酸、精氨酸列为小儿生长发育所必需的氨基酸，即孩子的必需氨基酸是缬氨酸、色氨酸、异亮氨酸、亮氨酸、赖氨酸、蛋氨酸、苯丙氨酸、苏氨酸、组氨酸、精氨酸，共 10 种。

（二）氨基酸模式和限制氨基酸

1. 氨基酸模式

氨基酸模式（amino acid pattern）是指某种蛋白质中各种必需氨基酸的构成比例。其计算方法是将某种蛋白质中各种必需氨基酸含量作为分子，以含量最少的色氨酸为分母计算出相应比值，这些比值就是这种蛋白质的氨基酸模式。

2. 限制氨基酸

人体所需蛋白质来源于多种食物，凡蛋白质氨基酸模式与人体蛋白质氨基酸模式接近的食物，其必需氨基酸在体内的利用率就高，反之则低。鸡蛋蛋白质的氨基酸模式与人体蛋白质氨基酸模式最为接近，在比较食物蛋白质营养价值时常作为参考蛋白质（reference protein）。食物蛋白质中一种或几种必需氨基酸含量相对较低，导致其他必需氨基酸在体内不能被充分利用而使蛋白质营养价值降低，这些含量相对较低的氨基酸称为限制氨基酸（limiting amino acid）。其中含量最低的必需氨基酸称为第一限制氨基酸，其余类推。如蛋氨酸是大豆蛋白质的第一限制氨基酸，赖氨酸是谷类蛋白质的第一限制氨基酸。

四、蛋白质的消化吸收及代谢

（一）蛋白质的消化吸收

人体不能直接用食物蛋白来更新和修补组织，必须先经过消化来消除蛋白质的种属特异性，将复杂的大分子蛋白质转变为简单的小分子氨基酸，以便吸收后再重新合成人体自身特有的蛋白质。异体蛋白是不能直接进入人体的，否则会引起过敏反应。蛋白质的消化是在胃肠道内经多种水解酶类的协同催化来完成的。

食物蛋白质的消化始于胃，主要在小肠进行。胃蛋白酶、胰蛋白酶等是蛋白质消化的主要酶，它们一般均由无活性的酶原经激活而成。各种蛋白水解酶对肽键作用的专一性不同，通过各种蛋白酶的协同作用，生成氨基酸及二肽后方可被吸收，氨基酸的吸收主要在小肠进行，可通过肠黏膜细胞膜上的氨基酸载体，也可通过 γ - 谷氨酰基循环吸收氨基酸。

（二）蛋白质的代谢

人体内蛋白质处于不断分解与合成的动态平衡。机体蛋白质分解所释放的氨基酸75%～80%被重新利用、合成新的蛋白质。食物蛋白质水解成氨基酸被机体吸收进入血液循环后，可被不同组织细胞迅速吸收并利用，用于各种组织的生长和更新。没被利用于合成蛋白质的游离氨基酸则经脱氨基作用生成 α - 酮酸，进而转化成葡萄糖或脂肪，也可直接氧化分解释放能量。蛋白质在体内分解生成的含氮废物随尿液排出体外。

五、食物蛋白质的营养评价

食物蛋白质由于氨基酸组成的差别，营养价值有所不同。一般来说，动物蛋白质的营养价值优于植物蛋白质。评价食物蛋白质营养价值应从"质"和"量"两个方面进行。常用方法如下：

（一）食物蛋白质含量

食物蛋白质含量是评价食物蛋白质营养价值的一个重要方面。一般是用凯氏定氮法先测出食物的氮含量，再乘以蛋白质系数（6.25）即为蛋白质含量。

（二）食物蛋白质消化率

食物蛋白质消化率（digestibility）：在消化道内被吸收的蛋白质占摄入蛋白质的百分数。是一项反映食物蛋白质在消化道内被消化和吸收程度的指标。是评价食物蛋白质营养价值的生物学方法之一。

1. 蛋白质表观消化率（apparent protein digestibility）

不计内源粪氮的蛋白质消化率。

蛋白质表观消化率（%）= (I – F)/I × 100（I 代表摄入氮，F 代表粪氮）

2. 蛋白质真消化率（true protein digestibility）

考虑内源粪氮的蛋白质消化率。

蛋白质真消化率（%）= I – (F – FK)/I × 100［I 代表摄入氮，F 代表粪氮，FK 代表粪代谢氮（无氮膳食期内的粪氮）］

表观消化率比真消化率低，对蛋白质营养价值的估计偏低，因此有较大的安全系数，同时，由于表观消化率的测定方法较为简便，所以一般采用较多。

食物蛋白质消化率除受蛋白质性质、膳食纤维、多酚类物质、酶促反应等因素影响外，还受加工烹调方法影响。不同食物蛋白质的消化率不同，一般说来，动物性食物的消化率高于植物性食物。而同种食物加工方式不同，蛋白质消化率也存在差异。如大豆蛋白消化率只有60%，加工成豆浆为85%，做成豆腐后可达90%以上。

（三）食物蛋白质利用率

食物蛋白质利用率（protein utilization）是指食物蛋白质被消化吸收后在体内被利用的程度。蛋白质利用率是评价食物蛋白质营养价值常用的生物学方法。测定食物蛋白质利用率的方法很多，下面介绍几种常用的方法。

1. 蛋白质功效比值（protein efficiency ratio, PER）

PER 是以体重增加为基础的方法。是指实验期内动物平均摄入 1g 蛋白质时所增加的体重克数。

PER = 实验期内动物体重增加量（g）/实验期内蛋白质摄入量（g）

2. 生物价（biological value, BV）

BV 是指食物蛋白质被机体吸收后储留氮（即被利用的氮）占吸收氮的百分比。是一项反映食物蛋白质消化吸收后被机体利用程度的指标。生物价越高，说明蛋白质被机体利用率越高。最高值为100。

BV = 氮储留量/氮吸收量 × 100 = ［I – (F – FK) – (U – Um)/I – (F – FK)］× 100

I、F、U、FK、Um 分别代表摄入氮、粪氮、尿氮、无氮膳食期粪代谢氮、无氮膳食期尿内源氮。

生物价是评价食物蛋白质营养价值较常用的方法。

（四）氨基酸分

氨基酸分（amino acid score，AAS）也叫蛋白质化学分（chemical score，CS），是目前广为应用的一种食物蛋白质营养价值评价方法。不仅适用于单一食物蛋白质的评价，也适用于混合食物蛋白质的评价。计算公式如下：

$$AAS = \frac{被测食物蛋白质每克氮或蛋白质氨基酸的含量（mg）}{参考蛋白质每克氮或蛋白质氨基酸的含量（mg）} \times 100$$

具体计算一种食物蛋白质氨基酸分时，可分 2 个步骤进行。第 1 步按上述公式计算出被测蛋白质每种必需氨基酸分值；第 2 步找出最低分值，该分值即为该蛋白质的氨基酸分。

氨基酸分有许多可用之处，因为它可以明确其限制氨基酸，也可以看出其他氨基酸的不足，对于应补充或强化的氨基酸也比较清楚。

当我们知道某种蛋白质的第一限制氨基酸时，计算这种蛋白质的 AAS 时，就可直接按下式计算：

$$AAS = \frac{每克被测食物蛋白质中第一限制氨基酸的量（mg）}{每克参考蛋白质中同种必需氨基酸的量（mg）} \times 100$$

六、蛋白质的互补作用

两种或两种以上食物蛋白质混合食用，其中所含有的必需氨基酸取长补短，相互补充，达到较好的比例，从而提高蛋白质利用率的作用称为蛋白质的互补作用（protein complementary action）。

在调配膳食时，为了充分发挥食物蛋白质的互补作用，应遵循如下三个原则：

（1）食物的生物学种属相距越远越好。如动物性和植物性食物之间的混合比单纯植物性食物之间的混合要好。

（2）搭配的种类越多越好。

（3）食用时间间隔越近越好，最好同时食用。

七、蛋白质的需要量及膳食参考摄入量

（一）蛋白质的需要量

FAO/WHO 联合专家委员会（1985）提出成年男性和成年女性以及老人和儿童的蛋白质需要量为 0.75g/（kg·d）优质蛋白质。我国要求蛋白质的量为 1.0～1.2g/（kg·d）。

（二）蛋白质膳食参考摄入量

2011 新修订的蛋白质推荐摄入量，成年男、女轻体力活动分别为 75g/d 和 65g/d；成年男、女中体力活动分别为 80g/d 和 70g/d；成年男、女重体力活动分别为 90g/d 和 80g/d。

八、蛋白质的食物来源

蛋白质的食物来源可分为动物性蛋白质和植物性蛋白质两大类。谷类含蛋白质 10% 左右，是膳食蛋白质的主要来源。豆类含有丰富的蛋白质，特别是大豆含蛋白质高达 36% ~40%，是植物蛋白质中非常好的蛋白质来源。蛋类含蛋白质 11% ~14%，是优质蛋白质的重要来源。新鲜肌肉含蛋白质 15% ~22%，也是优质蛋白质的重要来源。此外，奶类也是优质蛋白质的良好来源。蔬菜、水果含蛋白质少。

为改善膳食蛋白质质量，在膳食中应保证有一定数量的优质蛋白质。一般要求动物性蛋白质和大豆蛋白质应占膳食蛋白质总量的 30% ~50%。

第三节 脂类

脂类（lipids）是人体必需的一类营养素，是人体的重要组成成分。脂类包括脂肪（fat）和类脂（lipoids）。脂肪包括脂和油，常温下呈固态的称为"脂"，呈液态的称为"油"，是甘油和脂肪酸形成的甘油三酯（triglycerides），也叫三脂酰甘油（triacylglycerol）。日常的食用油就是脂肪。类脂是与脂和油相似的一类物质，种类很多，主要有磷脂（phospholipids）、糖脂（glycolipide）、固醇类（sterols）、脂蛋白（lipoprotein）等。

营养学上重要的脂类主要有甘油三酯、磷脂、固醇类物质。食物中的脂类 95% 是甘油三酯，5% 是其他脂类。人体储存的脂类 99% 是甘油三酯。

一、脂类和脂肪酸的分类

（一）脂肪

脂肪是由一分子甘油和三分子脂肪酸结合而成。组成天然脂肪的脂肪酸种类很多，通常含 4 ~12 个碳原子的脂肪酸都是饱和脂肪酸，碳链更长时可出现 1 个甚至多个双键。含双键的脂肪酸称为不饱和脂肪酸。由不同脂肪酸组成的脂肪对人体的作用不同。

人体组织中的脂肪主要是含 16 个碳原子和 18 个碳原子的脂肪酸，以软脂酸（棕榈酸，十六碳酸）和油酸为主，其他动物也类似。但牛、羊脂肪中硬脂酸

（十八碳酸）含量高，而油酸和亚油酸含量少。

（二）类脂

1.磷脂

磷脂有甘油磷脂（glycerylphosphatide）和神经鞘脂（sphingolipid）两类，以甘油磷脂居多。甘油磷脂包括磷脂酸（phosphatidic acid）、卵磷脂（lecithin）、脑磷脂（cephalin）、磷脂酰丝氨酸（phosphatidyline serine）、磷脂酰肌醇（phosphatidyl inositol）。机体主要的神经鞘脂是神经鞘磷脂（sphingomyelin），其分子中含有脂肪酰基、磷酸胆碱和神经鞘氨醇。

2.固醇类

固醇类是一些类固醇激素的前体。胆固醇（cholesterol）是人体中主要的固醇类化合物。膳食中的总胆固醇是胆固醇和胆固醇酯的混合物。人体组织内最常见的胆固醇酯是胆固醇的油酸酯和胆固醇的亚油酸酯。胆固醇酯是体内固醇类物质的一种储存形式，不容易进行交换。在动脉粥样硬化病灶中，发现堆积在动脉壁的脂类以胆固醇酯最多。植物中不含胆固醇，其所含有的其他固醇类物质统称为"植物固醇"。

（三）脂肪酸

1.按所含碳原子数目

根据脂肪酸所含碳原子（C）数目不同分为：短链脂肪酸（2～5C），中链脂肪酸（6～13C），长链脂肪酸（14C～）。人体血液和组织中的脂肪酸大多是各种长链脂肪酸。自然界中的脂肪酸几乎都是含双数碳原子的脂肪酸。

2.按是否含有双键

根据是否含有双键分为饱和脂肪酸（saturated fatty acid，SFA）和不饱和脂肪酸（unsaturated fatty acid，USFA）。

不饱和脂肪酸又可按所含双键数目的多少不同分为单不饱和脂肪酸（monounsaturated fatty acid，MUFA）和多不饱和脂肪酸（polyunsaturated fatty acid，PUFA）。其中，含一个双键的称为单不饱和脂肪酸，含两个或两个以上双键的称为多不饱和脂肪酸。

不饱和脂肪酸中双键的位置用阿拉伯数字编号定位。通常有两种编号系统。

△编号系统：从羧基碳原子算起，依次编号。

n 或 ω 编号系统：从离羧基最远的碳原子算起，依次编号。

不饱和脂肪酸按 n 或 ω 编号系统可分为 n－3、n－6、n－7、n－9 四类。生物体不能把一类脂肪酸转变为另一类脂肪酸。

多不饱和脂肪酸的双键出现具有规律性，即每相隔三个碳原子一个双键，这使其对自动氧化作用或过氧化作用有较大的防护能力。一般来说，植物和鱼类的脂肪含多不饱和脂肪酸比高、禽类脂肪高。

人体细胞中不饱和脂肪酸的含量至少是饱和脂肪酸的两倍。不同组织中二者的组成有很大差异，并在一定程度上与膳食中脂肪的种类有关。

不饱和脂肪酸由于双键的存在可出现顺式及反式的立体异构体，因而又可分为顺式脂肪酸和反式脂肪酸。天然的不饱和脂肪酸几乎都是以不稳定的顺式异构体形式存在，即为顺式脂肪酸。但植物油在加工过程中可形成较多的反式脂肪酸。如氢化植物油及人造黄油中含有的反式脂肪酸可占其不饱和脂肪酸总量的 2/5。新近的研究表明，摄入过多的反式脂肪酸可升高血液胆固醇含量，有促进动脉粥样硬化和增加冠心病危险性的作用，因而在日常膳食中应注意控制其摄入量。

3.按能否在体内合成

根据能否在体内合成分为必需脂肪酸(essential fatty acid)和非必需脂肪酸(non-essential fatty acid)。人体需要而又不能合成的脂肪酸称为必需脂肪酸。如：亚油酸和 α - 亚麻酸。

α - 亚麻酸可衍生出二十碳五烯酸(eicosapentaenoic acid，EPA，C20：5，n-3)和二十二碳六烯酸(docasa hexaenoic acid，DHA，C22：6，n-3)。

亚油酸可衍生出花生四烯酸(arachidonic acid，AA，C20：4，n-6)等 n-6 类脂肪酸，AA 合成前列腺素的主要成分。

动物长期摄取不含必需脂肪酸的膳食，会导致必需脂肪酸缺乏症。婴儿缺乏亚油酸可出现湿疹，长期摄入不含脂肪膳食的人会发生皮炎和伤口难于愈合，通过口服或静脉滴注给予病人多不饱和脂肪酸，可使症状消失。亚油酸缺乏对维持膜的正常功能和氧化磷酸化的正常偶联均会发生一定影响。长期缺乏亚麻酸时对调节注意力和认知过程有不良影响。

DHA 是维持视紫红质正常功能所必需的，所以亚麻酸对增强视力有良好作用。DHA 和 EPA 在体内具有降血脂、改善血液循环、抑制血小板凝集、阻抑动脉粥样硬化斑块和血栓形成等功效，对心脑血管病有良好的防治效果等。DHA 还可提高儿童的学习机能，增强记忆。

DHA 和 AA 是大脑中最丰富的两种长链多不饱和脂肪酸。早产儿应及时补充 DHA 和 AA。

二、脂类的生理功能

(一)供给能量、储存能量

一般合理膳食总能量的 20% ~30% 由脂肪提供。1g 脂肪在体内氧化可产生 37.56KJ，相当于 9kcal 的能量。脂肪还是有效的储能物质。脂肪属疏水性物质，储存时不携带水分，体积较小，储存 1 克脂肪所占体积仅为 1.2mL，只有同重量糖原所占体积的 1/4，所以在单位体积内可储存较多的能量。

（二）构成身体成分

正常人按体重计算含脂类约 14%～19%，胖人约 32%，过胖人可高达 60% 左右。其中，大部分是以脂肪的形式储存于脂肪组织中。主要分布于腹腔、皮下、肌纤维间。这一部分脂肪称为储存脂，因受营养状况和机体活动的影响而增减，因而又称为"可变脂"。一般储存脂在正常体温下多为液态或半液态。机体深处储存脂的熔点较高，常处于半固体状态，这有利于保护内脏器官，防止体温丧失。类脂是组织结构的组成成分，约占总脂的 5%，含量比较稳定，不太受营养和机体活动状况的影响，故称为"固定脂"。脂类，特别是磷脂和胆固醇是所有生物膜的组成成分。生物膜的结构和功能与所含脂类成分密切相关，膜上许多酶蛋白均与脂类结合而存在并发挥作用。

人体脂类的分布受年龄和性别影响较显著。女性的皮下脂类高于男性，但皮肤的总胆固醇含量却低于男性。

（三）供给必需脂肪酸

必需脂肪酸主要从植物油中摄取，是磷脂的重要成分，而磷脂是细胞膜的主要组成成分，所以必需脂肪酸与细胞的结构和功能密切相关。必需脂肪酸缺乏可引起生长迟缓、生殖障碍、皮肤受损（出现皮疹）等，还可引起肝脏、肾脏、神经和视觉等多种疾病。

（四）促进脂溶性维生素的吸收

脂溶性维生素不溶水，只溶于脂肪或脂肪溶剂。此外，脂肪可刺激胆汁分泌，协助脂溶性维生素的吸收和利用。

（五）改善食品的感观性状，增加饱腹感

脂肪在胃中停留时间较长，因此富含脂肪的食物具有较高的饱腹感。脂肪还增加膳食的色、香、味，促进食欲。

（六）其他

脂肪具有保护脏器和维持体温、节约蛋白质的作用，此外还具有内分泌作用，参与构成某些内分泌激素。

三、脂类的消化吸收

（一）脂类的消化

膳食中的脂类主要是脂肪以及少量磷脂和胆固醇。由于唾液中无消化脂类的酶，而胃液酸性强，含脂肪酶又很少，所以脂类在口腔、胃内几乎不能被消化。脂类的消化部位主要在小肠。脂类不溶于水，在小肠经胆汁酸盐的乳化作用，才能被消化酶消化。脂类在胰脂肪酶、胰磷脂酶、胆固醇酯酶等催化下发生水解反应生成多种产物，其中脂肪的水解产物有脂肪酸、甘油一酯、甘油二酯和甘油，胆固醇酯及磷脂的水解产物有胆固醇、脂肪酸、溶血磷脂等。

（二）脂类的吸收

脂类的水解产物脂肪酸、甘油一酯、胆固醇及溶血磷脂等可与胆汁酸盐、磷脂等组成微团而被机体吸收，吸收部位主要在十二指肠下段和空肠上部。吸收进来的消化产物，绝大部分在小肠黏膜细胞内再合成甘油三酯、磷脂和胆固醇酯，汇同吸收的小部分游离胆固醇以及肠黏膜细胞合成的载脂蛋白等组装成乳糜微粒。乳糜微粒经小肠淋巴进入血循环。被吸收的大部分磷脂、甘油和少量短链和中链的脂肪酸，可以直接由肠黏膜经肠毛细血管进入门静脉。被吸收的脂类物质随血液循环运往全身组织器官加以利用或储存。

四、脂类的营养价值评价

膳食脂类营养价值的评价主要从以下几个方面进行：

1. 消化率

脂肪的消化率与其熔点密切相关，熔点越低，越容易消化。

2. 必需脂肪酸的含量

必需脂肪酸有降低血胆固醇作用，而饱和脂肪酸却使胆固醇显著增高。一般植物油中必需脂肪酸的含量高于动物脂肪，故其营养价值优于动物脂肪。但椰子油、棕榈油中的必需脂肪酸含量低，而饱和脂肪酸含量高，鱼油中则不饱和脂肪酸丰富。

3. 脂溶性维生素的含量

脂溶性维生素含量高则营养价值也相对高。

4. 脂类的稳定性

脂类稳定性的大小与其不饱和脂肪酸和维生素 E 的含量有关。一般来说，不饱和脂肪酸含量多则稳定性较差，但其中含有的维生素 E 可增强其稳定性。

五、脂类的供给量

随着生活水平的不断提高，我国居民膳食中动物性食物的数量不断增多，脂肪摄入量也随之增加。由于脂肪过多摄入容易引起肥胖，进而导致高脂血症、冠心病、癌症等疾病的发生，因此，应控制膳食中脂肪摄入量。

不饱和脂肪酸对人体健康虽然有很多益处，但并非多多益善。因易产生脂质过氧化反应，会生成自由基和活性氧等物质，从而对细胞和组织可造成一定的损伤。n－3多不饱和脂肪酸还有抑制免疫功能的作用。

因此，在考虑脂肪需要量时，必须同时考虑饱和脂肪酸、多不饱和脂肪酸和单不饱和脂肪酸三者之间的合适比例。

一般来说，合理膳食中脂肪提供的能量应只占总能量的20%～30%，其中SFA<10%，MUFA10%，PUFA10%，n－6为4～6%，n－3为1%，胆固醇<300mg。

膳食亚油酸应占膳食能量的3%～5%，亚麻酸占0.5%～1%，即必需脂肪酸的摄入量一般不应少于总能量的3%。

六、脂类的食物来源

除食用油约含100%脂肪外，含脂肪丰富的食品为动物性食物和坚果类。动物性食物以畜肉含脂肪最丰富，且多为饱和脂肪酸。猪肉30%～90%，腿肉、瘦肉10%；牛、羊肉脂肪含量比猪肉低很多。一般动物内脏除大肠外脂肪含量都较低，但蛋白质的含量较高。禽肉一般脂肪含量较低，多数在10%以下，但北京烤鸭和肉鸡例外。鱼类脂肪含量基本在10%以下，多数在5%左右，且脂肪中含不饱和脂肪酸多，所以老年人宜多吃鱼肉。蛋类以蛋黄含脂肪量高，约为30%，但全蛋仅为10%左右，并以单不饱和脂肪酸为多；蛋黄中还含有丰富的磷脂。植物性食物中以坚果类含脂肪量较高，最高可达50%以上，其脂肪组成多以亚油酸为主，所以是多不饱和脂肪酸的重要来源。此外，大豆也含有较多脂肪和大豆磷脂。

第四节 碳水化合物

碳水化合物(carbohydrate)又称糖类(saccharide)，是多羟基醛或多羟基酮及其脱水缩合产物和衍生物的总称，是食物中重要的有机化合物，也是机体重要的组成成分和供能物质。

一、碳水化合物的分类

(一)单糖

单糖(monosaccharide)是不能水解的最简单的糖。其中含醛基的称为醛糖(aldose)，如葡萄糖(glucose)；含酮基的称为酮糖(ketose)，如果糖(fructose)。常见的单糖有：

1. D－葡萄糖

D－葡萄糖的水溶液具有右旋光性，故又名右旋糖(dextrose)，是最常见的糖，也是世界上最丰富的有机物，是构成多种寡糖和多糖的基本单位。

2. D - 半乳糖

D - 半乳糖又名脑糖(cerebrose)，几乎全部以结合形式存在，如乳糖、蜜二糖、水苏糖、棉籽糖等均含有半乳糖。

3. D - 果糖

D - 果糖的水溶液具有左旋光性，故又称左旋糖(levulose)，通常与蔗糖共存在于水果汁及蜂蜜中，苹果及番茄中也较多。D - 果糖是天然碳水化合物中最甜的糖。

（二）双糖

双糖(disaccharide)是由两个相同或不相同的单糖分子上的羟基间脱水生成的糖苷，又称为二糖。自然界最常见的双糖是蔗糖和乳糖。

1. 蔗糖

蔗糖(sucrose)俗称白糖、砂糖、红糖，由 1 分子葡萄糖和 1 分子果糖脱水缩合而成，几乎存在于植物界的所有根、茎、叶、花、果实、种子中。甘蔗、甜菜及槭树汁中含量尤为丰富。蔗糖没有还原性。

2. 乳糖

乳糖(lactose)由 1 分子葡萄糖和 1 分子半乳糖脱水缩合而成，只存在于各种哺乳动物的乳汁中，其浓度约为 5%。乳糖具有还原性。人体消化液中的乳糖酶可将其水解生成葡萄糖和半乳糖。

有的成人体内缺乏乳糖酶或乳糖酶活性较弱，不能将食物中的乳糖分解为葡萄糖和半乳糖。乳糖进入大肠后被细菌转变为有机酸，因渗透作用，大量水分被吸入肠腔内，引起腹胀和腹泻，此为不耐乳糖症或乳糖不耐受症。可通过逐渐增加奶制品的摄入量来慢慢减轻不耐乳糖症，甚至消除此症。乳糖不耐症病人可选择食用酸奶。

3. 麦芽糖

麦芽糖(maltose)由 2 分子葡萄糖脱水缩合而成，大量存在于发芽的谷粒中，特别是麦芽中。麦芽糖具有还原性。

（三）寡糖

寡糖(oligosaccharide)又称为低聚糖，是水解能生成 3～9 分子单糖的碳水化合物。重要的有低聚果糖(fructo oligosaccharide)、大豆低聚糖(soybean oligosaccharide)、棉籽糖(raffinose)、水苏糖(stachyose)、异麦芽低聚糖(isomalto oligosaccharide)等。

1. 低聚果糖

低聚果糖主要存在于日常食用的水果、蔬菜中，如洋葱、大蒜、香蕉等。甜度通常只有蔗糖的 30%～60%。难以被人体消化吸收，被认为是一种水溶性膳食纤维,但易被大肠双歧杆菌利用,是双歧杆菌的增殖因子。

2. 大豆低聚糖

大豆低聚糖是存在于大豆中的可溶性糖的总称,主要成分是水苏糖、棉籽糖。大豆低聚糖也是肠道双歧杆菌的增殖因子,可作为功能性食品的基料,能部分代替蔗糖应用于清凉饮料、酸奶、乳酸菌饮料、面包、糕点、糖果、巧克力等食品中。

(四)多糖

多糖(polysaccharide)是水解能生成 10 分子及以上单糖的碳水化合物。一般不溶于水,无甜味,不形成结晶,无还原性。在酶或酸作用下可水解。

1. 淀粉

淀粉(starch)是人类的主要食物,存在于谷类、根茎类等植物中。由葡萄糖脱水缩合而成。根据其聚合方式不同分为直链淀粉和支链淀粉。

(1)直链淀粉:直链淀粉(amylose)又叫糖淀粉,在热水中可以溶解,遇碘呈蓝色。天然食品中,直链淀粉含量较少,一般只占淀粉成分的 19% ~35% 。

(2)支链淀粉:支链淀粉(amylopectin)又称胶淀粉,难溶于水,遇碘呈棕色。在食物淀粉中,支链淀粉含量较高,一般占 65% ~81% 。

(3)糖原:糖原(glycogen)几乎全部存在于动物组织,所以又称动物淀粉,结构与支链淀粉相似。

2. 非淀粉多糖

80% ~90% 的非淀粉多糖(non starch polysaccharides, NSP)是植物细胞壁组成成分,包括纤维素、半纤维素、果胶等;其他是非细胞壁物质,如植物胶质、海藻胶类等。

二、碳水化合物的生理功能

(一)供给和储存能量

膳食碳水化合物是人类获取能量的最经济和最主要的来源。1g 碳水化合物在体内氧化可以产生 16.81kJ(4.0kcal)的能量。膳食总能量的 55% ~65% 由碳水化合物提供。糖原是肝和肌肉碳水化合物的储存形式。一旦机体需要,肝脏中的糖原便可分解为葡萄糖以提供能量。碳水化合物在体内释放能量较快,是神经系统和心肌的主要能源,也是肌肉收缩时的主要能源,对维持神经系统和心脏的正常供能,增强耐力,提高工作效率都有重要意义。

(二)构成细胞和组织的成分

机体每个细胞中都有碳水化合物,主要以糖脂、糖蛋白、蛋白多糖的形式存在于细胞膜、细胞器膜、细胞浆及细胞间质中。

（三）节约蛋白质作用

如果膳食中碳水化合物摄入不足，机体就不得不从蛋白质取得能量，若想最大限度地把氨基酸用于合成蛋白质，摄入足够量的碳水化合物则可避免体内或膳食蛋白质用于供能而被消耗，即碳水化合物具有节约蛋白质的作用。

（四）抗生酮作用

脂肪供能主要是通过氧化脂肪酸来释放能量。体内脂肪酸的氧化分解以肝和骨骼肌最为活跃，在心肌和骨骼肌等组织中脂肪酸经 β - 氧化生成的乙酰 - CoA 能够彻底氧化生成 CO_2 和 H_2O，但在肝细胞中经 β - 氧化生成的乙酰 - CoA 只有部分被彻底氧化，还有部分将缩合生成酮体。当膳食中碳水化合物供应不足时，体内脂肪或膳食脂肪供能增强，脂肪酸 β - 氧化增加，酮体生成增多。如果肝内生成的酮体超出肝外组织的利用能力，可使血中酮体升高，称为"酮血症"（ketonemia），如果尿中出现酮体则称为"酮尿症"（Ketonuria）。由于酮体中的乙酰乙酸和 β - 羟丁酸的酸性都较强，血中浓度过高，可导致血液 pH 值下降，从而引起酮症酸中毒（ketoacidosis）。

膳食中充足的碳水化合物可防止脂肪酸氧化供能增强而生成过多的酮体，即碳水化合物有抗生酮作用（antiketogensis）。

（五）解毒作用

碳水化合物经糖醛酸途径生成的葡萄糖醛酸（glucuronic acid）是体内生物转化过程中一种重要的结合解毒剂。在肝脏中能与许多有害物质如酒精、细菌毒素、砷、胆红素等结合，以消除或减轻这些物质的毒性或生物活性，从而起到解毒作用。

（六）增强肠道功能

非淀粉多糖虽然不能在小肠被消化吸收，但是它可刺激肠道蠕动，增加结肠内的发酵，发酵产生的短链脂肪酸和肠道菌群增殖，有助于正常消化和增加排便量、防止便秘。

三、碳水化合物的消化吸收

（一）碳水化合物的消化

1. 口腔内消化

碳水化合物的消化自口腔开始，在唾液淀粉酶的催化下进行。

2. 胃内消化

胃液中不含任何能水解碳水化合物的酶，故在胃中几乎不发生化学消化。

3. 肠内消化

碳水化合物的消化主要在小肠中进行。

（1）肠腔内消化：在胰淀粉酶作用下进行。

（2）小肠黏膜上皮细胞表面上的消化：淀粉在口腔及肠腔中消化后的各种中间产物，可以在小肠黏膜上皮细胞，由 α – 糊精酶（α – dextrinase）、糖淀粉酶（glycoamylase）、麦芽糖酶（maltase）、异麦芽糖酶（isomaltase）、蔗糖酶（sucrase）、乳糖酶（lactase）等的催化下进一步彻底消化生成大量的葡萄糖及少量果糖和半乳糖。

（3）结肠内消化：小肠内不被消化的碳水化合物到达结肠后，被结肠菌群分解，产生 H_2、CH_4、CO_2 和短链脂肪酸的过程称为发酵。发酵产生的气体经体循环转运经呼气和直肠排出体外，其他产物如短链脂肪酸被肠壁吸收并被机体代谢。碳水化合物在结肠发酵，促进了肠道一些特定菌群的生长繁殖，如双歧杆菌、乳酸杆菌等，有利于增强肠道功能。

（二）碳水化合物的吸收

碳水化合物经过消化变成单糖后，才能被机体吸收。吸收糖的主要部位是小肠。单糖的吸收过程不是被动扩散吸收，而是一种耗能的主动吸收。单糖首先进入肠黏膜上皮细胞，再进入小肠壁的毛细血管，并汇合于门静脉而进入肝脏，最后进入体循环，运送到全身各个器官。有少量单糖也可经淋巴系统而进入体循环。

四、碳水化合物的膳食参考摄入量

碳水化合物摄入过多或过少均不利于健康。人体对碳水化合物的需要量，常常用供能比例来表示。中国营养学会推荐中国成人碳水化合物 AI 为占总能量的 55% ~65%。

五、碳水化物的食物来源

膳食中的碳水化合物主要是淀粉，而淀粉主要来自粮谷类和薯类食物。粮谷类一般含碳水化合物 60% ~80%，薯类 15% ~29%，豆类 40% ~60%。单糖和双糖主要来源于蔗糖、糖果、甜食、糕点、甜味水果、含糖饮料和蜂蜜等。

膳食中的碳水化合物应是包括淀粉、不消化的抗性淀粉、非淀粉多糖和低聚糖等在内的复合碳水化合物。在膳食中应限制食糖的摄入量，提倡摄入"营养素/能量密度"高的食物，以保障人体能量和营养素的需要及改善胃肠道环境和预防龋齿的需要。

第五节　膳食纤维

膳食纤维(dietary fiber)是碳水化合物中一类非淀粉多糖,是食物中不被人体胃肠消化酶所分解、不可消化成分的总称。

一、膳食纤维的分类

膳食纤维根据其在特定的 pH 溶液中是否溶解分为可溶性膳食纤维(soluble dietary fiber)和不溶性膳食纤维(insoluble dietary fiber)。可溶性膳食纤维包括树胶(gum)、部分半纤维素(hemicellulose)、果胶(pectin)、藻胶(algin)、豆胶(bean gum)等,它们对小肠内的葡萄糖和脂质吸收有影响。不溶性膳食纤维包括纤维素(cellulose)、木质素(lignin)、部分半纤维素等,它们在大肠中发酵而影响大肠的功能。

1.纤维素

纤维素是植物细胞壁的主要成分,是由 β-D-葡萄糖通过 β-1,4-糖苷键相连而成的多聚糖。

2.木质素

木质素是一种广泛存在于植物体中的无定形的、分子结构中含有氧代苯丙醇或其衍生物结构单元的芳香性高聚物,是构成植物细胞壁的成分之一,具有使细胞相连的作用。

3.半纤维素

半纤维素是由五碳糖和六碳糖连接形成的多聚糖。分子量比纤维素小得多,其中有一部分是可溶性膳食纤维。

4.果胶

果胶是存在于水果中的一种多糖,主要成分是半乳糖醛酸甲基酯。

5.树胶

树胶存在于海藻、植物渗出液和种子中,结构依植物来源不同而异。

6.抗性淀粉

抗性淀粉(resistant starch)是在人的小肠内不能被吸收的淀粉及其分解产物。当前,抗性淀粉引起人们的关注,是因为可以通过加工的方法而将普通淀粉加工成富含膳食纤维的食物,即富含抗性淀粉的食物。

二、膳食纤维的特性和生理功能

(一)膳食纤维的主要特性

1. 吸水性

膳食纤维化学结构中含有许多亲水基团，因而具有吸水能力或结合水的能力。膳食纤维的吸水性既可增加食物的体积，又可明显增加肠道中粪团的体积，增加其在肠道中转运的速度，减少有害物质接触肠壁的时间。

2. 黏稠性

有些膳食纤维如果胶、树胶等，具有一定的黏稠性，能形成黏性溶液，增加食糜的黏度，使胃排空速度降低，使消化酶与食糜的接触减少，影响肠内营养物的消化和吸收。

3. 阳离子交换作用

膳食纤维具有阳离子交换作用，可在胃肠道内结合无机盐。二价的阳离子如钙、铁、锌、铜等均可被膳食纤维所结合。pH 可影响膳食纤维结合阳离子的作用。

4. 结合胆汁酸

膳食纤维分子结构中含有许多活性基团，可以螯合吸附胆汁酸、胆固醇、化学药物和有毒物质等，从而抑制人体对它们的吸收，促进其排出体外。因而膳食纤维可间接降低胆固醇。

5. 在大肠中可被多种微生物分解发酵

膳食纤维虽然在小肠中不能被体内的酶分解，但在大肠中可被多种微生物分解发酵，从而诱导大量的有益产气菌群的生长，如双歧杆菌，改善肠内菌群。

(二)膳食纤维的生理功能

1. 增强肠蠕动，利于排便，预防便秘、憩室病

大多数膳食纤维能促进肠蠕动，使肠肌肉保持健康和张力，还使粪便含水较多而体积增加和变软，有利于粪便排泄。反之，肠蠕动缓慢，粪便少而硬，造成便秘。长期便秘会使肠内压增加，易患肠憩室病(diverticulosis)和痔疮(hemorrhoids)。

2. 调节血脂、血糖，防治高血脂、糖尿病

多数膳食纤维能形成粘性溶液，增加食糜的黏度，使胃排空速度降低，使消化酶与食糜的接触减少，从而可减少小肠对糖的吸收，使血糖不至于因进食而快速升高。膳食纤维能结合胆固醇的分解产物胆汁酸，促进其排泄，从而促进胆固醇转化为胆汁酸间接降低血浆胆固醇水平；可减少体内胰岛素分泌，而胰岛素可刺激肝合成胆固醇，所以胰岛素分泌的减少可以降低血浆胆固醇水平；还可吸附脂肪、胆固醇等而使其吸收率下降，从而起到降血脂的作用，有利于预防高脂蛋白血症。而高胆固醇是诱发各类心血管疾病的重要因素，因此膳食纤维对预防心血管疾病也有一定作用。

3. 防止能量过剩和肥胖

膳食纤维因吸水作用可增加胃内容物容积，因具有黏稠性可减缓食物由胃排入肠内的速度，从而产生饱腹感而减少食物和能量的摄入，有利于控制体重，防止肥胖。

4. 预防肠癌

膳食纤维预防肠癌的可能机制：增加粪便量，稀释了致癌物，缩短粪便在大肠内的存留时间；粘着了致癌物，促进其随粪便排出体外；细菌使膳食纤维分解产生的短链脂肪酸，降低了粪便的 pH，抑制了致癌物的产生；改变了大肠中的菌相；增加了肠腔内的抗氧化剂，从而减少产生癌变的可能性。此外，膳食纤维对预防乳腺癌、胃癌、食管癌等癌症也有一定的作用。

5. 预防胆石形成

大部分胆石是由于胆汁中的胆固醇过度饱和所致。当胆汁酸与胆固醇失去平衡时，就会析出小的胆固醇结晶而形成胆石。膳食纤维可降低胆汁和血清胆固醇的浓度，使胆汁中胆固醇饱和度降低，从而有效预防胆石形成。

三、膳食纤维的参考摄入量

膳食纤维的摄入并非多多益善，过多的摄入膳食纤维会引起腹部不适，还会影响机体对蛋白质、维生素和矿物质的吸收，如会导致钙、铁、锌、镁等的缺乏。此外有些疾病患者不宜多食膳食纤维，如各种急慢性肠炎、伤害、痢疾、结肠憩室炎、肠道肿瘤、消化道小量出血、肠道手术前后、肠道、食管管腔狭窄、食管静脉曲张。

中国营养学会推荐中国居民膳食纤维的适宜摄入量为：低能量膳食（1800kcal）为 25g/d；中等能量膳食（2400kcal）30g/d；高能量膳食（2800kcal）35g/d。

四、膳食纤维的来源

饮食中的膳食纤维来自植物性食物，植物性食物都含有数量不等的各种膳食纤维。食物中含量最多的膳食纤维是不溶性膳食纤维。谷类的麸皮、全谷粒、干豆类、干的蔬菜和坚果是不溶性膳食纤维的良好来源；燕麦、大麦、水果和一些豆类是可溶性膳食纤维的良好来源。由于蔬菜和水果中水分含量较高，因此所含膳食纤维的量相对较少。饮食中的膳食纤维主要来源于谷类，但精加工的谷类含量少。

第六节 矿物质和水

一、矿物质

人体组织中几乎含有自然界存在的各种元素，而且与地球表层元素组成基本一致。其中除碳、氢、氧、氮主要以有机物形式存在外，其余统称为矿物质（mineral composition）或灰分（ash content）。矿物质和其他营养素不同，不能在体内生成，也不能在体内消失，除非被机体排出体外。各种矿物质在人体新陈代谢过程中，每天都有一定量随各种途径，如粪、尿、汗、毛发等排出体外，必须通过膳食不断进行补充。

（一）矿物质的分类

矿物质中，人体含量大于体重的 0.01% 的各种元素，称为常量元素（macroelement），有钙、磷、钾、钠、硫、氯、镁等 7 种，每日膳食需要量都在 100mg 以上。

矿物质中，人体含量小于体重的 0.01% 的各种元素，称为微量元素（microelement 或 trace element），每日膳食需要量都在 100mg 以下。常见的有铁、碘、锌、铜、锰、钴、钼、硒、氟、铬等。

（二）矿物质的主要生理功能

1. 构成组织和细胞的重要成分

如钙、磷、镁是骨骼、牙齿的重要组分，磷、硫是体内某些蛋白质的构成成分。

2. 维持正常渗透压和酸碱平衡

钠、钾、氯等无机离子与蛋白质共同调节细胞膜通透性、控制水分，维持正常渗透压和酸碱平衡。

3. 维持神经、肌肉、心肌的兴奋性

当 Na^+、K^+ 浓度增高时，神经肌肉应激性增高；浓度过低则应激性降低，可出现肌肉软弱无力甚至麻痹。而 Ca^{2+}、Mg^{2+}、H^+ 浓度增高时，神经肌肉应激性降低；浓度过低时则神经肌肉的应激性反而升高，低钙病人常发生手足搐搦，其原因就在于此。

$$神经、肌肉细胞应激性（兴奋性）\propto \frac{[Na^+]+[K^+]}{[Ca^{2+}]+[Mg^{2+}]+[H^+]}$$

$$心肌细胞的应激性 \propto \frac{[Na^+]+[Ca^{2+}]+[OH^-]}{[K^+]+[Mg^{2+}]+[H^+]}$$

K⁺对心肌有抑制作用，血钾过高可使心肌兴奋性（应激性）下降，使心脏舒张期延长，心率减慢（传导阻滞，心脏自律性下降），严重时甚至可使心跳停止于舒张期。血钾过低常出现心律紊乱（心自律性升高），使心跳停止于收缩期。Na^+、Ca^{2+}可拮抗K^+对心肌的作用，维持心肌的正常应激状态，以保证其完成正常的功能，临床上常用 NaCl 和含钙的制剂来对抗高钾对心肌的抑制。K^+绝对不允许静脉推注，要补K^+也只能点滴，并密切观察患者反应。

4. 参与构成体内生理活性物质

矿物质是激素、酶的辅基、维生素、蛋白质和核酸等的构成成分，或作为多种酶系统的激活剂，参与许多重要的生理功能。

（三）中国居民膳食容易缺乏的矿物质

1. 钙

钙是人体含量最丰富的矿物质，占体重的 1.5%～2%，其中 99% 的钙以羟磷灰石的形式存在于骨骼和牙齿中，其余的钙则广泛分布于体液和软组织中，发挥重要而广泛的生理功能。

（1）生理功能：钙是构成机体的骨骼和牙齿的主要成分；维持神经肌肉的正常活动；是多种酶的激活剂，如脂肪酶、三磷酸腺苷酶、酪氨酸羧化酶、腺苷酸环化酶等需要钙激活；参与血凝过程，钙离子是血液凝固过程所必需的凝血因子；维持细胞内胶质的稳定性。

（2）吸收与代谢：钙主要在酸性较强的小肠上段，特别是在十二指肠内被吸收。钙在小肠通过主动吸收和被动吸收两种方式被机体吸收。当机体对钙的需要量高，或摄入量较低时，肠道对钙的主动吸收活跃；当钙摄入量较高时，则大部分由被动的离子扩散方式吸收。

影响钙吸收的因素很多，主要包括机体和膳食两个方面。

①机体因素：钙的吸收与机体的需要程度密切相关。需求量增加，吸收会随之增强，一般而言，钙吸收率随年龄增加而渐减。

②膳食因素：膳食中的钙的摄入量高，吸收量也高；膳食中维生素 D 的存在与量的多少，对钙的吸收有明显影响，是促进钙吸收的主要因素；肠道 pH 降低有利于钙吸收；适量的蛋白质和一些氨基酸（赖氨酸、精氨酸、色氨酸）有利于钙的吸收；高脂膳食可延长与肠黏膜接触的时间，可使钙吸收有所增加，但脂肪酸则影响钙的吸收；低磷膳食可提高钙的吸收率；谷类中的植酸会在肠道中形成植酸钙而影响吸收；某些蔬菜（菠菜、苋菜、竹笋）中的草酸与钙形成草酸钙也影响钙的吸收；膳食纤维中的糖醛酸残基与钙螯合而干扰钙的吸收。此外，一些药物也对钙的吸收有影响。如：青霉素、新霉素能增加吸收；碱性药物（抗酸药、肝素）可干扰吸收。

每日进出机体的钙大致相等，处于动态平衡。骨骼中的钙则通过成骨作用（osteogenesis）和溶骨作用（osteolysis）不断更新，骨骼的更新速度因年龄而变化。钙的排泄主要通过肠道和泌尿系统，经汗液也有少量排出。一般而言，人体每日摄入钙的10% ~20%从肾脏排出，80% ~90%经肠道排出。

（3）缺乏症：由于钙主要存在于骨骼中，所以钙缺乏主要表现为骨骼的病变，即儿童时期的佝偻病（rickets）、成人的骨质软化症（osteomalacia）、老年人的骨质疏松症（osteoporosis）。

（4）过量危害：钙摄入量过多，与肾结石患病率增加有直接关系；容易发生高血钙症、碱中毒和肾功能障碍，即乳碱综合征（milk-alkali syndrome）。高钙摄入能影响铁、镁、锌、磷等矿物质的生物利用率。

（5）膳食参考摄入量：中国成人膳食钙 AI 为 800mg/d，耐受最高摄入量（UL）为 2000mg/d。

（6）食物来源：钙的最好膳食来源是奶和奶制品，不仅含量高，而且吸收率高。豆类、坚果类，连骨吃的小鱼小虾、虾皮、芝麻酱、发菜、海带也是钙的良好来源。一些绿色蔬菜如雪里蕻、苋菜、油菜等也含有一定量的钙。

2. 铁

成人体内铁的总量约为 4 ~5g。在体内，铁以"功能性铁"和"储存铁"两种形式存在，其中"功能性铁"是铁的主要存在形式。"功能性铁"60% ~75%存在于血红蛋白中，3% ~5%存在于肌红蛋白中，1%存在于各种含铁酶类中。"储存铁"以铁蛋白（ferritin）和含铁血黄素（hemosiderin）形式存在于血液、肝、脾和骨髓中，约占体内总铁量的25% ~30%。铁在体内的含量随年龄、性别、营养状况和健康状况而异。

（1）生理功能：铁为血红蛋白与肌红蛋白、细胞色素 A 以及一些呼吸酶的成分，参与体内氧与二氧化碳的转运、交换和组织呼吸过程；铁与红细胞形成和成熟有关；铁还有催化促进 β - 胡萝卜素转化为维生素 A、嘌呤与胶原的合成、抗体的产生、脂类从血液中转运以及药物在肝脏的解毒功能。

（2）吸收与代谢：膳食中铁的吸收与机体铁的营养状况、膳食中铁含量及存在形式以及膳食中影响铁吸收的食物成分和含量有密切关系。铁的吸收主要在小肠中进行。食物中的铁主要以三价形式存在，少数食物中为二价铁。膳食中的铁有血红素铁和非血红素铁两种类型。肉类食物中的铁约一半左右是血红素铁，其余为非血红素铁；植物性食物中的铁为非血红素铁。非血红素铁在吸收前，必须与跟其结合的有机物，如蛋白质、有机酸、氨基酸等分离，而且要先转化为二价的亚铁才能被机体吸收。

血红素铁的吸收不受膳食中植酸、草酸等因素影响，而非血红素铁的吸收受众多膳食因素的影响。肉食(畜禽肉、肝、鱼类)、某些糖(如乳糖、蔗糖、葡萄糖)、一些维生素(如维生素 A、β-胡萝卜素、维生素 C、维生素 B_2)、有机酸(如柠檬酸、乳酸、丙酮酸、琥珀酸等)有利于铁的吸收;钙含量丰富,有利于铁吸收,但过多的钙不利于铁的吸收。粮谷类及蔬菜中的植酸、草酸,茶叶、咖啡中的多酚类物质,蛋类中的卵黄高磷蛋白,膳食纤维摄入过多,胃酸缺乏或过多服用抗酸药均会降低铁的吸收;高浓度的磷、锌、铜、钴、锰也会降低铁的吸收。

体内铁需要量与储存量,对血红素铁和非血红素铁的吸收都有影响。当储存量多时,铁吸收率降低;储存量低时,需要量增加,铁吸收率增高。

膳食铁的吸收率因来源不同而有很大的差异。一般来说,动物性食物铁的吸收率高于植物性食物。如血红蛋白为 25%,动物肉、肝为 22%,鱼肉 11%,蛋类为 3%,大米 1%,小麦、面粉为 5%,莴苣为 4%,玉米和黑豆为 3%。

铁在体内代谢中,可被机体反复利用,成人每日铁的丢失量很少,一般为 0.6~1.0mg。铁的丢失是由于皮肤、呼吸系统、胃肠和泌尿系统黏膜细胞脱落所致。

(3)缺乏症:膳食中可利用的铁长期不足可导致缺铁和缺铁性贫血(iron deficiency anemia),多见于婴幼儿、孕妇、乳母。铁缺乏分为三个阶段:第一阶段为铁减少期;第二阶段为红细胞生成缺铁期;第三阶段为缺铁性贫血期。临床表现为疲乏无力、心慌、气短、头晕,严重者出现面色苍白、口唇黏膜和睑结膜苍白、肝脾轻度肿大等。

铁缺乏的儿童易烦躁,对周围不感兴趣,身体发育受阻,体力下降,注意力与记忆力调节过程障碍,学习能力降低,铁缺乏还会损害儿童的认知能力,且在日后补充铁后,也难以恢复。

(4)过量危害:铁过多与多种疾病如心脏和肝脏疾病、糖尿病、某些肿瘤有关。如铁过多会使脂质过氧化反应增强,导致机体氧化和抗氧化系统失衡,直接损伤 DNA,诱发突变,与肝、结肠、盲肠、肺、食管、膀胱等各种器官的肿瘤有关。

(5)膳食参考摄入量:成人铁的需要量按平均丢失量计算,即成人吸收的铁正好能补充机体的丢失量,从而维持体内铁的动态平衡。妇女还需要加上经期失血损失的铁,婴幼儿、青少年应考虑生长额外所需要的铁。

铁的膳食摄入量不仅应包括补充丢失的铁和生长所需以及妇女经期的丢失,而且要考虑不同食物中铁的吸收率。中国营养学会推荐成人铁适宜摄入量(adeguate, intake, AI)男子为 15mg/d,女子 20mg/d,可耐受的最高摄入量(tolerable vpper intake level, UL)男女均为 50mg/d。

(6)食物来源:膳食铁的良好来源是动物肝脏、动物全血、畜禽肉类、鱼类。植物性食物中黑木耳、海带、芝麻酱等含铁丰富，其次是绿色蔬菜和豆类。一般而言，动物性食物铁的含量和吸收率较植物性食物高，蛋、奶例外。

3. 锌

成人体内锌的含量约为 2～2.5g，广泛分布于人体所有组织和器官中。锌对生长发育、免疫功能、物质代谢和生殖功能均有重要作用。

(1) 生理功能：锌是很多金属酶的组成成分或酶的激活剂；促进生长发育和组织再生；维持生物膜结构和功能；促进食欲；促进维生素 A 的代谢；促进性器官和性机能的正常；参与免疫功能。

(2) 吸收与代谢：锌的吸收主要在小肠，只有小部分在胃和大肠吸收。锌先与小分子肽构成复合物，然后主要经主动转运机制被吸收，吸收率为 20%～30%。锌的吸收常受多种膳食因素影响。膳食蛋白质特别是来源于动物的蛋白质对锌的吸收有促进作用，维生素 D 也可促进锌的吸收。而植酸、鞣酸、草酸、膳食纤维、多酚类物质、大豆蛋白以及铁、钙摄入过多等均不利于锌吸收。此外，体内锌营养状况也影响锌的吸收，缺锌时吸收率增高。

锌在体内代谢后，主要通过胰腺分泌而由肠道排出。在正常膳食锌水平时，粪是锌排泄的主要途径。其余由尿、汗、头发排出或丢失。

(3) 缺乏症：机体缺乏锌时可出现生长发育缓慢、性成熟推迟、性机能低下、伤口愈合不良、味觉障碍或有异食癖、食欲不振、胃肠道疾患、免疫功能减退、易感染等。孕妇缺锌还可导致胎儿畸形。

(4) 过量危害：一般而言，人体不易发生锌中毒。但职业性锌中毒仍有发生，医疗中口服或静脉注射大剂量的锌，或误服导致的锌急性中毒也曾有发生。成人一次摄入 2g 以上的锌可导致锌中毒，表现为腹疼痛、腹泻、恶心、呕吐。长期补充大量锌(100mg/d)时可发生慢性危害，包括贫血、免疫功能下降、HDL 胆固醇降低，LDH 失活，膜上 Na^+-K^+-ATP 酶受到抑制，LDL 和铜蓝蛋白亚铁氧化酶活性降低。长期服用 25mg/d 锌可引起铜缺乏，损害免疫器官和免疫功能，降低巨噬细胞活力，抑制趋化性和吞噬作用及细胞杀伤能力。

(5) 膳食参考摄入量：成年男子锌 RNI 为 15.0mg/d，女子为 11.5mg/d，UL 为 45 mg/d。

(6) 食物来源：动物性食物和植物性食物都含有锌，但食物中的锌含量差别很大，吸收利用率也不相同。锌的良好膳食来源是贝壳类海产品(如扇贝、牡蛎)、红色肉类、动物内脏类。干果类，谷类胚芽，麦麸，干酪，虾，燕麦，花生酱，花生，玉米等也含有较多的锌。动物脂肪、植物油、水果、蔬菜中锌含量较少。粮食精细加工可导致大量的锌丢失。如小麦加工成精面粉大约 80% 锌丢失，豆类制成罐头比新鲜大豆锌含量损失 60% 左右。

4. 碘

成人体内碘的含量约为 20～50mg，其中 50% 存在于肌肉，20% 存在于甲状腺，10% 存在于皮肤，6% 存在于骨骼中，其余存在于其他内分泌腺及中枢神经系统。

（1）生理功能：碘在体内主要参与甲状腺激素的合成，其生理作用是通过甲状腺素的作用表现出来的。甲状腺素具有参与能量代谢，促进物质代谢和体格的生长发育，促进神经系统发育和垂体激素作用等重要生理功能。

（2）吸收与代谢：膳食中的碘主要为无机碘化物，在胃肠道可被机体迅速吸收，随血液运送至全身组织。碘在体内主要用于合成甲状腺素。甲状腺从血液中摄取碘可合成甲状腺素。甲状腺素合成后可与甲状腺球蛋白结合而储存。甲状腺素发挥生理作用后被分解，分解后部分碘可被机体重新利用，其余主要经肾脏排出体外。

（3）缺乏症：机体因碘缺乏导致的一系列障碍统称为碘缺乏病（iodine deficiency disorders，IDD）。成人碘缺乏可引起甲状腺肿（bronchocele），胎儿期、新生儿期碘缺乏可引起呆小症（cretinism），又称为地方性克汀病（endemic cretinism）。

（4）过量危害：较长时间的高碘摄入可导致高碘性甲状腺肿。高碘时，碘越多甲状腺肿患病率越高。

（5）膳食参考摄入量：成人碘 RNI 为 $150\mu g/d$，UL 为 $1000\mu g/d$。

（6）食物来源：人体所需碘主要来自食物，其次为饮水和食盐。海产品碘含量高于陆地食物；陆地食物动物性食物高于植物性食物，陆地植物含碘量是最低的，特别是蔬菜和水果。碘的良好膳食来源是海产品（如海带、紫菜、鲜海鱼等），其次是蛋、奶、肉、碘盐等。

5. 硒

成人体内硒的含量约为 14～20mg，指甲、肝、肾、牙釉质中含量较高，脂肪组织中含量很少。

（1）生理功能：构成含硒蛋白与含硒酶的成分；抗氧化作用；对甲状腺激素的调节作用；维持正常免疫功能；维持心肌结构和功能；抗肿瘤作用；抗艾滋病作用；维持正常生育功能；改善视觉功能。

（2）吸收与代谢：硒主要在小肠吸收，胃不吸收。食物中的无机硒和有机硒都易于被机体吸收，吸收率通常在 50% 以上。吸收后的硒与血浆蛋白结合，转运至全身各器官和组织。代谢后的硒大部分通过尿液排出，少量由肠道和汗中排出。若硒摄入量较高，还可从肺部排出具有挥发性的甲基硒化物。

（3）缺乏症：目前还没有人或动物"单纯硒缺乏"疾病报道，但有许多与硒缺乏相关的克山病和大骨节病的报告。2～6岁儿童和育龄妇女为易感人群，临床上可见心脏扩大，心功能不全和各种类型的心律失常。

(4)过量危害：硒摄入量过多可导致中毒，主要表现为毛发变干、变脆、易断裂及脱落，并有指甲变形、肢端麻木、抽搐，甚至偏瘫，严重者还可致死亡。主要是由于水和土壤中硒含量过高，致粮食、蔬菜、水果中含硒过高所致。

(5)膳食参考摄入量：成人硒 RNI 为 $50\mu g/d$，UL 为 $400\mu g/d$。

(6)食物来源：食物中硒的含量因地区而异。动物内脏、肉类及海产品是硒的良好膳食来源；谷物含硒量随地区土壤含硒量而异；水果、蔬菜含量较低。精制食品的含硒量减少。此外，由于硒可挥发，烹调加热也会造成一定的损失。

二、水

水是生命之源、健康之本。水是人体内含量最多的物质，在体内不仅是构成身体的成分，而且还具有调节生理功能的作用。水在体内以两种状态存在，即与蛋白质、多糖等结合的结合水和以自由状态存在于体液中的自由水。断水比断食会更快危及生命，断食至所有体脂和组织蛋白质消耗50%时才会导致死亡，但断水至全身水分失去10%就会导致死亡，因此，应养成规律饮水的良好习惯。

(一)水的生理功能

1.构成细胞和体液的重要组成成分，维持组织形态和功能

水广泛存在于组织细胞内外，构成人体内环境。体内的水和溶解在水中的无机盐及有机物(如葡萄糖、蛋白质)等组成体液。正常成人体液约占体重的60%。其中细胞内液约占体重的40%，细胞外液占体重的20%(血浆占体重的5%，组织液占体重的15%)。人体体液的含量随年龄、性别、身体胖瘦程度有一定的差异。随着年龄的增长，人体体液总量相对减少；肥胖者因含脂肪多而体液相对减少，体瘦者体液则相应较多；女性体液少于男性。

体内的水除了以自由水的形式存在于体液中外，还有相当一部分是以结合水的形式存在于组织器官中。体内不同组织器官的含水量不相同，肌肉、皮肤、肝、脑等含水较多，如心脏含有约79%的水，主要是结合水，可使心脏具有一定坚实的形态，保证心脏能有力搏动；骨髓、脂肪组织含水量最少。由于肌肉组织含水较多，占体重的比例又较大，所以一个肌肉发达不肥胖的人更能耐受失水性疾病，并维持组织形态和功能。

2.参与并促进新陈代谢

水是良好的溶剂，能使物质溶解，加速体内一系列生化反应的进行，有利

于营养物质的消化、吸收、转运和代谢产物的排泄。水的介电常数高，使溶解于其中的盐类易于解离，这为机体提供了各种生理上必需的重要离子。水还直接参加许多化学反应如水解、水化、加氢脱水（即氧化）等，促进物质代谢。此外，体内的蛋白质和酶在水分充足的体液中活性比较强，而在缺水状态下黏稠的体液中活性较低，因此合理饮水可以促进新陈代谢。

3. 润滑作用

在关节、胸腔、腹腔和胃肠道等部位，都存在一定量的水分，对器官、关节、肌肉、组织能起到缓冲、润滑、保护的功效。

4. 调节体温

水的比热大，故能吸收较多的热量而使本身温度变化不大，有利于体温的恒定。水的蒸发热大，故有利于人体在炎热的季节和环境温度过高或者身体发烧时，通过蒸发汗散热来维持体温的正常。水的流动性大，能随血液循环迅速分布全身，故能将体内局部产生的大量热量带到全身均匀分布及带到体表散发。当环境温度低于体温时，为了使体温维持在正常范围内，身体会通过减少体内水分的蒸发而减少体热的丧失。

5. 调节酸碱平衡

水能改善血液、组织液的循环，并有助于平衡血液的黏稠度和酸碱度。水也能调节肌肉张力、细胞内外的渗透压和酸碱平衡。

6. 缓冲和保护作用

水能保持皮肤的湿润和弹性，能缓冲皮肤、器官、肌肉组织和脊椎所受到的冲撞，从而保护机体减少损伤。

（二）缺乏

水摄入不足或丢失过多，可引起体内失水也称脱水。根据水与电解质丧失的比例不同，分为高渗性脱水（以水丢失为主，电解质丢失较少）、低渗性脱水（以电解质丢失为主，水丢失较少）、等渗性脱水（水、电解质按比例丢失）三种类型。

（三）人体水的来源和排出——水的平衡

正常成人每日水的摄入量和排出量处于动态平衡，出入量相等约为2500mL。

体内水的来源包括饮水、食物水、内生水。正常环境温度条件下，成人饮水量每天约1200mL，饮水量可因人而异，与气候、劳动强度、运动和生活习惯有关。成人从食物中摄入的水每天约1000mL。内生水即糖、脂肪、蛋白质食物在体内代谢过程中产生的水，每天约300mL。

体内水的排出以经肾排尿为主，约占60%，其次是经肺、皮肤、粪便排出。

成人每天通过肾排出尿量约 1500mL，最低尿量为 300～500mL，少于此量可引起代谢废物在体内堆积，影响细胞的功能；少于 100mL 叫无尿。成人每天由呼吸蒸发(肺呼出)排出的水约 350mL。皮肤蒸发分非显性汗、显性汗。非显性汗(不感蒸发)通过皮肤黏膜的单纯扩散作用排出水分，成人每天以这种方式排出水约 500mL；显性汗(可感蒸发)通过汗腺排出水分，其量与人的自身体质、运动量、劳动强度、环境温度、湿度等因素有关。成人每天随粪便排出的水分约150mL。若胃肠道炎症引起呕吐或腹泻也会丢失体内大量水分。

　　一般情况下，食物水和内生水的量相对稳定，经肺、皮肤、粪便排出的水量也相对稳定，而肾的排尿量会随着饮水量的增减而有所变化。因此，想保持体内水的平衡就需要根据排泄量来调整饮水量。

　　(四)水的需要量

　　人体对水的需要量与代谢情况、年龄、体重、体力活动、膳食、环境温度等因素有关。一般情况下，成人水的需要量为 1.0mL/kcal。考虑到发生水中毒的危险性极小，健康人水需要量可增至 1.5mL/kcal。

第七节　维生素

　　维生素(vitamin)是维持人体正常生命活动所必需的一类小分子有机化合物。在体内不能合成或合成量极少，必须由膳食供给。它们既不是细胞组成成分，也不是供能物质，但在物质代谢的调节和维持生理功能等方面发挥着重要的作用。

　　维生素种类很多，不同的维生素结构、功能各异，营养学按其溶解性分为脂溶性维生素和水溶性维生素两大类。脂溶性维生素有维生素 A、D、E、K 四种。脂溶性维生素能在体内储存，大部分储存于脂肪组织中，排泄较缓慢，故过量摄入时易发生中毒；水溶性维生素有 B 族维生素和维生素 C，B 族维生素有维生素 B_1、B_2、B_6、PP、B_{12}、叶酸、泛酸、生物素等。水溶性维生素在体内通常只有少量储存，排泄又快，故不易发生蓄积中毒。

　　人体对维生素的需要量甚微，但却不能缺乏，若长期缺乏某种维生素，会引起维生素缺乏病。引起维生素缺乏的原因有：食物本身含量不高以及食物保存、烹调、处理不当或偏食等引起的摄入不足，如：维生素 B_1 可因粮食加工过精、淘米过度、稀饭加碱等造成损失；蔬菜储存过久、先切后洗或烹煮时间过长而导致维生素 C 大量丢失或破坏；慢性腹泻、肝胆疾患等引起的吸收障碍；需要量增加未及时增加供给量，如：儿童、孕妇对维生素 A、D、C 等需要量增加；重体力劳动、长期高热和慢性消耗性疾病患者对维生素 A、B_1、B_2、C、D

及 PP 等的需要量增加，如仍按常量供给，就会造成不足而产生维生素缺乏病；长时间服用抗生素抑制了肠道细菌的生长，使维生素 K、B_6、PP、生物素等合成减少；生物体的特异缺陷，如缺乏内源因子影响对维生素 B_{12} 的吸收；慢性肝、肾疾病影响维生素 D 羟化为活性维生素 D，导致出现维生素 D 缺乏症状。

当缺乏维生素时需要使用维生素药品补充和治疗，或食用富含某种维生素的食物。

虽然维生素是人体不可缺少的营养成分，维生素制剂也已成为治疗和预防其缺乏症的有效药物，但摄入量并不是多多益善。过多的摄入反而会导致中毒，尤其是脂溶性维生素 A、D 中毒在临床上并非罕见。因此，应当重视合理地使用维生素。

一、维生素 A

维生素 A 只存在于动物性食物中，有 A_1、A_2 两种，又称抗干眼病维生素（antixerophthalmic vitamin）或抗干眼病因子。维生素 A_1 即视黄醇（retinol），主要存在于哺乳动物及咸水鱼的肝脏中；维生素 A_2 即 3 - 脱氢视黄醇（3 - Dehydroretinol），其活性约为 A_1 的一半，主要存在于淡水鱼的肝脏中。植物性食物不含维生素 A，含有的是胡萝卜素（carotene），在体内可部分转化成维生素 A，因此，又称为维生素 A 原（provitamins A）。

（一）理化性质

维生素 A 和胡萝卜素溶于脂肪及大多数有机溶剂中，不溶于水，对碱稳定，对酸敏感。膳食中的维生素 A 多与长链脂肪酸结合成酯，相对比较稳定，一般烹调和罐头食品加工不易使其遭到破坏。但在空气中和日光下，特别是在高温条件下，维生素 A 容易被氧化，如经日光暴晒过的食品维生素 A 会大量被破坏。当食物中含有磷脂、维生素 E、维生素 C 和其他抗氧化剂时，维生素 A 和胡萝卜素较为稳定，但食物中共存的脂肪酸败时可引起其严重破坏。因此，维生素 A 或含有维生素 A 的食物应避光于低温下保存。

（二）生理功能

1. 维持正常视觉

参与视网膜内视紫红质的形成，维持正常视觉，与夜视有关。

2. 维持上皮正常生长与分化

维生素 A 与膜的糖蛋白合成有关，对上皮细胞的细胞膜起稳定作用，在维持上皮正常生长与分化中起着重要的作用。

3. 促进生长发育和维护生殖功能

维生素 A 参与细胞的 RNA、DNA 的合成，可促进蛋白质生物合成，对细胞的分化、组织更新有一定影响。此外，参与骨骼生长，缺乏时长骨形成和牙齿发育均受影响。参与性激素的合成，促进性腺发育，影响生殖功能。严重缺乏时可致不孕。

4. 维持和促进免疫功能

维生素 A 对许多细胞功能活动的维持和促进作用，是通过其在细胞核内的特异性受体——视黄酸受体实现的。维生素 A 缺乏时，免疫细胞内视黄酸受体的表达相应下降，因此影响机体的免疫功能。

5. 抗氧化作用

维生素 A 和胡萝卜素具有抗氧化作用，可清除体内的自由基。

6. 抗癌作用

维生素 A 及其衍生物可减轻化学致癌物的致癌作用，起到抗癌作用。

（三）吸收与代谢

摄入体内的维生素 A 和胡萝卜素在小肠中与胆盐和脂肪消化产物一起被乳化后，由肠黏膜吸收。足量的脂肪有助于维生素 A 的吸收，抗氧化剂如维生素 E 和卵磷脂等也有利于维生素 A 的吸收。摄入矿物油或肠道存在寄生虫均不利于维生素 A 的吸收。维生素 A 的吸收率明显高于胡萝卜素。

吸收后的维生素 A 大多储存于肝脏，影响其储存量的因素主要是摄入量、膳食成分、机体生理状况等。维生素 A 在体内可按醇、醛、酸顺序进行氧化，其中视黄酸是维生素 A 在体内发生多种生物作用的重要活性形式。

（四）缺乏症

摄入不足、吸收不良、肝脏疾病等均可导致维生素 A 缺乏，以儿童及青年较多见，男性多于女性，其病变可累及视网膜、上皮、骨骼等组织以及免疫、生殖功能。眼部症状为夜盲症（night blindness）和干眼病（scheroma）。

（五）过量危害

普通膳食一般不会引起维生素 A 中毒，维生素 A 中毒几乎都因误食过多引起。成人多为食用含维生素 A 极高的食物（鳕鱼、北极熊肝脏等），儿童则多因意外服用大剂量维生素 A 制剂而引起。

1. 急性中毒

成人一次或多次连续摄入 RNI 的 100 倍或儿童大于其 RNI 的 20 倍即可引起急性中毒。多在食用后 3~6 小时发病。症状为食欲减退、烦躁或嗜睡、呕吐、前囟膨胀、头围增大等。

2. 慢性中毒

维生素 A 慢性中毒会出现皮肤干燥、发痒、鳞皮、皮炎、脱发、指（趾）甲易脆；厌食、易兴奋、激动、疲乏、头痛、恶心、肌肉无力、食欲下降、腹痛腹泻、肝脾肿大等；破骨细胞活性增强，导致骨骼缺钙、脆性增加，生长受阻，长骨增粗及骨关节疼痛；血红蛋白减少，凝血时间延长，易出血。孕妇维生素 A 中毒还可导致胎儿畸形。

（六）膳食参考摄入量

成人维生素 A 的 RNI 男为 800μgRE，女为 700μgRE，UL 为 3000μgRE。

RE 为视黄醇当量（Retinol Equivalent）。

（七）食物来源

维生素 A 良好食物来源为动物内脏（如肝）、蛋类、乳类（没脱脂）、鱼卵。植物性食物提供的是胡萝卜素，含量丰富的是深绿色的蔬菜和黄红色的蔬菜水果，如西兰花、菠菜、生菜、油菜、荷兰豆、胡萝卜、南瓜、芒果、枇杷、杏、柿子等。

二、维生素 D

维生素 D 是类固醇衍生物，含有环戊烷多氢菲结构，又称抗佝偻病维生素（antirachitic vitamin）或抗佝偻病因子。维生素 D 有多种，其中活性最强的是维生素 D_2 和 D_3。维生素 D_2 即麦角钙化醇（ergocalciferol）；维生素 D_3 即胆钙化醇（cholecalciferol）。

（一）理化性质

维生素 D 溶于脂肪与脂溶剂，对热、碱较稳定，130℃加热 90min 仍有活性；对光及酸较敏感。在生物体内，维生素 D_2 和 D_3 本身不具有生物活性，要在肝脏和肾脏中分别进行羟化后，形成 $1,25-(OH)_2-D_3$ 才具有生物活性。

（二）生理功能

1. 促进钙、磷的吸收

$1,25-(OH)_2-D_3$ 可与肠黏膜细胞中的特异受体结合，促进肠黏膜上皮细胞合成钙结合蛋白，对肠腔中的钙离子有较强的亲和力，对钙通过肠黏膜的运转有利。维生素 D 也能激发肠道对磷的转运过程。此外，还能促进肾近曲小管对钙、磷的重吸收以提高血钙、血磷的浓度。

2. 维持血清钙磷浓度的稳定

$1,25-(OH)_2-D_3$ 与甲状旁腺协同，维持血钙、血磷水平。机体血钙低时，维生素 D 通过促进肾小管再吸收，促进骨钙动员和促进钙结合蛋白合成，以增加钙吸收，从而提高血钙水平。机体血钙高时，维生素 D 通过促进甲状旁腺产生降钙素，阻止骨钙动员，增加尿中钙磷的排出，从而维持血钙、血磷的稳定。

3.维持骨骼正常生长

与甲状旁腺协同，维生素 D 具有促进成骨细胞形成、促进钙在骨质中沉积成磷酸钙和碳酸钙等骨盐的作用，有助于骨骼和牙齿的形成。同时可促使破骨细胞成熟，使旧骨中的骨盐溶解，钙、磷转运到血内，提高血钙、血磷浓度，有利于新骨的生成与钙化。即通过影响骨的成骨、溶骨作用使其不断更新并维持正常生长。

（三）吸收与代谢

人体从两个途径获得维生素 D，即经口从食物中摄入和在皮肤内由维生素 D 原形成。

经口摄入的维生素 D 主要在小肠，与脂肪一起被机体吸收。吸收的维生素 D 或与乳糜微粒结合，或被维生素 D 结合蛋白(DBP)结合转运至肝脏。

进入肝脏的维生素 D_3 大部分在肝细胞内质网上，发生羟化反应生成 $25-OH-D_3$，进而与维生素 D 运输蛋白结合，运送至肾脏再次发生羟化反应生成 $1,25-(OH)_2-D_3$，从而具有生物活性。维生素 D 的分解代谢主要在肝中进行，代谢物随胆汁由粪便排出，少量由尿排出。

维生素 D 主要储存于脂肪组织和骨骼肌中，肝、脑、肺、脾、骨及皮肤中有少量存在。

（四）缺乏症

膳食中缺乏维生素 D 和人体日光照射不足是维生素 D 缺乏的两个主要原因。维生素 D 缺乏引起钙、磷吸收减少，血钙水平下降，骨骼钙化受阻，导致骨质软化、变形，在婴幼儿期发生佝偻病，成年人发生骨软化症，老年人发生骨质疏松症。

（五）过量危害

摄入过量维生素 D 补充剂或强化维生素 D 的奶制品，有发生维生素 D 过量和中毒的可能。一般认为长期摄入 $25\mu g/d$ 维生素 D 可能引起中毒，若长期摄入 $125\mu g/d$ 维生素 D 肯定引起中毒。维生素 D 中毒表现为血钙血磷升高、食欲减退、头痛、烦躁、过度口渴等症状，还可有恶心、呕吐、腹泻或便秘等症状，严重的甚至可导致死亡。妊娠期过多摄入可影响胎儿的发育。

（六）膳食参考摄入量

成人维生素 D 的 RNI 为 $5\mu g/d$，UL 为 $20\mu g/d$。

（七）来源

1.体内来源

人体表皮与真皮内均含有一定量的 7 - 脱氢胆固醇，在阳光或紫外线照射下，发生光化学反应，先生成前维生素 D_3，后转变为维生素 D_3，再与 DBP 结合，运送至肝为机体利用。因此，经常晒太阳是人体获得维生素 D_3 的有效方法。

2. 食物来源

天然食物中维生素 D 的含量一般都比较低。鱼肝和鱼油中含量最丰富，其次是蛋黄、黄油、咸水鱼、动物肝，奶和瘦肉中含量较少，而蔬菜、水果和谷类中几乎不含维生素 D。

三、维生素 E

维生素 E 又称为生育酚(tocopherol)，目前发现的有 8 种，其中 α，β，γ，δ 四种有生物活性。

（一）理化性质

维生素 E 是黄色油状液体，不溶于水，溶于脂肪及脂溶剂。在酸性或无氧条件下较稳定，对碱不稳定，对氧敏感，脂肪酸败可加速维生素 E 的破坏。一般的食物烹调维生素 E 损失不大，但油炸会使维生素 E 的活性明显降低。

（二）生理功能

1. 抗氧化作用

维生素 E 是体内重要的抗氧化剂，能清除体内的自由基并阻断其引发的链反应，防止生物膜和脂蛋白中多不饱和脂肪酸、细胞骨架及其他蛋白质中巯基受自由基和氧化剂的攻击。维生素 E 还具有保护神经系统、骨骼肌、视网膜免受氧化损伤的作用。

2. 调节血小板黏附力和聚集作用

维生素 E 可抑制磷脂酶 A_2 活性，减少血小板血栓素 A_2 释放，从而抑制血小板聚集。维生素 E 缺乏时，血小板聚集和凝血作用增强，从而增加动脉粥样硬化和心血管疾病危险性。

3. 延缓衰老

随着年龄增长体内脂褐质(lipofusin)不断增加，脂褐质俗称老年斑，是细胞内某些成分被氧化分解后的沉积物。补充维生素 E 可减少脂褐质的生成，改善皮肤弹性，使性腺萎缩延缓，提高免疫能力。

4. 与精子生成和生殖能力有关

维生素 E 缺乏时，可出现睾丸萎缩及其上皮变性、生育异常。临床常用维生素 E 治疗先兆和习惯性流产。

5. 参与调节体内某些物质的合成

维生素 E 能提高血红素合成关键酶的活性，从而促进血红素的合成；维生素 E 在体内能调节前列腺素和血栓素的形成；维生素 E 通过嘧啶碱基参与

DNA 的合成；维生素 E 还是合成辅酶 Q 的辅助因子。

6. 保持红细胞的完整性

红细胞膜中维生素 E 含量较高，其浓度与血浆水平处于平衡状态，当维生素 E 缺乏引起血浆水平低于正常值时，易发生红细胞膜的破裂而导致溶血。

（三）吸收与代谢

维生素 E 的吸收与肠道脂肪有关，影响脂肪吸收的因素同样影响维生素 E 的吸收。吸收的维生素 E 通过淋巴系统进入体循环，循环中的维生素 E 与乳糜微粒和脂蛋白一起转运、代谢。维生素 E 主要储存于脂肪组织、肝脏、肌肉中。在各种组织器官中，以肾上腺、脑垂体、睾丸、血小板中的含量丰富，血浆、肝次之。肝、血浆、骨骼肌、心肌中的维生素 E 易被动用，脂肪组织中的维生素 E 消耗较慢，细胞膜上的维生素 E 基本稳定。

（四）缺乏症

因为维生素 E 广泛存在于食物中，在体内能够储存，且不易排出，所以人类维生素 E 缺乏不常见。多不饱和脂肪酸摄入过多、脂肪吸收不良、严重腹泻、胆道疾病等可导致维生素 E 缺乏。维生素 E 缺乏除与溶血性贫血有关外，还会使癌症、动脉粥样硬化、白内障等疾病的危险性增加。早产儿出生时血浆和组织中维生素 E 水平很低，消化器官发育不成熟，且多有维生素 E 的吸收障碍，因此往往容易出现溶血性贫血，所以应注意补充维生素 E。

（五）过量危害

维生素 E 的毒性相对较小，每日摄入 200~600mg 没有明显毒性症状和生化指标改变。但长期太大剂量摄入可出现中毒症状，如视觉模糊、头痛、极度疲乏等。婴幼儿大量摄入可使坏死性小肠结肠炎发生率明显增加。

（六）膳食参考摄入量

成人维生素 E 的 AI 为 14mg α – TE/d, UL 为 800 mg α – TE/d。

α – TE 为 α – 生育酚当量（α – Tocopherol Equivalent）

（七）食物来源

维生素 E 广泛存在于天然食物中，主要来源于植物油（特别是麦胚油）和各种油料种子。谷类、坚果、绿叶蔬菜也含有一定量的维生素 E，但肉、鱼等动物性食物以及水果和其他蔬菜中含量少。

四、维生素 K

维生素 K 是具有异戊烯类侧链的萘醌化合物，又称凝血维生素（coagulation vitamin），在自然界主要以维生素 K_1、K_2 两种形式存在。维生素 K_1 即叶绿醌（phylloquinone），维生素 K_2 即甲萘醌类（menaquinones）。维生素 K_3 是人工合成的 2 – 甲基萘醌。

（一）理化性质

天然存在的维生素 K 是黄色油状物，人工合成的则是黄色结晶粉末。所有的维生素 K 均耐热，但易遭到酸、碱、氧化剂和光（特别是紫外线）的破坏。一般烹调只使维生素 K 损失很少部分。

（二）生理功能

1. 参与肝脏凝血蛋白质合成

维生素 K 是肝脏合成凝血因子 Ⅱ、Ⅶ、Ⅸ、Ⅹ 等必不可少的物质。

2. 参与骨代谢

维生素 K 参与骨代谢，对防止骨质疏松十分重要。此外，维生素 K 还具有其他一些功能，如可能与动脉粥样硬化有关，还可影响前列腺素的合成。

（三）吸收与代谢

维生素 K 和其他脂溶性维生素一样，影响脂肪吸收的因素可影响其吸收，吸收过程依赖胆汁和胰液的正常分泌。维生素 K 由小肠吸收进入淋巴系统，进而转运至肝脏。在肝脏中，一部分维生素 K 被储存，一部分被氧化为非活性终产物，还有一部分随极低密度脂蛋白再分泌。人类维生素 K 储存量很少，更新很快，代谢产物主要通过粪便和尿液排出。

人体可在肠道菌的作用下合成一定量维生素 K。

（四）缺乏症

脂肪吸收障碍、长期服用抗生素等可导致维生素 K 缺乏，主要表现为凝血缺陷和出血，皮肤会出现淤点、淤斑，严重时可出现血尿和胃肠道出血。由于母乳维生素 K 含量较低和新生儿胃肠功能不全，导致新生儿容易发生维生素 K 缺乏，因此，应注意补充维生素 K。

（五）过量危害

天然存在的维生素 K_1、K_2 几乎无毒，人工合成的维生素 K_3 有毒性，大量服用可导致溶血性贫血、高胆红素血症和核黄疸症。

（六）膳食参考摄入量

成人维生素 K 的 AI 为 120μg/d，UL 没定。

（七）食物来源

维生素 K 广泛存在于动物性食物和植物性食物中，良好膳食来源是绿叶蔬菜，其次是肝、鱼、肉、牛奶、水果。母乳维生素 K 含量低。

五、维生素 B_1

维生素 B_1 是含有嘧啶环和噻唑环的化合物，又称硫胺素（thiamine），也叫抗脚气病维生素(anti-beriberi vitamin)。

（一）理化性质

维生素 B_1 易溶于水，微溶于乙醇。在干燥和酸性溶液中稳定；在碱性环境中，特别在加热时会迅速被破坏。维生素 B_1 对亚硫酸盐很敏感。亚硫酸盐在中性及碱性溶液中能促进维生素 B_1 迅速分解，丧失其活性。

（二）生理功能

1. 参与构成辅酶，维持体内正常代谢

维生素 B_1 在硫胺素焦磷酸激酶作用下，与三磷酸腺苷结合形成活性形式焦磷酸硫胺素(thiamine pyrophosphate，TPP)。TPP 是 α-酮酸脱氢酶系和转酮醇酶的辅酶，影响 α-酮酸的氧化供能和糖代谢的磷酸戊糖途径。

2. 抑制胆碱酯酶的活性，促进胃肠蠕动

维生素 B_1 可抑制胆碱酯酶对乙酰胆碱的水解。乙酰胆碱有促进胃肠蠕动作用。当维生素 B_1 缺乏时胆碱酯酶活性增强，乙酰胆碱水解加速，从而使胃肠蠕动缓慢，腺体分泌减少，食欲减退、消化不良。

3. 对神经生理活动有调节作用

维生素 B_1 对维持神经、肌肉特别是心肌正常功能有重要作用。

（三）吸收与代谢

维生素 B_1 在小肠中被吸收，少量摄入时主动吸收，大量摄入时被动吸收。食物中的一些成分会影响维生素 B_1 的吸收。如生鱼片、蕨类中的抗硫胺素因子，茶叶、咖啡中的多酚类物质以及酒中的抗硫胺素物质等。吸收后的维生素 B_1 在小肠黏膜和肝脏进行磷酸化，形成硫胺素磷酸盐，发挥其生理作用。体内的维生素 B_1 广泛分布于各组织中，其中一半在肌肉，一半在内脏。维生素 B_1 在肝脏进行分解代谢，先分解为嘧啶和噻唑，然后再进一步代谢。维生素 B_1 由尿排出，由尿排出的多为游离型，不能被肾小管重吸收，排出量与摄入量有关。通常汗中排出较少，但高温环境中排出增多，应注意补充。

（四）缺乏症

摄入不足、吸收利用障碍、需要量增加等因素可导致机体维生素 B_1 缺乏，引起脚气病(beriberi)。脚气病分为湿性脚气病、干性脚气病、婴儿脚气病。临床表现因发病年龄及受累系统不同而异，婴幼儿起病较急，成人起病较慢，主要损害神经血管系统，四肢麻木，浑身酸痛，感觉异常等。

（五）过量危害

因为摄入过量维生素 B_1 很容易从肾脏排出，所以维生素 B_1 中毒很少见。但摄入量超过推荐摄入量 100 倍时，可能会出现头痛、抽搐、衰弱、麻痹、心律失常和过敏反应等症状。

（六）膳食参考摄入量

成人维生素 B_1 的 RNI 男为 1.4mg/d，女为 1.3mg/d，UL 为 50mg/d。

（七）食物来源

维生素 B_1 广泛存在于天然食物中，含量因食物种类而异，且受收获、储存、烹调、加工等因素影响。含维生素 B_1 最丰富的是酵母，其次是动物内脏（肝、心、肾）、瘦猪肉、豆类、花生、葵花子、芝麻、谷类。鱼类、蔬菜、水果中含量较少。

六、维生素 B_2

维生素 B_2 是核糖醇与异咯嗪组成的化合物，又称核黄素（riboflavin）。

（一）理化性质

纯净维生素 B_2 制剂为橙黄色结晶，溶于水，但水溶性较差。在酸性溶液中对热稳定，但遇光易被破坏；在碱性溶液中不耐热，且对光极为敏感，所以在烹调富含维生素 B_2 食物时不宜加碱。

（二）生理功能

1. 构成体内黄素酶的辅酶

维生素 B_2 以黄素单核苷酸（flavin mononucleotide，FMN）和黄素腺嘌呤二核苷酸（flavin adenine dinucleotide，FAD）形式作为多种黄素酶（flavoenzyme）的辅酶，参与体内多种物质的氧化还原反应。黄素酶又叫黄素蛋白（flavin protein），是呼吸链的重要组成成分，在呼吸链能量产生中发挥极其重要作用。

2. 参与铁的代谢

维生素 B_2 与体内铁的吸收、储存、动员有关，在防治缺铁性贫血中有重要作用。

3. 参与体内一些物质的转化

维生素 B_2 以 FMN、FAD 形式参与色氨酸转变为烟酸和维生素 B_6 转变为磷酸吡哆醛的过程。

（三）吸收与代谢

维生素 B_2 与蛋白结合以复合物形式存在于食物中。食物进入消化道后，在胃酸、蛋白酶、焦磷酸酶催化下水解释放出游离的维生素 B_2，然后在小肠上部被吸收，大肠也可吸收小部分维生素 B_2。吸收后的维生素 B_2 在肠壁，部分在肝、血液中磷酸化形成 FMN 和 FAD。维生素 B_2 在体内大多数以辅酶形式储存于血、组织及体液中。许多因素可影响维生素 B_2 的吸收，如胃酸、胆汁酸盐有

促进维生素 B_2 吸收的作用，而乙醇、氢氧化铁、氢氧化镁、咖啡因、糖精、铜、锌、铁离子等会干扰维生素 B_2 的吸收。维生素 B_2 主要从尿液中排出，还可从乳汁和汗液排出。一些因素可以影响维生素 B_2 的排出，如长期摄入维生素 B_2 制剂，可增加尿中的排出量。

（四）缺乏症

摄入不足和酗酒是导致维生素 B_2 缺乏最常见的原因。某些药物(如治疗精神病的丙咪嗪、氯普马嗪、阿密替林，抗疟药阿的平，抗癌药阿霉素等)可抑制维生素 B_2 转化为活性形式 FMN 和 FAD，长期服用可造成维生素 B_2 缺乏。维生素 B_2 缺乏主要表现为咽喉疼痛、口角炎、舌炎、阴囊炎、脂溢性皮炎、视物模糊等症，临床称为口腔 – 生殖综合征(orogenital syndrome)。儿童长期缺乏还可导致生长迟缓和贫血。

（五）过量危害

人体对维生素 B_2 的吸收率不高，且有吸收上限，大剂量摄入并不能无限度增加机体对维生素 B_2 的吸收。此外，过量吸收的维生素 B_2 也很快能从尿中排出体外。因此，肾功能正常时几乎无毒性。

（六）膳食参考摄入量

成人维生素 B_2 的 RNI 男为 1.4mg/d，女为 1.2mg/d。

（七）食物来源

维生素 B_2 的良好膳食来源是动物性食物，如肝、肾、心、蛋黄和乳类。植物性食物中以绿叶蔬菜(如油菜、韭菜、菠菜)和豆类含量较多，粮谷类含量较少，尤其是精加工的粮食。

七、维生素 B_6

维生素 B_6 是吡啶的衍生物，包括三种结构类似的物质，即吡哆醇(pyridoxine)、吡哆醛(pyridoxal)和吡哆胺(pyridoxamine)。

（一）理化性质

维生素 B_6 易溶于水，在空气中稳定；在酸性溶液中对热较稳定；在碱性溶液中对热不稳定，易被碱破坏；对光较敏感，特别是在中性溶液中易被光破坏；吡哆醇比吡哆醛和吡哆胺耐热。

（二）生理功能

维生素 B_6 在体内的活性形式是磷酸吡哆醛和磷酸吡哆胺，是体内转氨酶、脱羧酶的辅酶。在氨基酸代谢、糖异生作用、脂肪代谢和某些神经递质(如 γ - 氨基丁酸、去甲肾上腺素、多巴胺、5 - 羟色胺)合成中起重要作用。此外，还与机体的免疫功能、一碳单位代谢、色氨酸转化为维生素 PP、血红素合成等有关。

（三）吸收与代谢

维生素 B_6 主要在小肠吸收，并迅速通过门静脉进入体内大部分组织中。维生素 B_6 以磷酸吡哆醛形式与多种蛋白结合，蓄积和储存于组织中。维生素 B_6 在肝和肌肉组织中含量较高。肠道微生物能合成少量维生素 B_6。维生素 B_6 的代谢产物主要经尿排出体外，也可经粪便、乳汁排出体外。

（四）缺乏症

维生素 B_6 在动、植物性食物中广泛存在，维生素 B_6 单纯缺乏非常少见。膳食摄入不足，酗酒，长期服用异烟肼、青霉胺、环丝氨酸等药物可导致维生素 B_6 缺乏。表现为脂溢性皮炎、癫痫样惊厥、抑郁、易激动、舌炎、口角炎等，还可见小细胞性贫血、高同型半胱氨酸血症。

（五）过量危害

维生素 B_6 的毒性相对较低，经膳食摄入大量维生素 B_6 没有不良反应。补充大量维生素 B_6 制剂时可引起不良反应，主要表现为感觉神经异常，还可出现疼痛和变形性皮肤损伤。

（六）膳食参考摄入量

成人维生素 B_6 的 AI 为 1.2mg/d；UL 儿童为 50mg/d，成人为 100mg/d。

（七）食物来源

维生素 B_6 在食物中广泛存在，动物性食物中维生素 B_6 主要是吡哆醛和吡哆胺，植物性食物中维生素 B_6 主要是吡哆醇。良好来源是肝、肉类、鱼、豆类、全谷类产品（特别是小麦）和葵花籽、核桃等坚果。绿叶蔬菜中也含有一定量维生素 B_6。

八、叶酸

叶酸（folic acid 或 folate/folates/folacin）由蝶啶、对－氨基苯甲酸、谷氨酸三种成分组成。又称蝶酰谷氨酸（pteroylglutamic acid，PGA），也叫维生素 B_{11}。

（一）理化性质

叶酸为黄色结晶，微溶于水，其钠盐易溶于水；不溶于乙醇、乙醚等有机溶剂；对光敏感，在水溶液中易被光解破坏；在酸性溶液中不稳定；在中性和碱性溶液中耐热。

（二）生理功能

叶酸在体内的活性形式是四氢叶酸（tetrahydrofolic acid，THFA 或 FH_4）。

FH_4是一碳单位(one carbon unit)的载体。一碳单位是某些氨基酸在代谢过程中分解产生的含一个碳原子的有机基团,如甲基、亚甲基、次甲基、甲酰基、亚胺甲基。氨基酸代谢产生的这些一碳单位以FH_4为载体,参与体内众多物质的合成和代谢。如参与嘌呤和胸腺嘧啶的合成,进而合成DNA和RNA;参与血红蛋白及重要甲基化物的合成,如肾上腺素、胆碱、肌酸、肉毒碱等;参与氨基酸之间的相互转化,如组氨酸转化为谷氨酸、同型半胱氨酸与甲硫氨酸间的互变、丝氨酸与甘氨酸间的互变。

（三）吸收与代谢

食物中的叶酸常与多个谷氨酸结合,这种多谷氨酸叶酸不易被小肠吸收,先要在酶的催化下分解为单谷氨酸叶酸才能被吸收。单谷氨酸叶酸可直接被肠黏膜吸收,一般膳食中的叶酸吸收率为70%左右。葡萄糖、维生素C、锌等可促进叶酸的吸收;乙醇、口服避孕药、抗惊厥药物和一些抗癌药则可抑制叶酸的吸收。叶酸在肠道中先被还原为二氢叶酸(dihydrofolic acid,FH_2),FH_2再进一步还原为FH_4。5-甲基四氢叶酸是叶酸在体内的主要存在形式。叶酸在体内可以储存,储存部位主要是肝脏,约为体内含量的一半。叶酸主要通过胆汁和尿排出体外。

（四）缺乏症

摄入不足、吸收不良、机体需要量增加和丢失过多等都会导致叶酸缺乏。老人、孕妇、酗酒者、长期服用某些药物如避孕药、抗癌药、肠道抑菌药、抗惊厥药者都容易出现叶酸缺乏。叶酸缺乏时一碳单位代谢障碍,必然影响核酸代谢,进而使红细胞成熟受阻;同时还可影响粒细胞、巨核细胞及其他细胞如胃肠、呼吸系统黏膜细胞等。临床上表现为巨幼红细胞性贫血(megaloblastic anemia,也叫巨红细胞性贫血)、舌炎及胃肠功能紊乱。还可引起高同型半胱氨酸血症。妊娠早期缺乏叶酸可引起胎儿发生神经管畸形(neural tube defect,NTD)。NTD主要包括脊柱裂(spina bifida)和无脑儿(anencephaly)等中枢神经系统发育异常。

（五）过量危害

一般膳食很难出现叶酸过量,服用大剂量叶酸可产生一些毒性作用及不良反应。如干扰抗惊厥药物的作用,诱发病人惊厥发作;影响锌吸收,导致锌缺乏,如孕妇补叶酸过量会使胎儿发育迟缓,低出生体重儿增加;掩盖维生素B_{12}缺乏的早期表现,容易导致神经系统受损;或出现厌食、恶心、腹胀等胃肠道症状。

（六）膳食参考摄入量

成人叶酸的RNI为400μgDFE/d。成人、孕妇和乳母的UL为1000μgDFE/d,儿童及青少年根据体重适当降低。

DFE 为叶酸当量(dietary folate equivalent)。

（七）食物来源

叶酸广泛存在于各种动物性食物和植物性食物中，良好来源是肝、肾、蛋、绿叶蔬菜、酵母，牛肉、土豆、豆类、谷类中也含有较多的叶酸。

九、维生素 B_{12}

维生素 B_{12} 因含钴又称钴胺素(cobalamine)，是目前已知的惟一含有金属元素的维生素。

（一）理化性质

维生素 B_{12} 为红色结晶，可溶于水和乙醇；在弱酸性条件下较稳定；在强酸、强碱和光照下不稳定，易受重金属、强还原剂或氧化剂作用而破坏；较耐热，高压 120℃ 短时加热可不受影响。

（二）生理功能

1. 参与同型半胱氨酸转变为甲硫氨酸

甲基钴胺素(methyl cobalamin)又叫甲基 B_{12}，是甲硫氨酸合成酶的辅酶，从 5-甲基四氢叶酸获得甲基后进而传给同型半胱氨酸合成甲硫氨酸。此外，与嘌呤、嘧啶、胆碱等物质的生物合成密切相关，进而影响核酸代谢。

2. 作为甲基丙二酰辅酶 A 异构酶的辅酶参与甲基丙二酸-琥珀酸的异构化反应

5'-脱氧腺苷钴胺素(5'-deoxyadenosyl cobalamin)又叫辅酶 B_{12}，是 L-甲基丙二酰辅酶 A 异构酶的辅酶，L-甲基丙二酰辅酶 A 异构酶催化 L-甲基丙二酰辅酶 A 转变为琥珀酸辅酶 A，使甲基丙二酸转变为琥珀酸。此反应与神经髓鞘物质代谢密切相关，这是维生素 B_{12} 缺乏造成神经疾患的根本原因。

（三）吸收与代谢

食物中的维生素 B_{12} 与蛋白质结合而存在，食物进入人体消化道后，在胃酸、胃蛋白酶及胰蛋白酶的作用下，释放出维生素 B_{12}，并与胃黏膜细胞分泌的一种糖蛋白内因子(intrinsic factor, IF)结合形成复合物，然后运至回肠被吸收，吸收率随年龄的增长而下降。游离钙、碳酸氢盐等有助于维生素 B_{12} 的吸收。体内的维生素 B_{12} 主要储存于肝脏，其余存于肌肉、皮肤、骨组织、肺、肾、脾。维生素 B_{12} 主要从尿中排出，部分从胆汁排出。由肝脏通过胆汁排入肠道的维生素 B_{12} 大部分被重吸收。因此，即使膳食中维生素 B_{12} 缺乏，体内储存的维生素 B_{12} 可满足约 5 年的需要而不出现缺乏症状。

（四）缺乏症

维生素 B_{12} 缺乏很少见，几乎只发生于素食者中。另外，老年人、胃切除及远程回肠切除术后病人因维生素 B_{12} 吸收不良也可造成缺乏。缺乏症是与叶酸相似的巨幼红细胞性贫血和高同型半胱氨酸血症。此外，还有神经系统症状，如嗅觉、味觉异常，精神抑郁，记忆力减退，四肢震颤，运动障碍等。

（五）过量危害

每日口服 $100\mu g$ 维生素 B_{12} 也不会出现明显毒性作用及不良反应。

（六）膳食参考摄入量

成人维生素 B_{12} 的 AI 为 $2.4\mu g/d$。

（七）食物来源

膳食中的维生素 B_{12} 主要来源于动物性食物，良好来源是肉类、动物内脏、鱼、蛋、贝，奶及奶制品中含量较少。植物性食物中几乎不含维生素 B_{12}，但由于自然界的维生素 B_{12} 均是由微生物产生，所以发酵的豆制品中维生素 B_{12} 含量丰富。

十、维生素 PP

维生素 PP 是含氮杂环吡啶的衍生物，包括尼克酸（niacin，又叫烟酸）和尼克酰胺（niacinamide，又叫烟酰胺），又称抗癞皮病维生素（anti-pellagra vitamin）。

（一）理化性质

维生素 PP 溶于水和乙醇，不溶于乙醚，尼克酸为无色针状晶体，尼克酰胺为白色粉末，性质稳定，不易被酸、碱和加热所破坏，一般加工、烹调方法维生素 PP 损失极小，但会随水流失。

（二）生理功能

1．参与三大产能营养素的产能过程，起电子载体或递氢体作用

尼克酰胺腺嘌呤二核苷酸（nicotinamide adenine dinucleotide，NAD^+，又叫辅酶Ⅰ、CoI）和尼克酰胺腺嘌呤二核苷酸磷酸（nicotinamide adenine dinucleotide phosphate，$NADP^+$，又叫辅酶Ⅱ、CoⅡ）是维生素 PP 在体内的活性形式，在许多氧化还原反应中起电子载体或递氢作用，将碳水化合物、脂肪和蛋白质等代谢中产生的氢，经呼吸链传递生成水同时产生能量。因此，维生素 PP 在碳水化合物、脂肪、蛋白质的能量产生与释放过程中起着重要作用。

2．参与构成葡萄糖耐量因子

葡萄糖耐量因子（glucose tolerance factor，GTF）是由三价铬、尼克酸、谷胱甘肽组成的一种复合体，具有增强胰岛素效能的作用，可增加葡萄糖的利用、促进葡萄糖转化为脂肪，提高机体对高浓度葡萄糖的耐受能力。

3．降胆固醇作用

尼克酸在固醇类化合物的合成中起重要作用，可降低体内胆固醇的水平。

此外，在维生素 B_6、泛酸、生物素存在的条件下，维生素 PP 还参与脂肪、蛋白质、DNA 的合成。

（三）吸收与代谢

维生素 PP 可在胃肠迅速吸收，经门静脉入肝，并在肝内转化成辅酶 NAD^+、$NADP^+$。在肝内没经代谢转化的维生素 PP 随血流入其他组织，再形成含尼克酸的辅酶。肾脏也可直接将尼克酰胺转变为 $NADP^+$。维生素 PP 主要以辅酶的形式广泛分布于体内各组织中，以肝中浓度最高，其次是心脏和肾脏，但体内总储存量极少。过量的维生素 PP 大部分经甲基化后从尿中排出，少量可从乳汁和汗液排出。

（四）缺乏症

摄入不足和色氨酸在体内转化为尼克酸障碍等均可导致维生素 PP 缺乏，引起癞皮病（pellagra，又叫糙皮病），主要损害皮肤、胃肠道和神经系统。该病起病缓慢，初期症状有疲劳乏力、记忆力差、食欲不振、体重减轻、失眠、工作能力下降等，如不及时治疗，则可出现典型症状即皮炎（dermatitis）、腹泻（diarrhea）和痴呆（dementia），也叫"3D"症状。其中皮肤症状最具特征性，主要表现为裸露皮肤及易磨擦部位出现对称性晒斑样损伤。

（五）过量危害

普通膳食不会导致维生素 PP 中毒，临床上大剂量使用尼克酸治疗高脂血症时会产生毒副作用，表现为皮肤红肿、视物模糊、恶心、呕吐、高尿酸血症、肝功能受损等。

（六）膳食参考摄入量

人体维生素 PP 的需要量与能量的消耗有密切关系，能量消耗增加，维生素 PP 的需要量也增加。成人维生素 PP 的 RNI 男为 14mg NE，女为 13mg NE，UL35mg NE。

NE 为烟酸当量（niacin equivalence）。

（七）食物来源

维生素 PP 广泛存在于食物中，植物性食物中存在的主要是烟酸，动物性食物中存在的主要是烟酰胺。肝、肾、瘦肉、鱼、酵母、花生等含量丰富；茶叶、豆类、谷类、绿色蔬菜中也含有一定量维生素 PP；乳、蛋中含量虽然不高，但色氨酸较多，在体内可转化为烟酸。粮谷类中烟酸含量因加工程度不同而有很大的变化。玉米中烟酸含量较大米高，但主要为结合型，不能被机体吸收利用，且色氨酸含量低，因此以玉米为主食的地区易患维生素 PP 缺乏症。若用碱处理玉米可将结合型转变为游离型，从而易被机体吸收利用。

十一、维生素 C

维生素 C 是己糖的衍生物，是含有 6 个碳原子的不饱和多羟化合物，以内酯形式存在，又称抗坏血酸(ascorbic acid)。天然存在的维生素 C 有 L - 型和 D - 型两种异构体，其中 L - 型有活性，D - 型无活性，而 L - 型又有氧化型和还原型两种存在形式。

（一）理化性质

维生素 C 是白色结晶，有酸味，易溶于水，具有较强的还原性。结晶维生素 C 稳定，而维生素 C 水溶液不稳定，容易为加热、光、空气、氧化剂所破坏，在中性或碱性溶液中尤甚，特别是有氧化酶和痕量铜、铁等金属离子存在时，更可加速其氧化破坏进程。在 pH 低于 5.5 的酸性溶液中较稳定。食物中的维生素 C 在烹调过程中会遭到一定程度的破坏，应尽量缩短加热烹制食物的时间。

（二）生理功能

1. 参与体内多种羟化反应

羟化反应是体内许多重要物质合成或分解的必经步骤，如胶原和神经递质的合成、有机药物或毒物的转化等，都要通过羟化反应才能完成。维生素 C 在体内的羟化反应中起着重要作用，因而具有促进胶原合成、促进神经递质合成、促进类固醇羟化、促进有机药物或毒物羟化解毒等作用。

2. 参与体内的氧化还原反应

由于维生素 C 在体内既有氧化型又有还原型，所以它既可作为受氢体，又可作为供氢体，在体内的氧化还原反应中发挥着极其重要的作用。可以促进抗体形成、铁的吸收、四氢叶酸的形成，清除自由基、防止脂质过氧化反应、保护膜结构，保护巯基、维持巯基酶的活性。

（三）吸收与代谢

食物中的维生素 C 在小肠上段主要以主动吸收形式被机体吸收，吸收量与摄入量有关。吸收入体内的维生素 C 迅速分布于各个组织器官中，不同组织器官累积浓度相差很大，其中垂体、肾上腺、肝、肾、胰、心肌等含量丰富。维生素 C 主要随尿液排出，汗和粪便也可排出少量。尿中的排出量常受摄入量、体内储存量和肾功能的影响。

（四）缺乏症

摄入不足、机体需要量增加未及时补充等可导致维生素 C 缺乏，引起缺乏病即坏血病(scurvy)。维生素 C 缺乏病起病较慢，从膳食缺乏维生素 C 到发展成维生素 C 缺乏病，一般要 4~7 个月。坏血病表现为疲劳、倦怠、四肢无力、皮肤出现淤斑或淤点、牙龈红肿出血、伤口愈合不良、肌肉关节等疼痛、易激动等症状。

（五）过量危害

维生素 C 的毒性很低，但服用太大剂量仍有不良反应。成人摄入量超过 2g 时可引起腹胀、腹泻，并使尿路结石的危险性增加。此外，过量维生素 C 还可引起子宫颈黏液中糖蛋白二硫键改变，阻止精子的穿透，造成不孕。若妊娠期服用过量维生素 C 还可能影响胚胎的发育。葡萄糖－6－磷酸脱氢酶缺乏患者，接受大剂量维生素 C 静脉注射后或 1 次口服≥6g 时，可能发生溶血。

（六）膳食参考摄入量

成人维生素 C 的 RNI 为 100mg/d。UL 为 0～0.5 岁 400mg/d，0.5～1 岁 500mg/d，1～4 岁 600mg/d，4～7 岁 700mg/d，7～11 岁 800mg/d，11～14 岁 900mg/d，14 岁以上均为 1000mg/d。

（七）食物来源

人体不能合成维生素 C，所需维生素 C 全部来自于食物。维生素 C 良好来源是新鲜的水果和蔬菜。水果中酸枣、猕猴桃、沙棘、刺梨、金樱子等野果中含量最丰富，其次是鲜枣、草莓、柑橘、柠檬、山楂等。蔬菜中柿子椒、番茄、菜花及各种深色叶菜类中含量丰富。动物内脏只含有少量维生素 C，粮谷类、豆类等干的植物种子中不含维生素 C，但豆芽中含有较丰富的维生素 C。

【案例分析】

某老年人，68 岁，男性，身高 168cm，体重 65kg，退休在家。（问答题）

1. 该老年人全日膳食热能摄入量（千卡）应为多少？

2. 根据合理供给比例计算出所需三大产能营养素的量（g）。

（罗美庄）

第三章 食物的营养价值

【学习目标】

1.掌握豆类及豆制品、谷类、蔬菜水果、禽畜肉类、鱼类、乳类及乳制品、蛋类的营养价值。

2.熟悉食物营养价值的评定,加工、烹调和储存等对食品营养价值的影响。

3.了解食品的结构与营养素分布,常用调味品的营养价值。

第一节 食物营养价值的评价

食物是人类活动所需热能和各种营养素的主要来源,是人类赖以生存、繁衍的物质基础。食物的主要生理作用是供给营养素维持生命、促进生长发育和修复机体组织。食物的种类繁多,按其来源和性质可分为:①植物性食物:如粮谷、豆类、蔬菜、水果、薯类等;②动物性食物:畜禽肉类、鱼虾等水产品、奶和蛋等,③动植物食物的制品:以天然食物为原料,通过加工制作的食品,如糖、油、糕点、罐头等。

食物营养价值(nutritional value)是指某种食品所含营养素和能量能满足人体营养需要的程度。食物营养价值的高低,取决于食品中营养素的种类是否齐全、数量的多少、相互比例是否适宜以及是否容易被人体消化吸收和利用。不同食物因所含营养素的种类和数量不同,其营养价值也就不同。食物的营养价值是相对的,比如干鱼翅中,蛋白质的含量约为80%,由于其必需氨基酸的构成不合理,属于不完全蛋白质,被人体利用的程度不高,我们认为鱼翅蛋白质的营养价值低。除了母乳对于出生4个月以内的婴儿是比较全面的食物外,目前,还没有任何一种天然食物能够满足人体的全部营养需要,人们应根据不同食物营养价值不同的特点,科学合理地选择多种食物食用,确保营养素均衡,满足机体的营养需要。

一、食物营养价值的评定

食物营养价值的评定主要是从营养素种类和含量以及营养素的质量两个方

面进行。

（一）营养素的种类和含量

对某种食物进行营养价值评定时，首先应对其所含营养素的种类和含量进行测定和分析。食物中所提供营养素的种类和营养素的含量，越接近人体需要，这类食物的营养价值就越高。在实际工作中，可用仪器分析法、化学分析法、微生物法等来测定食物营养素的种类和含量，还可通过查阅食物成分表，初步评定食物的营养价值，对每一种食物营养素的种类和营养素的含量进行分析测定，是一项巨大的基础性科研工作。

（二）营养素的质量

在评价某食物或某营养素价值时，营养素的质与量是同等重要的。其中质的优劣体现在营养素可被人体消化吸收和利用的程度上，食物的消化吸收率和利用率越高，其营养价值就越高。蛋白质的优劣主要从其氨基酸的组成和可被消化利用的程度来评价；脂肪的优劣则主要从脂肪酸的种类和构成比例、脂溶性维生素的含量等方面来评价。评定营养素的营养价值主要依靠动物喂养试验和人体试食临床观察结果，根据生长、代谢、生化等指标，与对照组进行比较所得出的结论。

营养质量指数（index of nutrition quality，INQ）是由 Hansen R. G. 提出并推荐将其作为评价食品营养价值的指标。INQ 即营养素密度（待测食品中某营养素占供给量的比）与能量密度（待测食品所含热能占供给量的比）之比。公式如下：

$$INQ = \frac{某营养素含量/该营养素供给量标准}{所产生能量/能量供给标准}$$

INQ = 1，表示食物的该营养素与能量含量达到平衡；INQ > 1 说明食物该营养素的供给量高于能量的供给量，故 INQ ≥ 1 为营养价值高；INQ < 1 说明此食物中该营养素的供给少于能量的供给，长期食用此种食物，可能发生该营养素的不足或能量过剩，该食物的营养价值低。INQ 是评价食物营养价值的简明指标。

二、评定食物营养价值的意义

评定食物营养价值的意义，一是全面了解各种食物的天然组成成分，包括所含营养素种类、非营养素类物质、抗营养因素等；找出现有主要食品的营养缺陷，并指出改造或创制新食品的方向，解决抗营养因素问题，充分利用食物资源；二是了解在加工烹调过程中食品营养素的变化和损失，采取相应的有效措施，最大限度保存食物中的营养素含量，提高食物营养价值；三是指导人们科学地选购食品和合理的搭配食品，配制营养平衡的膳食，以达到增进健康，增强体质、延长寿命及预防疾病的目的。

第二节　谷类原料的营养价值

谷类食品主要包括稻米、小麦、玉米、小米、高粱、薯类等，主要食用的谷类以稻米和小麦为主。2002 年全国营养调查结果显示，我国居民膳食中57.9%的能量、52.0%的蛋白质、一些无机盐及 B 族维生素主要来源于谷类食品，各种谷类的摄入量平均达 39.1%，在我国膳食构成比中占有重要地位。谷类同时也是食品工业重要原料。

一、谷类的结构和营养素分布

各种谷类种子的结构因品种不同导致形态大小有一定的差异，其结构基本相似，都是由谷皮、胚乳、胚芽等部分组成，分别占谷粒重量的 13%～15%、83%～87% 和 2%～3%。

1. 谷皮（bran）

为谷粒外面的数层被膜，约占谷粒重量的 6%，主要由纤维素、半纤维素和木质素等组成，并含有较少蛋白质、矿物质和脂肪，不含淀粉。加工时去除掉，营养意义不大。糊粉层（aleurone layer）介于谷皮与胚乳之间，占谷粒重量的 6%～7%，含有较多的蛋白质、脂肪和丰富的 B 族维生素及无机盐。此层营养素含量相对较高，有重要的营养学意义，但在碾磨加工时，易与谷皮同时被分离下来而混入糠麸中，对谷物食品的营养价值产生较大影响。

2. 胚乳（endosperm）

是谷粒的主要组成部分，约占谷粒重量的 83%，含大量淀粉和一定量的蛋白质，蛋白质含量靠近胚乳周围部分较高，越向胚乳中心，含量越低；含有少量的脂肪、无机盐和维生素。

3. 胚芽（embryo）

位于谷粒的一端，占谷粒重量的 2%～3%，是种子发芽的关键部位，富含脂肪、蛋白质、无机盐、B 族维生素和维生素 E 等营养素。胚芽质地比较柔软而韧性较强，不易粉碎，但在精细加工过程中易与胚乳分离而混入糠麸中，造成营养素的丢失。

谷粒中营养素的分布特点：①蛋白质主要分布在胚芽、糊粉层及胚乳外周；②脂类主要分布在胚芽的部分，多为不饱和脂肪酸，且含少量植物固醇和卵磷脂；③碳水化合物主要为淀粉和膳食纤维，淀粉全部集中在胚乳，而膳食纤维主要分布在谷皮；④糊粉层和谷皮中无机盐的含量较高，其次胚芽中含量也较丰富，胚乳中含量相对较少；⑤谷粒中主要含有 B 族维生素和维生素 E，胚芽中含量最为丰富，其次是谷皮及糊粉层。

二、谷类的营养价值

粮食籽粒中各种化学成分的含量因品种、土壤和气候等情况的不同，在不同的种类粮食之间，存在较大差异。

1. 蛋白质

谷类蛋白质是人体蛋白质的重要来源，谷类蛋白质的含量因品种、气候、地区及加工方法的不同差别较大，一般在 7.5% ~ 15% 的范围。主要由谷蛋白（glutelin）、白蛋白（albumin）、醇溶蛋白（prolamin）、球蛋白（globulin）组成。谷类蛋白质中主要是醇溶蛋白和谷蛋白。一般谷类蛋白质因为必需氨基酸组成不平衡，赖氨酸含量少，为第一限制氨基酸，苏氨酸、色氨酸、苯丙氨酸及蛋氨酸含量偏低，限制了人体对其的利用。谷类食品蛋白质营养价值低于动物性食品，不是理想的蛋白质来源，如谷类中大米的蛋白质生物价为 77，小麦 67，大麦 64，高粱 56，小米 57，玉米 60。

谷类食物在我国膳食模式中占比例较大，是膳食蛋白质的重要来源，可采用氨基酸强化和蛋白质互补的方法来提高谷类蛋白质的营养价值。为了弥补谷类食物的缺陷，采取混合进食的方法，如细粮与粗粮搭配或者谷类与豆类、肉类搭配，也可将大米用 0.2% ~ 0.3% 赖氨酸强化，其蛋白质生物价可明显提高。另外，可用基因调控的科技手段改良品种，通过改善谷类蛋白质的氨基酸组成来提高其营养价值。如高赖氨酸玉米（Opaque - 2 和 Floury - 2）品种的醇溶蛋白含量降低，其他蛋白增加，从而改善了玉米蛋白质的氨基酸构成而使玉米蛋白质质量有了明显提高。

2. 碳水化合物

谷类碳水化合物主要为淀粉，集中在胚乳的细胞内，含量在 70% 以上。此外为糊精、戊聚糖、葡萄糖和果糖等。淀粉是人类最理想、最经济的能量来源，在我国居民膳食中 50% ~ 70% 的能量来自谷类碳水化合物。谷类中的淀粉因结构中葡萄糖分子之间的聚合方式不同，可分为直链淀粉（straight-chain starch）和支链淀粉（branched starch），其含量因品种而异，可直接影响谷类食品的风味。直链淀粉易溶于水，较黏稠，易消化吸收，黏性差，遇碘产生蓝色反应。天然食品中，直链淀粉含量较少，一般只占淀粉成分的 19% ~ 35%。支链淀粉黏性大，难消化吸收，遇碘产生棕色反应。在食物淀粉中支链淀粉含量较高，一般占 65% ~ 81%。与支链淀粉比较，直链淀粉使血糖升高的幅度较小，因此专家们研究如何改变食物中直链淀粉与支链淀粉比值,以增加食品的营养价值,目前已培育出直链淀粉含量高达70%的玉米品种。

3.脂肪

谷类脂肪含量低,大米、小麦约为1%~2%,玉米和小米可达4%。主要集中在糊粉层和胚芽,在谷类加工时,易转入副产品中。从米糠中可提取与机体健康有密切关系的米糠油、谷维素和谷固醇。从玉米和小麦胚芽中提取的胚芽油,80%为不饱和脂肪酸,其中亚油酸占60%,还有少量卵磷脂和植物固醇,这些物质具有降低血清胆固醇、防止动脉粥样硬化等作用。

4.矿物质

谷物中的矿物质很丰富,有将近30种,约为谷物的1.5%~3%,主要在谷皮和糊粉层中。其中主要是磷和钙,由于多以植酸盐形式存在,消化吸收较差。谷类食物含铁少,约1.5~3mg/100g。

5.维生素

谷类是膳食B族维生素的重要来源,如硫胺素、核黄素、尼克酸、泛酸和吡哆醇,主要分布在糊粉层和胚芽部。谷类加工的精度越高,保留的胚芽和糊粉层越少,维生素损失就越多。玉米和小米含有少量的胡萝卜素。玉米的尼克酸为结合型,不易被人体利用,须经过适当加工变成游离型尼克酸后才能被吸收利用。谷类几乎不含维生素A、维生素D和维生素C。

三、加工、烹调和储存对谷类食品营养价值的影响

谷类食品作为我国居民膳食结构中的主食,是人体能量、蛋白质和B族维生素的重要来源。含量最多的是碳水化合物,其主要成分是淀粉。淀粉烹调后容易消化吸收和利用,是人类最理想、最经济的能量来源,其营养价值较高;谷类食物蛋白质含量较少,且生物利用率较低,营养价值相对较低;谷类食物脂肪质量较好但含量太低,其营养价值相对较低;谷类食品含有膳食纤维和植酸,影响矿物质的消化吸收和利用,其营养价值相对较低;就B族维生素而言,谷类食品的营养价值较高,但易受烹调加工的影响。

通过加工对谷物进行碾磨去除杂质和谷皮或磨细成粉,不仅改善了谷类的感官性状,而且有利于其消化吸收。谷类所含各种营养素分布极不均匀,矿物质、维生素、蛋白质、脂肪多分布在谷粒的周围和胚芽内,向胚乳中心逐渐减少。因此,加工精度与谷类营养素的保留程度有着密切关系。谷类加工粗糙时,虽然出粉(米)率高、营养素损失减少,但感官性状差,且消化吸收率也相应降低。由于植酸和纤维素含量较多,还会影响其他营养素的吸收,如植酸与钙、铁、锌等矿物质螯合形成植酸盐,不能被机体吸收利用。

我国于20世纪50年代初制造出的标准米(九五米)和标准粉(八五粉),保留较多的B族维生素、纤维素和矿物质,在节约粮食和预防某些营养缺乏病方面收到良好效益。近年来,随着经济的发展和人民生活水平的不断提高,人们对精白米、面的需求日益增长,为保障人民的健康,应采取对米面的营养强化措施,改良谷类加工工艺,提倡粗细粮搭配食用等方法来克服精白米、面在营养方面的缺陷。

烹调可以使纤维素变软,增加淀粉的适口性,改善感官性状,促进谷类食物的消化吸收。米类食物在烹调前一般都要经过淘洗,在淘洗的过程中一些营养素特别是水溶性维生素和矿物质部分丢失,致使米类食物营养价值降低。大米经过一般的淘洗,维生素B_1的损失率达30%～60%,维生素B_2和尼克酸的损失率为20%～25%,矿物质的损失可达70%,蛋白质15.7%,脂肪42.6%,碳水化合物的损失率为2%。

在淘洗的过程中,淘洗的次数越多,水温越高,浸泡的时间越长,营养素的损失就越多,因此在淘米时应根据米的清洁程度适当清洗,避免用流水冲洗、热水烫洗和用力搓洗。谷类的烹调方法有煮、焖、蒸、烙、烤、炸、炒等,不同的烹调方法引起营养素损失的程度不同,主要是对B族维生素的影响。如制作米饭,采用蒸的方法B族维生素的保存率比捞蒸方法(即弃米汤后再蒸)要高得多;在制作面食时,一般蒸、烤、烙的方法,B族维生素损失较少,但用高温油炸时损失较大。如油条制作时因加碱及高温油炸会使维生素B_1全部损失,维生素B_2和尼克酸仅保留一半。另外,米饭在电饭煲中保温时,随着时间的延长,维生素B_1的损失增加,可损失烹调剩余部分的50%～90%。

面食在焙烤过程中,蛋白质中赖氨酸的ε-氨基与羰基化合物(尤其是还原糖)起反应产生褐色物质,称美拉德反应,产生的褐色物质在消化道中不能被水解,无营养价值,而且使赖氨酸失去营养价值。面包在焙烤过程中赖氨酸损失率为10%～15%,饼干170℃焙烤5min,蛋氨酸、色氨酸、赖氨酸分别损失18%、10%和32%。为此应注意焙烤温度和糖的用量。

在正常的储存条件下,谷类种子仅保持生机,生命活动进行缓慢,此时,蛋白质、维生素和矿物质的含量变化不大。但当环境条件改变,如温度升高、相对湿度增大时,谷类的呼吸作用增强,促进霉菌生长,引起蛋白质、脂肪和碳水化合物分解产物堆积,发生霉变而失去食用价值。所以,谷类应储存在通风、干燥、避光、阴凉的环境下,控制霉菌和昆虫的生长繁殖条件,减少氧气和日光对营养素的破坏,保持谷类原有的营养价值。

第三节 豆类及豆制品的营养价值

豆类(legume)的品种很多,根据所含蛋白质和碳水化合物的不同,一般分为大豆类和其他豆类。在我国,大豆分布广,产量高,大豆按种皮的颜色可分为黄豆、黑豆、青豆、褐豆等,大豆类中蛋白质和脂类含量高,碳水化合物含量低。其他豆类包括豌豆、蚕豆、绿豆、小豆、芸豆等,蛋白质和脂类含量低,碳水化合物含量高。豆类用途广泛,可作为粮食、蔬菜、饲料、医药、肥料等。豆类及其制品是我国的传统食品,具有3000多年的历史,在我国人民膳食营养中起着重要的作用。豆类及其制品有着优异的营养价值,是最重要的植物性蛋白质来源,也是膳食纤维、微量元素、维生素和生物活性物质的良好来源。豆类的食用方法也很多,由黄豆加工而成的豆制品是我国居民的重要食物原料,包括豆浆、豆腐、豆粉、豆腐干、发酵豆制品等。

一、大豆的营养价值

(一)大豆的营养素种类与特点

大豆(soybean)蛋白质含量较高,一般为35%~40%,是植物性食品中蛋白质含量最多的食品。大豆蛋白质由球蛋白、清蛋白、谷蛋白和醇溶蛋白组成,其中球蛋白含量最多。大豆蛋白质为优质蛋白,大豆蛋白质的氨基酸模式接近人体氨基酸模式,具有较高的营养价值,而且赖氨酸含量较多,但蛋氨酸含量较少,与谷类食品混合食用,可较好地发挥蛋白质互补作用。

大豆脂肪含量约为15%~20%,以不饱和脂肪酸居多,约占总脂量的85%,其中油酸含量约为32%~36%,亚油酸为51.7%~57.0%,亚麻酸2%~10%。此外,大豆油中还含有1.64%的磷脂和抗氧化能力较强的维生素E。由于大豆富含不饱和脂肪酸,因此是高血脂、高血压、动脉粥样硬化等疾病患者的理想食品。

大豆中碳水化合物含量为25%~30%,其中只有一半是可供人体利用的可溶性糖,如阿拉伯糖、半乳聚糖和蔗糖,淀粉含量很少;而另一半是人体不能消化吸收和利用的棉籽糖和水苏糖,存在于大豆细胞壁,在肠道细菌作用下发酵产生二氧化碳和氨,可引起肠胀气。

大豆含有丰富的矿物质和维生素。其中钙、铁、硫胺素和核黄素含量较高。每100g大豆中钙的含量高达200~300mg,铁6~10mg,还富含磷、钾、镁、锌等矿物质,是植物性食物中矿物质的良好来源。100g大豆中含硫胺素0.3~0.8mg,核黄素0.15~0.4mg,是谷类食物中含量的数倍。除此之外,大豆中还富含维生素 E。干豆类几乎不含维生素 C，但经发芽制成豆芽后，其含量明显提高。

（二）大豆中的天然活性成分

大豆中具有很多生物活性物质，如活性肽、大豆磷脂、非皂化物等。目前，引起人们很大关注的是一类非营养素生物活性物质，如大豆异黄酮和大豆皂甙等。

1. 大豆异黄酮

大豆异黄酮（isoflavones）是多酚类混合物，其主要成分有染料木素（genistein）、大豆素（daidzein）和黄豆黄素（glycitein）等。烘烤等方式会使大豆异黄酮受到部分破坏，但蒸煮等方式则不易使其丢失。大豆异黄酮具有保护心血管、抗肿瘤、抗氧化和其他生物学作用。动物实验表明，大豆异黄酮可显著降低总胆固醇、低密度脂蛋白、极低密度脂蛋白、载脂蛋白 β 等，并可促进高密度脂蛋白升高，修复外周动脉血管脂质氧化造成的损伤，抑制动脉粥样硬化的形成，因此大豆异黄酮具有很强的降脂作用。此外，大豆异黄酮的活性是雌二醇活性的 0.001，可与雌二醇竞争结合雌激素受体，对与激素相关的癌症（如乳腺癌）具有较好的抑制肿瘤的作用。大豆异黄酮还可作为抗氧化剂防止 DNA 氧化性损害，通过诱导肿瘤细胞凋亡、抑制肿瘤细胞的癌基因表达等抑制肿瘤生长。有研究表明大豆异黄酮对前列腺癌、结肠癌、胃癌和肺癌均有抑制作用；大豆异黄酮的雌激素样作用同许多更年期女性生理激素减退所致的相关疾病有关，对骨质疏松、动脉粥样硬化、血脂升高等都有一定的预防和治疗作用。

2. 大豆皂苷

大豆皂苷（soy saponin, SS）是由低聚糖与齐墩果烯三萜连接而成，也就是萜类同系物（称为皂苷元）与糖缩合形成的一类化合物。大豆皂苷为五环三萜类皂苷，经酸水解后，组分有葡萄糖、半乳糖、木糖、葡萄糖醛酸等。皂苷元（苷原）与糖可结合成多种皂苷，主要有大豆皂苷 A_1、A_2 和大豆皂苷 Ⅰ、Ⅱ、Ⅲ 五种。

大豆皂苷是一种白色粉末，味苦而辛辣，对人体各部位的黏膜均有刺激性。大豆皂苷对心脑血管、免疫调节、抗病毒、抗氧化、抗突变和抗癌等具有重要的生物学作用。大豆皂苷具有多种生物活性，如可激活纤溶系统，增加纤维蛋白原降解产物，强烈抑制血小板聚集的溶血作用；抑制血清中脂类物质的氧化，阻断胆固醇吸收和降低其含量；对 T 细胞功能有明显增强作用，可促进 IL-2 分泌升高，显著增强 LAK 细胞和 NK 细胞的活性；提高 B 细胞转化增生，促进机体的体液免疫调节作用；对腺病毒和单纯疱疹病毒等 DNA 病毒有作用，对柯萨奇病毒 B_3 和脊髓灰质炎病毒等 RNA 也有抑制作用。

（三）大豆中的抗营养因素

所谓抗营养因子是指存在于天然食物中，影响某些营养素的吸收和利用，对人体健康和食品质量产生不良影响的因素。大豆中含有一些抗营养因素，可影响人体对某些营养素的消化吸收和利用。在食用大豆时，应注意合理处理这些抗营养因素，以提高大豆的营养价值。

1. 蛋白酶抑制剂（protease inhibitor，PI）

蛋白酶抑制剂是指存在于大豆、油菜籽等植物中，能抑制胰蛋白酶、糜蛋白酶、胃蛋白酶等多种蛋白酶的物质。其中以抗胰蛋白酶因子（或称胰蛋白抑制剂）存在最普遍，对人体胰蛋白酶的活性有部分抑制作用，妨碍蛋白质的消化吸收；对动物有抑制生长的作用。采用常压蒸汽加热 30 分钟、1kg 压力加热 10 ~ 25 分钟，即可破坏生大豆中的抗胰蛋白酶因子。大豆中脲酶的抗热能力较抗胰蛋白酶因子强，且测定方法简单，故常用脲酶试验来判定大豆中抗胰蛋白酶因子是否已被破坏。我国婴儿配方代乳粉标准中明确规定，含有豆粉的婴幼儿代乳食品，脲酶试验必须是阴性。然而，近年来国外一些研究表明，蛋白酶抑制剂作为植物化学物同时具有抑制肿瘤和抗氧化作用，因此对其具体评价和应用有待进一步深入研究与探讨。

2. 豆腥味

大豆中含有很多酶，其中约含有 1% ~ 2% 的脂肪氧化酶，能促使不饱和脂肪酸氧化分解，形成小分子的醛、醇、酮等挥发性物质，产生豆腥味和苦涩味，脂肪氧化酶是产生豆腥味的主要酶类，影响大豆产品的口感。为了减少或去除豆腥味，在加工过程中要尽可能去除脂肪氧化酶或降低其活性。通常采用 95℃以上加热 10 ~ 15 分钟，或用乙醇处理后减压蒸发以纯化大豆脂肪氧化酶，可以较好地去掉豆腥味。此外，通过生物发酵或酶处理、微波照射、有机溶剂萃取等方法也可以去除掉豆腥味。

3. 胀气因子（flatus-producing factor）

大豆中不能被人体消化吸收的，在肠道微生物作用下可产酸产气，导致肠胀气，称为胀气因子。大豆通过加工制成豆制品时，胀气因子可被除去。棉籽糖和水苏糖都是由半乳糖、葡萄糖和果糖组成的支链杂糖，又称大豆低聚糖，是生产浓缩和分离大豆蛋白时的副产品。由于人体内缺乏棉籽糖和水苏糖的水解酶，它们可不经消化吸收直接到达大肠内，被双歧杆菌所利用并促进其生长繁殖。目前已利用大豆低聚糖，作为功能性食品基料，部分代替蔗糖应用于清凉饮料、酸奶、面包等多种食品中。

4. 植酸（phytic acid）

大豆中约含 1% ~ 3% 的植酸，在肠道内可与锌、钙、镁、铁等矿物质螯合，影响其吸收利用。为了去除植酸，可将大豆浸泡在 pH4.5～5.5 溶液中，在此 pH 条件下，植酸可溶解 35%～75%，而对蛋白质质量影响不大。也可以通过大豆发芽制成豆芽，使植酸酶活性增强，植酸被分解，从而提高大豆中铁、锌、钙、镁的生物利用率。

5. 植物红细胞凝血素(phytohematoagglutinin, PHA)

是能凝集人和动物红细胞的一种蛋白质，食用数小时后可引起头晕、头痛、恶心、呕吐、腹痛、腹泻等疾状，可影响动物的生长发育，加热即被破坏。

二、其他豆类的营养价值

其他豆类主要有豌豆、蚕豆、绿豆、红豆、豇豆、小豆、芸豆等。其蛋白质含量低于大豆，一般为 20% 左右，脂肪含量极少，为 1%～2%，碳水化合物占 50%～60%，主要以淀粉形式存在。其他营养素与大豆近似，也是一类营养价值较高的食物。

三、加工对豆类食物营养价值的影响

豆类加工的方法有浸泡、磨浆、发酵、粉碎、煮沸、保温孵芽等传统工序。

由于天然大豆有厚实的植物细胞壁，影响了人体对大豆营养素的消化、吸收和利用，因此豆的加工制作对其营养价值尤为重要。豆类通过不同的加工方法可制成各种豆制品，现已成为我国居民膳食中的重要组成部分。经过加工的豆类蛋白质的消化率和利用率都有所提高。大豆经浸泡、磨浆、加热、凝固等多道工序后，不仅除去了大豆中的纤维素、抗营养因子，而且还使大豆蛋白质的结构从密集变成疏松状态，蛋白质分解酶容易进入分子内部，从而提高了蛋白质的消化率。如干炒大豆蛋白质消化率只有 50% 左右，整粒煮熟大豆的蛋白质消化率为 65%，加工成豆浆后蛋白质消化率为 85%，制成豆腐后蛋白质的消化率可提高到 92%～96%，大大提高了大豆蛋白质的营养价值。

大豆经发酵工艺可制成豆腐乳、豆瓣酱、豆豉等，此时蛋白质因部分分解而容易消化吸收，并且某些营养素含量也会增加，如豆豉在发酵过程中，由于微生物的作用可合成核黄素，每 100g 豆豉中核黄素含量为 0.61mg，明显高于其他豆类食品。

大豆经浸泡和保温发芽后制成豆芽，在发芽的过程中经各种水解酶的作用使大分子营养物质或以复合物形式存在的各种营养素分解成可溶性小分子有机物，有利于人体吸收。特别是维生素 C 从 0 增至每 100g 豆芽中含 5～10mg 左右。近来还发现每 100g 黄豆芽中维生素 B_{12} 的含量达 20mg 左右。在发芽的过程中由于酶的作用还促使大豆中的植酸降解，更多的钙、磷、铁等矿物元素被释放出来,增加了大豆中矿物质的消化利用率。

第四节　蔬菜水果的营养价值

蔬菜(vegetable)和水果是人类膳食中的重要食品,约占每日食物摄入量的40%。蔬菜和水果的成分特点:水分含量高,脂肪、蛋白质含量低,主要提供维生素、矿物质和膳食纤维等,对刺激肠道蠕动、促进胃肠消化、增进食欲、调节体内酸碱平衡具有重要意义。蔬菜有浅色和深色两类区别,一般来说,浅色蔬菜的营养价值不如深色蔬菜。水果种类多,以柑橘类的营养价值较高,而许多野生的水果如酸枣、猕猴桃等含维生素C含量比柑橘类水果高。

一、蔬菜、水果的营养价值

蔬菜按其可食部位和品种分为叶菜类、根茎类、瓜茄类、鲜豆类和花芽类。水果根据果实的形态和生理特征分为仁果类如苹果、梨、山楂、海棠果等;核果类如桃、杏、梅、李、枣等;浆果类如葡萄、草莓、石榴、猕猴桃等;柑橘类如橙、柑橘、柚、柠檬等;瓜果类如西瓜、甜瓜、哈密瓜等。新鲜水果的营养价值与新鲜蔬菜相似,是人体矿物质、膳食纤维和维生素的重要来源。所含营养素因其种类不同,差异较大。

(一)蔬菜、水果的营养素种类与特点

1. 蛋白质

新鲜水果含水分多,营养素含量相对较低,蛋白质含量不超过1%。大部分蔬菜蛋白质含量很低,一般为1%~2%,鲜豆类平均可达4%。必需氨基酸中赖氨酸、蛋氨酸含量较低。蔬菜、水果不是人类摄取蛋白质的主要来源。

2. 脂肪

蔬菜、水果脂肪含量很低,大多数蔬菜、水果脂肪含量不超过1%。

3. 碳水化合物

大部分蔬菜含水分较多,产生的能量相对较低。碳水化合物含量一般为4%左右,根茎类蔬菜可达20%以上。蔬菜所含碳水化合物包括单糖、双糖和淀粉以及不能被人体消化吸收的膳食纤维。含糖较多的蔬菜有胡萝卜、西红柿、甜薯和南瓜。根茎类蔬菜含淀粉较多,如土豆、芋头、藕等。蔬菜所含纤维素、半纤维素、木质素和果胶是人们膳食纤维的主要来源,其含量在1%~3%之间。在体内它不参与代谢,但可促进肠蠕动,利于通便,减少或阻止胆固醇等有害物质的吸收,有益于健康。

水果中的碳水化合物是果品干物质的主要成分,它包括单糖和双糖(葡萄糖、果糖及蔗糖)、淀粉、纤维素和果胶等。果品中糖的含量因种类不同而有差异,即使同一品种,糖的含会因产地和农业技术、气候因素影响而变动。仁果类中以含果糖为主,葡萄糖和蔗糖次之;核果类中以含蔗糖为主,葡萄糖和果糖次之;浆果类主要是含葡萄糖和果糖,蔗糖较少;柑橘类则以含蔗糖为主。果品中的淀粉以板栗、香蕉、苹果、西洋梨等含量较多。淀粉在淀粉酶或酸的作用下,会逐步分解后变成葡萄糖,所以含淀粉多的果实经过贮藏后其口味会变甜。纤维素和果胶都是水果的骨架物质,是细胞壁的主要构成成分。纤维素在水果皮层含量最多,含纤维素、半纤维素多的水果质粗多渣,品质较差。果实中纤维素含量一般为 0.2% ~ 4.1%,其中以芒果、菠萝、柿子、桃等果实中的含量较高。水果种类不同,果胶的含量和性质亦有差异,水果中的山楂、柑橘、苹果等含有较多的果胶。纤维素和果胶不能被人体消化吸收,但可促进肠壁蠕动并有助于食物消化及粪便的排出,并对降低血脂、预防结肠癌有一定的作用。

4. 矿物质

蔬菜中含有丰富的矿物质,如钙、磷、铁、钾、钠、镁、铜等,其中以钾最多。钙、镁含量也丰富,是我国居民膳食中无机盐的重要来源。由于其最终代谢产物为碱性,对维持体内的酸碱平衡起重要作用。绿叶蔬菜一般含钙、铁比较丰富,如菠菜、雪里蕻、油菜、苋菜等;但蔬菜中存在的草酸不仅影响本身所含钙和铁的吸收,而且还影响其他食物中钙和铁的吸收。因此在选择蔬菜时,不能只考虑其钙的绝对含量,还应注意其草酸的含量。水果中含有各种矿物质,如钙、磷、铁、硫、镁、钾、钠、碘、铜等40余种,它们大多以硫酸盐、磷酸盐、碳酸盐、有机酸盐和与有机物相结合的状态存在于植物体内,是人们获得矿物质的重要来源。矿物质含量的多少,在水果的不同种类间有很大差异。

5. 维生素

蔬菜是维生素最直接、最重要的来源。蔬菜中瓜茄类维生素含量最多,其次是花菜类、叶菜类,根茎类含量较低。蔬菜中含有的胡萝卜素在人体内可转变成有生理活性的维生素 A 和维生素 A 原。胡萝卜素在各种绿色、黄色以及红色蔬菜中含量较多,如胡萝卜、菠菜、辣椒、韭菜、菠菜和南瓜等。一般绿叶蔬菜和豆类蔬菜中含维生素 B_2 较多,每 100g 约 0.1mg,如油菜、芹菜、菠菜、蒜薹等。各种新鲜绿叶蔬菜中含有丰富的维生素 C,其次是根茎类蔬菜,如萝卜,而瓜类蔬菜中的含量则相对较少,如冬瓜、西葫芦、黄瓜等。由于粮食和肉类中含量不高,且动物性食品中除肝、肾以外大多不含维生素 C,人体所需的维生素 C 主要由蔬菜和水果供给,蔬菜在膳食中占的比例大,所以更为重要。在绿叶蔬菜和豆类中维生素 E 的含量丰富,此外蔬菜中还含有丰富的维生素 K、泛酸、叶酸等人体必需的维生素。

水果中含丰富的维生素，是人体所需维生素的重要来源。水果中所含的维生素种类和含量与水果的种类有关。维生素 C 在鲜枣中的含量特别高，可达到 300～600mg/100g，其他水果如山楂和柑橘中含量也比较高，分别为 90mg/100g 和 40mg/100g；但仁果类水果中维生素 C 的含量并不高，苹果、梨、桃、李、杏等水果中的含量一般不超过 5～6mg/100g。枣类中含有较多的生物类黄酮，对维生素 C 具有保护作用，这也是枣类中维生素 C 含量高的一个重要因素。一些黄色的水果中含有较多的胡萝卜素，如芒果、杏、枇杷中胡萝卜素的含量分别为 3.8mg/100g、1.3mg/100g、1.5mg/100g。

（二）蔬菜、水果的芳香物质、有机酸和色素

蔬菜水果中含有各种芳香物质和色素，让其具有特殊的香味和颜色，赋予蔬菜水果有良好的感官性状。芳香物质为油状挥发性物质，主要成分为醇、酯、醛和酮等，又称为油精。有些芳香物质以氨基酸或糖苷形式存在，需经酶作用，分解成油精才具有香味。

糖苷是由糖与醇、醛、酚或含氮物质等构成的酯类化合物，水果中存在着各种糖苷，大多数都具有苦味，其中某些糖苷还具有水果的独特风味。但也有部分糖苷有剧毒。水果中较重要的糖苷有苦杏仁苷、橘皮苷、柚皮苷等。其中苦杏仁苷普遍存在于果实的种子中，以核果类的杏核、扁桃核、李核等含量较多，仁果类的种子中含量很少。苦杏仁苷有特殊的香味，其本身无毒，但在酶或热或酸的作用下能水解成葡萄糖、苯甲醛和氢氰酸。氢氰酸有毒，对人体有害，苯甲醛则具有特殊的香味。

水果中的有机酸中以柠檬酸、苹果酸、酒石酸为主，此外还有少量的乳酸、延胡索酸、琥珀酸和草酸等，有机酸因水果种类和成熟度不同而有所差异。未成熟的果实中延胡索酸和琥珀酸较多，柠檬酸为柑橘类果实所含的主要有机酸。仁果类的苹果、梨及核果类的桃、杏、樱桃等含苹果酸较多。酒石酸为葡萄的主要有机酸，故有葡萄酸之称。在同一种果实内，往往是数种有机酸同时存在，如苹果中主要是苹果酸，但也含有少量的柠檬酸和草酸等。有机酸可以使水果保持一定的酸度，有利于对维生素 C 的储存。

有机酸可数种同时存在，如番茄中含有苹果酸、柠檬酸及微量酒石酸，卷心菜中以柠檬酸为主，但还含咖啡酸、绿原酸；菠菜中含苹果酸、柠檬酸等；青菜中含有醋酸和少量丁酸等。蔬菜中的有机酸常与无机盐结合成酸式盐，与糖形成甜、酸混合的特殊风味，因此蔬菜的风味主要取决于糖和酸含量的比例。如黄瓜的清香味是由于含有少量的游离有机酸，即绿原酸和咖啡酸。虽然蔬菜中含有机酸量较少，但由于蔬菜摄食量大，因此不失为一个重要的来源。

色素物质为蔬菜水果中呈色物质的总称，根据其溶解性可分为两大类：一类是脂溶性色素，如叶绿素、类胡萝卜素等；一类是水溶性色素，如花青素、花黄素等。蔬菜的颜色取决于色素物质，如绿色蔬菜是由于叶绿素的存在。在蔬菜的根、花、果中存在类胡萝卜素，使其相应部位表现为黄、橙黄、橙红色。蔬菜还含有一些酶类、杀菌物质和具有特殊功能的生理活性成分，如萝卜中含有淀粉酶，生食萝卜有助于消化；大蒜中含有植物杀菌素和含硫化合物，具有杀菌抗炎、降低血清胆固醇的作用，生吃大蒜能预防肠道传染疾病；苹果、甘蓝、西红柿、洋葱等含有生物类黄酮，为天然抗氧化剂，能维持微血管的正常功能，保护维生素 A、C、E 不被氧化破坏。苦瓜已经被证实有明显的降低血糖作用，番茄红素有预防动脉粥样硬化作用。

二、烹调、储存对蔬菜、水果营养价值的影响

根据蔬菜水果的营养特点，在加工烹调中应注意水溶性维生素及无机盐的损失和破坏，特别是维生素 C。烹调对蔬菜维生素的影响与烹调过程中洗涤方式、切碎程度、用水量、pH、加热的温度及时间有关。蔬菜清洗不合理，如先切后洗或泡在水中维生素 C 会严重丢失，合理做法是先洗后切或现炒现切。凉拌加醋可减少维生素 C 的损失，尽量避免挤去菜汁和弃掉菜汤的做法。烹调后的蔬菜放置时间过长不仅感官性状有所改变，维生素也会有损失。使用合理加工烹调方法，如急火急炒、现做现吃是保存蔬菜中维生素的有效措施。

水果大都以生食为主，不受烹调加热影响，但在加工成制品时，如果脯、干果、罐头食品等维生素将有不同程度的损失。

蔬菜在采收后因含水分多，组织嫩脆，易损伤和腐败变质，仍会不断发生理化学变化，如发芽、抽薹、老化等，贮藏的关键是保持蔬菜的新鲜度。贮藏条件根据蔬菜的种类和品种不同而异，一般保存最适宜的温度是 0℃ 左右，此温度能抑制微生物生长繁殖。当贮藏条件不当时，蔬菜的鲜度和品质会发生改变，使食用价值和营养价值降低。呼吸作用是蔬菜生命活动必不可少的，实质上是酶参与的缓慢氧化过程。旺盛的有氧呼吸会加速氧化过程，使蔬菜中营养物质分解，降低蔬菜的营养价值。在贮藏过程中应避免厌氧呼吸和过旺的有氧呼吸以减少营养素的损失。春化作用是指蔬菜打破休眠期而发生发芽成抽薹变化，如马铃薯发芽、洋葱的抽薹等。这会大量消耗蔬菜体内的养分，使其营养价值降低。

后熟是水果脱离果树后的成熟过程。水果经过后熟进一步增加芳香和风味，果肉软化宜食用，对改善水果质量有重要意义。香蕉、鸭梨等水果只有达到后熟才有较高的食用价值，但后熟以后的水果不宜贮藏。因此贮藏水果时采

收果实应在未完全成熟期，贮藏在适宜温度和条件下，延缓其后熟过程，便于贮藏和运输。

第五节　畜禽类及鱼类营养价值

畜肉、禽肉、鱼类等水产类动物性食品是人类膳食食物构成的重要组成部分，是人类优质蛋白质、脂肪、无机盐及维生素的重要来源，是具有食用价值较高的食物。

一、畜肉类的营养价值

畜肉是指猪、牛、羊等牲畜的肌肉、内脏及其制品。主要含有蛋白质、脂肪、维生素和无机盐，营养素的分布因动物的种类、年龄、肥瘦程度及部位不同而差异较大。肥瘦不同的肉中，脂肪和蛋白质的变动较大；动物内脏脂肪含量少，蛋白质、维生素、无机盐和胆固醇含量较高。畜肉类食品经加工烹调，容易消化吸收，味道鲜美，热能较高，饱腹作用强。

1. 蛋白质

畜肉蛋白质大部分存在于肌肉组织中，含量为 10% ~ 20%，瘦肉中蛋白质的含量高于肥肉。按照蛋白质生化性质可分为肌浆蛋白质、肌原纤维蛋白质和间质蛋白。畜肉类蛋白质含有人体必需的各种氨基酸，必需氨基酸的种类和构成比例接近人体需要，容易被人体消化吸收和利用，蛋白质营养价值高，为优质蛋白质。结缔组织中的间质蛋白，主要是胶原蛋白和弹性蛋白，由于缺乏色氨酸、酪氨酸、蛋氨酸等必需氨基酸，导致蛋白质的利用率低，其营养价值也低。另外，畜肉中存在能溶于水的含氮浸出物（包括肌凝蛋白原、肌肽、肌酸、肌酐、嘌呤、尿素和游离氨基酸），肉汤中的含氮浸出物越多，肉汤鲜味越浓，刺激消化液分泌的作用越大，越有利于消化吸收。一般来说，幼年动物含氮浸出物含量比成年动物要少。

2. 脂肪

畜肉的脂肪含量因牲畜的肥瘦程度、部位、品种及年龄不同有较大差异，如猪肥肉脂肪含量高达 90%，猪里脊肉脂肪含量为 7.9%，猪前肘脂肪含量 31.5%；瘦牛肉脂肪含量为 2.3%，牛五花肉含脂肪 5.4%。畜肉类脂肪以饱和脂肪酸为主，主要由硬脂酸、棕榈酸和油酸等组成，熔点较高。其脂肪的主要成分是甘油三酯，少量卵磷脂、胆固醇、游离脂肪酸和不饱和脂肪酸。胆固醇多存在于动物内脏，肥肉中胆固醇的含量约为瘦肉的 2~3 倍，内脏中胆固醇的含量约为瘦肉的 4~5 倍，如猪瘦肉胆固醇为 81mg/100g，猪脑为 2571mg/

100g，猪肝为 288mg/100g，猪肾 354mg/100g，牛瘦肉 58mg/100g，牛肝 297mg/100g，牛脑 2447mg/100g。

3. 碳水化合物

畜肉中的碳水化合物含量极少，一般为 1%~5%，主要以糖原形式存在于肌肉和肝脏中。牲畜宰后的动物肉尸在保存过程中，也可因酶的分解作用，使糖原含量逐渐降低。

4. 矿物质

畜肉矿物质含量为 0.8%~1.2%，瘦肉中的含量高于肥肉，内脏高于瘦肉。钙含量不高，约为 7.9mg/100g，其吸收利用率较高；铁含量较高，平均含量为 5mg/100g，铁主要以血红蛋白铁的形式存在，不受食物其他因素的影响，生物利用率高，是膳食铁的良好来源。

5. 维生素

畜肉含有丰富的维生素，其中水溶性维生素高于脂溶性维生素，但维生素 C 的含量极少，主要以 B 族维生素和维生素 A 为主。内脏含量高于肌肉，肝脏中的含量最丰富，特别富含维生素 A 和核黄素。维生素 A 的含量以牛肝和羊肝最高，维生素 B_2 则以猪肝含量最丰富。

二、禽肉类的营养价值

禽肉包括鸡、鸭、鹅、鸽、鹌鹑等的肌肉、内脏及其制品。禽肉的营养价值与畜肉相近，与畜肉不同之处在于脂肪含量相对较少，而且熔点低（23~40℃），并含有 20% 的亚油酸，易于消化吸收，不易引起血脂异常和动脉粥样硬化。禽肉蛋白质含量约为 20%，氨基酸构成与人体需要接近，也是优质蛋白质。禽肉的质地较畜肉细嫩且含氮浸出物较多，故禽肉炖汤的味道较畜肉更鲜美。

三、鱼类的营养价值

鱼类有海水鱼和淡水鱼之分，海水鱼又分为深海鱼和浅海鱼，广义的鱼类还包括蟹、虾和贝类等动物性水产品，是人类食物中营养价值较高的优质动物性食品。鱼的种类繁多，全世界约有 2.5 万~3.0 万种，我国所产鱼类达 2000种以上，其中海产鱼类 1500 多种，淡水鱼类 500 多种。

1. 蛋白质

鱼类蛋白质含量一般为 15%~25%，含有人体必需的各种氨基酸，尤其富含亮氨酸和赖氨酸，但色氨酸含量偏低。鱼类肌肉组织中肌纤维细短，间质蛋白少，水分含量较多，因此组织柔软细嫩，比畜、禽肉更易消化，其营养价值与畜、禽肉相似。鱼类结缔组织和软骨组织中的含氮浸出物主要是胶原蛋白和粘蛋白，加水煮沸可溶解出来，是鱼汤冷却后形成凝胶的主要物质。

2. 脂肪

鱼类含脂肪很少，一般为 1%～3%，鱼类脂肪主要分布在皮下和内脏周围，肌肉组织中含量很少。鱼的种类不同，脂肪含量差别也较大，如堤鱼含脂肪可高达 12.8%，而鳕鱼仅为 0.5%。鱼类脂肪多由不饱和脂肪酸组成（占 80%），熔点低，常温下呈液态，人体对鱼类脂肪消化吸收率约为 95%。鱼类脂肪中含有长链多不饱和脂肪酸，如二十碳五烯酸（Eicosapentaenoic acid，EPA）和二十二碳六烯酸（docosahexaenoic acid，DHA）具有降低血脂、防治动脉粥样硬化等作用，所以目前有许多营养学家建议用深海鱼油中的不饱和脂肪酸来防治冠心病。鱼类的胆固醇含量一般约为 100mg/100g，但鱼子中含量较高，如鲳鱼子胆固醇含量为 1070mg/100g，虾子胆固醇含量为 896mg/100g。

3. 矿物质

鱼类矿物质含量为 1%～2%，磷的含量占总灰分的 40%，钙、钠、氯、钾、镁含量丰富。钙的含量较畜、禽肉高，是钙的良好来源。海水鱼类含碘丰富，有的海水鱼每公斤含碘 500～1000μg，是碘的良好来源。此外，鱼类含锌、铁、硒也较丰富。

4. 维生素

鱼类是维生素 A 和维生素 D 的重要来源，也是维生素 B_2 的良好来源，维生素 E、维生素 B_1 和烟酸的含量也较高，但几乎不含维生素 C。如黄鳝丝含维生素 B_2 2.08mg/100g，河蟹为 0.28mg/100g，海蟹为 0.39mg/100g。海水鱼的肝脏、鱼油是富含维生素 A 和维生素 D 的食物。一些生鱼中含有硫胺素酶，在生鱼存放或生吃时，可破坏维生素 B_1，但加热可破坏此酶。

第六节　乳类及乳制品的营养价值

乳及乳制品是人类膳食中最富有营养价值的食物之一，对于所有的哺乳动物而言，乳及乳制品是生命最初时期最重要和最优良的食物。乳类是一种营养种类齐全、组成比例适宜、容易消化吸收，营养价值较高的天然食品，能满足初生幼仔迅速生长发育的全部需要，也是各类人群的理想食品。我国乳类的品种较多，如人乳、牛乳、羊乳、马乳、耗牛乳等，其中人们食用牛乳最广泛；乳制品有消毒鲜奶、奶粉、酸奶、奶酪和炼乳等。

我国居民乳类食品的消费量明显低于世界平均消费量水平，增加我国居民乳类食品的消费量，对于提高优质蛋白质、钙及维生素的供应，增强整个民族素质具有重要意义。

一、乳类的营养价值

奶主要是由水、脂肪、蛋白质、乳糖、矿物质、维生素等组成的一种复杂乳胶体，水分含量占 86% ~90%，因此其营养素含量与其他食品比较相对较低。奶味温和，稍有甜味，具有特有的奶香味，其特有的香味是由低分子化合物如丙酮、乙醛、二甲硫、短链脂肪酸和内酯形成的。牛奶的比重平均为 1.032，其比重大小与奶中固体物质含量有关，奶的各种成分除脂肪含量变动较大外，其他成分基本上是稳定的，因此比重可作为鲜奶评价的简易指标。

1. 蛋白质

牛奶中蛋白质含量平均为 3.0%，主要由 79.6% 的酪蛋白、11.5% 乳清蛋白和 3.3% 乳球蛋白组成。酪蛋白属于结合蛋白，与钙、磷等结合，形成酪蛋白胶粒，并以胶体悬浮液的状态存在于牛乳中。其结合方式是酪蛋白先与一部分钙结合成酪蛋白酸钙，再与胶体状态的磷酸钙形成酪蛋白钙—磷酸钙复合胶粒，该结合蛋白对酸敏感。奶中的乳清蛋白属热敏性蛋白，对热不稳定，受热时发生凝固并沉淀，对酪蛋白具有保护作用。乳球蛋白与机体免疫有关。奶蛋白质消化吸收率为 87% ~89%，生物价为 85，属优质蛋白质。

牛奶中蛋白质含量较人乳高 3 倍，可酪蛋白与乳清蛋白的构成比与人乳恰好相反，因此不适合婴幼儿消化系统的消化吸收。一般利用乳清蛋白来改变牛奶中酪蛋白与乳清蛋白的构成比，使之近似母乳的蛋白质构成，适合婴幼儿的消化吸收和利用，故通过调整乳清蛋白与酪蛋白含量比例可生产出适合婴幼儿生长发育需要的配方奶粉。

2. 脂肪

奶中脂肪含量约为 3.0%，其中油酸占 30%，亚油酸和亚麻酸分别占 5.3% 和 2.1%，还有少量的卵磷脂和胆固醇。乳脂肪以微粒状的脂肪球分散在乳浆中，呈高度乳化状态，容易消化吸收，吸收率达 97%。乳脂肪中脂肪酸组成复杂，水溶性挥发性脂肪酸(如丁酸、己酸、辛酸)含量较高，这是乳脂肪风味良好及易于消化的原因。

3. 碳水化合物

奶中碳水化合物含量为 3.4% ~7.4%，人乳中含量最高，羊奶居中，牛奶最少。碳水化合物的主要形式为乳糖，其甜度为蔗糖的 1/6，有调节胃酸、促进胃肠道蠕动和消化液分泌作用，还能促进钙的吸收和助长肠道乳酸杆菌繁殖，抑制腐败菌的生长，因此对婴儿的消化道具有重要意义。牛奶中乳糖含量较低，用牛乳喂养婴儿时，除调整蛋白质含量和构成外，还应注意适当增加甜度。有的人体内缺乏乳糖酶，食用牛奶后，因乳糖不能被水解，出现腹泻、胃肠胀气等不适症状，称为乳糖不耐症，改为饮用酸奶或采用少量多次的方式饮用可消除这种现象。

4. 矿物质

奶中矿物质含量一般为0.7%~0.75%，富含钙、磷、钾，奶中矿物质大部分与有机酸结合形成盐类。100mL牛乳中含钙110mg，且吸收率高，是钙的良好来源。奶中铁含量很低，用牛奶喂养婴儿时，应从4个月起注意补充含铁丰富的食品，可选择肝泥、蛋黄等。此外牛乳中还有许多微量元素，如铜、锌、硒、碘等。

5. 维生素

奶中含有人体所需的各种维生素，牛奶中各种维生素含量与饲养方式和季节有关，如放牧期吃青饲料时牛奶中维生素A、胡萝卜素和维生素C含量较冬春季在棚内干草料饲养有明显增多。牛奶是B族维生素的良好来源，特别是维生素B_2。牛奶中维生素D含量较低，但夏季日照多时，其含量有一定的增加。目前，大多数鲜奶加入了维生素A和维生素D。

二、奶制品的营养价值

奶制品（milk products）是指将原料奶根据不同的需要加工而成的奶类食品，主要包括消毒鲜奶、奶粉、炼乳、酸奶、复合奶、奶油、奶酪等。因加工工艺的不同，奶制品的营养素含量有很大差异。

1. 消毒鲜奶（pasteurized milk）

消毒牛奶是将新鲜生牛奶经过过滤、加热、杀菌后分装出售的液态奶。消毒牛奶除维生素B_1和维生素C有损失外，营养价值与新鲜生牛奶差别不大，目前市售消毒牛奶中常强化了维生素A、D和维生素B_1等营养素。

2. 奶粉（milk powder）

是将消毒后的牛奶经浓缩、喷雾干燥制成的粉状食品。根据食用要求和成分不同奶粉又分为全脂奶粉、脱脂奶粉、调制奶粉。

（1）全脂奶粉（whole milk powder）：鲜奶消毒后，除去70%~80%的水分，采用喷雾干燥法，将奶喷成雾状微粒而成。喷雾干燥法生产的奶粉质量好，粉粒较小，受热均匀，溶解度高，无异味，对蛋白质的性质、奶的色香味及其他营养成分影响很小。一般全脂奶粉的营养素含量约为鲜奶的8倍。

（2）脱脂奶粉（skimmed milk powder）：生产工艺同全脂奶粉，但原料奶经过脱脂的过程。由于脱脂该奶粉脂肪含量仅为1.3%，并损失较多的脂溶性维生素，其他营养成分变化不大。此种奶粉适合于腹泻的婴儿及要求少油膳食的患者食用。

（3）调制奶粉（formula milk powder）：又称人乳化奶粉，是以牛奶为基础，按照母乳组成的特点调制而成，各种营养素的含量、种类和构成接近母乳，更适合婴幼儿的生理特点和营养需要。如改变牛奶中酪蛋白的含量和酪蛋白与乳清蛋白的比例，补充乳糖的不足，增加不饱和脂肪酸（EPA 和 DHA）的量，以适当比例强化维生素 A、D、B_1、B_2、C，叶酸和微量元素铁、铜、锌、锰等。目前市售的调制奶粉品种最多的是分段婴幼儿配方奶粉，除婴幼儿配方奶粉外，还有孕妇奶粉、儿童奶粉、中老年奶粉等也都属于调制奶粉。

3. 酸奶（yogurt）

酸奶是一种发酵奶制品，是以消毒牛奶、脱脂奶、全脂奶粉、脱脂奶粉或炼乳等为原料接种乳酸菌，经过不同工艺发酵而成，其中以酸牛奶最为常见。奶经过乳酸菌发酵后，乳糖变成乳酸，蛋白质凝固、肽和游离氨基酸增加，脂肪不同程度的水解，形成独特的风味，备受消费者的喜爱。蛋白质的生物价从鲜奶的 85 提高到酸奶的 87.3，叶酸含量增加 1 倍。酸度增高有利于一些维生素的保护，酸奶制品营养丰富，易消化吸收，还可刺激胃酸分泌。乳酸菌中的乳酸杆菌和双歧杆菌为肠道益生菌，在肠道生长繁殖，可抑制肠道腐败菌的生长繁殖，调整肠道菌群，防止腐败胺类对人体产生不利影响，对维护人体的健康有重要作用。酸奶适合消化功能不良的婴幼儿、老年人食用，并能使成人原发性乳糖酶缺乏者的乳糖不耐受症状减轻。

4. 炼乳（condensed milk）

炼乳是一种浓缩乳，种类较多，按其成分不同可分为甜炼乳、淡炼乳、全脂炼乳、脱脂炼乳，若添加维生素 D 等营养素可制成各种强化炼乳。目前市场上炼乳的主要品种是甜炼乳和淡炼乳。

（1）甜炼乳（sweetened condensed milk）：是在牛奶中加入约16%的蔗糖，并经减压浓缩到原体积40%的一种乳制品。成品中蔗糖含量可达 40% ~ 45%，渗透压增大。利用其渗透压的作用抑制微生物的繁殖，因此成品保质期较长。甜炼乳因糖分过高，食前需加大量水冲淡，造成蛋白质等营养素含量相对降低，故不宜用于长期喂养婴儿。

（2）淡炼乳（evaporated milk）：又称无糖炼乳或蒸发乳。新鲜牛奶经巴氏消毒和均质后，在低温真空条件下浓缩，除去约 2/3 的水分，装罐密封再经加热灭菌制成。淡炼乳经高温灭菌后，维生素受到一定的破坏，因此常用维生素加以强化，按适当的比例冲稀后，其营养价值基本与鲜奶相同。高温处理后形成的软凝乳块以及经均质处理后脂肪球变小，均有利于消化吸收，所以淡炼乳适合喂养婴儿。

5. 复合奶

将脱脂奶粉和无水奶油分别溶解，按一定比例混合，再加入50%的鲜奶即成复合奶，其营养价值与鲜奶基本相似。

6.奶油

由牛奶中分离的脂肪制成的产品，一般含脂肪80%～83%，而含水量低于16%，主要用于佐餐、面包、糕点等的制作。

7.奶酪(cheese)

是一种营养价值很高的发酵乳制品，是在原料奶中加入适量的乳酸菌发酵剂或凝乳酶，使蛋白质发生凝固，并加盐、压榨排除乳清之后的产品。奶酪的种类很多，随产地、制法、外形和理化性质而表现出差异。制作奶酪的第一步是将酪蛋白和乳中固体成分分离出来，把水去除，因此奶酪成了高蛋白、高脂肪、高无机盐的食品。奶酪制作过程中，维生素D和维生素C被破坏和流失，其他维生素大部分保留。由于发酵作用，乳糖含量降低，蛋白质被分解成肽和氨基酸等产物，不仅赋予奶酪独特味道，也利于消化吸收。奶酪蛋白质消化率高达98%。

8.其他奶制品

冰淇淋(ice cream)为冷冻奶制品，也可划分为冷冻饮品，主要原料有水、乳、蛋以及其他食品添加剂。乳饮料(milk based beverages)、乳酸饮料、乳酸菌饮料，其主要成分有水、牛奶、甜味剂、果汁、香精等，严格地划分不属于奶制品范畴，无法提供奶制品营养素，属于含乳饮料。

第七节　蛋类的营养价值

蛋类主要包括鸡、鸭、鹅、鹌鹑、鸽、火鸡等的蛋，各种蛋的营养价值基本相似，其中食用最普遍、销量最大的是鸡蛋。蛋类在我国居民膳食食物构成中占1.4%，具有营养素种类全面而均衡、容易消化吸收、食用方便等优点，被广泛应用于食品加工和各种烹调中。蛋制品有皮蛋、咸蛋、糟蛋、冰蛋、干全蛋粉、干蛋白粉、干蛋黄粉等。

一、蛋的结构

各种蛋类大小不一，但结构基本相似，都是由蛋壳、蛋清、蛋黄三部分组成。以鸡蛋为例，每只鸡蛋平均重约50g。蛋壳占全蛋重的11%～13%，由93%～96%的碳酸钙、0.5%～1%的碳酸镁、0.5%～2.8%的磷酸钙和磷酸镁以及少量粘多糖组成，壳厚约300～340μm，布满直径为15～65μm细孔，新鲜蛋在壳外有一层厚约10μm的水溶性胶状黏蛋白薄膜，对微生物进入蛋内和蛋内水分及二氧化碳过多向外蒸发起保护作用。当蛋生下来时，这层膜即附着在蛋壳的表面，外观无光泽，呈霜状，根据此特征可鉴别蛋的新鲜度。如蛋外表面呈霜状，无光泽而清洁，表明蛋是新鲜的；如无霜状物，且油光发亮不清洁，说明蛋不新鲜。

蛋壳内面紧贴一层厚约 $70\mu m$ 的间质膜。在蛋的钝端，间质膜分离成一气室。蛋壳的颜色从白色到棕色，因鸡的品种而异，与蛋的营养价值无关。

蛋清为白色半透明黏性溶胶状物质，分为三层：外层的稀蛋清、中层的浓蛋清和内层的稀蛋清。蛋黄由无数富含脂肪的球形微胞所组成，为浓稠、不透明、半流动黏稠物，表面包围有蛋黄膜，由两条韧带将蛋黄固定在蛋的中央。

二、蛋的营养价值

蛋类的微量营养素含量受品种、饲料、季节等多方面的影响，而宏量营养素含量基本稳定。

1. 蛋白质

蛋类含蛋白质一般都在 10% 以上。全鸡蛋蛋白质含量为 12.8%，蛋清中较低，蛋黄中较高，加工成咸蛋或皮蛋后，蛋白质含量变化不大。蛋清中所含蛋白质种类超过 40 种，主要有卵清蛋白、卵伴清蛋白、卵蛋白、卵胶黏蛋白、卵类黏蛋白、卵球蛋白等。蛋黄中蛋白质主要是卵黄磷蛋白和卵黄球蛋白。鸡蛋蛋白质含有人体所需的各种氨基酸，而且氨基酸模式与合成人体组织蛋白质所需模式十分相近，容易消化吸收，其生物学价值高达 95，是最理想的天然优质蛋白质，是高营养价值的食物。在评价食物蛋白质营养质量时，通常以鸡蛋蛋白质作为参考蛋白质。

2. 碳水化合物

蛋类含碳水化合物较少，蛋清中主要是甘露糖和半乳糖，蛋黄中主要是葡萄糖，大部分以与磷酸质、磷蛋白质结合的形式存在。

3. 脂肪

蛋清中含脂肪极少，98% 的脂肪集中在蛋黄内，呈乳球状，大部分为中性脂肪，分散成细小颗粒，故易消化吸收。蛋黄中的脂肪大部分为中性脂肪，约占 62%~65%，磷脂占 30%~33%，固醇占 4%~5%，还有微量脑苷脂类。中性脂肪的脂肪酸主要是油酸，约占 50%，亚油酸约占 10%。蛋黄是磷脂的良好食物来源，蛋黄中的磷脂主要是卵磷脂和脑磷脂，除此之外还有神经鞘磷脂。卵磷脂具有降低血胆固醇的作用，并能促进脂溶性维生素的吸收。蛋类胆固醇含量极高，主要集中在蛋黄。在加工成咸蛋或皮蛋后，胆固醇含量无明显变化。

4. 矿物质

蛋类的矿物质主要存在于蛋黄内，蛋清中含量极低。其中以磷、钙、钾、钠含量较多,如磷为240mg/100g,钙为112mg/100g。此外还含有丰富的铁、镁、锌、硒等矿物质。蛋黄中的铁含量虽然较高,但由于是以非血红素铁形式存在,并与磷蛋白结合消化吸收率不高,仅为3%左右。蛋中的矿物质含量受饲料影响较大,若在饲料中强化某种矿物质,可增加蛋中的含量。

5. 维生素

蛋类维生素含量较为丰富,而且种类较为齐全,包括所有的 B 族维生素、维生素 A、维生素 D、维生素 E、维生素 K 和微量的维生素 C。鲜蛋的蛋清中维生素含量极少,绝大部分的维生素 A、维生素 D、维生素 E、维生素 B_1 和 B_2 都集中在蛋黄内。总体而言,鸭蛋和鹅蛋的维生素含量高于鸡蛋。此外蛋类的维生素含量受到品种、季节和饲料的影响。

三、加工烹调对蛋类营养价值的影响

一般的烹调加工方法如油炒、煮蒸蛋等,除维生素 B_1 少量损失外,对其他营养成分影响不大。烹调加工过程中的加热具有杀菌作用,还可以提高消化吸收率的作用。此外,生蛋清中存在抗生素和抗胰蛋白酶,经加热后被破坏,蛋白质的消化吸收利用更完全,所以不能生吃鲜蛋。

第八节 常用调味品的营养价值

调味品能调节和改善食品的味感和嗅感,对食品的色香味等感官性状的形成有重要作用。与人们饮食密切的相关的调味品主要有酱油、酱、食醋、糖和味精等。由于本身使用的量占膳食的比例不高,对人体营养素供给量的影响不大。但若是进行了某些特殊营养素的强化,则可成为人体营养素的一个来源,如加钙、铁、锌、硒、碘等营养强化食盐。

一、酱油和酱

酱油和酱是以小麦、大豆及其制品为主要原料,接种曲霉菌种,经发酵酿制而成。在发酵过程中通过微生物的酶解作用,使其有一种特殊的鲜香味。以大豆为原料制作的酱油和酱,蛋白质含量可达3%～10%;以小麦为原料的甜面酱蛋白质含量为2%。若在制作过程中加入芝麻等蛋白质含量高的原料,则蛋白质含量可达20%以上。酱油及酱中主要含有无机盐如钙、磷、铁、纳与一些维生素,我国近年开发出"儿童营养酱油"等新产品,在增强酱油的营养和保健性能方面做出新的尝试。

二、食醋

食醋是以大米、高粱、大小麦等粮食为主要原料，以谷糠等为辅料，经醋酸菌发酵而成。食醋的主要成分为醋酸，其含量为 3%～10%，另外还含有乳酸、葡萄糖酸、氨基酸、B 族维生素、钙、磷、铁、钾以及少量的酒精。食醋是一种常用的调味品，与酱油相比，其蛋白质、脂肪和碳水化合物的含量都不高，但却含有丰富的钙和铁。食醋的主要作用：可改善口味，促进食欲，帮助消化；也可软化膳食纤维，溶解动物性食品中的骨质，钙、磷、铁的吸收；有利于维生素 C、维生素 B_1、维生素 B_2 等成分的吸收。

三、糖

糖是一种重要调味品，作为调味品的糖主要有白糖、红糖、麦芽糖等，有时也使用蜂蜜。白糖为精制糖，以蔗糖为主，占 99%，其他营养素种类少；红糖未经精制，碳水化合物含量低于白糖，但无机盐、钙、铁含量高于白糖；麦芽糖水分含量较高，相对其营养素密度小于白糖、红糖。糖的甜度与糖的分子结构有关，蔗糖的甜度高于麦芽糖，蔗糖由一分子葡萄糖和一分子果糖组成的双糖，麦芽糖则是由两分子葡萄糖组成的双糖。果糖是最甜的一种糖，甜度是葡萄糖的 1.75 倍。

四、鲜味剂

味精是由蛋白质水解或者以淀粉为原料利用微生物发酵而成的。味精是一种常用的增加鲜味的调味品，其主要呈鲜味成分是谷氨酸。味精易溶于水、味道鲜美，尤其在弱酸溶液中具有强烈的肉鲜味，能改善食品口感，增强食欲。另外还有鸡精、鸡粉等其他品种的鲜味剂，因其配方不同，其营养素的种类和含量也有一定差别。鸡精是以谷氨酸钠、食盐、食糖及呈味核苷酸钠为基本原料，添加鸡肉粉末或其浓缩提取物、调味料、香辛料，具有鸡的鲜味和香味的复合调味料。富含人体必需氨基酸和丰富的维生素如维生素 A、B 族维生素、维生素 E 和矿物质钙、磷、铁等。

【案例分析】

某男性患者，38 岁，因头晕，乏力，心悸，面颈、四肢肌肉颤动，步行入院。查体温 37.8℃，脉搏 150 次/分，瘦肉精尿检阳性，余正常。病史：既往体健，因中餐食用猪肝 1 小时后发病，医院诊断：急性瘦肉精中毒。

1. 如何评价猪肉的营养价值？
2. 如何针对中毒事件作出一个健康教育计划？

（刘鹏飞）

第四章 食品安全

【学习目标】

1. 掌握食源性疾病的病原、特征、防治及预防。

2. 熟悉影响食品安全的因素。

3. 了解食品安全的管理，食源性疾病状况与分类。

食品是人类赖以生存和发展的重要物质之一，食品质量优劣直接关系到人民群众的身体健康甚至生命安全。随着我国国民经济状况的不断改善，人民生活水平的不断提高，人民群众对食品的质量提出了更高的要求，食品安全问题已成为了人们极为关注的问题之一。食品污染事件及群体食物中毒如蔬菜农药超标、豆奶中毒、高含量瘦肉精肉类中毒以及农药加工火腿等食品安全事件的不断发生，引起了我国政府及有关部门的高度重视。

第一节 影响食品安全的因素

造成食品污染或食源性疾病发生率增加的原因是多方面的。工业化生产和新技术、新原料、新产品的应用，导致食品污染的因素日趋复杂化；高速发展的工农业带来的环境污染问题，直接影响农产品和食品原料的卫生并引发一系列严重的食品污染事故。由于部分食品生产经营条件落后、操作人员卫生意识差和卫生管理水平低，致使食品受到交叉污染而引发事物中毒。更有甚者，部分不法食品生产经营者出于赢利的目的，在食品中添加有毒有害物质或滥用食品添加剂，给食品安全带来隐患，对消费者的健康造成直接的威胁。

一、食品安全的定义

1997 年，世界卫生组织（WHO）在其发表的《加强国家级食品安全性计划指南》中把食品安全解释为"对食品按其原定用途进行制作和食用时不会使消费者身体受到伤害的一种担保"，将食品卫生界定为"为确保食品安全性和适用性在食物链的所有阶段必须采取的一切条件和措施"。从目前的研究情况来看，在食品安全概念的理解上，国际社会已经基本形成共识：即食品的种植、养殖、加工、包装、贮藏、运输、销售、消费等活动符合国家强制标准和要求，不存在可能损害或威胁人体健康的有毒有害物质致消费者病亡或者危及消费者及其后代的隐患。

食品安全包括食物量的安全和食物质的安全。食物量的安全是指能不能解决吃得饱的问题，而现在生活质量不断提高的人们，提起食品安全，更多考虑的是质的安全。

食物质的安全是指确保食品消费对人类健康没有直接或潜在的不良影响，是食品卫生的重要部分，也是一个全球性的问题。食品污染是影响食品安全的主要问题。

二、影响食品安全的因素

如果按食品加工过程划分的话，从粮食种植开始就产生了，从施肥、农药、水污染，到加工环境及过程的不安全因素，再到包装的不合格及配送过程中影响安全的因素，最后是出售时的不卫生或保质期过期等因素，都是影响食品安全的因素。主要表现在以下几个方面：

（一）生物性污染

生物性污染包括微生物、寄生虫、昆虫和生物制剂污染。其中以微生物污染范围最广，危害也最大，主要有细菌与细菌毒素、真菌与真菌毒素。寄生虫和虫卵主要有囊虫、蛔虫、绦虫、中华支睾吸虫等。昆虫污染主要有甲虫类、螨类、谷蛾、蝇、蛆等。战时生物武器的使用可造成生物制剂对食品的污染。

在整个生产、流通和消费过程中，都可能因管理不善而使病原菌、寄生虫滋生及生物毒素进入人类食物链中。微生物及其毒素导致的传染病流行，是多年来危害人类健康的顽症。微生物和寄生虫污染是造成食品不安全的主要因素，也始终是各国行政部门和社会各界努力控制的重中之重。

1. 细菌性污染

（1）致病菌：致病菌对食品的污染有两种情况，第一种是生前感染，如奶、肉在禽畜生前即存在着致病菌。主要有引起食源性疾病的肠炎沙门菌、猪霍乱沙门菌等沙门菌，也有能引起人畜共患结核病的结核杆菌、炭疽病的炭疽杆菌。第二种是外界污染，致病菌来自外环境，与畜体的生前感染无关。主要有痢疾杆菌、副溶血性弧菌、致病性大肠杆菌、伤寒杆菌、肉毒梭菌等。这些致病菌通过带菌者、病灶分泌物、苍蝇、工（用）具、容器、水、工作人员的手等途径传播，造成食品的污染。

（2）条件致病菌：通常情况下不致病，但在一定的特殊条件下才有致病力的细菌。常见的有葡萄球菌、链球菌、变形杆菌、蜡样芽孢杆菌等。能在一定条件下引起食源性疾病。

（3）非致病菌：在自然界分布极为广泛，在土壤、水体、食物中更为多见。食物中的细菌绝大多数都是非致病菌，这些非致病菌中，有许多都与食品腐败变质有关。能引起食品腐败变质的细菌，称为腐败菌，是非致病菌中最多的一类。

2. 真菌与真菌毒素污染

真菌种类繁多，有些真菌对人类是有益的，有些真菌污染食品后能迅速繁殖，导致食品腐败变质，失去食用价值。甚至有些真菌在一定条件下产生毒素，使人和畜中毒。造成真菌毒素人畜中毒常有地区性和季节性特点。目前已知的真菌毒素大约为200种，比较重要的有黄曲霉毒素、赭曲霉毒素、黄绿青霉菌以及镰刀菌毒素。其中黄曲霉毒素尤为重要。

黄曲霉毒素（aflatoxin，AF）是由黄曲霉和寄生曲霉产生的一类代谢产物，具有极强的毒性和致癌性。黄曲霉毒素能够溶解于氯仿、甲醇及乙醇等，但不溶解于水、己烷、石油醚和乙醚中。在紫外线照射下产生荧光，可利用该特性测定黄曲霉毒素。黄曲霉毒素耐热，在一般烹调加工温度下不能被破坏。在加氢氧化钠的碱性条件下，黄曲霉毒素的内酯环被破坏，形成香豆素钠盐，该钠盐溶于水，故可通过水洗予以去除。

受黄曲霉毒素污染较重的地区是长江流域以及长江以南的广大高温高湿地区，北方各省污染较轻。污染的品种以花生、花生油、玉米最严重，大米、小麦、面粉较轻，豆类一般很少受污染。其他食品如白薯干、胡桃、杏仁等也有报道曾受到污染。

黄曲霉毒素是剧毒物质，属于肝脏毒，可引起急慢性中毒，是目前公认的最强的化学致癌物质之一。

3. 化学性污染

（1）农药污染：农药使用不当，对环境和食品会造成污染。施用农药后，在食品表面及食品内残存的农药及其代谢产物、降解物或衍生物，统称为农药残留。食用含有农药残留的食品，大剂量可能引起急性中毒或慢性中毒，低剂量长期摄入可能有致畸、致癌和致突变作用。

①有机氯农药对人体的危害：有机氯是最早使用的一种农药，稳定性强，在环境和食品中残留期长，属于中等毒或低毒。急性中毒时主要表现为神经毒作用；慢性毒性作用主要侵害肝、肾和神经系统等，还能诱发细胞染色体畸变，有一定致癌作用。

②有机磷农药对人体的危害：大多数有机磷农药在生物体内残留时间短，较易分解，对人的危害主要是引起急性中毒，属于神经性毒剂。

③氨基甲酸酯类：目前主要用作杀虫剂，属中等毒农药，对温血动物、鱼

类和人的毒性较低。急性中毒主要表现为胆碱能神经兴奋症状，慢性毒性和致癌、致畸、致突变毒性方面报道不一，目前尚无定论。

(2)有毒金属污染：环境中的金属元素大约80余种，有些金属是构成人体组织必需的元素，如钙、铁等，而某些金属元素在较低摄入量的情况下对人体即产生毒性作用，如铅、汞、砷等，常称为有毒金属。

①汞：可通过废水、废气、废渣等途径污染食物，除职业接触外，进入人体的汞主要来源于受污染的食品。无机汞化物多引起急性中毒，有机汞多引起慢性中毒。中毒表现最初常为疲乏、头晕、失眠，而后感觉异常，手指、足趾、口唇和舌等处麻木，严重者可出现共济失调、发抖、说话不清、失明、听力丧失、精神紊乱，更有甚者可因剧烈痉挛致死。

②镉：镉对食品的污染主要是工业废水的排放造成的。镉对体内巯基酶具有较强的抑制作用，长期摄入镉后可引起镉中毒，主要损害肾脏、骨骼和消化系统，主要特征是背部和下肢疼痛，行走困难、蛋白尿、骨质疏松和假性骨折。此外，摄入过多的镉还可引起高血压、动脉粥样硬化、贫血等。提高锌的摄入，能拮抗镉的毒性作用。

③铅：含铅工业三废的排放和汽车尾气是食品中铅污染的主要来源。人体内的铅主要来源于食物。铅的毒性作用主要是损害神经系统、造血系统和肾脏。食物铅污染所致的中毒主要是慢性损害作用，主要表现为贫血、神经衰弱、神经炎和消化系统症状，如食欲不振、胃肠炎、口腔金属味、面色苍白、头昏、头痛、乏力、失眠、烦躁、肌肉关节疼痛、便秘等。严重者可致铅中毒性脑病。儿童摄入过量铅可影响其生长发育，导致智力低下。

④砷：食品中的砷污染主要来源于含砷农药、空气、土壤和水体。长期摄入砷化物可引起慢性中毒，表现为腹泻、便秘、食欲减退、消瘦等消化道症状，皮肤出现色素沉着，手掌和足底过度角化。血管受累时可出现肢体末梢坏疽，即慢性砷中毒黑脚病。神经系统受累表现为多发性神经炎、神经衰弱综合征。

(3)N-亚硝基化合物、多环芳烃类化合物、杂环胺类化合物污染：这些物质均具有致癌性。有的加工食品，如熏鱼、腌肉、酱油、酸渍菜、腌菜、发酵食品、啤酒以及油煎鲜肉均有一定量的N-亚硝基化合物；多环芳烃类化合物来自于熏烤食品、油墨污染、沥青污染等；食品中的杂环胺类化合物主要产生于高温烹调加工过程如烧、烤、煎、炸等。

4.环境污染

环境污染物在食品中的存在，有其自然背景和人类活动影响两方面的原因。其中，无机污染物如汞、镉、铅等重金属及一些放射性物质，在一定程度上受食品产地的地质地理条件影响，但是更为普遍的污染源则主要是工业、采矿、能源、交通、城市排污及农业生产等带来的，通过环境及食物链而危及人类健康。有机污染物中的二恶英、多环芳烃、多氯联苯等工业化合物及副产物，都具有可在环境和食物链中富集、毒性强等特点，对食品安全性威胁极大。在人类环境持续恶化的情况下，食品中的环境污染物可能有增无减，必须采取更有效的对策加强治理。核试验、核爆炸、核泄漏及辐射等能使食品受到放射性核素污染，对食品安全性造成威胁。前苏联发生的切尔诺贝利核泄漏事故，使几乎整个欧洲都受到危害。首当其冲的是牛羊等草食动物，欧洲许多国家当时生产的牛乳、肉、动物肝脏中，都因为发现有超量的 I、Cs、Ag 等放射性核素而被废弃，日本牛乳中所含的 I 也超出正常值的 4~5 倍量。

人类肿瘤的 85%~90% 为环境因素所致。通过食物链的富集，人类从食品中摄取了种类繁多的有毒有害物质，严重影响着人体健康。目前，主要是由于工业三废和城市垃圾的不合理排放，致使我国 850 条江流、130 多个湖泊和近海区域都受到了不同程度的污染。动、植物长期生活在这种环境中，这些有毒物质就会在其体内不断蓄积，使之成为被污染的食品。

5. 营养不平衡

营养不平衡就其涉及人群之多和范围之广而言，在当代食品安全性问题中已居于发达国家的首位。因过多摄入能量、脂肪、蛋白、糖、盐和低摄入膳食纤维、某些矿物质和维生素等，使近年来患高血压、冠心病、肥胖症、糖尿病、癌症等慢性病的病人显著增多。这说明食品供应充足，不注意饮食平衡，同样会给人类健康带来损害。我国学者萧家捷曾提出，即使就缺钙这一世界性问题而言，补钙也并非越多越好。人类要保持健康，所需的任何营养素都有适当的限量，而且还要求各种营养素之间保持平衡。

6. 食品生产经营的规模化和管理水平偏低

近年来，我国食品行业不断发展壮大，已涌现出一批达到良好生产规范的、有实力的企业，但是，这些企业的比重还较低。据国家质检总局"两查"调查的 60085 个生产企业中，100 人以下的小型企业占 94.9%，10 人以下的家庭作坊式的企业或生产厂点占 79.4%。规模小、管理水平低的家庭作坊、食品摊点等仍然是影响食品卫生水平的重要原因。

7. 法律保障体系不完善

法律保障体系主要指标准、检测和认证体系。许多食品安全标准的制定没有以风险评估为基础，标准的科学性和可操作性都有待提高。另外，我国食品安全检验机构数量众多，分属不同部门，明显缺乏统一和发展规划。同时，食品认证体系多头管理，它的作用也没有得到应有发挥。

我国虽然有关于食品质量的总体性法规《食品安全法》、《产品质量法》、

《农业法》，但这些法律对食品质量都仅作了一些概要性规定，没能充分反映新形势下消费者对食品安全的要求。而且其相互间协调和配套性也不够，可操作性并不强。

8. 科技成果不足

食品新技术、新资源的应用给我国食品安全科技水平带来了新的挑战。就拿以基因工程技术为代表的现代生物技术来说，目前我们还不能肯定转基因食品对人体健康的潜在危害。

9. 新产品和新技术潜在的风险

近些年来，我国食品的新种类大量增加。很多新型食品在没有经过危险性评估的前提下，就已经在市场上大量销售。其中方便食品和保健食品的安全性尤其值得关注，这些都给食品安全带来了前所未有的挑战。

10. 食品安全教育滞后

由于多年来对食品安全关注的欠缺，一方面导致生产者缺乏相应的知识，另一方面导致消费者缺乏自我保护意识。这无疑影响了食品安全的进展。

第二节　食品安全的管理

一、食品安全管理的定义

食品安全管理是指政府及食品相关部门在食品市场中，动员和运用有效资源，采取计划、组织、领导和控制等方式，对食品、食品添加剂和食品原材料的采购，食品生产、流通、销售及食品消费等过程进行有效的协调及整合，以确保食品市场内的活动能够健康有序地开展，保证实现公众生命财产安全和社会利益目标的活动过程。

食品安全管理的这一定义包含了以下四层含义：

（1）食品安全管理的主体是政府食品安全管理相关部门，主要有国家食品药品监督管理局、农业部、卫生部、国家质检总局、国家工商总局、商务部、环境保护部等机关部门。国务院设立食品安全委员会。

（2）食品安全管理的客体是与食品有关的各个环节，包括食品生产、加工、流通、餐饮服务等整个过程的安全管理，从而保证实现公众生命财产安全和社会利益目标。其受益对象是全社会。

（3）食品安全管理的内容集中概括为提高生活质量，保证社会公共利益。这就决定了食品安全管理是永久性存在的，而且随着社会发展会经常进行调整。

（4）食品安全管理只能是通过对食品安全的一系列活动的调节控制，使食品市场表现出有序、有效、可控制的特点，以确保公众的人身财产安全及社会的稳定，促进社会经济发展。

二、食品安全管理的原则和原理

（一）食品安全管理的原则

当国家在建立、升级、强化或改变国家食品安全管理体系时，必须对很多支撑食品管理行动的原理和价值取向给予考虑。这些原理包括：

（1）在食品链中尽可能充分地应用预防原则，以最大幅度地降低食品风险；

（2）对从"农田到餐桌"链条的定位；

（3）建立应急机制以处理特殊的危害（如食品召回制度）；

（4）建立基于科学原理的食品控制战略；

（5）建立危害分析的优先制度和风险管理的有效措施；

（6）建立对经济损益和目标风险整体的统一行动；

（7）认识到食品安全管理是一种多环节且具有广泛责任的工作，并需要各种利益代言人的积极互动。

（二）食品安全管理的原理

1."从农田到餐桌"的整体概念

最有效降低风险的途径就是在食品生产、加工和销售链条中遵循预防性原则。要最大限度地保护消费者的利益，最基本的就是把食品质量和安全建立在食品生产从种植（养殖）到消费的整个环节。这种从农业种植者（养殖者）、加工者、运输者到销售商的链条叫做"从农田到餐桌"，这个链条中的每一个环节在食品质量与安全中都是非常关键的。

食品危害和品质的损失可能发生在食品链上的不同环节，要一一找出这些危害是非常困难的，并且成本也是十分昂贵的。对食品链上一些潜在的危害可以通过应用良好的操作规范加以控制，如良好农业规范（GAP），良好操作规范（GMP），良好卫生规范（GHP）等。一种重要的预防性的方法——危害分析与关键控制点（HACCP）可应用于食品生产、加工和处理的各个阶段，HACCP已成为提高食品安全性的一个基本工具。

2. 风险分析

风险分析是指对食品的安全性进行风险评估、风险管理和风险交流的过程。风险评估是以科学为基础对食品可能存在的危害进行界定、特征描述、暴露量评估和描述的过程。风险管理是对风险评估的结果进行咨询，对消费者的保护水平和可接受程度进行讨论，对公平贸易的影响程度进行评估，以及对政策变更的影响程度进行权衡，选择适宜的预防和控制措施的过程。风险交流是指在食品安全科学工作者、管理者、生产者、消费者以及感兴趣的团体之间进行风险评估结果、管理决策基础意见和见解传递的过程。

3. 透明性原则

食品安全管理必须发展成一种透明行为。消费者对供应食品的质量与安全的信心是建立在对食品控制运作和行动的有效性和整体性运作的能力之上的。应允许食品链上所有的利益关系者都能发表积极的建议，管理部门应对决策的基础给以解释。因此，决策过程的透明性原则是重要的，这样会鼓励所有相关团体之间的合作，提高食品安全管理体系的认同性。

三、世界各国食品安全管理措施

（一）英国

英国是较早重视食品安全并制定相关法律的国家之一，其体系完善，法律责任严格，监管职责明确，措施具体，形成了立法与监管齐下的管理体系。比如，英国从1984年开始分别制定了《食品法》、《食品安全法》、《食品标准法》和《食品卫生法》等，同时还出台许多专门规定，如《甜品规定》、《食品标签规定》、《肉类制品规定》、《饲料卫生规定》和《食品添加剂规定》等。这些法律法规涵盖所有食品类别，涉及从农田到餐桌整条食物链的各个环节。

在英国，责任主体违法，不仅要承担对受害者的民事赔偿责任，还要根据违法程度和具体情况承受相应的行政处罚乃至刑事制裁。例如，根据《食品安全法》，一般违法行为根据具体情节处以5000英镑的罚款或3个月以内的监禁；销售不符合质量标准要求的食品或提供食品致人健康损害的，处以最高2万英镑的罚款或6个月监禁；违法情节和造成后果十分严重的，对违法者最高处以无上限罚款或两年监禁。

在英国，食品安全监管由联邦政府、地方主管当局以及多个组织共同承担。例如，食品安全质量由卫生部等机构负责；肉类的安全、屠宰场的卫生及巡查由肉类卫生服务局管理；而超市、餐馆及食品零售店的检查则由地方管理当局管辖。

为强化监管，英国政府于1997年成立了食品标准局。该局是不隶属于任何政府部门的独立监督机构，负责食品安全总体事务和制定各种标准，实行卫生大臣负责制，每年向国会提交年度报告。食品标准局还设立了特别工作组，由该局首席执行官挂帅，加强对食品链各环节的监控。

英国法律授权监管机关可对食品的生产、加工和销售场所进行检查，并规定检查人员有权检查、复制和扣押有关记录，取样分析。食品卫生官员经常对餐馆、外卖店、超市、食品批发市场进行不定期检查。在英国，屠宰场是重点监控场所，为保障食品的安全，政府对各屠宰场实行全程监督；大型肉制品和水产品批发市场也是检查重点，食品卫生检查官员每天在这些场所进行仔细的抽样检查，确保出售的商品来源渠道合法并符合卫生标准。

在英国食品安全监管方面，一个重要特征是执行食品追溯和召回制度。食品追溯制度是为了实现对食品从农田到餐桌整个过程的有效控制、保证食品质量安全而实施的对食品质量的全程监控制度。监管机关如发现食品存在问题，可以通过电脑记录很快查到食品的来源。一旦发生重大食品安全事故，地方主管部门可立即调查并确定可能受事故影响的范围、对健康造成危害的程度，通知公众并紧急收回已流通的食品，同时将有关资料送交国家卫生部，以便在全国范围内统筹安排工作，控制事态，最大限度地保护消费者权益。

为追查食物中毒事件，英国政府还建立了食品危害报警系统、食物中毒通知系统、化验所汇报系统和流行病学通信及咨询网络系统。严格的法律和系统的监管有效地控制了有害食品在英国市场流通，消费者权益在相当程度上得到了保护。

（二）法国

在法国，保障食品安全的两个重点工作是打击舞弊行为和畜牧业监督，与之相应的两个新部门近几年也应运而生。其中，直接由法国农业部管辖的食品总局主要负责保证动植物及其产品的卫生安全、监督质量体系管理等。竞争、消费和打击舞弊总局则要负责检查包括食品标签、添加剂在内的各项指标。

在销售环节，实现信息透明是保证食品安全的重要措施。除了每种商品都要标明生产日期、保质期、成分等必需内容外，法国法律还规定，凡是涉及转基因的食品，不论是种植时使用了转基因种子，还是加工时使用了转基因添加剂等，都须在标签上标明。此外，法国规定，食品中所有的添加剂必须详细列出。由于"疯牛病"的影响，从2000年9月1日起，欧盟各国对出售的肉类实施一种专门的标签系统，要求标签上必须标明批号、屠宰所在国家和屠宰场许可号、加工所在国家和加工车间号。从2002年1月开始，又增加了动物出生国和饲养国两项内容。超市一旦店内有过期食品被检查部门发现，那么结果就是导致商店关门。位于巴黎郊区的兰吉斯超级食品批发市场是最大的食品批发集散地，也是巴黎市的"菜篮子"，这里的商品品种丰富、价格便宜。为了保证食品质量，法国农业部设有专门人员，每天24小时不断抽查各种产品。

（三）德国

一直以来，德国政府实行的食品安全监管以及食品企业自查和报告制度，成为德国保护消费者健康的决定性机制。

德国的食品监督归各州负责，州政府相关部门制定监管方案，由各市县食品监督官员和兽医官员负责执行。联邦消费者保护和食品安全局(BVL)负责协调和指导工作。在德国，那些在食品、日用品和美容化妆用品领域从事生产、加工和销售的企业，都要定期接受各地区机构的检查。

食品生产企业都要在当地食品监督部门登记注册，并被归入风险列表中。监管部门按照风险的高低确定各企业抽样样品的数量。每年各州实验室要对大约40万个样本进行检验，检验内容包括样本成分、病菌类型及数量等。

食品往往离不开各种添加剂，添加剂直接关系到食品安全与否。在德国，添加剂只有在被证明安全可靠并且技术上有必要时，才能获得使用许可证明。德国《添加剂许可法规》对允许使用哪些添加剂、使用量、可以在哪些产品中使用都有具体规定。食品生产商必须在食品标签上将所使用的添加剂——列出。

德国食品生产、加工和销售企业有义务自行记录所用原料的质量，进货渠道和销售对象等信息也都必须有记录为证。根据这些记录，一旦发生食品安全问题，可以在很短时间内查明问题出在哪里。

消费者自身加强保护意识也非常重要。例如，一旦发现食品企业存在卫生标准不合格或者食品标签有误，可以通知当地食品监管部门。如果买回家的食品在规定的保质期内出现变质现象，也可以向食品监管部门举报。联邦消费者保护部开设有"我们吃什么"网站，提供多种有关食品安全的信息，帮助消费者加强自我保护能力。

值得一提的是，欧盟范围内已经初步形成了统一、有效的食品安全防范机制，即欧盟食品和饲料快速警报系统。德国新的《食品和饲料法典》和《添加剂许可法规》的一大特点就是与欧盟法律法规接轨。

如果某个州的食品监管部门确定某种食品或动物饲料对人体健康有害，将报告BVL。该机构对汇总来的报告的完整性和正确性加以分析，并报告欧盟委员会。报告涉及产品种类、原产地、销售渠道、危险性以及采取的措施等内容。如果报告来自其他欧盟成员国，BVL将从欧盟委员会接到报告，并继续传递给各州。如果BVL接到的报告中包含有对人体健康危害程度不明的信息，它将首先请求联邦风险评估机构进行毒理学分析，根据鉴定结果再决定是不是在快速警告系统中继续传递这一信息。

通过信息交流，BVL可以及时发现风险。一旦确认某种食品有害健康，将由生产商、进口商或者州食品监管部门通过新闻公报等形式向公众发出警告，并尽早中止有害食品的流通

(四)美国

美国的食品安全监管体系遵循以下指导原则：只允许安全健康的食品上

市；食品安全的监管决策必须有科学基础；政府承担执法责任；制造商、分销商、进口商和其他企业必须遵守法规，否则将受处罚；监管程序透明化，便于公众了解。

美国整个食品安全监管体系分为联邦、州和地区三个层次。以联邦为例，负责食品安全的机构主要有卫生与公众服务部下属的食品和药物管理局和疾病控制和预防中心，农业部下属的食品安全及检验局、动植物卫生检验局以及环境保护局。

三级监管机构的许多部门都聘用流行病学专家、微生物学家和食品科研专家等人员，采取专业人员进驻食品加工厂、饲养场等方式，从原料采集、生产、流通、销售和售后等各个环节进行全方位监管，构成覆盖全国的立体监管网络。

与之相配套的是涵盖食品产业各环节的食品安全法律及产业标准，既有类似《联邦食品、药品和化妆品法》这样的综合性法律，也有《食品添加剂修正案》这样的具体法规。

一旦被查出食品安全有问题，食品供应商和销售商将面临严厉的处罚和数目惊人的巨额罚款。美国特别重视学生午餐之类的重要食品的安全性，通常由联邦政府直接控制，一旦发现问题，有关部门可以当场扣留这些食品。百密一疏，万一食品安全出现问题，召回制度就会发挥作用。

值得一提的是，民间的消费者保护团体也是食品安全监管的重要力量。比如2006年6月，一个名为"公众利益科学中心"的团体就起诉肯德基使用反式脂肪含量高的烹调油。

在网络普及的美国，通过互联网发布食品安全信息十分普遍。联邦政府专门设立了一个"政府食品安全信息门户网站"。通过该网站，人们可以链接到与食品安全相关的各个站点，查找到准确、权威并更新及时的信息。

（五）俄罗斯

在保障食品安全方面，俄罗斯并不乏相关法律文件和技术标准。《食品安全法》、《消费者权益保护法》、各种政府决议及地方规定都对此有详尽而明确的要求。然而，现实生活中食品安全问题仍不时突显，其中关键不在于无法可依，而在于有法不依、执法不严。

在俄罗斯，食品安全保障工作过去一直由国家卫生防疫部门、兽医部门、质检部门及消费权益保护机构共同负责，存在职责划分不清、推卸责任甚至相互扯皮的弊端，最终使食品安全管理工作无法落到实处。

这一局面在2004年开始得到改观。当年3月，俄罗斯总统普京为理顺食品安全管理机制，命令对相关行政管理机构进行调整，在俄罗斯卫生和社会发展部下设立联邦消费者权益和公民平安保护监督局，将俄罗斯境内食品贸易、质量监督及消费者权益保护工作交由该局集中负责。

新机构的成立对于集中行政资源、监控食品质量和安全起到了积极作用。其职责范围包括：检查食品制造和销售场所的卫生防疫情况；对进口食品进行登记备案；在新食品上市前进行食品安全鉴定；对市场所售食品进行安全及营养方面的鉴定和科学研究；以及制止有损消费者权益的行为等。该局在全俄各联邦主体设有分局，负责当地的食品安全检查和监控工作。

第三节　食源性疾病

一、概述

食源性疾病是指通过摄食而进入人体的有毒有害物质（包括生物性病原体）等致病因子所造成的疾病。一般可分为感染性和中毒性，包括常见的食物中毒、肠道传染病、人畜共患传染病、寄生虫病以及化学性有毒有害物质所引起的疾病。食源性疾患的发病率居各类疾病总发病率的前列，是当前世界上最突出的卫生问题。

世界卫生组织认为，凡是通过摄食进入人体的致病因素，使人体患感染性的或中毒性的疾病，都称之为食源性疾患。从这个概念出发，应当不包括一些与饮食有关的慢性病、代谢病，如糖尿病、高血压等，然而国际上有人把这类疾病也归为食源性疾患的范畴。顾名思义，凡与摄食有关的一切疾病（包括传染性和非传染性疾病）均属食源性疾患。

1984 年 WHO 将"食源性疾病"（foodborne diseases）一词作为正式的专业术语，以代替历史上使用的"食物中毒"一词，并将食源性疾病定义为"通过摄食方式进入人体内的各种致病因子引起的通常具有感染或中毒性质的一类疾病"。

二、疾病病原

食源性疾患可以有病原，也可有不同的病理和临床表现。但是，这类疾患有一个共同的特征，就是通过进食行为而发病，这就为预防这类疾病提供了一个有效的途径：加强食品卫生监督管理，倡导合理营养，控制食品污染，提高食品卫生质量，可有效地预防食源性疾患的发生。

三、疾病状况

由食品污染而引起的疾病是当今世界上最广泛的卫生问题之一。据报告，食源性疾患的发病率居各类疾病总发病率的第二位。据世界卫生组织（WHO）和世界粮农组织（FAO）报告，仅 1980 年一年，亚洲、非洲和拉丁美洲 5 岁以下的儿童，急性腹泻病例约有十亿，其中有 500 万儿童死亡。英国约有 1/5 的肠道传染病是经食物传播的。美国食源性疾患每年平均爆发 300 起以上。1972 年至 1978 年美国由于食源性疾患死亡病例达 80 例，其中肉毒杆菌中毒死亡 30 例。

我国目前尚无统一的食源性疾患报告的数据。从 1953 年全国建立卫生防疫站以来，相继建立了传染病报告和食物中毒报告制度，历年来我国法定报告的传染病发病率以肠道传染病为首，随着城市自来水和农村改水的发展，近年来肠道传染病的水型暴发已不多见，主要经食物传播。我国食物中毒报告的发病率，自 1983 年《食品卫生法（试行）》颁布以来大幅度地下降，但仍较高。上海市 1988 年春，由于食用不洁毛蚶造成近 30 万人的甲型肝炎大流行，这是一次典型的食源性疾病的大流行。东南沿海地区每年都要发生食用河豚鱼中毒死亡事故，仅上海市 80 年代每年死亡人数达 20 人左右。尤其严重的是近年来不法食品商贩用工业乙醇兑制白酒引起甲醇中毒列亡事故屡禁不绝，1996 年 6、7 月间云南省曲靖地区发生饮用白酒导致恶性甲醇中毒事件，中毒 192 人，死亡 35 人；1988 年春节期间，山西朔州和大同市灵丘县又发生不法食品生产经营者用甲醇勾兑散装白酒，发生严重的甲醇中毒，导致 296 人中毒住院治疗，其中 27 人死亡。上述二起食物中毒事件，是利用非食品原料非法生产加工食品造成食源性疾患的典型案例。

四、疾病特征

1. 在食源性疾病暴发流行过程中，食物本身并不致病，只是起了携带和传播病原物质的媒介（vehicle）作用。

2. 导致人体罹患食源性疾病的病原物质是食物中所含有的各种致病因子（pathogenic agents）。

3. 人体摄入食物中所含有的致病因子可以引起以急性中毒或急性感染两种病理变化为主要发病特点的各类临床综合征（syndromes）。

五、疾病分类

（一）按致病因子

1. 细菌性食源性疾病

主要有沙门菌食物中毒、葡萄球菌食物中毒、肉毒梭菌毒素食物中毒等。

2. 食源性真菌毒素中毒

如黄曲霉毒素食物中毒。

3.食源性化学性中毒

如亚硝酸盐食物中毒、砷化物中毒、有机磷农药中毒等。

4.食源性寄生虫感染

如猪肉绦虫病。

5.食源性病毒感染

6.动物性毒素中毒

如河豚鱼中毒。

7.植物性毒素中毒

多见毒蕈中毒、四季豆中毒(皂素)、发芽马铃薯中毒(龙葵素)、鲜黄花菜中毒(秋水仙碱)等。

（二）按发病机制分类

1.食源性感染

2.食源性中毒

六、疾病防治

目前一些发达国家和国际组织已经很少使用食物中毒的概念，经常使用的是"食源性疾病"。近20年来，他们对食源性疾患的定义、流行因素、危害程度、预防措施及其对社会经济发展的影响等的研究有了较大的进展。我国历来重视食物中毒的防治工作，已形成了一整套的食物中毒的报告管理制度。《食品卫生法》已明确规定了食物中毒和其他食源性疾患的食品卫生监督管理的内容。由于历史原因，由食物传播的肠道传染病、腹泻病的报告管理仍属传染病报告的范围。对人畜共患病的报告尚不健全。因此，食物中毒仅是食源性疾患的一部分，不能全面、真实地反映因食物不卫生、食品污染对健康造成的危害。如何加强对食源性疾患的统一管理，统一报告，从预防和控制措施上与国际接轨，将是食品卫生工作者长期的任务。

七、疾病预防

（一）细菌性食源性疾病预防要点

1.避免在没有卫生保障的公共场所进餐。

2.在有卫生保障的超市或菜市场购买有安全系数的食品。不买散装食品。

3.新鲜食品经充分加热后再食用。不喝生水。

4.避免生熟食混放、混用菜板菜刀等，避免生熟食交叉污染。

5.不生食、半生食海鲜及肉类。生食瓜果必须洗净。

6.重视凉拌和生冷类食品的清洁。

7. 尽量每餐不剩饭菜。

8. 吃剩的饭菜尽量放 10℃以下贮藏，食用前必须充分加热。

9. 夏季避免食用家庭自制的腌渍食品。

10. 养成饭前便后洗手的良好卫生习惯。

（二）食源性真菌毒素中毒预防要点

1. 防霉

控制粮食中的水分是防霉的关键。粮食收获后，必须迅速将水分含量降至安全水分以下；粮食入仓后，应注意通风，保持粮库内干燥。采用除氧充氮的方法对防霉效果也较好。

2. 去毒

黄曲霉毒素污染粮食后，可采用挑出霉粒、研磨加工、加碱破坏、吸附去毒、加水反复搓洗或用高压锅煮饭等方法去毒。

3. 食品卫生监测

加强食品卫生监测，限制各种食品中黄曲霉毒素含量，是控制黄曲霉毒素对人体危害的重要措施。

（三）食源性化学性中毒预防要点

1. 农药污染预防

①发展高效、低毒、低残留农药；②合理使用农药；③加强对农药的生产经营和管理；④限制农药在食品中的残留量。

2. 有毒金属污染

①消除污染源；②制订各类食品中有毒金属元素的最高允许限量标准，加强食物卫生标准的食物监督工作；③严格管理有毒有害金属及其化合物，防止误食、误用、投毒或人为污染食品。

3. N - 亚硝基化合物、多环芳烃类化合物、杂环胺类化合物污染预防

①减少食品污染；②改变不良烹调方式和饮食习惯；③增加蔬菜水果的摄入量；④加强监测。

［附］ 食品安全管理制度

一、进货索证索票制度

（一）严格审验供货商（包括销售商或者直接供货的生产者）的许可证和食品合格的证明文件。

（二）对购入的食品，索取并仔细查验供货商的营业执照、生产许可证或者

流通许可证、标注通过有关质量认证食品的相关质量认证证书、进口食品的有效商检证明、国家规定应当经过检验检疫食品的检验检疫合格证明。上述相关证明文件应当在有效期内首次购入该种食品时索验。

（三）购入食品时，索取供货商出具的正式销售发票；或者按照国家相关规定索取有供货商盖章或者签名的销售凭证，并留具真实地址和联系方式；销售凭证应当记明食品名称、规格、数量、单价、金额、销货日期等内容。

（四）索取和查验的营业执照（身份证明）、生产许可证、流通许可证、质量认证证书、商检证明、检验检疫合格证明、质量检验合格报告和销售发票（凭证）应当按供货商名称或者食品种类整理建档备查，相关档案应当妥善保管，保管期限自该种食品购入之日起不少于 2 年。

二、食品进货查验记录制度

（一）每次购入食品，如实记录食品的名称、规格、数量、生产批号、保质期、供货者名称及联系方式、进货日期等内容。

（二）采取账簿登记、单据粘贴建档等多种方式建立进货台账。食品进货台账应当妥善保存，保存期限自该种食品购入之日起不少于 2 年。

（三）食品安全管理人员定期查阅进货台账和检查食品的保存与质量状况，对即将到保质期的食品，应当在进货台账中作出醒目标注，并将食品集中陈列或者向消费者作出醒目提示；对超过保质期或者腐败、变质、质量不合格等食品，应当立即停止销售，撤下柜台销毁或者报告工商行政管理机关依法处理，食品的处理情况应当在进货台账中如实记录。

三、库房管理制度

（一）食品与非食品应分库存放，不得与洗化用品、日杂用品等混放。

（二）食品仓库实行专用并设有防鼠、防蝇、防潮、防霉、通风的设施及措施，并运转正常。

（三）食品应分类，分架，隔墙隔地存放。各类食品有明显标志，有异味或易吸潮的食品应密封保存或分库存放，易腐食品要及时冷藏、冷冻保存。

（四）贮存散装食品的，应在散装食品的容器、外包装上标明食品的名称、生产日期、保质期、生产经营者名称及联系方式等内容。

（五）建立仓库进出库专人验收登记制度，做到勤进勤出，先进先出，定期清仓检查，防止食品过期、变质、霉变、生虫，及时清理不符合食品安全要求的食品。

（六）食品仓库应经常开窗通风，定期清扫，保持干燥和整洁。

（七）工作人员应穿戴整洁的工作衣帽，保持个人卫生。

四、食品销售卫生制度

（一）食品销售工作人员必须穿戴整洁的工作衣帽，洗手消毒后上岗，销售过程中禁止挠头、咳嗽，打喷嚏用纸巾捂口。

（二）销售直接入口的食品必须有完整的包装或防尘容器盛放，使用无毒、清洁的售货工具。

（三）食品销售应有专柜，要有防尘、防蝇、防污染设施。

（四）销售的预包装及散装食品应标明厂名、厂址、品名、生产日期和保存期限（或保质期）等。

五、食品展示卫生制度

（一）展示食品的货架必须在展示食品前进行清洁消毒。

（二）展示食品必须生、熟分离，避免食品交叉感染。

（三）展示直接入口食品必须使用无毒、清洁的容器，保持食品新鲜卫生，不得超出保质期。

（四）展示柜的玻璃、销售用具、架子、灯罩、价格牌不得直接接触食品，展示的食品不得直接散放在货架上。。

（五）展示食品的销售人员必须持有有效健康证明上岗，穿戴整洁的工作衣帽。

六、从业人员健康检查制度

（一）食品经营人员必须每年进行健康检查，取得健康证明后方可参加工作，不得超期使用健康证明。

（二）食品安全管理人员负责组织本单位从业人员的健康检查工作，建立从业人员卫生档案。

（三）患有痢疾、伤寒、病毒性肝炎等消化道传染病的人员，以及患有活动性肺结核、化脓性或者渗出性皮肤病等有碍食品安全的疾病的人员，不得从事接触直接入口食品的工作。

七、从业人员食品安全知识培训制度

（一）认真制定培训计划，定期组织管理人员、从业人员参加食品安全知识、职业道德和法律、法规的培训以及操作技能培训。

（二）新参加工作的人员包括实习工、实习生必须经过培训、考试合格后方可上岗。

（三）建立从业人员食品安全知识培训档案，将培训时间、培训内容、考核结果记录归档，以备查验。

八、食品用具清洗消毒制度

（一）食品用具、容器、包装材料应当安全、无害，保持清洁，防止食品污染，并符合保证食品安全所需的温度等特殊要求。

（二）食品用具要定期清洗、消毒。

（三）食品用具要有专人保管、不混用不乱用。

（四）食品冷藏、冷冻工具应定期保洁、洗刷、消毒，专人负责、专人管理。

（五）食品用具清洗、消毒应定期检查、不定期抽查，对不符合食品安全标准要求的用具及时更换。

九、卫生检查制度

（一）制定定期或不定期卫生检查计划，将全面检查与抽查、问查相结合，主要检查各项制度的贯彻落实情况。

（二）卫生管理人员负责各项卫生管理制度的落实，每天在营业后检查一次卫生，检查各岗是否有违反制度的情况，发现问题，及时指导改进，并做好卫生检查记录备查。每周1～2次全面现场检查，对发现的问题及时反馈，并提出限期改进意见，做好检查记录。

（眭师宜）

第五章　膳食结构与膳食指南

【学习目标】

1. 掌握膳食结构的概念、一般人群膳食指南和各类食物的参考摄入量。

2. 熟悉合理营养、平衡膳食、膳食指南的概念和特定人群膳食指南。

3. 了解膳食结构的类型和中国居民膳食结构现状。

第一节　中国居民膳食结构现状

膳食结构(dietary pattern)是指膳食中各类食物的数量及其在膳食中所占的比重，也叫膳食构成或饮食形态。一般可根据各类食物所能提供的能量和各种营养素的数量、比例来衡量膳食结构的组成是否合理。

一个地区膳食结构的形成与当地生产力发展水平、文化和科学知识水平、自然环境条件好坏等因素有关。不同历史时期、不同国家或地区、不同社会阶层的人们，其膳食结构往往存在差异。膳食结构不仅反映人们的生活水平和饮食习惯，而且反映一个民族的传统文化，一个国家的经济发展和一个地区的环境和资源等方面的情况。通过分析膳食结构还可以发现该地区人群膳食营养与健康、经济收入间的关系。影响膳食结构的因素在逐渐变化，膳食结构并非一成不变，通过适当的干预可以促使其向更利于健康的方向发展。但影响膳食结构的因素一般变化较缓慢，所以一个国家、民族或人群的膳食结构具有一定的稳定性，不会短时迅速发生重大改变。

根据膳食中动物性、植物性食物所占的比例，以及能量、蛋白质、脂肪和碳水化合物的供给量作为划分膳食结构的标准，可将世界不同地区的膳食结构分为动植物食物平衡的膳食结构(也叫日本模式或营养模式)、以植物性食物为主的膳食结构(又叫发展中国家模式或温饱模式)、以动物性食物为主的膳食结构(又叫发达国家模式或富裕型模式)、地中海膳食结构(为居住在地中海地区的居民所特有)四种类型。

中国居民传统的膳食是以植物性食物为主，谷类、薯类和蔬菜的摄入量较高，肉类的摄入量比较低，豆制品总量不高且随地区而异，奶类消费在大多地区不多。随着中国经济的快速发展，人民的膳食结构也发生了较大变化。

2002年第四次全国营养调查结果表明，我国居民膳食质量明显提高，城乡居民能量及蛋白质摄入得到基本满足，肉、禽、蛋等动物性食物消费量明显增加，优质蛋白比例上升。城乡居民动物性食物分别由1992年的人均每日消费210g和69g上升到248g和126g。

与1992年相比，农村居民膳食结构趋向合理。优质蛋白质占蛋白质总量的比例从17%增加到31%，脂肪供能比由19%增加到28%，碳水化合物供能比由70%下降到61%。但动物性食物、水果消费量还偏低，应注意多吃。

与1992年相比，城市居民膳食结构不尽合理。畜肉类及油脂消费过多，特别是猪肉的消费量过多，谷类食物消费偏低。城市居民每人每日油脂消费量由37g增加到44g，脂肪供能比达到35%，超过世界卫生组织推荐的30%的上限。城市居民谷类食物供能比仅为47%，明显低于55~65%的合理范围。

钙、铁、维生素A等微量营养素摄入不足是我国城乡居民普遍存在的问题。我国居民贫血患病率平均为15.2%；2岁以内婴幼儿、60岁以上老人、育龄妇女贫血患病率分别为24.2%、21.5%和20.6%。3~12岁儿童维生素A缺乏率为9.3%，其中城市为3.0%，农村为11.2%；维生素A边缘缺乏率为45.1%，其中城市为29.0%，农村为49.6%。全国城乡钙摄入量仅为389mg，还不到适宜摄入量的一半。

此外，奶类、豆类制品摄入过低和食盐、食用油摄入偏高以及不良饮水习惯也是全国普遍存在的问题，且营养缺乏病依然存在。儿童营养不良在农村地区仍然比较严重，5岁以下儿童生长迟缓率和低体重率分别为17.3%和9.3%，贫困农村分别高达29.3%和14.4%。生长迟缓率以1岁组最高，农村平均为20.9%，贫困农村则高达34.6%，说明农村地区婴儿辅食添加不合理的问题十分突出。

第二节　中国居民膳食指南

合理营养是指每日膳食中人体所需各种营养素种类齐全、数量充足、相互间比例适当，即全面而均衡的营养。人体需要不断从外界摄取食物，从中获得能量和营养素，不仅用于维持机体正常生长发育和新陈代谢，而且要满足机体从事工作、学习、生活的需要。如果营养素、能量摄入不足，就会引起机体生长发育障碍和生理功能的改变，长期缺乏还会导致营养缺乏症，出现各种临床症状。因此，合理营养是健康的物质基础，而平衡膳食是合理营养的唯一途径，所以只有平衡膳食才能保证儿童的正常生长发育、成人的体格健壮和老人的健康长寿。

膳食指南(dietary guidelines)是根据营养学原则，结合国情，教育人民群众采用平衡膳食，以达到合理营养促进健康目的的指导性意见。

中国居民膳食指南的核心是提倡平衡膳食与合理营养以达到促进健康的目的。中国营养学会于1989年制定了我国第一个膳食指南，共有以下8条内容：食物要多样；饥饱要适当；油脂要适量；粗细要搭配；食盐要限量；甜食要少吃；饮酒要节制；三餐要合理。

2010年12月由中国营养学会发布新的《中国居民膳食指南》，包括一般人群膳食指南、特定人群膳食指南、中国居民平衡膳食宝塔三个部分。其中一般人群膳食指南适用于6岁以上的人群，具体包括以下10条内容：

一、食物多样，谷类为主，粗细搭配

人类的食物多种多样，不同食物所含营养成分不完全相同。没有不好的食物，只有不合理的膳食，关键在于平衡。平衡膳食必须由多种食物组成，才能满足人体各种营养需要，达到合理营养、促进健康的目的。多种食物应包括以下5大类：

第一类为谷类及薯类。谷类包括米、面、杂粮；薯类包括马铃薯、甘薯、木薯等。主要提供碳水化合物、蛋白质、膳食纤维、B族维生素。

第二类为动物性食物。包括肉、禽、鱼、奶、蛋等，主要提供蛋白质、脂肪、矿物质、维生素A、D和B族维生素。

第三类为豆类和坚果。包括大豆、其他干豆类及花生、核桃、杏仁等坚果，主要提供蛋白质、脂肪、膳食纤维、矿物质、B族维生素和维生素E。

第四类为蔬菜水果和菌藻类。包括鲜豆、根茎、叶菜、茄果、菌类、藻类等，主要提供膳食纤维、矿物质、维生素C、胡萝卜素、维生素K和有益健康的植物化学物质。

第五类为纯能量食物。包括动植物油、淀粉、食用糖和酒类，主要提供能量。动植物油还可提供维生素E和必需脂肪酸。

谷类食物是中国传统膳食的主体，是人体能量的主要来源，也是最经济的能源食物。随着经济的发展和生活的改善，人们倾向于食用更多的动物性食物和油脂。根据2002年中国居民营养与健康状况调查的结果，在一些比较富裕的家庭中动物性食物的消费量已超过了谷类的消费量，膳食提供的能量和脂肪过高，而膳食纤维过低，对一些慢性疾病的预防不利。坚持谷类为主，就是为了保持我国传统膳食的优点，避免高能量、高脂肪膳食的弊端。居民应坚持每天摄入适量的谷类食物，一般成年人每天摄入250～400g为宜。

另外要注意粮食的粗细搭配，经常吃一些粗粮杂粮和全谷类食物。每天最好能吃 50～100g。稻谷和小麦加工不要过于精细，否则谷类表层所含的维生素、矿物质和膳食纤维等会大量流失到糠麸中。

二、多吃蔬菜、水果和薯类

新鲜蔬菜、水果是人类平衡膳食的重要组成部分，也是我国传统膳食重要特点之一。蔬菜、水果是维生素、矿物质、膳食纤维和植物化学物质的重要来源，水分多、能量低。薯类含有丰富的淀粉、膳食纤维以及多种维生素和矿物质。富含蔬菜、水果和薯类的膳食对保持身体健康，保持肠道正常功能，提高免疫力，降低患肥胖、高血压、糖尿病、癌症等慢性疾病风险具有重要作用，所以近年来各国膳食指南都强调增加蔬菜水果的摄入种类和数量。我国推荐成人每天吃蔬菜 300～500g，其中深色蔬菜最好约占一半，水果 200～400g，并注意增加薯类(红薯、马铃薯、木薯、芋头、山药等)的摄入，每周 5 次左右，每次 50～100g。薯类最好用蒸、煮、烤的方式，可以保留较多的营养素，少用油炸的方式，减少食物中油和盐的含量。

蔬菜的品种很多，不同蔬菜的营养价值相差很大，只有选择不同品种的蔬菜合理搭配才有利于健康。首先应选择新鲜和应季蔬菜，以免储存时间过长，造成一些营养物质的流失。另外在条件允许的情况下，尽可能选择多种蔬菜食用。

虽然蔬菜、水果在营养成分和健康效应方面有很多相似之处，但它们毕竟是两类不同的食物，其营养价值各有特点，蔬菜、水果不能互换，摄入应平衡。一般来说，蔬菜品种远远多于水果，而且多数蔬菜(特别是深色蔬菜)的维生素、矿物质、膳食纤维和植物化学物质的含量高于水果，所以水果不能替代蔬菜。在膳食中，水果可补充蔬菜摄入的不足。水果中碳水化合物、有机酸和芳香物质比新鲜蔬菜多，且水果食用前不用加热，其营养成分不受烹调因素的影响，所以蔬菜也不能替代水果。推荐每餐有蔬菜，每天有水果。

三、每天吃奶类、大豆或其制品

奶类营养成分齐全，组成比例适宜，容易消化吸收。奶类除含丰富的优质蛋白质和维生素外，含钙量较高，且利用率也很高，是膳食钙的极好来源。儿童、青少年饮奶有利于其生长发育，增加骨密度，从而推迟其成年后发生骨质疏松的年龄；中老年人饮奶可以减少其骨质丢失，有利于预防骨质疏松。因此，建议每人每天饮奶 300g 或相当量的奶制品，对于饮奶量更多或有高血脂和超重肥胖倾向者应选择低脂、脱脂奶及其制品。

大豆含丰富的优质蛋白质、必需脂肪酸、B 族维生素、维生素 E 和膳食纤维等营养素，且含有磷脂、低聚糖以及异黄酮、植物固醇等多种植物化学物质。大豆是重要的优质蛋白质来源。为提高农村居民的蛋白质摄入量及防止城市居民过多消费肉类带来的不利影响，应适当多吃大豆及其制品，建议每人每天摄入 30～50g 大豆或相当量的豆制品。

四、常吃适量的鱼、禽、蛋和瘦肉

鱼、禽、蛋和瘦肉均属于动物性食物，是人类优质蛋白、脂类、脂溶性维生素、B 族维生素和矿物质的良好来源，是平衡膳食的重要组成部分。动物性食物中蛋白质不仅含量高，而且氨基酸组成更适合人体需要，尤其是富含赖氨酸和蛋氨酸，如与谷类或豆类食物搭配食用，可明显发挥蛋白质互补作用。但动物性食物一般都含有一定量的饱和脂肪酸和胆固醇，摄入过多可能增加患心血管疾病的危险性。

畜肉类一般含脂肪较多，且多为饱和脂肪酸，但瘦肉脂肪含量较低，铁含量高且利用率高。禽类脂肪含量较低，且不饱和脂肪酸含量较高，其脂肪酸组成也优于畜类脂肪。鱼类脂肪含量一般较低，且含有较多的多不饱和脂肪酸，有些海产鱼类富含 EPA 和 DHA，对预防血脂异常和心脑血管病等有一定的作用。蛋类富含优质蛋白，各种营养成分比较齐全，是很经济的优质蛋白来源。肥肉和荤油为高脂肪和高能量食物，摄入过多往往会引起肥胖，并且是某些慢性疾病的危险因子，应当尽量少吃。

目前我国部分城市居民动物性食物食用过多，尤其是猪肉食用过多，应当调整肉食结构，适当多吃鱼虾、禽肉，特别是水产品，少吃畜肉特别是猪肉。相当一部分城市和多数农村居民平均动物性食物食用量还不够，应适当增加。推荐成人每天摄入量为鱼虾类 75～100g，畜禽肉类 50～75g，蛋为 25～50g。

五、减少烹调油用量，吃清淡少盐的膳食

脂肪是人体能量的重要来源之一，并可提供必需脂肪酸，有利于脂溶性维生素的消化吸收，但是脂肪摄入过多是肥胖、高血脂、动脉粥样硬化等多种慢性疾病的危险因素之一。膳食中食盐的摄入量过高与高血压的患病率密切相关。2002 年中国居民营养与健康状况调查结果显示，我国城乡居民平均每日摄入烹调油 44g，远高于 1997 年《中国居民膳食指南》推荐量 25g。每天食盐平均摄入量为 12g，远高于 1997 年《中国居民膳食指南》建议摄入量 6g。同时相关慢性疾病患病率迅速上升。与 1992 年全国营养调查资料相比，成人超重率上升 39%，肥胖率上升 97%，预计今后肥胖患病率仍将有较大幅度增长。与1991 年相比，高血压患病率上升 31%。

食盐和食用油摄入过多是我国城乡居民共同存在的营养问题。为此，建议我国居民应养成吃清淡少盐膳食的饮食习惯，即既不要吃太油腻、太咸食物，也不要摄入过多的动物性食物和油炸、烟熏、腌制食物。建议每人每天烹调油用量不超过 25g 或 30g，食盐摄入量不超过 6g，包括酱油、酱菜、盐腌制品等食物中的食盐量。

六、食不过量，天天运动，保持健康体重

合适的进食量和运动是保持健康体重的两个主要因素，食物提供人体能量，运动消耗能量。如果进食量过大而运动量不足，多余的能量就会在体内以脂肪的形式储存下来，增加体重，造成超重或肥胖；相反若食量不足，能量摄入不足会引起体重偏低或消瘦。体重过重或过轻都是不健康的表现，易患多种疾病，缩短寿命。所以，应保持进食量和运动量的平衡，使摄入的各种食物所提供的能量既能满足机体需要，又不造成体内能量过剩，使体重维持在适宜范围。成人的健康体重是指体质指数在 18.5~23.9 之间。

目前我国大多数成人体力活动不足或缺乏体育锻炼，进食量却相对增加，导致超重和肥胖的发生率正在逐年增加，进而导致心血管疾病、糖尿病、某些肿瘤发病率也随之增加。适当运动有助于保持健康体重，降低患高血压、中风、冠心病、Ⅱ型糖尿病、结肠癌、乳腺癌和骨质疏松等慢性疾病的风险，同时还利于调节心理平衡，有效消除压力，缓解抑郁和焦虑症状，改善睡眠。因此，应改变久坐少动的不良生活方式，养成天天运动的习惯，坚持每天多做一些消耗能量的活动。建议成人每天进行累计相当于步行 6000 步以上的身体活动，如果身体条件允许，最好每天进行 30min 中等强度的运动。

七、三餐分配要合理，零食要适当

合理安排一日三餐的时间及食量，进餐应定时定量。一般情况下，早餐安排在 6:30 - 8:30，午餐在 11:30 - 13:30，晚餐在 18:00 - 20:00 进行为宜；早餐提供全天总能量的 25%~30%，午餐提供 30%~40%，晚餐提供 30%~40%，具体可根据职业、劳动强度和生活习惯进行适当调整。坚持天天吃早餐并保证其营养充足；午餐要吃好、吃饱；晚餐要适量，过于丰盛、油腻，会延长消化时间，导致睡眠不好，此外也容易导致肥胖。不暴饮暴食，不经常在外就餐，尽可能与家人共同进餐，并营造良好的就餐氛围。

零食是一日三餐之外的食物，可以补充部分机体所需能量和营养素，可以合理选用。零食的量不宜过多，否则会影响正餐的食欲和食量，同时应选择营养价值高的零食，少吃含糖或脂肪较多的零食。零食提供的能量和营养素是全

天膳食摄入的一个组成部分，应计入全天摄入量之中，不可忽略。

八、每天足量饮水，合理选择饮料

水是膳食的重要组成部分，是生命之源，在生命活动中发挥着重要作用。体内水的来源有饮水、食物水和内生水。水的排出主要通过肾脏以尿液的形式排出，其次是经肺呼出、经皮肤和随粪便排出。进入体内的水和排出体外的水应基本相等，即处于动态平衡。人体水的需要量主要受年龄、环境温度、身体活动等因素影响。一般来说，健康成人每天需要水 2500mL 左右。在温和气候条件下生活的轻体力活动的成人每天最少饮水 1200mL，约 6 杯。高温或强体力活动时，应适当增加饮水量。饮水不足或过多都会给人体健康带来危害。饮水要主动，不要等到口干舌燥时再喝水，应有规律、少量多次饮水。饮水最好选择白开水。

饮料多种多样，需要合理选择和安排，如乳饮料和纯果汁饮料含有一定量的营养素和有益膳食成分，适量饮用可以作为膳食的补充。有些饮料添加了一定的矿物质和维生素，适合热天户外活动或运动后饮用。有些饮料只含糖和香精香料，营养价值不高。多数饮料都含有一定的糖，大量饮用特别是含糖量高的饮料，会在不经意间摄入过多能量，造成体内能量过剩。另外，饮后如不及时嗽口刷牙，残留在口腔内的糖会在细菌作用下产生酸性物质，损害牙齿健康。有些人，尤其是儿童、青少年，每天饮用大量含糖饮料代替饮水，是一种不健康的饮食习惯，应当改正。

九、饮酒应限量

在节假日、喜庆和交际的场合，人们饮酒是一种习俗。高度酒乙醇含量高，能量高，白酒基本上是纯能量食物，不含其他营养素。无节制地饮酒，会使食欲下降，食物摄入量减少，以致发生多种营养素缺乏、急慢性酒精中毒、酒精性脂肪肝，严重时还会造成酒精性肝硬化；过量饮酒还会增加患高血压、中风等疾病的危险，也会增加患乳腺癌、消化道癌症的危险；此外，饮酒还可导致事故及暴力的增加，既对个人健康不利，又影响社会安定。因此，应该严禁酗酒。若饮酒尽可能饮用低度酒，并控制在适当的限量以下，建议成年男子一天饮用酒的酒精量不超过 25g，成年女性一天饮用酒的酒精量不超过 15g。孕妇、儿童、青少年一律不应饮酒；高血脂、高血压、冠心病等患者也不应饮酒。

十、吃新鲜卫生的食物

一个健康人一生需要从自然界摄取食物、水和饮料大约 60t。人体一方面从这些饮食中吸收利用本身必需的各种营养素，以满足生长发育和生理功能的需要，另一方面又必须防止其中的有害因素诱发食源性疾病。

食物放置时间过长就会引起变质，可能产生对人体有毒有害的物质。另外，食物中还可能含有或混入各种有害物质，如天然毒素、致病微生物、寄生虫和有毒化学物等。吃新鲜卫生的食物是防止食源性疾病，实现食品安全的根本措施。

正确采购食物是保证食物新鲜卫生的第一关。一般来说，正规的商场和超市、有名的食品企业比较注意产品的质量，也更多地接受政府和消费者的监督，在食品卫生方面具有较大的安全性。购买包装食品还应当留心查看包装标识，特别应关注生产日期、保质期、生产单位；也要注意食品颜色是否正常，有无酸臭异味，形态是否异常，以便判断食物是否腐败变质。散装食物容易受到污染，采购时需要更多地注意卫生问题。烟熏食品及有些着色食品可能含有苯并芘或亚硝酸盐等有害成分，不宜多吃。

食物合理储藏可以保持新鲜，避免受到污染。高温加热能杀灭食物中大部分微生物，有效控制食品腐败变质，延长保存时间；冷藏温度常为 4℃ ~ 8℃，一般不能杀灭微生物，只适于短期贮藏；而冻藏温度常为 -12℃ ~ -23℃，可抑制微生物生长，保持食物新鲜，适于长期贮藏。盛放食物的容器和包装物必须安全、无害，易保持清洁，防止食品污染；塑料容器应纯度高，不释放有害物质，不得使用再生塑料器具。油脂较多的食物不宜在塑料容器内长期储存。储藏食物要做到生、熟分开。储藏食物特别要注意远离有毒有害物品，如农药、灭鼠剂、消毒剂、亚硝酸盐等。

烹调加工过程是保证食物卫生安全的一个重要环节。需要注意保持良好的个人卫生以及食物加工环境和用具的洁净，避免食物烹调时的交叉污染。对动物性食物应充分加热使食物熟透，煎、炸、烧烤等烹调方式如使用不当容易产生有害物质，应尽量少用。食物腌制要注意加足食盐，低温储存，避免高温环境。大量腌制蔬菜至少要腌制 20 天以上再食用；在肉制品中添加硝酸盐和亚硝酸盐时应严格执行国家卫生标准，不可过量使用。

有一些动物或植物性食物含有天然毒素，例如毒蕈、河豚、鲜黄花菜、四季豆、发芽的马铃薯以及含氰苷类的苦味果仁和木薯等。为了避免误食发生食物中毒，一方面需要学会鉴别这些食物，另一方面应了解对不同食物进行浸泡、清洗、加热等去除毒素的具体方法。

第三节　特定人群的膳食指南

特定人群包括孕妇、乳母、婴幼儿、学龄前儿童、儿童青少年以及老年人，根据这些人群的生理特点和营养需求，特别制定了相应的膳食指南，以期更好地指导孕期和哺乳期妇女的膳食，婴幼儿合理喂养和辅助食品的科学添加，学龄前儿童和儿童青少年在身体快速增长时期的饮食，以及适应老年人生理和营养需求变化的膳食安排，达到提高健康水平和生命质量的目的。

一、孕期妇女和哺乳期妇女膳食指南

(一)孕期妇女膳食指南

1. 孕前期妇女膳食指南

合理膳食和均衡营养是成功妊娠所必需的物质基础。为降低出生缺陷、提高生育质量、保证妊娠的成功，夫妻双方都应做好孕前的营养准备。育龄妇女在计划妊娠前 3～6 个月应接受特别的膳食和健康生活方式指导，调整自身的营养、健康状况和生活习惯，使之尽可能都达到最佳状态以利于妊娠的成功。在一般人群膳食指南 10 条基础上，孕前期妇女膳食指南增加以下 4 条内容。

(1)多摄入富含叶酸的食物或补充叶酸：妊娠的最初 4 周是胎儿神经管分化和形成的重要时期，这一期间叶酸缺乏可增加胎儿发生神经管畸形及早产的危险。育龄妇女应从计划妊娠开始，尽可能早地多摄取富含叶酸的食物，如动物肝脏、深绿色蔬菜及豆类。由于叶酸补充剂比食物中的叶酸能更好地被机体吸收利用，建议最迟应从孕前 3 个月开始每日补充叶酸 $400\mu g$，并持续整个孕期。叶酸除有助于预防胎儿神经管畸形外，还有利于降低妊娠高脂血症发生的危险。

(2)常吃含铁丰富的食物：孕前期良好的铁营养是成功妊娠的必要条件，孕前缺铁容易导致早产、孕期母体体重增加不足以及新生儿低出生体重，故孕前女性应储备足够的铁供孕期利用。建议孕前期妇女适当多摄入含铁丰富的食物，如动物肝脏、动物血、瘦肉等动物性食物和黑木耳、红枣等植物性食物。缺铁或贫血的育龄妇女可适当摄入铁强化食物或在医生指导下补充小剂量的铁剂(10～20mg/d)，同时注意多摄入富含维生素 C 的蔬菜、水果，或在补充铁剂的同时补充维生素 C，以促进铁的吸收利用，等缺铁或贫血得到纠正后，再计划怀孕。

(3)保证摄入加碘食盐，适当增加海产品的摄入：碘是人体必需的微量元素之一，甲状腺利用碘和酪氨酸合成甲状腺素，调节机体新陈代谢。碘缺乏会引起甲状腺素合成减少以及甲状腺功能减退，并因此影响母体和胎儿的新陈代谢，尤其是蛋白质合成。妇女孕前期和孕早期碘缺乏均可增加新生儿将来发生克汀病的危险性。由于孕前和孕早期对碘的需要相对较多，除摄入加碘食盐外，还建议每周至少摄入一次富含碘的海产品，如海带、紫菜、鱼、虾、贝类等。

（4）戒烟、禁酒：夫妻一方或双方经常抽烟或饮酒，不仅影响精子或卵子的发育，造成精子或卵子畸形，而且影响受精卵在子宫的顺利着床和胚胎发育，导致流产。酒精可以通过胎盘进入胎儿血液，造成胎儿宫内发育不良、中枢神经系统发育异常、智力低下等。因此，夫妻双方在计划怀孕前的3～6个月都应停止抽烟、饮酒。此外，计划怀孕的妇女还要远离吸烟的环境，减轻被动吸烟的危害。

2. 孕早期妇女膳食指南

孕早期胎儿生长发育速度相对缓慢，孕妇受孕酮分泌增加的影响，消化系统功能发生一系列变化：胃肠道平滑肌松弛、张力减弱、蠕动减慢，胃排空及食物肠道停留时间延长，孕妇易出现饱腹感以及便秘；消化液和消化酶分泌减少，易出现消化不良；此外，贲门括约肌松弛，胃内容物可逆流入食道下部，引起"烧心"或反胃。由于孕早期消化功能的改变，多数妇女怀孕早期可出现妊娠反应，如恶心、呕吐、食欲下降等症状。因此，孕早期的膳食应营养丰富、少油腻、易消化及适口。妊娠的最初4周是胎儿神经管分化和形成的重要时期，重视预防胎儿神经管畸形也极为重要。在一般人群膳食指南10条基础上，孕早期妇女膳食指南增加以下5条内容。

（1）膳食清淡、适口：清淡、适口的膳食能增进食欲，易于消化，并有利于降低孕早期的妊娠反应，使孕妇尽可能多地摄取食物，满足其对营养的需要。清淡、适口的食物包括各种新鲜蔬菜、水果以及大豆制品、鱼、禽、蛋和各种谷类制品，可根据孕妇的喜好适宜地进行安排。

（2）少食多餐：孕早期反应过重的孕妇，不必像常人那样强调饮食的规律性，更不必强制进食，进食的餐次、数量、种类及时间应根据孕妇的食欲和反应的轻重及时进行调整，采取少食多餐的方法，保证进食量。为减轻妊娠反应症状，可口服适量维生素 B_6。随着妊娠反应的减轻，应逐步过渡到平衡膳食。

（3）保证摄入足量富含碳水化合物的食物：孕早期应尽量多摄入富含碳水化合物的谷类、薯类、水果，保证每天至少摄入150g碳水化合物，相当于约200g谷类。因妊娠反应完全不能进食的孕妇，应及时就医，并静脉补充葡萄糖等营养素，以避免因脂肪分解产生过多酮体而影响和损伤早期胎儿大脑和神经系统的发育。

（4）戒烟、禁酒：孕妇吸烟或经常被动吸烟，烟草中的尼古丁和烟雾中的氰化物、一氧化碳可能导致胎儿缺氧和营养不良、发育迟缓，甚至出现畸形或死胎。孕妇饮酒，酒精可以通过胎盘进入胎儿血液，造成胎儿宫内发育不良、中枢神经系统发育异常、智力低下等，即酒精中毒综合征。为了生育一个健康的婴儿，孕妇应继续戒烟、禁酒，并远离吸烟环境。

3. 孕中期、孕末期妇女膳食指南

从孕中期开始胎儿进入快速生长发育期，直至分娩。与胎儿的生长发育相适应，母体子宫、乳腺等生殖器官也逐渐发育，并且母体还需要为产后泌乳储备能量和营养素。因此，孕妇中、末期均需要相应增加食物量，以满足孕妇显著增加的能量和营养素需求。在一般人群膳食指南10条基础上，孕中期和孕末期妇女膳食指南增加以下5条内容。

（1）适当增加鱼、禽、蛋、瘦肉和海产品的摄入量：鱼、禽、蛋、瘦肉是优质蛋白的良好来源，其中鱼类除了提供优质蛋白外，还可提供 EPA、DHA 等 n－3 多不饱和脂肪酸，这对孕 20 周后胎儿的脑和视网膜功能的发育极为重要，是动物性食物的首选，每周至少摄入 2～3 次。蛋类尤其是蛋黄是卵磷脂、维生素 A 和维生素 B_2 的良好来源，每天应食用 1 个鸡蛋。建议孕中期、孕末期每日增加总计约 50～100g 的鱼、禽、蛋、瘦肉。除食用加碘食盐外，每周至少进食 1 次海产品，以满足孕期碘的需求。

（2）适当增加奶类的摄入：奶及奶制品富含蛋白质，对孕期蛋白质的补充具有重要意义，同时也是钙的良好来源。由于中国传统膳食不含或少有奶及奶制品，每日膳食钙的摄入量仅 400mg 左右，还不到适宜摄入量的一半。从孕中期开始，每日至少应摄入 250mL 的牛奶或相当量的奶制品并补充 300mg 的钙，或饮用 400～500mL 的低脂牛奶，以满足钙的需求。

（3）常吃含铁丰富的食物：伴随着从孕中期开始的血容量和血红蛋白的增加，孕妇成为缺铁性贫血的高危人群。此外，由于胎儿铁储备的需要，应从孕中期开始增加铁的摄入量，建议常摄入含铁丰富的食物，如动物肝脏、动物血、瘦肉、黑木耳、红枣等，必要时可在医生指导下补充小剂量的铁剂。同时，注意多摄入富含维生素 C 的蔬菜、水果，或在补充铁剂的同时补充维生素 C，以促进铁的吸收利用。

（4）适量身体活动，维持体重的适宜增长：孕妇对多种微量营养素需求量的增加大于能量需求量的增加，通过增加食物摄入量来满足微量营养素的需求极有可能引起体重增长过多，并由此会增加发生妊娠糖尿病和出生巨大儿的风险。因此，孕妇应适时监测自身体重，使体质指数在 19.8～26.0 之间，并根据体重增长的速率适当调整食物摄入量。孕妇还应根据自身的具体情况坚持每天做适量的身体活动，最好是适宜强度的户外活动。适量的身体活动有利于维持体重的适宜增长和自然分娩，户外活动还有助于改善维生素 D 的营养状况，促进胎儿骨骼的发育和母体自身的骨骼健康。

（5）戒烟禁酒，少吃刺激性食物：烟草、酒精对胚胎发育的各个阶段都有明显的毒性作用，如容易引起早产、流产、胎儿畸形、死胎等。有吸烟、饮酒习惯的妇女，孕期必须戒烟、禁酒，并应远离吸烟环境。刺激性食物应尽量少吃，浓茶和咖啡也应尽量避免。

（二）乳母膳食指南

乳母一方面要逐步补偿妊娠、分娩时所消耗的营养素储备，促进各器官、系统功能的恢复；另一方面还要分泌乳汁、哺育婴儿。如果营养不足，将影响母体健康，减少乳汁分泌，降低乳汁质量，影响婴儿的生长发育。因此，应根据哺乳期的生理特点和分泌乳汁的需要，合理安排膳食，保证充足的营养供给。在一般人群膳食指南 10 条基础上，乳母膳食指南增加以下 5 条内容。

1. 增加鱼、禽、蛋、瘦肉及海产品摄入

动物性食物如鱼、禽、蛋、瘦肉等可提供丰富的优质蛋白，乳母每日应增加总量 100～150g 的鱼、禽、蛋、瘦肉，保证动物性食物提供的蛋白质占总蛋白质的 1/3 以上。如果增加动物性食物有困难，可多食用大豆类食品以补充优质蛋白。为预防或纠正缺铁性贫血，应多摄入动物肝脏、动物血、瘦肉等含铁丰富的食物。此外，乳母还应多吃海产品，每周至少进食 1 次。

2. 适当增饮奶类，多喝汤水

奶类含钙量高且易于吸收利用，是钙的良好膳食来源。若乳母每日能饮用牛奶 500mL，便可从中获得约 600mg 的优质钙，可保证乳汁中钙含量的稳定及母体的钙平衡和后续骨健康。对那些不能或没有条件饮奶的乳母，建议适当多摄入其他含钙丰富的食物，如可连骨带壳一起食用的小鱼小虾、大豆及其制品、骨头汤、芝麻酱和深绿色蔬菜等。必要时可在医生指导下适当补充一定量钙剂。此外，鱼、畜、禽等动物性食物宜采用煮、炖、蒸等烹调方法，使乳母可以多饮汤水，有利于增加乳汁的分泌。

3. 产褥期食物多样，不过量

产褥期的膳食应是多样化的平衡膳食，以满足营养需要为原则，无需特别禁忌。中国大部分地区都有将一些食物大量集中在产褥期消费的习惯，如大量进食肉、蛋等动物性食物，蔬菜、水果其他食物则食用较少。产褥期妇女要注意纠正这种食物选择和分配不均衡的膳食，做到食物既要多样化又不过量，不仅利于乳母健康，而且又能保证乳汁的质与量和持续地进行母乳喂养。

4. 忌烟酒，避免喝浓茶和咖啡

乳母吸烟（包括被动吸烟）、饮酒对婴儿健康有害，喝浓茶、咖啡可能通过乳汁而影响婴儿。因此，为了婴儿的健康，乳母应继续戒烟、禁酒，并避免饮用浓茶和咖啡。

5. 科学活动和锻炼，保持健康体重

大多数妇女生育后，体重都会较孕前有不同程度的增加。有的妇女分娩后体重居高不下，导致生育性肥胖。因此，乳母除应合理膳食外，还应适当运动和做产后健身操，这样可促使产妇机体尽快复原，保持健康体重，同时减少产后并发症的发生。此外，坚持母乳喂养也有利于产妇减轻体重。乳母进行一定强度的、规律性的身体活动和锻炼，不会影响母乳喂养的效果。

二、婴幼儿及学龄前儿童膳食指南

（一）0～6月婴儿喂养指南

出生6个月内的婴儿最理想的食物是母乳，只要能坚持母乳喂养，婴儿就能够正常生长发育。对于由于种种原因不能用母乳喂养的婴儿，应首选婴儿配方奶或婴儿配方粉喂养，不宜用非婴儿配方食物直接喂养。

1. 提倡纯母乳喂养

母乳是6个月之内婴儿最理想的天然食物。母乳含有种类齐全、比例合理的营养素和多种免疫活性物质，非常适合于身体快速生长发育、生理功能尚未完全发育成熟的婴儿。母乳喂养也有利于增进母子感情，使母亲能悉心护理婴儿，并可促进母体的复原。同时，母乳喂养既经济、安全又方便，还不易发生过敏反应。因此，应首选用纯母乳喂养婴儿。纯母乳喂养能满足6个月内婴儿所需要的全部液体、能量和营养素。应按需喂奶，一天可以喂奶6～8次以上。最少坚持完全纯母乳喂养6个月，从6个月龄开始添加辅助食物的同时，应继续给予母乳喂养，最好能到2岁。在4～6个月龄之前，如果婴儿体重不能达到标准体重，应增加母乳喂养的次数。

2. 产后尽早开奶，初乳营养最好

在分娩后7天内，乳母分泌的乳汁呈淡黄色，质地黏稠，称这为初乳。之后第8～14天的乳汁称为过渡乳，两周后为成熟乳。初乳对婴儿十分珍贵，其特点是蛋白质含量高，含有丰富的免疫活性物质，对婴儿防御感染及初级免疫系统的建立十分重要。初乳中微量元素、长链多不饱和脂肪酸等营养素比成熟乳要高得多。初乳还有通便的作用，可以清理初生儿的肠道和胎便。尽早开奶可减轻婴儿生理性黄疸、生理性体重下降和低血糖的发生。因此，应尽早开奶，产后半小时即可喂奶。

3. 尽早抱婴儿到户外活动或适当补充维生素 D

母乳中维生素 D 含量较低，家长应尽早抱婴儿到户外活动，适宜的阳光会促进皮肤维生素 D 的合成；也可适当补充富含维生素 D 的制剂，尤其在寒冷的北方冬春季和南方的梅雨季节，这种补充对预防维生素 D 缺乏尤为重要。

4. 给新生儿和 1~6 个月龄婴儿及时补充适量维生素 K

由于母乳中维生素 K 含量低，为了预防新生儿和 1~6 个月龄婴儿维生素 K 缺乏相关的出血性疾病，应在医生指导下注意及时给新生儿和 1~6 个月龄婴儿补充维生素 K。

5. 不能用纯母乳喂养时，宜首选婴儿配方食品喂养

由于各种原因，不能用纯母乳喂养婴儿时，如乳母患有传染性疾病、精神障碍、乳汁分泌不足或无乳汁分泌等，建议首选适合于 0~6 个月龄婴儿的配方奶粉喂养，不宜直接用普通液态奶、成人奶粉、蛋白粉等喂养婴儿。婴儿配方食品是随食品工业和营养学的发展而产生的除了母乳外，适合 0~6 个月龄婴儿生长发育需要的食品，人类通过不断对母乳成分、结构及功能等方面进行研究，以母乳为蓝本对动物乳汁进行改造，调整了其营养成分的构成和含量，添加了多种微量元素，使其产品的性能成分及含量基本接近母乳。

6. 定期监测生长发育状况

身长和体重等生长发育指标反映了婴儿的营养状况，父母可以在家里对婴儿进行定期的测量，这种方法简单易行，不仅可以帮助父母更好地了解婴儿的生长发育速度是否正常，而且可以及时提高父母其喂养婴儿的方法是否正确。特别需要提醒父母注意的是，孩子生长有其个体特点，生长速度有快有慢，只要孩子的生长发育在正常范围内就不必担心。婴儿的年龄越小，测量的间隔时间应越短，出生后头 6 个月每半个月测量 1 次，病后恢复期可增加测量次数。

(二)6~12 月龄婴儿喂养指南

婴儿 6 月龄后，在母乳喂养的基础上，应逐步地、小心地为婴儿添加辅助食品，以补充其营养需要，并且使婴儿逐步地适应母乳以外的食物，包括不同的食物性状，接受咀嚼和吞咽的训练等。在这个过程中，母乳仍然是主要的食品。

1. 奶类优先，继续母乳喂养

奶类应是 6~12 个月龄婴儿营养需要的主要来源。建议每天首先保证 600~800mL 的奶量，以保证婴儿正常体格和智力发育。母乳仍是婴儿的首选食品，建议 6~12 个月龄婴儿继续母乳喂养，如母乳不能满足婴儿需要时，可使用较大婴儿配方奶进行补充。

2. 及时合理添加辅食

从 6 个月龄开始，需要逐渐给婴儿补充一些非乳类食品，包括果汁、菜汁等液体食品，米粉、果泥、菜泥等泥糊状食品以及软饭、烂面和切成小块的水果、蔬菜等固体食品，统称为辅助食品，简称为辅食。添加辅食的顺序为：首先添加谷类食物如婴儿营养米粉，其次添加蔬菜汁、泥和水果汁、泥，动物性食物如蛋羹和鱼、肉泥、肉松等。建议动物性食物添加的顺序为：蛋黄泥、鱼泥、全蛋羹、肉末。

辅食添加的原则是：每次添加一种新食物，逐渐增加辅食种类；量由少到多，质地由稀到稠，循序渐进，由泥糊状食物逐渐过渡到固体食物。建议从 6 个月龄时开始添加泥糊状食物，如米糊、菜泥、果泥、蛋黄泥、鱼泥等；7~9 个月龄时可由泥糊状食物逐渐过渡到可咀嚼的软固体食物，如烂面、软饭、全蛋、碎菜、肉末等；10~12 个月龄时，大多数婴儿可逐渐转为以进食固体食物为主的膳食。

3. 尝试多种多样的食物，膳食少糖、少盐、不加调味品

婴儿 6 个月龄时，每餐的安排可逐渐开始尝试搭配谷类、蔬菜、动物性食物，每天应安排有水果。应让婴儿开始逐渐尝试和熟悉多种多样的食物，特别是蔬菜类，可逐渐过渡到除奶类外由其他食物组成的单独餐。随着月龄的增长，也应根据婴儿需要，增加食物的品种和数量，调整进餐次数，可逐渐增加到每天三餐(不包括乳类进餐次数)。限制果汁的摄入量或避免提供低营养价值的饮料，以免影响进食量。制作辅食时应尽可能少放糖、少放盐、不加调味品，但可添加少量食用油。

4. 逐渐让婴儿自己进食，培养良好的进食行为

建议用小勺给婴儿喂食物，对于 7~8 个月龄的婴儿，应允许其自己用手握或抓食物吃，到 10~12 个月龄时鼓励婴儿自己用勺进食，这样可以锻炼婴儿手眼协调能力，促进其精细动作的发育。要为婴儿创造良好的进餐环境，避免婴儿分心，多与婴儿进行语言、眼神交流，帮助婴儿养成专心进食的好习惯。当婴儿出现拒食时，应耐心地鼓励婴儿进食，不要强迫，应尝试调整食物种类、搭配、性状、口味、花色，以提高婴儿的进食兴趣。

5. 定期监测生长发育状况

身长和体重等生长发育指标反映了婴儿的营养状况，对于 6~12 个月龄婴儿应每个月定期进行 1 次测量。

6. 注意饮食卫生

膳食制作和进餐环境要卫生，餐具要彻底清洗消毒，食物应合理储存以防腐败变质，严把"病从口入"关，预防食物中毒。给婴儿的辅食应根据需要现制

现食，剩下的食物不宜存放，要弃掉。给婴儿选择食物时，要重点关注食物是否新鲜、优质、无污染，应符合国家卫生标准和婴幼儿食品卫生管理的相关规定。

(三)1～3岁幼儿喂养指南

1～3岁的幼儿正处于快速生长发育的时期，对各种营养素的需求相对较高，同时幼儿机体各项生理功能也在逐步发育完善，但是对外界不良刺激的防御能力仍然较差，因此，对于幼儿膳食安排，不能完全与成人相同，需要特别关照。

1. 继续给予母乳喂养或其他乳制品，逐步过渡到多样化食物

可继续给予母乳喂养直到2岁，或每日给予不少于相当于350mL液体奶的幼儿配方奶粉，不宜直接用普通液态奶、成人奶粉或大豆蛋白粉等喂养。建议首选适当的幼儿配方奶粉，或者给予强化铁、维生素A等多种微量营养素的食品。因条件限制，不能采用幼儿配方奶粉时，可将普通液态奶稀释，或与淀粉、蔗糖类食物调制，喂养幼儿。如果幼儿不能摄入适量的奶制品时，需要通过其他途径补充优质蛋白和钙质。如可用2个鸡蛋蒸蛋羹来代替。

当幼儿满2岁时，可逐渐停止母乳喂养，但是每天应继续提供幼儿配方奶粉或其他的乳制品。同时，应根据幼儿的牙齿发育情况，适时增加细、软、碎、烂的膳食，种类不断丰富，数量不断增加，逐渐过渡到多样化食物。

2. 选择营养丰富、易消化的食物

幼儿食物的选择应依据营养全面丰富、易消化的原则，充分考虑满足能量需要，增加优质蛋白的摄入，以保证幼儿生长发育的需求；增加铁的供应，以避免铁缺乏和缺铁性贫血的发生。鱼类脂肪有利于幼儿的神经系统发育，可适当多选用鱼虾类食物，尤其是海鱼类。对于1～3岁幼儿，应每月选用75g猪肝，或50g鸡肝，或25g羊肝做成肝泥，分次食用，以增加维生素A的摄入量。不宜给幼儿直接食用坚硬的食物、腌腊食物、油炸食物以及易误吸入气管的坚果类食物，如花生。

3. 采用适宜的烹调方式，单独加工制作膳食

幼儿膳食应专门单独加工、烹制，并选用适合的烹调方式和加工方法。应将食物切碎煮烂，易于幼儿咀嚼、吞咽和消化，特别注意要完全去除皮、骨、刺、核等；大豆、花生等硬果类食物应先磨碎，制成泥、糊、浆等状态进食；烹调方式上，宜采用蒸、煮、炖、煨等，不宜采用油炸、烤、烙等。口味以清淡为宜，不应过咸，更不宜食辛辣刺激性食物，尽可能少用或不用含味精、鸡精、色素、糖精的调味品。膳食要注意花样品种的交替更换，以利于幼儿保持对进食的兴趣。

4. 在良好环境下规律进餐，重视良好饮食习惯的培养

幼儿饮食要一日 5~6 餐，即除每日早、中、晚三餐外，餐间安排了以奶类、水果和其他稀软面食为内容的加餐，晚饭后也可加餐，但睡前应忌食甜食，以预防龋齿。要重视幼儿饮食习惯的培养，饮食安排上要逐渐做到定时、适量，有规律地进餐，不随意改变幼儿的进餐时间和进餐量；鼓励和安排较大幼儿与全家人一同进餐，以利于幼儿日后能更好地接受家庭膳食；进食时，暂停其他活动，培养孩子集中精力进食；家长应以身作则，用良好的饮食习惯和行为影响幼儿，避免幼儿出现偏食、挑食的不良习惯。注意创造良好的进餐氛围，进餐场所要安静愉悦，鼓励、引导和教育儿童用匙、筷等自主进餐。

5. 鼓励幼儿多做户外游戏与活动

由于奶类和普通食物中维生素 D 含量非常有限，幼儿单纯依靠普通膳食难以满足机体对维生素 D 的需求。适宜的日光照射可促进儿童皮肤中维生素 D 的形成，对儿童钙质吸收和骨骼发育具有重要意义。每日安排幼儿 1~2h 的户外游戏与活动，既可使幼儿接受日光照射，促进皮肤中维生素 D 的形成和钙质吸收，又可以通过体力活动实现对幼儿体能、智能和锻炼培养和维持能量平衡。

6. 合理安排零食，避免过瘦与肥胖

正确选择零食品种，合理安排零食时机和数量，使之既可增加儿童对饮食的兴趣，有利于能量和营养素的补充，又可避免影响主餐食欲和进食量。应以水果、乳制品等营养丰富的食物为主，给予零食的数量和时机以不影响幼儿主餐食欲为宜。应控制纯能量类零食的摄入量，如糖果、含糖饮料等食物。鼓励儿童参加适度的活动和游戏，有利于维持儿童能量平衡，保持合理体重增长，避免儿童瘦弱、超重和肥胖。

7. 每天足量饮水，少喝含糖高的饮料

水是人体必需的营养素，是人体结构、代谢和功能的必要条件。小儿新陈代谢相对高于成年人，对能量和各种营养素的需求也相对更高，对水的需求量也更高。1~3 岁幼儿每天每千克体重需水量约为 125mL，全天总需水量为 1250~2000mL。幼儿需要的水除了来自营养素在体内代谢生成的水和膳食食物所含的水外，大约有一半的水需要通过直接饮水来满足，约 600~1000mL。幼儿的最好饮料是白开水。目前市场上许多含糖饮料和碳酸饮料含有葡萄糖、碳酸、磷酸等物质，过多饮用这些饮料，不仅会影响孩子的食欲，容易发生龋齿，而且还会造成能量摄入过多，从而导致肥胖或营养不良等问题，不利于儿童的健康成长，因此应严格控制摄入。

8. 定期监测生长发育状况

身长和体重等生长发育指标反映幼儿的营养状况，父母可以在家里对幼儿进行定期的测量，1~3岁幼儿应每2~3个月测量1次。

9. 确保饮食卫生，严格餐具消毒

选择清洁不变质的食物原料，不食用隔夜饭菜和不洁变质的食物，在选用半成品或者熟食时，应彻底加热后方可食用。幼儿餐具应彻底清洗和加热消毒。养护人要注意个人卫生，并培养幼儿养成饭前便后洗手等良好的卫生习惯，以减少肠道细菌、病毒以及寄生虫感染的机会。切忌养护人员用口给幼儿喂食的习惯。

（四）学龄前儿童膳食指南

与婴幼儿时期相比，生长速度有所减慢，各器官持续发育并逐渐成熟。供给其生长发育所需的足够营养，帮助其建立良好的饮食习惯，为其一生建立健康膳食模式奠定坚实的基础，是学龄前儿童膳食的关键。

1. 食物多样，谷类为主

学龄前儿童处于生长发育阶段，新陈代谢旺盛，对各种营养素的需求量相对高于成人，合理营养不仅能保证生长发育正常，而且也为成年后的健康打下良好的基础。人类的食物多种多样，不同食物所含的营养成分有所不同。除母乳外，任何一种天然食物都不可能提供人类所需的全部营养素。儿童膳食必须是由多种食物组成的平衡膳食，才能满足对各种营养素的需求，因而提倡广泛食用多种食物。谷类食物是人体能量的主要来源，也是中国传统膳食的主体，可为儿童提供碳水化合物、蛋白质、膳食纤维、B族维生素等营养素。因此，学龄前儿童的膳食也应以谷类为主，并注意粗细合理搭配。

2. 多吃新鲜蔬菜和水果

应鼓励学龄前儿童适当多吃蔬菜、水果。蔬菜、水果所含的营养成分不完全相同，因此不能相互替代。在制备儿童膳食时，应注意将蔬菜切细、切碎以利于儿童咀嚼和吞咽，同时还要注意蔬菜水果品种、颜色和口味的变化，以引起儿童多吃蔬菜、水果的兴趣。

3. 经常吃适量的鱼、禽、蛋、瘦肉 鱼、禽、蛋、

瘦肉等动物性食物是优质蛋白、脂溶性维生素和矿物质的良好来源。动物蛋白的氨基酸组成更适合人体需要，且赖氨酸含量较高，有利于补充植物蛋白中赖氨酸的不足。肉类中铁的吸收率较高，是铁的良好来源。鱼类特别是海产鱼所含不饱和脂肪酸有利于儿童神经系统的发育。动物肝脏含维生素A非常丰富，还富含维生素B_2、叶酸等。中国农村还有相当数量的学龄前儿童平均动物性食物的摄入量还很低，应适当增加。部分大城市学龄前儿童动物性食物摄入却过多；膳食中饱和脂肪酸的摄入量较高，谷类和蔬菜的摄入量明显不足，

这对儿童的健康成长极为不利。鱼、禽、兔肉、牛肉等含蛋白质较高、脂肪较低，建议儿童在控制动物性食物摄入量的前提下，可适当多吃鱼、禽、兔肉、牛肉等，并每周至少吃 1 次海产品。

4.每天饮奶，常吃大豆及其制品

奶类是一种营养成分齐全、比例适当、易消化吸收、营养价值高的天然食物。除了含有丰富的蛋白质、维生素 A、维生素 B_2 外，奶类还含钙量高且易吸收利用，是天然钙质的良好来源。儿童摄入充足的钙有助于增加骨密度，从而延缓其成年后发生骨质疏松的年龄。目前中国居民膳食提供的钙普遍较低，因此，对处于快速生长发育阶段的学龄前儿童，应鼓励每日饮奶。每日饮用 300~600mL 牛奶。

大豆是中国的传统食品之一，含有丰富的优质蛋白、不饱和脂肪酸、钙及 B 族维生素等。为提高农村儿童的蛋白质摄入量及避免部分城市儿童由于过多摄入肉类食物带来的不利影响，建议常吃大豆及其制品。

5.膳食清淡少盐，正确选择零食，少喝含糖高的饮料

在为学龄前儿童烹调加工食物时，应尽可能保持食物的原汁原味，让孩子首先品尝和接纳各种食物的自然味道。为了保持儿童较敏感的消化系统，避免干扰或影响儿童对食物本身的感知和喜好、食物的正确选择和膳食多样的实现、预防偏食和挑食的不良饮食习惯，儿童膳食应清淡、少盐、少油脂，并避免添加辛辣等刺激性物质和调味品。

学龄前儿童胃容量小，肝脏中糖原储存量少，又活泼好动，容易饥饿。应通过适当增加餐次来适应学龄前儿童的消化功能特点，可采用"三餐两点"或"三餐三点"制。各餐营养素和能量合理分配，三餐之间加适量的点心，既保证营养需要，又不增加胃肠负担。一般情况下，早、中、晚三餐供能比例分别为 30%、40%、30%，餐间的加餐算在上餐内。

对于学龄前儿童来讲零食是指"三餐两点"以外添加的食物，是学龄前儿童膳食中的重要组成部分，可以补充正餐摄入不足的能量和营养素，应科学、合理地选择和安排。

学龄前儿童新陈代谢旺盛，活动量大，营养素需求量相对比成人多，水分需求量也大，建议学龄前儿童每日饮水量为 1000~1500mL，以白开水为主。目前市场上许多含糖饮料和碳酸饮料含有葡萄糖、碳酸、磷酸等物质，过多饮用这些饮料，不仅会影响孩子的食欲，容易发生龋齿，而且还会造成能量摄入过多，不利于儿童的健康成长。建议适当多选用营养价值高的零食，如奶制品、豆制品、蛋、鲜鱼虾肉制品、各种新鲜蔬菜水果和坚果等，少选用油炸食品、糖果、甜点、含糖高的饮料和碳酸饮料等。

6. 食量与体力活动要平衡，保证正常体重增长

进食量与体力活动是控制体重的两个主要因素。食物提供人体能量，体力活动消耗能量。如果进食量过大而活动量不足时，多余能量就会以脂肪的形式储存于体内使体重增加，久而久之发生肥胖，影响儿童的正常生长发育和健康；相反，食物摄入不足，活动量又过大时，能量不足会引起消瘦，造成活动能力和注意力等下降。因此，应定期测量儿童的身高和体重，注意保持食量与能量消耗之间的平衡，多做户外活动，维持正常的体重增长。消瘦的儿童应适当增加食量的摄入，以维持正常生长发育的需要和适宜的体重增长；肥胖的儿童则应适当控制食量和油脂的摄入，并适当增加体力活动，既保证营养素充足供应，又控制体重的过度增长。

7. 不挑食、不偏食，培养良好饮食习惯

学龄前儿童是培养良好饮食行为和习惯的最重要和最关键阶段。良好饮食行为和习惯的形成有赖于家长和幼儿园教师的共同培养。学龄前儿童开始具有一定的独立性活动，模仿能力强，兴趣增加，但易出现饮食无规律、吃零食过多、食物过量等问题。当儿童受冷受热、有疾病或情绪不安时，其消化功能易受影响，可能会造成儿童厌食、偏食等不良饮食习惯。所以要特别注意培养儿童良好的饮食习惯，定时、定量进食，不挑食、不偏食。

8. 吃清洁卫生、未变质的食物

注意儿童的进餐卫生，包括进餐环境、餐具和供餐者的健康与卫生状况，严把病从口入关，预防食物中毒。幼儿园集体用餐要提倡分餐制，减少疾病传染的机会。不要饮用未消毒的牛奶和未煮熟的豆浆，不要吃生鸡蛋和未熟的肉类加工食品，不吃污染变质不卫生的食物。

三、儿童青少年膳食指南

儿童青少年时期是一个人体格和智力发育的关键时期，也是一个人行为和生活方式形成的重要时期，对各种营养素的需求增加，应给予充足供应。充足的营养摄入可以保证其体格和智力的正常发育，为成人时期乃至一生的健康奠定良好基础。青春期女性的营养状况还会影响下一代的健康。根据儿童青少年生长发育的特点及营养需求，在一般人群膳食指南10条基础上还应强调以下4条内容。

（一）三餐定时定量，保证吃好早餐，避免盲目节食

2002年中国居民营养与健康状况调查结果显示，一日三餐不规律、不吃早餐的现象在儿童青少年中较为突出，影响到他们的营养摄入和健康。三餐定时定量，保证吃好早餐对于儿童青少年的生长发育、学习都非常重要。盲目节食可引起机体新陈代谢紊乱，出现低血糖、低血钾、抵抗力下降、易患传染病等，

甚至发生神经性厌食症导致死亡，因此应注意避免盲目节食。

（二）吃富含铁和维生素C的食物

贫血是世界上最常见的一种营养缺乏病，也是当前最为人们关注的公共卫生问题之一。儿童青少年由于生长迅速，铁需求量增加，女孩加之月经来潮后的生理性铁丢失，更易发生贫血。2002年中国居民营养与健康状况调查结果显示，无论是城市还是农村，贫血患病率都较高，城市儿童青少年贫血患病率为12.7%，农村为14.4%，虽然较1992年有所下降，但仍处于较高水平。

即使轻度的缺铁性贫血，也会对儿童青少年的生长发育和健康产生不良影响，造成儿童青少年体力、抵抗力、学习能力等下降。为了预防贫血的发生，儿童青少年应注意饮食多样化，注意更换食物品种，经常吃含铁丰富的食物，如动物肝脏、动物血、瘦肉、黑木耳等。因维生素C可以显著增加膳食中铁的消化吸收，所以儿童青少年每天都应注意多摄食富含维生素C的食物，如新鲜蔬菜、水果。

（三）坚持进行充足的户外运动

儿童青少年进行充足的户外运动，能够增强体质和耐力，提高机体各部位的柔韧性和协调性，预防和控制肥胖，保持健康体重，对某些慢性疾病也有一定的预防作用。户外运动还能接受一定量的紫外线照射，有利于体内维生素D的合成，促进钙磷吸收，保证骨骼的健康发育。

（四）不抽烟、不饮酒

儿童青少年正处于迅速生长发育阶段，身体各系统、器官还未成熟，神经系统、内分泌功能、免疫机能等也尚不十分稳定，对外界不利因素和刺激的抵抗能力还比较差，抽烟和饮酒对儿童青少年的不利影响远远超过成年人。另外，儿童青少年的吸烟和饮酒行为还直接关系到其成人后的行为。因此，儿童青少年应养成不抽烟、不饮酒的良好习惯。

四、老年人膳食指南

人体衰老是不可逆转的，随着年龄的增长，器官功能逐渐衰退，容易发生代谢紊乱，导致营养缺乏病和慢性非传染性疾病的危险性增加。合理膳食是身体健康的物质基础，对改善老年人的营养状况，增强抵抗力，预防疾病，延年益寿，提高生活质量等都具有重要作用。针对中国老年人生理特点和营养需求，在一般人群膳食指南10条的基础上增加以下4条内容。

（一）食物要粗细搭配、松软、易于消化吸收

随着人们生活水平的提高，中国居民主食的摄入量有所下降，粗杂粮摄入明显减少，食物加工则越来越精细，油脂和能量摄入却过多，导致B族维生素、

膳食纤维和某些矿物质摄入不足、慢性疾病发病率上升。粗杂粮含丰富的 B 族维生素、膳食纤维、钾、钙、植物化学物质等。老年人消化器官生理功能往往有不同程度的减退，咀嚼功能和胃肠蠕动减弱，消化液分泌减少。许多老年人容易发生便秘，患高血压、血脂异常、心脏病、糖尿病等疾病的危险性增加。因此，老年人选择食物时要注意粗细搭配，食物的烹制宜松软，易于消化吸收，避免油腻、煎、炸、烤的食物，以保证均衡营养，促进健康，预防慢性疾病。

（二）合理安排饮食，提高生活质量

合理安排老年人的饮食，使老人保持健康的进食心态和愉快的摄食过程。家庭和社会都应从各方面保证老人的饮食质量、进餐环境和进食情绪，使其得到丰富的食物，保证所需营养素摄入充足，促进老年人身心健康，减少疾病，延缓衰老，提高生活质量。

（三）重视预防营养不良和贫血

老年人随着年龄增长，可出现不同程度的老化，包括器官功能减退、基础代谢降低、体成分改变等，并可能存在不同程度和不同类别的慢性疾病。由于生理、心理和社会经济情况的改变，老年人摄入的食物量可能会减少而导致营养不良。另外，随着年龄增长而体力活动减少，并因牙齿、口腔问题和情绪不佳等可能会使老人食欲减退，营养素摄入减少，而造成营养不良。因此，应重视预防营养不良和贫血。

（四）多做户外活动，维持健康体重

2002 年中国居民营养与健康状况调查结果显示，中国城市居民经常参加锻炼的老年人只占 40%，不锻炼者高达 54%。大量研究证实，身体活动不足、能量摄入过多引起的超重和肥胖是高血压、高血脂、糖尿病等慢性非传染性疾病的独立危险因素。适当多做户外活动，可延缓老年人体力、智力和各器官功能的衰退，并维持健康体重，还可接受充足的紫外线照射，有利于体内维生素 D 的合成，有效预防或推迟骨质疏松症的发生。

【案例分析】

某 55 岁妇女，近 5 年来常感腰背疼痛，腿脚乏力，经某医院检查，诊断为骨质疏松症。该妇女平常饮食习惯如下：爱吃五谷杂粮，因厌恶牛羊肉的膻味，每周只食猪或鸡肉 2~3 次，每次 100~150g；鸡蛋 2~3 个；鱼肉 2 次，每次 100g 左右；豆制品 1 次，每次 50g 左右；蔬菜每天约 500g，水果每天约 200g。

1. 对于骨质疏松症患者，该膳食构成有何缺陷？
2. 请提出合适的膳食指导意见。

（罗美庄）

第六章　特殊生理阶段的营养

【学习目标】

1. 掌握各特殊生理阶段的营养需求及膳食注意事项。

2. 熟悉成年人主要营养相关问题、中年期主要健康问题。

3. 了解各特殊生理阶段与营养相关的生理特点。

第一节　孕妇营养

妇女在怀孕期间摄入的食物不仅要为自身提供所需要的各种成分，而且还要为胎儿的健康发育提供营养，加之怀孕后母体生理性负荷的增加，如激素的适应性改变、生殖系统活动的加强等，孕妇与非孕期同龄妇女相比需要更多的营养，孕期营养干预和指导已成为公共营养工作的重要内容之一。

一、妊娠期与营养相关的生理特点

母体自受精卵着床后，发生一系列的生理变化来适应自身和胎儿生长发育的需要。妊娠期营养素分布总的特点为母体血浆营养素水平降低，而胎儿和胎盘组织的营养素水平较高。

（一）体重的增加

孕妇体重的增加主要源于胎儿、羊水、胎盘、血液和细胞外液的增加以及子宫、乳腺和母体脂肪组织的贮存。母体在怀孕的 40 周内，体重约增加 12kg 或更多，其中一半的重量为生殖系统和胎儿的重量，另一半为母体其他方面重量的增加。孕早期增加较少，孕中期和孕晚期增加幅度较大，每周可高达350～400g。

孕期妇女体重增加应保持在一定的范围之内。有研究表明：孕期妇女体重增长过低与胎儿发育迟缓、围生期死亡率高有关；而增长过高与新生儿体重过高和继发的头盆不称并发症危险性增加有关。

按孕前体重指数（BMI）推荐孕期合适的体重增长范围目前被认为适合于胎儿和母体双方，见表 6-1。

表 6 – 1　按孕前体重指数(BMI)推荐孕期适宜的体重增长范围

	BMI	推荐体重增长范围(kg)低
低	<18.5	14 ~ 15
正常	18.5 ~ 23.9	10 ~ 12
超重	24.0 ~ 27.9	8 ~ 10
肥胖	≥28	7 ~ 8

(二)激素和代谢的变化

胎儿的生长发育完全依赖于母体供给营养,胎盘对保证胎儿营养素的正常供给起着举足轻重的作用,它可以从母体血液中吸取并储存大量的营养素,同时保证营养素从母体进入胎盘后转运至胎儿。由于胎儿、胎盘及母体自身组织生长的需要,孕妇对钙、铁、叶酸等的吸收能力增强,合成代谢增强,基础代谢率增高。

人绒毛膜生长促乳素(HCS)的分泌速率与胎盘的生长平行,能促进乳腺腺泡的发育,为产后泌乳做准备。HCS 具有脂解作用,能增高血液中游离脂肪酸、甘油的浓度,为母体新陈代谢准备能源。同时 HCS 一方面有促胰岛素生成作用导致母血胰岛素水平升高,有利于蛋白质的合成;另一方面 HCS 具有拮抗胰岛素的作用,抑制糖的利用和糖原异生。由此可见,HCS 通过影响母体代谢变化,保证葡萄糖、游离脂肪酸、氨基酸等营养物质源源不断地输送给胎儿,促进胎儿生长发育。

(三)消化系统的变化

妊娠初期,由于激素和代谢的改变,机体平滑肌松弛,肠道蠕动减慢,消化液分泌减少,易出现恶心、呕吐、食欲减退等消化道症状,妊娠后期又可因子宫增大影响胃肠蠕动导致便秘;但另一方面,胃排空及食物在肠道停留的时间延长,使一些营养素如维生素 B_{12}、叶酸、铁等的肠道吸收量增加,以满足孕妇和胎儿对营养素的需求。

(四)肾功能的变化

为了清除胎儿和母体代谢所产生的废物,孕妇肾脏的负荷明显增高,有效肾血流量、肾小球滤过率和滤过分数均发生改变。尿中排出葡萄糖、氨基酸和水溶性维生素,其中葡萄糖的排出量可增加 10 倍以上,且与血糖浓度无关。

二、孕妇的营养需求

(一)适当增加热能

孕期能量消耗的一个主要部分是贮存大约 3.5kg 的脂肪,另一个主要部分则是维持代谢所需的增加的能量，如用于提高心输出量和呼吸，保证孕后期子宫、胎盘、胎儿和乳腺的细胞数量急剧增加等。但孕期过多地摄入能量使母体体重过高，对母子双方均无益，因此，孕妇能量的摄入量应与消耗量保持平衡。有研究表明，在工业化国家，孕妇平均每天热能增加约200kcal，我国营养学会建议孕中、后期每日在正常体力活动所需能量的基础上（约2100kcal）增加约200kcal 的能量，为2300kcal，使每周增重不少于0.3kg，不大于0.5kg 为宜。

（二）充足的蛋白质

孕期母体内蛋白质增加约910g，以满足胎儿的迅速发育、维持母体氮平衡。摄入蛋白质需考虑消化率和利用率，并注意足够优质蛋白质的补充。世界卫生组织（1974 年）建议妊娠后半期每日应增加优质蛋白9g，相当于牛奶300mL，或豆腐干75g，或鸡蛋100g。我国居民膳食一般以摄入植物性蛋白质为主，故营养学会2000 年公布的孕期蛋白质推荐量（RNI）为：第一孕期额外增加5g/d，第二孕期15g/d，第三孕期20～25g/d。推荐量如果在第一期未能落实，可在第二、三期进行有效补充，并尽可能使生物价高的动物蛋白质占总蛋白质的2/3 为宜。

（三）矿物质

1. 钙

新生儿体内含钙25～30g，大部分是在孕晚期由孕妇体内转移至胎儿体内的。孕期内一般妇女对钙的吸收能力高于孕前，以利于胎儿骨骼和牙齿的发育，采用同位素进行的自身对照研究表明，孕前、孕早、孕中、孕晚期钙的吸收率分别为36%、40%、56% 和62%。维生素 D 供给不足或户外活动较少容易造成钙缺乏。此外，摄入脂肪过多，与钙形成钙皂妨碍钙的吸收，其他因素如菠菜、苋菜等蔬菜中的草酸也可妨碍钙的吸收。牛奶是食物钙的良好来源，此外豆类、虾米、海产品等含钙也比较丰富。中国营养学会建议孕中期钙供给量为1000mg/d，孕后期钙供给量为1200mg/d，这个量单纯通过食物难以得到完全满足，建议妊娠期适当补充钙制剂。

2. 铁

孕妇及胎儿在整个妊娠期需铁量约为1000mg，基本上是在后6 个月，特别是最后3 个月需要量最大。其中350mg 用于胎盘和胎儿迅速增长的需要，450mg 为母体血容量增加所需，其余部分用以补偿铁的丢失。母体血容量增加有利于胎盘及胎儿的氧运输，也为分娩时丧失一定的血液作储备，当血容量增加32% 时，妇女血红蛋白往往降低至110g/L 或更低，这种下降一般称为"生理性孕期贫血"。有研究表明，孕妇每天需吸收3.5mg 的铁，食物中铁的吸收率较低，因此妊娠期应多吃含铁丰富的食物，必要时可在医生指导下补充铁剂和维生素 C。孕中期铁的适宜摄入量(AI)为 25mg/d，孕晚期为 35 mg/d，可耐受最高摄入量(UL)为孕中期 60mg/d，孕晚期 60mg/d。

3. 锌

除儿童外，孕妇是易缺锌的人群。大量的动物实验研究结果表明，母亲摄入充足的锌可以促进胎儿生长发育、预防先天性畸形。中国营养学会建议孕妇锌的供给标准为 20mg/d，一般成年妇女为 15mg/d。植物性食物中的锌难于吸收利用，故动物性食物是锌的可靠来源。

4. 碘

碘是合成甲状腺素的主要组成成分，甲状腺素可促进蛋白质的合成，促进胎儿的生长发育。妊娠期，母体甲状腺功能活跃，碘的消耗增加，故一部分孕妇可出现甲状腺轻度肿大；孕妇严重的碘缺乏可引起流产、死胎、胎儿先天性甲状腺功能减低症等。WHO 估计，全世界有两千万人因孕期母亲缺碘造成大脑损害。《中国居民膳食营养素参考摄入量》孕妇碘的 RNI 为 200ug/d，UL 为 1000ug/d。除了食用强化碘盐外，可适当多进食海带、海鱼、紫菜等含碘比较丰富的食物。

(四)维生素

1. 脂溶性维生素

妊娠期孕妇对维生素 A、维生素 D、维生素 E 等需要量均增加，但补充过多的脂溶性维生素，不但无益，甚至可引起中毒。动物实验表明，如果母体摄入过多的维生素 A 不仅可以引起中毒，而且有导致胎儿先天性畸形的可能；过量维生素 D 的摄入同样可以导致维生素 D 中毒症。维生素 A 的 RNI 为妊娠初期 800ug 视黄醇当量(RE)，妊娠中、后期 900μg RE，UL 为 2400μg RE。维生素 D 的 RNI 为 10μg/d，从孕中期开始，UL 为 20μg/d，1μg = 40IU。

2. 水溶性维生素

妊娠期机体代谢活跃，对水溶性维生素的需求一般比孕前高。水溶性维生素在体内不能储存，必须及时供给，同时注意保持各种维生素的平衡。孕妇有时出现疲乏、肌肉痉挛、神经炎等，往往与维生素 B_1 不足有关，孕妇维生素 B_1 的 RNI 为 1.5mg/d，UL 为 50mg/d。粗粮、豆类、坚果、瘦肉、蔬菜等丰富的维生素 B_1。由于叶酸参与 DNA 及 RNA 的合成，因此孕期叶酸需要量明显增加。孕妇缺乏叶酸可使先兆流产、胎盘早剥的发生率增高；患有巨幼红细胞性贫血的孕妇易出现胎儿宫内发育迟缓、早产及新生儿低出生体重；现已证实，妊娠早期缺乏叶酸还是胎儿神经管畸形的重要原因。妇女于孕前 1 个月至孕早期 3 个月每日增补叶酸 400μg，可有效降低神经管畸形的发生率。世界卫生组织建议孕期每日叶酸供给量为 800μg，中国居民孕妇叶酸的 RNI 为 600μg/d，UL 为

1000μg/d。

妇女妊娠期每日需额外增加的营养素量见表6-2。

表6-2 孕妇每日额外的营养素量

营养素	成年女性	孕妇	增加值
能量(kcal)	2100	2300	200
蛋白质(g)	44	60	24
钙(mg)	800	1200	400
铁(mg)	15	30	15
锌(mg)	15	20	5
碘(ug)	150	200	50
视黄醇(g)	800	1000	200
维生素 D(g)	8	10	2
维生素 E(mg)	8	10	2
维生素 C(mg)	60	80	20
维生素 BI(mg)	1.3	1.5	0.2
维生素 B6(mg)	2.0	2.6	0.6
尼克酸(mg)	14	16	2
叶酸(ug)	400	800	400

三、孕妇膳食注意事项

见第五章第三节内容。

第二节 乳母营养

正常情况下,新生儿出生后应尽早摄入母乳,健康乳母可提供足月儿正常生长到4~6个月所需要的营养素、能量和液体量,一般正常营养状况的妇女产后6个月内每日泌乳量为750~800mL,而乳母的营养摄入量是保证乳汁质和量的根本。

一、哺乳期的生理改变

母乳的分泌受复杂的神经内分泌机制控制。乳腺在怀孕后期开始进一步发育和增大,主要受雌激素和黄体酮的影响;分娩后,母体的雌酮和孕酮水平迅速下降,而催乳素水平即刻升高。同时,婴儿对乳头的吸吮作用可产生泌乳的两个反射,一是产乳反射,当婴儿开始吸吮乳头时,刺激垂体前叶的催乳激素细胞释放催乳素，引起乳腺腺泡分泌乳汁；另一个是下奶反射，婴儿吸吮作用所产生的神经冲动传到下丘脑，刺激垂体后叶释放催产素，催产素循环至乳腺，使腺泡及导管周围的肌肉收缩，迫使乳汁进入导管及乳头附近的窦道，从而可被婴儿吸吮。

合成母乳需要能量，在母乳中分泌的营养素源自于母体，乳母的营养不足是造成母乳不足的主要原因，乳母劳累、紧张、抑郁等不良情绪也可抑制两个泌乳反射引起乳汁不足或无乳。

二、乳母的营养需求

（一）能量

大部分乳母体重在产后1年左右可以恢复到孕前体重，主要由于在孕期储存的脂肪在哺乳期被分解以提供能量。哺乳期除乳母本身的能量消耗外，应考虑泌乳本身需消耗能量及乳汁本身所含的能量，同时，由于自母体能量转化为乳汁能量的有效转换率（又称为生乳效率）约为80%，因此，乳母哺乳期需要增加的能量应等于=［（泌乳本身消耗的能量 + 乳汁本身所含能量/0.8）– 孕期储备的脂肪消耗所提供的能量］。我国营养学会推荐1~6个月乳母在非孕成年妇女的基础上每日增加能量500 kcal，6个月后仍坚持完全母乳喂养者增加500~650 kcal/d。以碳水化合物供能为主，约占55%~60%。

（二）蛋白质

乳母在孕期体内储存的蛋白质很少，哺乳期蛋白质摄入不足或质量不高，不仅影响泌乳量，而且会影响乳汁蛋白质质量。人乳含蛋白质约1.1%~1.2%，2~6个月的婴儿平均每日约摄入800mL的母乳，共约含8~10g的蛋白质，如果摄入的蛋白质转变成母乳蛋白质的转换率为80%，则需要10~15g的膳食蛋白，加上母体复原和母体本身也需要一些额外蛋白质的补充，我国营养学会建议为乳母供给额外20~25g蛋白质，亦即一位轻体力劳动的乳母每日应有70+25=95g蛋白质，蛋白质占总能比以13%~15%为宜。

（三）脂肪

乳儿中枢神经系统的发育及脂溶性维生素的吸收需要脂类，因此乳母膳食中必须有适量脂类。乳母膳食中脂肪的种类可影响乳汁的脂肪成分，摄入植物性脂肪多时，乳汁中含亚油酸量较高，摄入动物性脂肪多时乳汁中饱和脂肪酸含量较多。目前我国乳母推荐与成人相同，膳食脂肪供给为20%~30%。

（四）矿物质、维生素和水

1. 钙

婴儿生长发育需通过乳汁获得大量的钙，乳汁中钙的含量一般稳定，初乳含钙量为48mg/dL,过渡乳46mg/dL,成熟乳为34mg/dL。如果乳母膳食中钙不足或者不能有效吸收,则会动用母体骨骼中的钙来维持,这种情况如果持续则必然影响母体健康。哺乳期钙的 AI 为 1200mg/d,此外,乳母可摄入一定量的维生素 D,或利用日光照射增加体内维生素 D 的合成,以促进钙的吸收和利用。值得注意的是:高钙的摄入会增加肾结石的危险性及引起乳碱综合征,所以不要盲目补充大量钙制剂,其 UI 为 2000mg/d。

2. 铁

乳汁中铁的含量很低,一般为 50μg/dL,每日从乳汁的分泌量约 0.4mg,乳母铁的 AI 为 25mg/d,UI 为 50mg/d。

3. 锌

哺乳期婴儿每日从乳汁中摄取 1.45mg 的锌,孕妇恢复孕前状态及储备等需要增加锌的摄入量。乳母锌的 RNI 为增加 10mg/d,UL 为 35mg/d。

4. 碘

母乳中含碘量为 4～9ug/dL,乳母每日可因哺乳而丢失至少 30ug 的碘。我国乳母碘的 RNI 为 200μg/d,UL 为 1000μg/d。

5. 维生素

维生素 A 可以通过乳腺输送到乳汁,而母乳中维生素 D 的水平很低,哺乳期丢失很少,因此乳母无需额外补充维生素 D。维生素 A 的 RNI 为妊娠初期 1200μg RE,UL 为 3000μg RE。

维生素 B_1 可以通过乳腺进入乳汁,100mL 人乳中约含 0.014mg 维生素 B_1。乳母的维生素 B_1 摄入量充足时,有助于乳汁的分泌。乳母维生素 B_1 的 RNI 为 1.8mg/d,UL 为 50mg/d。

6. 水分

在乳汁中排出的水分每天在 750mL 以上,因此乳母膳食中需增加必要的水分,一部分食物尽可能以鲜汤、肉汁或乳母喜爱的汤形式进食。

三、乳母膳食注意事项

见第五章第三节内容。

第三节　婴幼儿营养

个体从出生到满 3 周岁之前为婴幼儿期。婴儿是指出生到 1 岁以内的儿童,新生儿是指胎儿娩出脐带结扎时开始至 28 天以内的婴儿;自 1 岁至满 3 周岁之前的儿童为幼儿。

一、婴幼儿与营养有关的生理特点

（一）新生儿期与营养有关的生理特点

新生儿脱离母体，内、外环境发生很大的变化，其生理调节和适应能力又不够成熟，易发生体温不升、体重下降及各种疾病，不仅发病率高，死亡率也高。出生后胃肠道开始启用，从胎儿时期的子宫内营养过渡到子宫外营养，如果喂养不当，更容易患病。

（二）婴儿期与营养有关的生理特点

1. 婴儿期是人一生中生长发育最旺盛的时期

调查结果显示，我国男婴平均出生体重为 3.33kg ± 0.39kg，女婴为 3.24kg ± 0.39kg，而 1 岁时体重可达到出生时的 3 倍，约 10kg；出生时身长平均为 50cm，生后 1 年达到出生时的 1.5 倍，约 75cm；头围、胸围等同样增长迅速。同时，各器官系统不断发育成熟，特别是大脑在出生后一段时间仍处于迅速发育期。因此，这个阶段需要摄入足够的能量和营养素，尤其是蛋白质，如果不能满足，则容易引起营养缺乏。

2. 婴儿期各个器官发育尚未成熟

刚出生的婴儿口腔肌肉比较薄弱，口腔黏膜细嫩，对食物的搅拌、研磨能力很差，唾液腺发育不良；初生婴儿食管黏膜柔软，弹力纤维和肌层发育不良；胃呈水平位置，贲门括约肌松弛，幽门括约肌发育良好的解剖生理特点使 6 个月以内的小婴儿常常出现胃食管返流，甚至溢乳；4 个月前的婴儿对母乳的蛋白质、脂肪消化能力较好，但淀粉酶活性较低，3 个月以后，胰淀粉酶的活性逐渐增强。

（三）幼儿期与营养有关的生理特点

幼儿期体格生长发育速度较前稍减慢、智能发育迅速，但牙齿尚未出齐，咀嚼功能不强，胃肠道蠕动及调节能力低，各种消化酶的活性远不及成人，加之断乳、添加转乳期食物等在此期进行，因此适宜的喂养仍然是保持正常生长发育的重要环节。有调查结果表明，儿童营养不良多发生在 2~3 岁，且孩子的饮食习惯和嗜好大多在这一时期形成，因此应重视低龄幼儿的膳食安排。

二、婴幼儿的营养需求

（一）热能

热能需满足基础代谢、活动、生长、食物热力、排泄等所需。新生儿热能的需要量足月儿生后第 1 周为 60~80kcal/（kg·d），第 2 周为 80~100kcal/（kg·d），第 3 周及以上为 100~120kcal/（kg·d），其中基础代谢率所需热量约

50kcal/（kg·d）；早产儿所需总热能相对较高，为120～150kcal/（kg·d）。以单位体重计算，婴儿能量的需要随月龄的增加而逐渐减少，1～3岁的幼儿每日能量供给以90～95kcal/（kg·d）为宜。

（二）蛋白质

蛋白质是构成机体组织和器官的重要成分，新生儿生长旺盛，保证优质蛋白质的供给非常重要。蛋白质的需要量一般按每公斤体重计算，如果蛋白质中乳蛋白和酪蛋白之比与人乳相似（70：30），足月儿需要量约每日1.2g/kg；如果两者之比与牛乳相似（18：82），则需要量增至2～3g/kg；早产儿如果单纯母乳喂养易发生低蛋白血症，应注意补充蛋白质，但不宜超过4g/kg，以免发生氮质血症、酸中毒或增加代谢或排泄的负担等。1～3岁的幼儿是智力发育的关键时期，脑的发育成熟离不开良好的食物，尤其是高质量的蛋白质，幼儿期每日蛋白质的摄入量可达到35～45g，优质蛋白质主要来源于动物和大豆蛋白质。

（三）糖类

糖类为供能的主要来源。人乳中全部为乳糖，乳糖能增加钙、镁的吸收，由于婴儿期乳糖酶的活性较成人高，奶中所含的乳糖在乳糖酶的作用下分解为葡萄糖和半乳糖，可以很好地得到消化吸收。4个月内的婴儿体内淀粉酶活性较低，故不宜过早添加淀粉类食物。

（四）脂肪

脂肪是机体的第二供能营养素，初生时脂肪供能占总能量的45%，随着月龄的增加，逐渐减少到30%～40%。人体不能自身合成，必须由食物供给的脂肪酸称必需脂肪酸，如亚油酸和亚麻酸，婴儿神经系统的发育需要必须脂肪酸的参与。亚油酸在体内可转变成亚麻酸和花生四烯酸，故亚油酸是最重要的必需脂肪酸。此外，一些长链不饱和脂肪酸如花生四烯酸、二十二碳六烯酸大量存在于视网膜和脑中，也是婴儿正常生长发育所必不可少的。

（五）矿物质、维生素和水

1. 铁

婴儿最容易缺乏的矿物质是铁和钙。胎儿可通过胎盘从母体获得铁，以孕后期3个月获铁量最多，平均每日约4mg。足月新生儿体内总铁约75mg/kg，能满足4～5月所需，因此婴儿早期不易缺铁。约4月龄后，从母体获取的铁逐渐耗尽，且生长发育迅速、造血活跃，需铁量较高，因此6个月～2岁的儿童容易发生缺铁性贫血。人乳中铁的含量不高（约0.05mg/dL），但吸收率可达49%，所以母乳喂养的婴儿铁缺乏相对少见；牛乳中铁的含量与母乳接近，但吸收率仅4%，故人工喂养的婴儿更容易缺铁。但无论是母乳喂养还是人工喂养的婴儿，均应及时添加含铁丰富且铁吸收利用率高的食品，如瘦肉、猪肝、血、鱼、黑木耳、菠菜等；同时婴幼儿食品应加入适量铁剂加以强化；孕母严重缺铁、早产儿、低体重儿补铁可提早到生后6周。

2. 钙和维生素D

维生素D是最重要的成骨元素，缺乏时，钙的吸收减少并影响骨的矿化，严重者可发展成佝偻病或软骨症。儿童因年龄、生理状况以及所处地域环境不同，但维生素D的需要量可有较大的差异，我国10岁以前儿童维生素D的RNI为10μg，UL为20μg。6月内钙的适宜摄入量为300mg，6~12个月钙的供给标准为400mg。

3. 锌

锌是人体必需微量元素之一，主要存在于骨、牙齿、毛发、皮肤、肝脏和肌肉中，为多种酶的关键成分，并参与DNA、RNA和蛋白质的合成。儿童缺锌常表现为食欲不振、消化功能减退、生长发育落后、免疫机能低下、智能发育延迟、反复口腔溃疡等。元素锌每日推荐摄入量为6个月以下1.5mg，6个月~1岁以下8mg，1~4岁以下12mg。

4. 碘

人体内的碘主要存在于甲状腺内，是甲状腺素和三碘甲腺原氨酸合成的底物。食物或饮水中缺碘可使甲状腺激素合成障碍、影响体格成长和脑的发育。儿童缺碘可表现为甲状腺功能低下、甲状腺肿甚至智能低下、克汀病等。4岁以下儿童碘的RNI为50μg。中国营养学会推荐的婴幼儿营养供给量见表6-3、表6-4。

表6-3 中国营养学会推荐的婴幼儿能量及蛋白质供给量

年龄（岁）	能量（kcal/kg·d）	蛋白质（g/kg·d）
出生~	120	2.2
6月~	100	2.0
1~3岁	90~95	2~4

引自《中国居民膳食营养素参考摄入量》

表6-4 婴幼儿主要维生素和矿物质的适宜摄入量或推荐摄入量

年龄（岁）	铁（mg）	钙（mg）	锌（mg）	碘ug	VA（μg RE）	VD（μg）	VC（mg）
0~	0.3	300	1.5	50	无参考值	10	40
0.5~	10	400	8	50	400	10	50
1~	12	600	9	50	400	10	60
3	12	800	12	90	500	10	70

引自《中国居民膳食营养素参考摄入量》

三、婴儿的喂养方式

（一）母乳喂养

1. 母乳喂养的优点

营养丰富，宏量营养素产能比例适宜，易消化吸收。人乳含必需氨基酸比例适宜；人乳所含酪蛋白为 β-酪蛋白，含磷少，在胃内形成的凝块小，易被消化吸收；人乳含乳清蛋白，能促乳糖蛋白形成；人乳中酪蛋白和乳清蛋白的比例适宜于吸收；人乳中乙型乳糖含量丰富，有利于脑的发育，也有利于双歧杆菌、乳酸杆菌的生长；人乳含不饱和脂肪酸较多，含较多的脂解酶使脂肪颗粒易于消化吸收。

（2）母乳中含钙量不高，但钙磷比例适宜，易于吸收；人乳中铁的含量与牛奶相似，但吸收率高达49%，远高于牛奶中铁的吸收率（4%）。

（3）母乳的生物作用，如母乳 pH 为 3.6（牛奶 pH5.3），不影响胃液的酸度，利于酶发挥作用；初乳中含有丰富的 SIgA，SIgA 黏附于肠黏膜上皮细胞表面，封闭病原体，阻止病原体吸附于肠道表面，保护消化道黏膜；人乳中含有大量免疫活性细胞如巨噬细胞、淋巴细胞等，可释放细胞因子发挥免疫调节作用；人乳中含乳铁蛋白，乳铁蛋白是重要的非特异性防御因子，可抑制大肠杆菌和白色念珠菌的生长；人乳中含其他抗感染的成分，如溶菌酶、低聚糖等。

（4）母乳具有适温、新鲜、无菌、适量、经济的特点。

（5）母乳喂养有利于增进母子感情；

（6）婴儿吸吮刺激母体催产素的分泌引起子宫收缩，可促进母体子宫的复原。

2. 母乳的成分变化

（1）各期人乳成分：孕后期与分娩4~5日内的乳汁为初乳；5~14日为过渡乳；14日以后的乳汁为成熟乳。初乳量少，但含丰富的免疫球蛋白、维生素A、牛磺酸和矿物质，并含有充满脂肪颗粒的巨噬细胞及其他免疫活性细胞，对新生儿的生长发育和抗感染能力非常重要，随着哺乳时间的延长，蛋白质和矿物质含量逐渐减少，具体见表6-5。

表6-5 初乳、过渡乳、成熟乳比重及成分表（g/L）

	初乳	过渡乳	成熟乳比重
1.040~1.060	—	1.030	
蛋白质	22.9	15.9	10.6
脂肪	29.5	35.2	45.4
糖类	75.9	77.4	75.0

续表6-5

	初乳	过渡乳	成熟乳比重
矿物质	3.08	2.41	2.06
钙	0.48	0.46	0.34
磷	0.15	0.20	0.14

（2）一次哺乳过程中乳汁成分的变化：如果将一次哺乳的过程分为三部分，第一部分分泌的乳汁脂肪低而蛋白质高，我们习惯上称之为前奶；第二部分乳汁脂肪含量逐渐增加而蛋白含量逐渐降低（中奶），第三部分乳汁中脂肪含量最高（后奶）。详见表6-6。

表6-6 各部分人乳汁成分变化(g/L)

	前奶	中奶	后奶
蛋白质	11.8	9.4	7.1
脂肪	17.1	27.7	55.1

3.母乳喂养的注意事项

世界卫生组织建议出生后6个月内应完全接受母乳喂养。建立良好的母乳喂养有三个条件：一是孕母能分泌充足的乳汁，正常乳母平均每天泌乳量可达750~800mL，判断奶量是否充足应以婴儿体重增长情况、尿量多少与睡眠状况等综合考虑；二是哺乳时出现有效的射乳反射；三是婴儿有力地吸吮。

加强孕期营养，做好身心准备，储存足够脂肪以供哺乳能量的消耗。

（2）做好乳头保健，忌用肥皂或酒精擦洗乳头，哺乳后可挤出少许乳汁均匀地涂在乳头上，可有效避免因乳头皲裂而终止哺乳。

（3）吸吮对乳头的刺激可反射性地促进泌乳，因此提倡无母乳喂养禁忌症者应尽早开奶（产后15分钟~2小时内）；按需哺乳使婴儿吸吮有力并维持催乳素在血中较高的浓度；尽量不用奶瓶，以免形成乳头错觉；

（4）开奶前可湿热敷乳房以促进乳房血液循环流量；哺乳时尽量将一侧乳房吸净再换对侧；同时乳母应保持心情愉快。

（5）乳母患一般的感染性疾病，感染乙型肝炎病毒HBV，感染巨细胞病毒CMV(＋)的母亲或有结核感染，但无临床症状等情况，母亲可继续哺乳。当母亲感染人类免疫缺陷病毒HIV、患有活动性肺结核、严重疾病、婴儿怀疑或明确诊断为某些遗传代谢性疾病如半乳糖血症、苯丙酮尿症等则不宜母乳喂养。

（二）人工喂养

4~6个月以内的婴儿由于各种原因不能进行母乳喂养时，完全采用配方奶或动物乳等喂哺，称为人工喂养。

1. 动物乳成分不适合婴儿（以牛乳为例）

（1）营养素比例不适宜。牛乳中酪蛋白含量高，易在胃内形成较大的凝块；牛乳脂肪颗粒大，无脂解酶，难以消化；牛乳中含不饱和脂肪酸和乳糖较少；牛乳中含磷高，磷易与酪蛋白结合而影响钙的吸收。

（2）牛乳中含矿物质比人乳多3~3.5倍，容易增加婴儿肾脏的溶质负荷。

（3）缺乏免疫因子。牛乳中缺乏各种免疫因子，故完全人工喂养的婴儿患感染性疾病的机会较多。

因此，牛乳并不适合婴儿，其能量和宏量营养素的比例见表6-7。

表6-7 母乳和牛乳能量及宏量营养素比例

	母乳	牛乳	理想标准
能量（kcal/dl）	67	69	—
碳水化合物（g）	6.9（41%）	5.0（29%）	40%~50%
脂肪（g）	3.7（50%）	4.0（52%）	50%
蛋白质（g）	1.5（9%）	3.3（19%）	11%

2. 牛乳的改造

（1）配方奶：配方奶是以牛乳为基础的改造与强化，使三大产能物质成分、比例接近母乳；常强化维生素D、维生素C、铁、锌等。使用时按年龄选用，一般市售奶粉有统一规格的专用小勺，如一勺4.4g的奶粉，宜加入30mL温开水，一勺8.8g的奶粉，宜加入60mL温开水；婴儿能量需要量约为100kcal/（kg·d），而一般市售奶粉100g供能约500kcal，故婴儿需配方奶粉约20g/（kg·d）。

（2）全牛乳的家庭改造：如果无条件喂养配方奶粉而使用牛乳喂养婴儿时，喂养前需通过加水稀释、加糖（约8%）和加热三个步骤来改善其不足。加水可降低牛奶中矿物质、蛋白质的浓度，减轻消化道和肾脏负荷，新生儿出生后不满2周者可采用2:1奶，即2份牛奶加1份水，以后逐渐过渡到3:1或4:1，满月后可使用全奶。婴儿食用全牛乳应加糖，这是为了改变牛乳中宏量营养素的比例，利于吸收并软化粪便，一般每100mL牛奶中可加蔗糖5~8g。牛奶加热煮沸可达到灭菌的要求，且能使奶中的蛋白质变性，使之在胃内不易形成大凝快。100mL全牛奶供能约67kcal，8%的糖牛奶100mL供能约100kcal，故婴儿需8%的糖牛乳约100mL/（kg·d）。

（三）混合喂养

同时采用母乳与配方奶或兽乳喂养婴儿为混合喂养。

1. 补授法

当母乳喂养的婴儿体重增长不满意时，常常提示母乳不足，此时可用配方奶或兽乳来补充，一般适宜于4～6月以内的婴儿。注意哺乳的次数不变，每次先喂母乳，不够时再补充配方奶或兽乳，这样有利于维持血催乳素 PRL 浓度。

2. 代授法

母乳喂养到4～6月时，为断离母乳开始用配方奶或兽乳替代一次母乳量的方法称代授法。此方法可逐渐降低血 PRL 浓度，直至用配方乳依次完全替代母乳。

（四）添加辅食

4～6月的婴儿，母乳的营养成分已不能满足婴儿生长需要。按照一般的营养调查结果，平均每日母乳分泌量达到的最大值为850mL 左右，以成熟奶量的营养成分计算，4～6月母乳提供的营养素和实际需要营养素的比较见表6－8。

表6－8　4～6月婴儿主要营养素需求和日总奶量提供的营养素比较

	RNI 或 AI	每日母乳营养素总量	需补充的量
能量（kcal/d）	741	595	146
蛋白质（g/d）	11.7～23.4	7.65	4.05～15.75
脂肪量（g/d）	33	30	30
钙（mg/d）	400	289	111
磷（mg/d）	300	127.5	172
镁（mg/d）	70	34	36
维生素 D（ug）	10	0.51	9.49
维生素 A（ug）	400	450.5	—

注：每日母乳营养素的含量中，母乳以每日850mL，婴儿体重以6个月标准体重7.8kg 计算

从表6－8可以看出，6个月婴儿，母乳除维生素 A 能够满足需求之外，其余营养素均需添加。一般当婴儿体重达6.5～7kg（此时年龄多为4～6月）时，应逐步为婴儿选择易于吸收、能满足生长需要、不易产生食物过敏的食物。7～8月后可逐渐添加动物性食物肉、鱼、蛋等。值得注意的是，添加辅食期间每天仍应保证600～800mL 乳类，这是婴儿营养的主要来源。

婴儿添加辅食是一个习惯、学习过程，注意食物的引入原则为：由少到多（1勺→2勺→多勺→一餐→适应）；由一种到多种（如蔬菜泥的引入，每种约3～7日以刺激味觉的发育，直至婴儿习惯后再换另一种）；由细到粗（如先泥状→碎末→成人软食）。注意添加食物时尽量用小勺喂食以训练口腔的协调，同

时注意儿童神经心理发育对食物的转变作用,如允许婴儿用手抓食物,既可增加进食的欲望,也可培养手的动作协调能力。添加辅食时应在婴儿健康、消化功能正常时添加,并应注意观察添加一种辅食后婴儿的反应。不同月龄婴儿食物添加方法见表6-9。

表6-9　不同月龄婴儿食物添加方法

年龄(月)	食物性状	食物种类	餐次	
			主食	辅食
0~4	液状	母乳	按需哺乳	
4~6	泥状	菜泥、水果泥、配方奶、配方米粉	6次奶（停夜奶）	加1次
7~8	末状	粥、烂面、肉末豆腐、蛋、肝泥、鱼泥、水果泥	4次奶	1餐粥1次水果
9~12	碎食物	软饭、碎菜、碎肉、鱼、豆腐、水果	2~3次奶1次水果	2餐饭

四、婴幼儿膳食注意事项

见第五章第三节内容。

第四节　学龄前儿童营养

自3周岁到6~7岁入小学前为学龄前期,此期儿童生长发育渐趋平稳,每年体重增加约2kg,身高增长约5~7cm,同样应提供营养丰富、易于消化的食物。

一、学龄前儿童与营养有关的生理特点

学龄前孩子正处于长牙和换牙时期,20个乳牙已出齐,咀嚼食物的能力较好。胃的容积不断扩大,消化吸收能力进一步增强。但学龄前儿童消化系统尚未完全发育成熟,黏膜薄嫩,消化道壁弹性较差,胃液的酸度较低,肠道消化酶含量较成人少,胃肠道蠕动能力相对较弱。

二、学龄前儿童的营养需求

（一）能量

学龄前期儿童活动范围逐渐增大,所需能力较幼儿期有所增加。每日能量

需要约 1400~1700kcal，约 85~90kcal/（kg·d）。

（二）蛋白质

幼儿大脑仍处于发育较迅速的时期，神经系统的发育需要大量的蛋白质，因此每日应供给 50~55g 蛋白质，同时注意优质蛋白质的供应。

（三）脂肪

充足的脂类对学龄前期儿童神经系统的发育是必需的，但脂肪摄入不宜过多。脂肪摄入供能量以总热的 30%~35% 为宜。

（四）糖类

学龄前期谷类粮食的摄入量逐渐增多，米饭、面食已成为能量的主要来源，学龄前儿童一般碳水化合物摄入供能应占总能量的 55%~60%。

（五）维生素和矿物质

各种营养素都有一个量度的问题，保证适宜摄入，避免过多或过少，我国营养学会制定的参考标准见表 6-10、表 6-11。

表 6-10　儿童主要维生素和矿物质的适宜摄入量或推荐摄入量

年龄（岁）	钙（mg）	铁（mg）		锌（mg）		碘（ug）	VA（μg RE）	VD（μg）
		男	女	男	女			
4~	800	12	12	12.0	12.0	90	600	10
7~	800	12	12	13.5	13.5	90	600	10
11~	1000	16	18	8.0	15.0	120	700	5

引自《中国居民膳食营养素参考摄入量》

表 6-11　学龄前儿童、学龄儿童及青少年每日食物参考摄入量

食物名称	单位	4~6 岁	7~8 岁	9~11 岁	12~18 岁
谷类	g	180~225	250±	300~375	500±
豆类、豆制品	g	35~40	50±	62.5±	75±
肉类	g	60~75	100~125	125~150	165~200
蛋类	g	50	50	50	50
奶类	mL	250~350	250	250	250~375
豆浆	mL	250	250	350	350~500
蔬菜	g	200~250	300	375	400~500
水果	g	60~70	75~100	75~125	150~200
食用白糖	g	10~15	15±	15±	15~25
植物油	g	10~15	10~15	15~20	25~30
糕点、零食	g	25~40	25~40	25~40	25~40

引自《中国居民膳食营养素参考摄入量》

三、学龄前儿童膳食注意事项

见第五章第三节内容。

第五节　学龄儿童、青少年营养

自入小学开始(6～7岁)至青春期前为学龄期，此期儿童的体格生长速度相对缓慢；青春期的进入和结束年龄存在较大的个体差异，一般年龄范围为10～20岁，此期儿童的体格生长发育再次加速，出现生长的第二次高峰。

一、学龄儿童、青少年与营养有关的生理特点

学龄儿童生长发育迅速且平稳，各种营养素的需要按公斤体重计算较婴儿低，但较成人高。体重和身高增长平稳，智力发育增强，体力活动增加。

进入青春期，人体进入最后一个生长高峰，身高、体重迅速增长，并逐渐出现第二性征，女性的青春期一般早于男性。青春期各个器官逐渐发育成熟、思维能力活跃、记忆力强，是长身体和长知识的重要时期，故一定要保证营养的充足供给。

二、学龄儿童、青少年营养需求

（一）能量

学龄儿童用于生长所需的能力较婴幼儿低，按单位体重来计算，所需的能量有所下降。每日能量需要约1800～2300kcal，约70～80kcal/(kg·d)。进入青春期后，能量需求有所增加。

（二）蛋白质

学龄期儿童每公斤体重供给蛋白质2.5g左右，每天共约60～75g，蛋白质供能量以总热的12%～14%为宜。青春期蛋白质需要量增加，供能量以总热的15%为宜。

（三）矿物质

钙、铁、锌、碘等矿物质对学龄儿童、青少年的成长非常重要，如青春期骨骼的快速生长需要大量的钙，同时，女性月经会丢失大量的铁，应注意补充。

（四）维生素

维生素A、维生素D对骨骼的生长发育起重要作用，叶酸、维生素B_{12}是细胞增长的重要营养素，同时，能量代谢的增加和肌肉组织的发展需要大量的B族维生素。

儿童主要维生素和矿物质的适宜摄入量或推荐摄入量见表 7 – 11、表7 – 12。

三、中国儿童青少年膳食注意事项

见第五章第三节内容。

第六节　成年人营养

超重和肥胖症是初级医疗保健中最常见的问题，影响 60% 以上的成人。有研究指出，目前每年大约 365 000 例死亡与肥胖相关，系由于不健康饮食和机体活动过少所导致，而肥胖症是可预防死亡的主要原因。

一、成年人营养需求

我国推荐的成年人日热量，依据不同劳动强度男女分别为 2400 ~ 4000kcal/d 和 2100 ~ 3000kcal/d，正常平衡膳食的三大营养素分配比例是蛋白质占总能量的 12% ~ 15%，脂肪为 25% ~ 28%，碳水化合物为 55% ~ 60%。脂肪的摄入中应尽量减少对饱和脂肪酸的摄取，增加不饱和脂肪酸的比例。其中 3 – 不饱和脂肪酸和 6 – 不饱和脂肪酸机体不能合成，必须由食物供给，有研究表明这两种必须脂肪酸的摄取比例越接近，对身体越有利。然而根据调查显示，我国居民日常生活摄取的 6 – 不饱和脂肪酸和 3 – 不饱和脂肪酸的比例大约为 30∶1，所以应增加 3 – 不饱和脂肪酸的摄取，各种绿叶蔬菜和深海鱼等含 3 – 不饱和脂肪酸较高。

二、成年人主要营养相关问题

(一)肥胖

超重和肥胖是初级医疗保健中最常见的医学问题，影响着 60% 以上的成人和 15.5% 的青少年，主要由于不健康饮食、机体活动过少所导致。目前，体重指数(BMI)作为肥胖症的分类已被大家普遍接受，美国心肺血液研究所认为，理想的 BMI 为 18.5 ~ 24.9kg/m^2，超重为 25.0 ~ 29.9kg/m^2，肥胖症为 ≥ 30.0kg/m^2，肥胖症又进一步分为Ⅰ、Ⅱ、Ⅲ级。超重和肥胖造成与糖尿病、高血压或心脏病的相关风险可基于患者的 BMI、腰围和综合的风险状况来评估。

成功的降低体重包括改变饮食、纠正不良生活习惯和增加身体锻炼。一般认为每天减少 500 ~ 1000 千卡的热量可使每周体重降低 0.45 ~ 0.9kg，肥胖膳食治疗的三大营养素分配原则是蛋白质占总热量的 25%，脂肪占 15%，碳水化合物占60%。肥胖者常见的不良膳食习惯如不吃早餐而午餐和晚餐进食过量、爱吃零食和甜食等，纠正不良的膳食习惯是减肥成功的因素之一。另外，2005年美国膳食指南建议，预防超重和肥胖每天应有45～60分钟的中等强度体力活动，防治肥胖反弹则每天需进行60～90分钟的中等强度体力活动。值得注意的是减肥贵在坚持、持之以恒，即使达到理想体重后，仍应随时防止反弹。

（二）代谢综合征（metabolic syndrome，MS）

MS是指在个体中多种代谢异常情况集结存在的现象，这些异常包括：糖尿病或糖调节受损、高血压、血脂紊乱、全身或腹部肥胖、高胰岛素血症伴胰岛素抵抗、微量白蛋白尿、高尿酸血症及高纤溶酶原激活抑制物等。

MS发病年龄主要集中在四五十岁，50岁以上发病率约30%，我国最新的调查显示，35岁至70岁成年人MS的患病率高达16.5%。进一步研究发现，绝大多数的高血压、糖尿病和心脑血管疾病是由MS引起的。代谢综合征及其各个组分的发病机制很复杂，目前尚未充分了解，但中心性肥胖和胰岛素抵抗是被公认的重要的致病因素，不健康饮食、机体活动过少导致肥胖，肥胖和饮食不合理又是造成胰岛素抵抗的最重要原因。近年来，由于我国人民生活水平大幅度提高，人们的饮食结构发生了巨大的改变，粗粮逐渐减少，食物越来越"精"，这正是MS发生的主要原因之一。

国际糖尿病联盟（IDF）认为确认一个个体是否为代谢综合征，必须具备：

1. 中心性肥胖；

2. 另加下列四项因素中任意两项：①甘油三酯（TG）水平升高：>150mg/dl（1.7mmol/L），或已接受针对此脂质异常的特殊治疗；②高密度脂蛋白胆固醇（HDL－CF）水平降低：男性<40mg/dl（1.03mmol/L），女性<50mg/dl（1.29mmol/L）或已接受针对此脂质异常的特殊治疗；③血压升高：收缩压≥130mmHg，或舒张压≥85mmHg，或此前已被诊断为高血压而接受治疗；④空腹血糖升高：空腹血糖≥100mg/dl（5.6mmol/L）或已被诊断为Ⅱ型糖尿病。如果空腹血糖≥100mg/dl（5.6mmol/L），则强烈推荐进行口服葡萄糖耐量试验（OGTT），但是OGTT在诊断代谢综合征时并非必需。

合理的饮食结构是防治MS的基础，同时有研究表明：我国18岁以上成年人每周低到中等强度体力活动时间300分钟/周与MS的患病危险程度降低有关。

第七节 中年人营养

世界卫生组织近年的年龄划分标准，45～59岁为中年。我国现阶段年龄划分标准，35～49岁为中年。中年期既是生理功能最旺盛的时期，也是开始进入衰老的过渡时期,注重科学合理的膳食对保持健康的身体、充沛的体力和延缓衰老速度尤显重要。

一、中年期与营养相关的生理特点

随着年龄的增长,基础代谢率逐渐下降,细胞水分含量逐渐减少,肌肉等实体组织随着年龄的增加而减少,脂肪组织则随年龄而逐渐增加。消化系统功能逐渐减退,容易出现慢性胃炎、消化性溃疡等疾病。循环系统功能逐渐减退,体内清除自由基的能力逐渐下降,心血管内壁出现脂质沉积逐渐失去弹性。细胞免疫和体液免疫功能逐渐减退,是癌症的高发年龄。妇女开始进入更年期,容易出现内分泌紊乱、情绪不稳定、骨质疏松症等。

二、中年期主要健康问题

1. 亚健康状态

主要见于中年人群,指人的健康状态处于健康和疾病之间的质量状态,以及人对这种状态的体验,有学者将其归纳为"一多三少",即疲劳多、活力减退、反应能力减退、适应能力减退。

2. "六高一低"倾向

即很多中年人自我感觉良好,但普遍存在以下倾向:心理高负荷、高血压、高血脂、冠心病、高血黏度、免疫功能降低。

3. "五病综合征"

即糖尿病、高血压、高血脂、冠心病、脑卒中。这些健康问题大多与不良生活方式有关,例如摄入营养结构不合理,缺乏体力活动、生活压力、心理压力负荷较重。

三、中年期营养需求特点

中年人饮食应根据体力活动的强度适当调节,保持摄入热量与消耗量大致相等。为避免肥胖,可随年龄的增长逐渐减少能量的摄入。

中年人营养需求的总特点为:充足的优质蛋白质、充足的维生素和矿物质,适量的碳水化合物、适量的膳食纤维,低脂肪、低胆固醇,注意规律饮食、多饮水、少食盐,每天食盐摄入量不超过6g。

四、中年人膳食注意事项

中年人饮食以粗粮为主,注意限制精制糖的摄入。鱼类含有丰富的氨基酸和人体必需的矿物质,建议每周至少吃2~3次鱼类和其他水产品。大豆含丰富的优质蛋白、人体必需氨基酸、维生素 E、钙、铁等矿物质，建议多摄入豆类食品。此外，坚果、菌类、菠菜、马齿苋等都是中年人良好的保健食品。

合理分配三餐食物的能量。早餐选择营养丰富且易于消化的食物，如牛奶、豆浆、面条、鸡蛋等，不宜进食油炸、干硬、油腻的食物，晨起喝杯温开水有利于排除肠道残渣。晚餐摄入过多，容易导致大量脂质沉积于血管壁。合理的三餐能量分配比例为早餐 30%、中餐 40%、晚餐 30%。

第八节　老年人营养

我国对老年人分期的标准：45～59 岁为老年前期，60～89 岁为老年期，90 岁以上为长寿老年期。老化造成消化系统的改变常常使老年人感到困扰，影响着老年人的生活质量和营养状况，反而言之，老化过程中出现的一些特性及问题与营养的供给同样密切相关。因此老年人的营养支持尤显重要，同时老年人的饮食除营养供给外，常常还涵盖了个人心理、社会文化等因素，故老年人的饮食习惯、进食环境和进食时的情绪等同样不容忽视。

一、老化中各项生理变化对营养问题的影响

（一）消化系统的变化

老年人由于牙齿的脱落影响对食物的咀嚼；口腔的唾液腺分泌减少，唾液中的淀粉酶也减少；食管黏膜萎缩、平滑肌变薄、食管下括约肌松弛，影响食管的蠕动，易致反流性食管炎、食管裂孔疝；胃黏膜微动脉硬化、血流减少，对损伤的修复能力降低，并出现不同程度的肠化生，幽门螺杆菌发生率以及胃溃疡发生率明显高于年轻人；小肠老化改变使肠蠕动减弱、排空时间延迟、小肠吸收能力减低；大肠黏膜萎缩、肌层变薄、蠕动减弱，致老年人易发生便秘；肛门括约肌张力降低，易导致大便失禁。

老年人肝脏重量减轻、血流量减少、再生能力减退、解毒功能减弱；胆囊壁老化改变，易发生胆囊穿孔和胆囊下垂；胆汁减少、黏稠并有大量胆固醇沉积，易发生结石、胆囊炎；胰腺老化致胰液分泌减少，对脂肪的吸收能力降低，易产生脂肪泻。

消化系统的改变使消化系统的各种功能降低。其中值得一提的是牙齿脱落并非是正常老化的结果，常常是不良的牙齿卫生保健和饮食习惯造成的。牙周病是 30 岁以后掉牙的最大原因，另一个较大的问题是蛀牙。

（二）代谢功能减退

老年期基础代谢率或氧的消耗量随着年龄的增长而减少，按体表面积为单

位计算，从 30 岁到 90 岁时约降低 20%。机体内分泌的改变也会影响机体代谢功能。

二、老年人营养素的需要

（一）能量

人体能量的需要随年龄的增高而减低，一般来说，60 岁以后，能量的摄入量较青壮年减少 20%，70 岁以后减少 30%。但因老年人个体差异和活动量差异均很大，能量需求可以按照体重变化情况来衡量，保持在理想体重的 ±10% 范围内为宜。

$$老年男性的理想体重（kg）= 身高（cm）- 105$$
$$老年女性的理想体重（kg）= 身高（cm）- 100$$

（二）蛋白质

老年人蛋白质的摄入量以维持氮平衡为原则，如果摄入过多，会加重消化道和肾脏的负担；如果摄入过少则会引起负氮平衡。由于老年人分解代谢增加而合成代谢逐渐变慢，所以蛋白质的需要量并不低于成年人，以每日摄入 1 ~ 1.2g/kg，约占膳食总热的 13% ~ 14% 为宜。同时注意保证氨基酸齐全的高生物价优质蛋白质的供给。

（三）脂肪

老年人胆汁酸减少，脂肪酶活性降低，对脂肪的消化功能下降，加上脂肪摄入过多会促进动脉粥样硬化等疾病的发生，所以老年人脂肪摄入量不宜过多，占膳食总热的 20% 为宜，一般不要超过 30%。

老年人要特别注意膳食脂肪酸的构成。不饱和脂肪酸有软化血管、降低胆固醇、预防动脉硬化的作用，而饱和脂肪酸的作用恰恰相反，所以要适当补充不饱和脂肪酸，减少饱和脂肪酸的摄入量，推荐使用植物油，少用猪油等动物性的脂肪，每周保证 2 ~ 3 次的鱼类（以海鱼为主）摄入。

（四）碳水化合物

随着年龄的增长，人体的糖耐量降低，胰岛素分泌减少，容易发生高血糖。另外过多的糖，尤其是蔗糖、葡萄糖等，可在体内转变为脂肪，引发动脉硬化等心脑血管疾病，因此老年人不宜摄入过多的碳水化合物。果糖能迅速地转化为氨基酸，且不易转变成脂肪，因此老年人宜多吃水果、蜂蜜等含果糖的食品。

（五）铁和钙质

老年人胃酸分泌减少，胃肠道吸收功能降低；肾功能降低以致形成活化维生素 D_3 减少，同时，户外活性减少，皮肤合成维生素 D 的量也下降；活动减少、对成骨机械性刺激减少，骨量减少。以上因素影响钙的吸收和沉积。老年女性因为雌(雄)激素水平下降、降钙素水平下降等更容易发生钙缺乏、骨密度减少、骨质疏松症等。乳类制品的钙较植物性食物中的钙有更高的吸收率，老年人钙的 RNI 为 1000mg/d，UL 为 2000mg/d。

老年人胃容量的减小、胃酸和胃的内因子减少、对铁的吸收利用能力下降，造血功能减退、蛋白质合成能力下降、维生素 C、维生素 B_{12}、叶酸等不足等使老年人容易发生缺铁性贫血。老年人铁的摄入除考虑铁的质量外，应同时考虑铁的吸收率，动物肌肉、动物血等提供的铁吸收率高于植物性食物。

（六）维生素

老年人由于代谢和免疫功能降低，对各种维生素的摄入必须充足，又由于老年人进食量下降，摄入的维生素也相应减少。有学者对平均年龄 80 岁的老年人的调查中，发现维生素 A、B 族维生素水平低下。此外，维生素 C 具有增强机体免疫力、抗氧化、抗衰老的功能，维生素 D 也很重要，所以老年人除了应供给维生素丰富的食物如新鲜的蔬菜、水果等，可适当补充维生素制剂。老年人维生素 A 的推荐摄入量为男性每日 800ug，女性每日 700ug。中国营养学会建议 50 岁以上中老年人维生素 D 的推荐摄入量是 10μg，UL 为 20μg/d。维生素 E 是一种抗氧化剂，对预防动脉硬化等老年性疾病、延缓机体衰老等方面有着非常重要的作用。老年人可口服补充一定量的维生素 E，但长期每日摄入超过 600mg 有可能引起中毒症状，如头痛，视觉模糊、极度疲乏等，故每日摄入量以不超过 300mg 为宜。

（七）膳食纤维和水

膳食纤维有利于肠的蠕动，防治便秘，有利于降低结肠癌及高脂血症的发病率等，故老年人应该增加膳食纤维食物的摄入，特别不应缺少新鲜的蔬菜和水果，同时不排除粗粮的摄入，保证每天饮水 1500~2000mL 以上。

三、中国老年人膳食注意事项

见第五章第三节内容。

【案例分析】

某小儿出生时体重 3700g，身长 50cm，面色红润，哭声响亮，一般情况好，其母亲身体健康。

1. 该小儿喂养最适宜的食物是什么？

2. 该小儿饮食中何时才能添加蛋黄、水果泥、菜泥食物？

（黄伶智）

第七章　营养调查及营养评价

【学习目标】

1. 了解营养调查设计。

2. 熟悉营养调查及营养评价的方法。

3. 掌握营养调查及营养评价的概念和分类。

4. 掌握营养评价的常用值。

营养调查(nutritional survey)是指运用各种手段准确了解人群或个体的营养指标水平,对其当前营养状况进行判断。通常营养调查由三部分组成:膳食调查、体格检查和生化检查。调查目的包括:通过调查了解人们的营养是否合理,即膳食中营养素摄取情况与营养素供给量标准的符合程度;了解营养状况与调查对象的身体素质及健康状况之间的关系;及时发现营养不平衡的人群,从而对他们进行干预,最终使人们采取合理膳食、提高生活质量和健康水平。

营养评价(nutritional assessment)是通过临床检查、生化检查、人体测量、人体组成测定及综合营养评价等方法,判定机体营养状况,确定是否健康或者营养不良的程度和类型,评估营养不良给机体带来的危险性,监测营养治疗和护理的效果。

现将常用的营养调查和营养评价内容进行详细介绍。

第一节　营养调查设计

在具体的营养调查过程中涉及多种调查设计,一般来说,营养调查设计有以下几种类型。

一、回顾性调查

回顾性调查指在一个群体发现某种营养因素与疾病或者身体健康相关,并在统计学上有联系,可选择该人群作为调查对象,并与不具该特征的人群进行对比研究,以证实或者否定这种联系。特点是:先假设"病因",并对假设作进一步检验。回顾性调查设计要注意正确选定所要研究的相关因素。

二、横断面调查

横断面调查指在比较短的时期内，对所要调查的对象进行一次营养调查，通过调查得到的数据，从而发现问题。特点是：调查时间较短，人数相对较多。

三、前瞻性调查

前瞻性调查指选择较少的调查对象，在较长时期内进行多次调查，以观察某些指标的变化过程或进行干预效果的评价。观察时间长短设计因调查目的及调查对象不同而有所区别。特点是：观察时间相对较长，调查对象相对较少，研究因素比较明确，一般要设立对照组进行调查。

第二节　膳食调查

膳食调查是营养调查的基础，指通过一定的方法调查每人每日主副食摄入量，利用食物成分表或相关软件计算出每人每日所摄入的能量和各种营养素，然后与供给量标准进行比较，以此来评定正常营养需要的满足程度。单一的膳食调查可反映某一人群膳食的科学合理性，针对存在的问题及时加以调整，使人群保证目的性摄入的食物尽量符合机体的营养需要。

一、膳食调查方法

膳食调查通常有三种方法：询问法、称重法和记账法。

（一）询问法

询问法是指通过询问并记录调查对象在一天 24 小时内食物的摄入情况，通常调查 4~7 天，然后计算平均每天营养素的摄入量并与供给量标准进行比较。这种方法的优点是简便易行，缺点是如果调查者没有经验，会导致结果不准确，并且被调查者在量上估计不够精确，有时会由于记忆上的误差而遗漏某些摄入的食物种类，或因厌烦而不愿告诉真实情况。因此询问时要选择一个较合适的时间、地点，调查人员需经过培训，有一定的经验，调查前告知调查目的、意义，对调查对象提出的问题要耐心解释，取得调查对象的充分合作。为了减少摄入食物量的估计误差，询问时可携带一定规格的食物测量器。最好去现场实际了解用膳情况以确保准确性。询问法既适用于一般病人，了解其饮食情况，又可用于群体调查，及时发现所存在的普遍问题。可根据调查对象不同设计不同的表格，调查样表见表 7-1。

表7-1　膳食调查表

姓名_____性别_____年龄_____职业_____联系电话_____住址_____

月　日		月　日		月　日		月　日	
食物名称	重量(g)	食物名称	重量(g)	食物名称	重量(g)	食物名称	重量(g)
早餐							
点心							
午餐							
点心							
晚餐							
点心							

（二）称重法

称重法是指将调查对象在调查期间每日每餐各种食物的消耗量，包括生的食物重量，烹调后熟食物重量和每餐剩余食物的量，并详细记录，计算出一餐平均每人所摄入的生食物重量。将一日各餐的结果相加即可求出每人每日总进食量。该调查方法优点是比较准确，结果符合实际。适合一天三餐在食堂用膳的集体单位如全托幼儿园、学校等调查。但缺点是比较费人力和物力，具体步骤如下：

1. 称出每餐所用食物的生重，烹调后称出熟重，用餐结束时再称出剩余食物的重量（熟重）。最后计算出各种食物的实际消耗重量（熟重）。

实际消耗量（熟重）＝烹调后熟食重量－熟食剩余量

2. 根据烹调前后食物的重量计算生熟比。生熟比＝食物熟重/食物生重。例如5kg黄豆烧熟后重量为10kg，那么其生熟比是10÷5＝2.0，最后根据生熟比计算出每种食物熟食重相当于生食物重量。

实际消耗食物生重＝实际消耗食物熟重/生熟比＝（熟食重－剩余熟食）/生熟比

3. 统计每餐就餐人数，并计算出总人口数，如果年龄、劳动强度相差很大应分类计算。

4. 计算出每人每日平均摄入的生食物重量。

平均摄入量＝各种食物实际消耗量（生重）÷总人口数

（三）记账法

记账法指对建立账目的集体单位食堂，通过查阅过去一段时期内食物消耗的种类和数量，并根据同一时期的就餐人日数，计算出平均每人每日各种食物的消耗量，再按食物成分表推算出每人每日所摄取的能量和各种营养素的量。该方法的优点是容易掌握，手续简便，节省人力。缺点是不太精确。适用于有详细账目记录的集体单位。具体步骤如下：

1. 记录食物消耗量

详细记录调查期间所购买食物的账目，计算出一定时期内各种食物的总消耗量。如果记账采取的是从调查开始后一定时期，那么要登记时应先称库存食品量，并记录在调查表中，库存食品加上调查期间所购入食品种类数量，减去调查结束时食物的剩余量，即为该调查期间食物的消耗量。调查期间到就餐现场观察废弃食物的情况并记录，以便在计算食物消耗量时加以扣除。

2. 统计总人口数

准确登记各餐的就餐人数，然后根据主食的消耗量来折算总人口数。根据我国的膳食习惯，三餐食物消耗量比例分别为 1/5、2/5、2/5。

3. 计算平均每人每日食物消耗量

调查期间实际消耗的食物总量，除以调查期间总人口数即得每人每日摄入食物的量。

4. 计算平均每人每日各种营养素的摄入量

注意在调查过程中，如果调查对象中除性别外，还有年龄、劳动强度及生理状况等差异，应根据不同类别的就餐总人口数分别登记。由此根据不同的需要量，计算出被调查者平均每人每日的热量及各种营养素的平均供给标准，最后在统计时才能与实际量比较，作出合理的评价。

二、膳食调查注意事项

(1)根据目的选择恰当的调查对象，设计不同的调查表格。

(2)调查前取得调查对象的理解合作。

(3)调查期间所有主副食的名称、数量需详细记录。

(4)所指的剩余量应包括厨房里剩余的及所有用膳者所剩余的食物。

(5)调味品也需计算，调味品及食用油不必每餐前后均称量，只要早餐前称一次，晚餐结束后再称一次，二者之差即为全日食用数量。

(6)调查时间一般为 4~7 天，调查时间不应包括节日，因节日主副食均比平时丰盛，不具代表性。

三、膳食营养评价

膳食营养评价主要根据膳食能否满足用膳者的能量及各种营养素的要求。评价项目主要有以下几个方面：

(一)食物构成

根据我国膳食结构模式以粮谷类食物为主，以蔬菜、动物性食物、豆类及其制品和乳类为副，做到种类多样，比例合适，荤素合理搭配，能满足于不同生理状态及劳动条件的需求。

（二）能量及营养素摄入量

能量是三大产热营养素的综合体现，也是三大营养素发挥各项功能的基础和保障。所以在膳食营养评价中首先要对能量进行评价。一般认为能量及各种营养素的摄入量占供给量标准的90%以上，低于标准80%为供给不足，长期供给不足会导致营养不良。如果低于60%则认为是缺乏，对身体会造成严重的影响。对能量的评价不仅看其总量，还要看其来源。一般认为能量来源于蛋白质、脂肪、碳水化合物的比例分别为 10%～12%（儿童 12%～14%）、0～30%（儿童 25%～35%）、60%～70%。三餐的能量分配比例分别为早餐 30%，中餐 40%，晚餐 30%。

（三）蛋白质的评价

蛋白质的评价不仅要评价摄入总量是否恰当，还要对其质量进行分析评价。一般来说，合理的膳食应在总蛋白满足供给量标准的基础上，保证优质蛋白质占总蛋白的 1/3 以上。食物供给时，注意氨基酸的互补作用，使不同的食物合理搭配混合使用，可以达到蛋白质的高生物价，满足机体的代谢、生长发育的需要。

总之，在进行膳食调查时，不仅要科学设计、合理安排和准确调查，得到可信的数据、资料、对结果进行评价，同时还要善于发现问题，如饮食习惯、食物选购和搭配、食物的储藏、加工烹调方法及就餐环境等等，针对问题提出合理的建议，同时可在社区人群经常开展一些营养知识的普及工作，使大家做到科学合理用膳，有利于身体健康。

第三节　体格检查

体格检查是评价营养状况的主要方法之一，是通过专业的检查方法，了解服务对象的脂肪、肌肉和骨骼等全身健康状况，不仅要检查有无营养缺乏疾病的特征，同时观察服务对象有无身体发育状况及营养过剩有关的问题。

一、身体测量

在身体测量中，身高和体重是最重要的基本内容。测量注意事项如下：①使用准确的测量工具；②测量者熟悉测量工作，有足够的经验；③测量时严格遵守测量操作规程，客观公正的记录和评价。

(一)测量内容和方法

1. 身高(height)

身高是表示立位时头、颈、躯干及下肢的总长度,或是指头顶点到地面的垂直距离。3 岁以上测身高,3 岁以下小儿量卧位长,又称身长。测身高用身高计或者身高尺测量,测量时令被测者脱去鞋子,挺胸立正,眼睛平视前方,肩放松,上肢自然下垂,左右足跟并拢,前端分开使两足约呈 60°角,使脚跟、臀部、两肩胛角几个点同时接触立柱,测量者手扶滑板轻轻向下移动,使板底与颅顶点接触,然后进行读数并记录。测卧位身长用标准量床,测量时一般需两人配合。先令被测者脱鞋袜,使其仰卧于床上,一手固定头部使其接触床板,两耳连线与脊柱保持垂直。另一人站在被测者右侧,左手握住两膝,使双下肢互相接触并紧贴底板,右手移动足板,使其接触两侧足跟,进行测量和记录。身高在一天中也是有变化的,一般为 1~2cm,正常情况下早晨的测量值要比下午的测量结果大,因此测量身高应在固定时间。一般最好在上午 10 点左右,此时的身高基本上是一天的平均值。身高读数时,以厘米为单位,记录到小数点后一位。

2. 坐高(sitting height)

指头顶点至椅平面的垂直距离。测量时令被测者坐于坐高计上或有一定高度的凳子上,使其骶骨靠墙壁或量板,再挺身坐直,大腿与凳面完全接触并相互靠拢,膝关节屈曲成直角,足尖向前,两腿平放在地面上,头肩位置与测身高要求相同,然后读数并记录至小数点后一位。3 岁以下小儿取卧位头顶至臀部的长度,测量者一手握住小儿小腿使膝关节屈曲,同时使骶骨紧贴底板,使大腿与底板垂直,移动足板使其靠臀部,再进行读数记录。要求同测身高。

3. 体重(weight)

体重测量时,婴儿最好用载重 10~15kg 体重计,学龄儿童用载重 50kg 体重计,7 岁以上用载重 100kg 体重计。称重时应站立于站板中央,不可接触物体或摇动。体重常有季节性波动,一般春冬季节体重增长,夏季体重下降。在一天中体重也有变化,一般早晨空腹排便后体重最稳定,适宜测量,测量前 1 小时应禁食,且排空大小便。称重时衣服不方便脱去,应在称后除去衣服重量再计算。

4. 头围(head circumference)

取立位、坐位或仰卧位均可,将软尺 0 点固定于头部一侧眉弓上缘,将软尺绕枕骨结节最高点及另一侧眉弓上缘至起点,读数并记录到小数点后一位。测量时软尺应紧贴头皮,左右对称,减少误差。

5. 上臂围(arm circumference)

指上臂中点的围长。测量时取立位,坐位或仰卧位,要求两手自然平放或下垂。一般测左上臂,将软尺0点固定于上臂外侧肩峰至鹰嘴连线中点,沿该点将软尺轻轻上臂一周,注意皮尺始终要与上臂垂直,记录读数至小数点后一位。

6. 胸围(chest circumference)

是测量经乳头的胸部水平围长。对乳房发育的女性,在胸前沿第4肋间为固定点,测水平围长。3岁以下取卧位,3岁以上取立位。要求被测者处于平静状态,两手自然平放或下垂,两眼平视,测量者一手将软尺0点固定于相应固定点,另一手将软尺接触皮肤,经两侧肩胛骨下缘回到0点。取平静呼吸时中间读数或平均数,记录到小数点后一位。

7. 腰围(waist circumference)

经脐点的腰部水平围长。要求被测者自然放松,不收腹,两手稍向两侧。由于腰围受饮食影响很大,所以测量时间应同体重测量要求相一致。

8. 皮褶厚度(skinfold thickness)

常用测量的部位有:①肩胛下部:左肩胛下角下方约2cm处;②三头肌部:左肩峰至尺骨鹰嘴的中点,上约2cm。测量者站立于被测者后方,使被测者上肢自然下垂;③腹部:距脐左方1cm处,将皮肤连同皮下组织与正中线平行捏起进行测量。测量方法:采用皮褶计在测量部位用左手拇指和示(食)指将皮肤连同皮下脂肪轻轻捏起,然后用皮褶计测拇指下方1cm左右的皮褶厚度,读数记录至0.5mm。测量时应注意不要用力加压,皮褶计与被测部位保持垂直,一般在一个部位测3次取其平均值。

(二)评价

每个测量指标可参考正常值进行评价。儿童应定期检查以监测发育情况,一般采用婴儿期1个月一次,幼儿期2~3个月一次,学龄前期3~6个月一次,学龄期每年1次,内容包括体重、身高以及其他部分。

1. 体重

(1)根据体重标准进行评价:体重标准有按年龄的体重,也有按身高的体重。前者一般对于处在生长发育的少年儿童而言;后者适宜成人应用,一般把身长及相应体重列成表格,以此查出相应标准体重,或者根据公式计算标准体重,以实际测量的体重与之相比较进行评价。

按年龄的体重计算公式如下:

婴儿:前半年体重(kg) = 出生体重(kg) + 月龄 ×0.7(kg)

后半年体重(kg) = 出生体重(kg) +6 ×0.7(kg) + (月龄 −6) ×0.5(kg)

2~12 岁：体重（kg）=（年龄 - 2）×2 + 12（kg）

我国通常用 Broca 改良公式，按身高来计算标准体重：

$$标准体重（kg）= 身高（cm）- 105$$

或者用平田公式：

$$标准体重（kg）= ［身高（cm）- 100］×0.9$$

评价标准：实测体重占参考体重的 ±10% 为正常；±10% ~20% 为过重或者消瘦；±20% 以上为肥胖或者严重消瘦。

（2）体格营养指数：通常用 Kaup 指数和 Rohrer 指数等来进行评价，指数的计算公式适用范围及评价标准详细介绍如下：

$$Kaup 指数 = 体重（kg）/［身长（cm）］^2 ×10^4$$

主要适用于学龄前儿童，评价标准为：指数低于 10 为严重营养不良，10 ~13 为中度营养不良，13 ~15 为轻度营养不良，15 ~19 为正常，19 ~22 为优良，高于 22 为肥胖。

$$Rohrer 指数 = 体重（kg）/［身长（cm）］^3 ×10^7$$

主要适用于学龄期以后各年龄阶段的人，评价标准为：指数低于 92 为过度消瘦，92 ~109 为消瘦，110 ~139 为正常，140 ~156 为肥胖，大于 156 为过度肥胖。

2. 身高

身高与遗传、营养状况、饮食习惯等因素有着密切关系，因此对于青少年儿童来说，身高往往作为评价生长发育和营养状况的基础指标。人体身高的增长遵循着一定的规律，一般新生儿身长平均 50cm，第一年平均增加 25cm，第二年平均增加 10cm，到 2 岁时身长约为 85cm。2 岁后身高增长较平稳，到青春期平均每年增加 4 ~7.5cm。对于 2 ~12 岁孩子，可用以下公式来大致估计其身高：

$$身高（cm）=（年龄 - 2）×5 + 85$$

3. 体脂

（1）三头肌皮褶厚度：适用于各个年龄组，成年人标准值：男 12.5（mm），女 16.5（mm）

（2）上臂肌围：成年人正常标准值：男 25.3 cm，女 23.2 cm。

计算上臂肌围的公式如下：

$$上臂肌围 = 上臂围（cm）- 3.14 ×三头肌皮脂厚度（cm）$$

然后分别计算百分比，百分比 =（测量三头肌皮褶厚度或者上臂肌围所得数据/正常标准数据）×100%，评价标准如下：大于 90% 为正常，80% ~90% 为轻度营养不良，60% ~80% 为中度营养不良，小于 60% 为重度营养不良。

二、症状和体征

营养缺乏性疾病是由于一种或者多种营养素长期摄入不足而引起机体出现相应的症状和体征。现介绍几种常见的营养缺乏性疾病：

（一）维生素 A 缺乏病

维生素 A 缺乏主要表现在眼和皮肤的改变。眼部的表现为：①角膜干燥、软化甚至穿孔致盲；②眼结膜干燥、褶皱；③出现毕脱斑；④暗适应时间延长，严重者出现夜盲症。皮肤的临床表现为：皮肤干燥、毛囊角化，鳞皮样改变。好发于上臂伸侧、大腿伸展侧和外侧，肩、后颈部、背部和臀部。

（二）维生素 B_1 缺乏病（脚气病）

维生素 B_1 长期摄入不足引起的缺乏病又称脚气病，发生在长期以精白米面为主食的地区。在临床上主要表现为食欲缺乏、容易疲劳、全身倦怠无力；肌肉酸痛、腓肠肌压痛性痉挛；多发性神经炎，如四肢末端感觉异常有蚁走感或者痛觉过敏等；可累及心血管的改变如心悸、气短，心脏扩大而出现水肿。

（三）维生素 B_2（核黄素）缺乏病

维生素 B_2（核黄素）缺乏是较常见的一种营养缺乏病，病变主要好发在眼、舌、唇、阴囊等组织疏松部位。眼：首先表现为角膜周围血管增生导致视力模糊、畏光；睑结膜充血甚至渗出（眼结膜炎、睑缘炎）。舌炎表现为舌紫红、肥大甚至裂纹，严重者导致舌萎缩或地图舌。唇炎、口角炎表现为唇红肿，但边界清晰，进一步发展下去出现唇萎缩，边界不清甚至唇裂开。阴部：男性表现为阴囊皮炎，女性为会阴部瘙痒、阴唇炎等。皮肤主要表现为脂溢性皮炎。

（四）维生素 C 缺乏病（坏血病）

在新鲜蔬菜供应少的地区或季节容易缺乏维生素 C 引起坏血病，主要表现为口腔及皮肤的异常。口腔检查可见齿龈红肿，压痛明显甚至容易出血，皮肤主要表现为因毛细血管脆弱而引起的点状出血和片状出血，常有皮下淤点或淤斑。

（五）维生素 D 和钙缺乏病（佝偻病）

由于维生素 D 和钙缺乏引起佝偻病，常见于婴幼儿。主要原因是喂养不当导致发病，在临床初期表现为因血钙降低引起的神经兴奋性增高，出现烦躁不安、多汗、夜惊、抽搐等症状，头枕部可出现毛发脱落，如未及时治疗，严重者可引起骨骼发育的变化，如小儿囟门闭合迟缓、方颅，腕部关节膨大即佝偻病性手镯、鸡胸、肋骨串珠状、赫氏沟，下肢弯曲形成"X"型或"O"型腿。

（六）维生素 PP 缺乏病（癞皮病）

癞皮病又称尼克酸缺乏病、维生素 PP 缺乏病，在以玉米为主食的地区常发生该疾病。初期临床表现有神经、精神方面的异常，如焦虑、抑郁、健忘、烦躁、失眠及感觉异常，晚期出现三个典型症状，为腹泻、皮炎及痴呆。

（七）缺铁性贫血

缺铁性贫血是由于机体缺铁引起的小细胞性贫血。主要发生在儿童、育龄妇女、孕妇和乳母。诊断时常需结合临床生化检查结果进行病情的判断，临床表现有面色苍白、疲乏无力、头晕眼花，甚至一过性晕倒，心慌、气短；严重贫血出现指甲苍白易碎，匙状指，甚至出现异食癖，如进食玻璃、泥土、纸屑等。

（八）碘缺乏病（单纯性甲状腺肿）

碘缺乏病主要发生在远离沿海的内地，饮食中长期缺乏碘而发病，主要临床表现为甲状腺肿大，早期自觉症状不明显，严重者可引起咽喉和气管压迫症状如声音嘶哑、呼吸困难。

（九）蛋白质热能缺乏性营养不良

目前，在比较落后的发展中国家和地区普遍存在由于蛋白质缺乏导致的营养不良，常好发于婴幼儿及学龄前儿童。临床上分为两个类型：即水肿型和干瘦型。

1. 水肿型

由于饮食中蛋白质的摄入长期严重缺乏引起的营养不良，但膳食中热能供给基本能得到满足，多见于以大量碳水化合物为主食的国家和地区的儿童。主要临床表现有：表情淡漠，外观虚胖，肌肉萎缩，松弛无力，腹胀及全身水肿，往往伴随肝脾肿大，出现皮炎及癞皮病，该型患儿治疗效果比较明显。

2. 干瘦型

蛋白质和热能长期摄入不足使皮下脂肪减少或消失而引起的极度消瘦。临床表现有：患儿神志淡漠、萎靡不振、反应迟钝、体重下降、皮脂减少、肌肉萎缩无力、皮肤弹性差，外表看起来皮包骨，干瘦如柴，治疗效果差，死亡率高。

第四节 实验室检查

实验室检查是指用一定的仪器和方法检测血液、尿液及毛发等组织中的营养素或相应代谢产物的含量、排出速率的测定。采集标本时注意：采集标本前，与受检者进行沟通交流，并交代注意事项，使其配合；根据检查要求采集标本；标本容器要符合规定；严格遵守操作规程，避免由于操作不当引起的误差；标本采集后立即送检，如遇不能马上检测的项目，注意按要求保存标本。

常用的实验室检查内容如下：

一、血清总蛋白的测定

血清总蛋白是反映机体蛋白质营养状况的一个重要指标。当蛋白质摄入不足时，白蛋白合成功能低下，蛋白质消耗增多以及清蛋白丢失时，血清总蛋白会下降。检验的原理是：含有两个或两个以上肽键的化合物在碱性环境中与铜离子作用，产生蓝紫色的络合物，因此称为双缩脲反应。因蛋白质中有许多肽键，故可利用这种颜色反应测定血清中蛋白质的含量。正常值为：

0～11 月 ≥5.0 g/100mL，1～5 岁 ≥5.5g/100mL，6～17 岁 ≥6.0g/100mL，成人 ≥6.5g/100mL。

二、血清清蛋白的测定

检验的原理是清蛋白与阴离子染料结合的特性，在 pH4 左右溴甲酚绿与清蛋白结合生成绿色，产生绿色的深浅与清蛋白的浓度成正比。正常值为 3.5～5.5g/100mL。

三、血红蛋白的测定

血红蛋白的测定是诊断缺铁性贫血的常规检查项目。血红蛋白在铁氰化钾和氰化钾共同作用下，生成比较稳定的红色氰化高铁血红蛋白，然后在一定条件下进行比色。正常值为：6 岁以下 ≥11.0g/100mL，6～14 岁 ≥12.0g/100mL，成年男性 ≥13.0g/100mL，成年女性 ≥12.0g/100mL。

四、血清胆固醇的测定

血液中胆固醇含量与饮食中脂肪及胆固醇的摄入有着密切的关系，因此，该指标在成年人及肥胖病人的检查中是需要检测的一个项目。主要利用固醇类和酸作用的成色反应可测出血清中胆固醇的含量。成年人正常值 <250 mg/100mL。

五、血清甘油三酯的测定

甘油三酯是脂肪代谢的产物，可反应受检者脂肪代谢的情况，在对老年人以及肥胖者的体检或营养调查时，通常是一个基本的检测项目。检验原理是经过物理化学方法使血清中甘油三酯皂化为甘油，然后加入过碘酸钠使甘油被氧化为二分子甲醛和一分子甲酸。其中甲醛与乙酰丙酮试剂作用生成黄色的二氢二甲基吡啶，进行比色即可测出血清中甘油三酯的含量。成年人正常值 <120

mg/100mL。

六、尿肌酐的测定

尿肌酐的测定可以通过计算尿肌酐排出量，从而评价某些营养素的营养状况。检验原理是肌酐在碱性条件下与苦味酸作用，生成红色的苦味酸肌酐互变异构体，利用这种颜色反应即可求出样品中肌酐含量。通常采用 24 小时尿肌酐测定，正常值为：0.9～1.8g，女性 0.8～1.5g。

七、血清碱性磷酸酶的测定

碱性磷酸酶是造骨细胞所产生，几乎存在于机体的各组织中，以骨组织与牙齿中含量最高，其次是肝脏、肾脏及小肠中，儿童时期含量高于成年人。因此，除了某些疾病如甲亢、肝脏疾病及一些生理性增高现象外，在营养学上，钙与碱性磷酸酶有一定关系，因此具有一定检测意义。原理：碱性磷酸酶在碱性环境中，与磷酸苯二钠作用，使之水解释出酚，酚与 4－氨基替比林作用，经铁氰化钠氧化而生成红色醌，根据颜色的深浅与标准酚比较，可求出碱性磷酸酶的活力。正常值：成人 3～13 金氏 U/100mL，儿童 5～28 金氏 U/100mL。

八、血清维生素 A 的测定

反应体内维生素 A 的水平。有时血浆 Vitamin A 浓度低并不一定是视黄醇储备缺乏，当低蛋白血症时，使 Vitamin A 结合到视黄醇结合蛋白和前清蛋白上进入血浆中循环，而使得血浆视黄醇测定结果偏低，造成假象。检验原理是维生素 A 与三氟醋酸的氯仿溶液反应产生蓝色，利用生色反应可测定维生素 A 的含量。正常值：成人 20～90μg/100mL，儿童 30～70μg/100mL。

九、血清中维生素 E 的测定

测定血清中生育酚浓度可直接反应维生素 E 的营养情况。由于维生素 E 本身是一种发荧光的物质，因此，可将维生素 E 先从血清中萃取，然后在一定条件下进行荧光测定。正常值：5～20mg/L。

十、尿中水溶性维生素的测定

（一）检测原理

尿负荷试验是检测水溶性维生素的一种常用方法，通过检测判断机体相应维生素的营养状况。

1.还原型抗坏血酸的测定

利用抗坏血酸的还原性,把染料由氧化态还原成无色的形式,颜色的变化由滴定法检测。

2.硫胺素测定

核黄素在碱性铁氰化钾溶液中被氧化成一种发荧光的物质(硫色素),然后进行荧光测定。

3.核黄素的测定

核黄素在一定波长光激发后,能直接产生光黄素,发出较强荧光,因此是一种直接荧光测定。

4.N'-甲基尼克酰胺测定

在碱性条件下与丙酮缩合产生发荧光的衍生物,然后再于酸性溶液中加热,形成稳定而具有较强蓝色荧光的萘啶化合物,进行荧光测定可求出尿中N'-甲基尼克酰胺的含量。

5.总抗坏血酸测定

用活性炭将尿液中还原型抗坏血酸氧化成脱氢型抗坏血酸,然后与2,4-二硝基苯肼作用,生成红色脎,将脎溶于硫酸后进行比色,做标准曲线求出其含量。

(二)正常值

还原型维生素 C > 10mg,维生素 B_1 为 200 ~ 399μg,维生素 B_2 为 800 ~ 1299μg,尼克酸 3 ~ 4mg,总维生素 5 ~ 13mg。

第五节 综合评价

根据调查全部结果,结合受检者具体情况,对调查对象的营养状况进行综合评价。一般有以下几种情况:

一、某种营养素供给不足,尚无临床症状

实验室检测提示营养缺乏,但无临床缺乏症状,由于该营养素供给不足,但缺乏时间比较短,处于亚临床阶段,若立即针对性的进行膳食治疗,可及时纠正营养素的缺乏。

二、某种营养素供给不足,出现临床症状

综合几方面调查结果一致,生化检查、体格检查、临床表现和症状等,都显示某种营养素缺乏,那么可诊断为某种营养素缺乏性疾病。治疗和护理上应

同时采取相应的措施,不仅要对膳食进行合理的调配,还要根据病情轻重采取相应的治疗护理措施。

三、某种营养素供给正常,检查结果正常但有临床缺乏症状

这种情况可能是多种原因导致的结果:由于其他疾病引起类似的营养缺乏的症状或体征,或者处于营养素缺乏的恢复期。应注意结合病情等具体情况,仔细加以鉴别并作出正确的诊断,并予以相对应的治疗和护理。

四、某种营养素供给充裕,检查时存在某种营养素缺乏

出现该情况一定要仔细调查受检者的身体健康状况,可能由于烹调方式不恰当,使某种营养素遭到破坏,虽然从膳食供给上看是充裕的,但是实际摄入体内的营养素是不足的,通过改进烹调方法可以纠正;也可能是由于消化道疾病或肾脏疾病,导致营养素吸收障碍或排出过多,这种情况不但要增加膳食中营养素的摄入量,还要采取措施治疗引起该营养缺乏的病因;还有一种可能是某种营养素缺乏比较严重或者时间较久,虽然目前供给上比较充裕,但是改善需要一定的时间。结合检查的结果,针对各种不同的情况进行治疗,从而使营养素缺乏得到改善。

【案例分析】

患者女性,28 岁,诉近一个月以来头晕、全身乏力,面色苍白、精神萎靡,于今日 9∶00 步行入院。查体:T36℃,P100 次/分,R24 次/分。

请问:1. 根据该患者的营养状况需进行哪些方面的检查?

2. 该患者可能存在哪些营养问题? 为什么?

(李　敏)

第八章 医院膳食

【学习目标】

1. 掌握四种常规膳食的膳食原则，诊断用试验膳食的基本概念。
2. 熟悉四种常规膳食的适用对象，常见治疗膳食的适用对象和膳食原则。
3. 了解常用试验膳食的适用对象和膳食原则。

医院膳食是病人获取营养的主要途径。根据人体的基本营养需要和各种疾病的治疗需要而制订的医院病人膳食，医院膳食种类很多，通常可分常规膳食、治疗膳食和试验膳食等。

第一节 常规膳食

常规膳食，又称基本膳食，是依据病人的生理、病理需要，将各类食物合理搭配，通过不同的烹饪方法，改变食物的质地与性状，以满足病人的基本营养需求而配制的膳食。按照其质地及烹调方法不同，可分为普通膳食、软质膳食、半流质膳食和流质膳食四种。

一、普通膳食

普通膳食简称普食，是医院膳食的基础，一般医院中有 50% 以上的住院病人采用此类膳食。

（一）适用范围

普通膳食与健康人饮食基本接近，主要适用于病情较轻，无发热和无消化道疾患，疾病恢复期及不必限制饮食者。但是油煎炸、辛辣等刺激性大的失误尽量少食用。

（二）饮食原则

1. 营养素要平衡

饮食中要保证能量供给充足，各种营养素种类要齐全，数量要充足，相互间的比例要合适，以保持饮食的平衡及满足机体的需要。

2. 饮食要多样化、美观可口

主副食应注意多样化及烹调方法，保持膳食的色、香、味、形、美观可口，以增进患者食欲。

3. 合理分配各餐的食物量

将全天饮食适当的分配于各餐，通常早餐30%，中餐40%，晚餐30%。每日总热量9.2~10.88MJ(2200~2600kcal)。

4. 避免刺激性强或者难以消化的食物

易消化无刺激性的一般食物均可采用。但油煎，胀气食物及强烈调味品应限制。

二、软质膳食

软质膳食是一种比普食易消化的饮食，是半流质膳食过渡到普食的中间膳食。其特点是质地软、少渣、易咀嚼。

（一）适用范围

主要适用于消化不良、低热、咀嚼不便、老幼和术后恢复期阶段的患者。

（二）饮食原则

1. 营养素平衡

要求基本与普食相同，蛋白质与脂肪按正常需要量供给，主食不限量，每天4餐，除主食3餐外，另外增加1餐牛奶。每日三次，每日总热量9.2~10.88MJ(2200~2600kcal)。

2. 食物要易消化

饮食应细软、易咀嚼、易消化。油煎、胀气食物及强烈调味品应限制，要求以软烂为主食，如软饭、面条，菜肉均应切碎煮烂。

3. 维生素及矿物质的供给要充足

软食中蔬菜及肉类均需切碎、煮烂，营养素损失较多，故应注意补充菜汁、果汁等饮料或者相应的食品。

4. 限制或禁用的食物

在食物的选择上，高纤维食物（如芹菜、韭菜、豆角、黄豆芽等）、结缔组织较多的肉类、煎炸的食物、整粒豆类及坚果类、具有刺激性的食物（如辣椒粉、芥末、胡椒等）都应禁用。

三、半流质膳食

半流质膳食是介于软质膳食与流质膳食之间的一种膳食，较稀软，呈半流体外观，较软食更容易消化，是限量、多餐进食形式。

（一）适用范围

适用于发热 体弱、消化道疾患、口腔疾病、咀嚼不便、手术后和消化不良等患者。

（二）饮食原则

1. 营养要适量

蛋白质按照正常需要量供给，适当减少脂质的供给，注意补充各种维生素和无机盐。

2. 少食多餐

两餐间隔 4～5 小时，每日 5 次，每日总热量 6.276～8.368JM（1500～2000kcal）。主食量不宜过多，注意品种多样化，以增加患者的食欲。

3. 膳食呈半流质状态

无刺激性易于咀嚼及吞咽，纤维素含量少，如粥、面条、馄饨、蒸鸡蛋、肉末、碎菜叶等。

4. 限制或者禁用的食物

豆类、大块蔬菜、大量肉类、油炸食品等均不可食用；蒸米饭、烙饼等硬且不能消化的食物、刺激性强的食物、调味品等，不宜食用；对痢疾、伤寒病人，不能供给含粗纤维及产气的食物（如蔬菜、水果等）；痢疾病人的饮食中不能供给牛奶、豆浆及过甜的食物；消化道出血的患者，应尽量采用半流质少渣的食物。

四、流质膳食

流质膳食是极易消化、含渣很少、呈流体状态或者进入口腔内能融化为液体的饮食，比半流质膳食更易吞咽和消化。其属于不平衡饮食，只能短期使用，通常为 2～4 天。

（一）适用范围

流质膳食适用于病情严重、高热、急性传染病、吞咽困难、口腔疾患、术后和急性消化道疾患等患者。

（二）饮食原则

1. 加工成流体

所有食物都必须加工成流体或者易于融化为液体，要求易于吞咽、消化、无刺激性，不能加工成过甜、过咸食品。

2. 注意营养平衡

流质膳食是不平衡饮食，其所能提供的能量、蛋白质及其他营养素均不足，如长期应用必须增加能量、蛋白质等的摄入量，注意营养平衡。

3. 少食多餐

每 2～3 小时供应一次，每日 6～7 次，每次 200～250mL。

4. 食物严格选择

用液状食物，如乳类、米汤、稀藕粉、肉汁、菜汁、果汁等。因所含热量及营养素不足，故只能短期使用。

5. 流质饮食

（1）一般流质：可食米汤、蛋花汤、牛奶、菜汁、果汁、各种肉汤、豆浆、豆腐脑、麦乳精等。

（2）清流质：选用任何不含渣滓和产气的液体食物，如大米汤、去油的鸡汤、杏仁露、鲜果汁、很稀的藕粉等。禁用豆浆及过甜的食物。

（3）浓流质：长采用吸管吮吸，以无渣较稠的食物为宜，如鸡蛋薄面糊、较稠的藕粉、奶粉冲麦乳精、牛奶等。

（4）冷流质：可采用冰激凌、冷牛奶、冷米汤、冰棍、雪糕等。

（5）不胀气流质：即忌甜流质，除忌蔗糖、牛奶、豆浆等产气食品外，其余同一般流质饮食。

第二节　治疗膳食

治疗膳食是在基本膳食的基础上，根据患者不同的生理病理特点，调整膳食的营养成分和质地，达到治疗疾病和促进健康目的的一种膳食。

一、高能量膳食

高能量膳食是指膳食所能提供的能量高于正常需要量。

（一）适用范围

甲亢、高热、烧伤、恶性肿瘤等分解代谢增强的患者；营养不良、严重 明显消瘦等合成代谢不足的患者。

（二）膳食原则

1. 增加主食量

在基本膳食的基础上加餐两次，如普通膳食者三餐之间可加牛奶、豆浆、鸡蛋、藕粉、蛋糕等；如半流质或流质饮食，可加浓缩食品如奶油，巧克力等。增加摄入量应循序渐进、少量多餐，避免胃肠功能紊乱。

2. 根据患者病情调整供给量

如大面积烧伤患者每天需要 4000kcal 左右的能量，最高可达 5000kcal 以上，远高于正常人的推荐供给量。通常患者以每天增加 300kcal 左右为宜。

3. 注意营养平衡

为保证能量充足，饮食应有足量的糖类、蛋白质、适量的脂肪，同时也需要增加相应的矿物质和维生素的供给。因饮食中蛋白质的摄入量增加，易出现负钙平衡，故应及时补充钙；为防止血脂升高，在食谱设计时，尽可能降低饱和脂肪酸、胆固醇和简单糖的摄入量。

（三）食物选择

1. 宜用的食物

各类主副食物均可选用，加餐以馒头、面包、巧克力、蛋糕等含能量较高的食物为宜。

2. 忌用食物

无特殊的食物禁忌，主要应注意用高能量的食物代替部分低能量的食物。低能量食物体积较大，应用过多会增加食物体积，患者难以接受。

二、低能量膳食

低能量膳食是指膳食中所能提供的能量低于正常需要量，也称限制能量饮食。目的是减少体脂储存，降低体重，或减轻机体能量代谢负担，以控制病情。

（一）适用范围

需要减轻体重的单纯性肥胖患者；体重过高的糖尿病、高血压、高血脂及冠心病等需要减少机体代谢负担的患者。

（二）膳食原则

1. 减少能量供给量

根据医嘱规定计算总能量后配制饮食，成年患者每天能量摄入量要比平时减少 500 ~ 1000kcal，具体视患者的情况而定，但每日总能量摄入不低于 800 ~ 1000kcal。

2. 营养要平衡

由于限制能量供应而使主食的摄入减少，故饮食中蛋白含量相应提高，至少占总能量的 15% ~ 20%，蛋白质供应不少于 1g/kg，优质蛋白质应占 50% 以上，以减少机体组织的分解。减少总能量的供给又保证蛋白质的摄入量，就必须相应减少饮食中碳水化合物和脂肪的供给量。碳水化合物约占总能量 50%，每天通常为 100 ~ 200g，尽量减少精制糖的供给。限制脂肪的摄入，主要减少动物脂肪和含饱和脂肪酸高的油脂但要保证必需脂肪酸的供给，饮食脂肪通常应占总能量的 20% 左右。胆固醇的摄入量也应减少。患者体重减轻后可能会出现水钠潴留，故应适当减少食盐的摄入量，清淡饮食对降低血压和减少食欲也有利。由于进食量减少，易出现矿物质，如铁、钙，维生素如维生素 B_1 不足，必要时可用制剂补充。

3.尽量避免患者产生饥饿感

饮食可多采用富含食物纤维的蔬菜和低糖的水果，必要时可选用琼脂、洋粉类食品，以满足患者的食欲。

（三）食物选择

1.宜用食物

谷类、瘦肉、禽类、水产、蛋、脱脂奶或奶粉、蔬菜、豆类及豆制品、水果和低脂肪富含蛋白质的食物等，应限量选用。宜多选用豆制品、粗粮、蔬菜和低糖的水果等，尤其是叶菜类。烹调方法宜用蒸、煮、拌、炖等，所有菜肴均应清淡可口。

2.忌用食物

肥腻食物和甜食如肥肉，动物油脂如猪油、牛油、奶油等，以及花生油、花生、糖果、甜点心、白糖、红糖、蜂蜜等高能量食物。忌用油煎、油炸等烹调方法。

三、高蛋白质膳食

高蛋白质饮食是指蛋白质含量高于正常膳食。因疾病引起机体蛋白质消耗增加，或机体处于康复期需要蛋白质进行再生、修复时，需在原饮食的基础上额外增加蛋白质的供给量。为了使蛋白质更好地被机体利用，常需要同时适当增加能量摄入，以减少蛋白质的分解供能。

（一）适用范围

明显消瘦、营养不良、肾病综合症、手术前后、烧伤或创伤患者，慢性消耗性疾病患者，如结核病、恶性肿瘤、贫血、溃疡性结肠炎等疾病，或其他消化系统炎症的恢复期。此外，孕妇、乳母和生长发育期儿童也需要高蛋白饮食。

（二）膳食原则

高蛋白质饮食通常不需单独制备，可在原来饮食的基础上添加富含蛋白质的食物。如午餐和晚餐中增加全荤菜如炒猪肝、炒牛肉一份，或在正餐外加餐，以增加高蛋白质食物的摄入量。

1.提高蛋白质供给量

摄入量可按 $1.5 \sim 2.0 \text{g/kg}$，成人每天摄入量为 $100 \sim 200\text{g}$。

2.营养素比例适宜

碳水化合物宜适当增加，以保证蛋白质的充分利用，每天碳水化合物摄入量 $400 \sim 500\text{g}$ 为宜。脂肪适量，以防血脂升高，脂肪摄入量每天 $60 \sim 80\text{g}$。每天总能量摄入量 3000kcal 左右。

3. 增加钙的供给

高蛋白质饮食可增加尿钙的排出，长期摄入此类饮食，易出现负钙平衡。故饮食中应增加钙的供给量，如选用富含钙的乳类和豆类食品。

4. 足量维生素

长期高蛋白饮食，维生素 A 的需要量也随之增多，且营养不良者通常肝脏中维生素 A 储存量也下降，故应及时补充。与能量代谢关系密切的 B 族维生素应充足，贫血患者还应注意补充富含维生素 C、维生素 K、维生素 B_{12}、叶酸、铁、铜等的食物。

5. 逐渐加量

增加摄入量应循序渐进，并根据病情及时调整，视病情需要，可与其他治疗饮食结合使用，如高能量高蛋白饮食。

（三）食物选择

可多选用含优质蛋白高的食物，如瘦肉、动物内脏、蛋类、乳类、鱼类、豆类及其制品及含碳水化合物高的食物，如谷类、薯类、山药、荸荠、藕等，并选择新鲜蔬菜和水果。

四、低蛋白质膳食

低蛋白质膳食是指蛋白质含量低于正常膳食。其目的是尽快减少体内氮代谢废物，减轻肝、肾负担。

（一）适用范围

急性、慢性肾炎，急性、慢性肾功能不全，肾功能不全失代偿，尿毒症，肝功能不全或肝昏迷前期患者。

（二）膳食原则

此种膳食的原则是以低水平蛋白质摄入量维持机体接近正常生理机能的需要，防止过多的含氮化合物在体内积聚，其他营养素供给尽量满足机体的需要。

1. 控制蛋白质的摄入量

每天蛋白质摄入量通常不超过 40g，在蛋白质限量范围内尽量选用优质蛋白质食物。肾病患者可选用蛋、乳、瘦肉类等，以增加必需氨基酸含量，避免负氮平衡，限制大豆蛋白及制品。肝病患者应选含支链氨基酸大豆蛋白，少用产氨多的肉类等动物性食物。限制蛋白质供应量应根据病情随时调整，病情好转后逐渐增加摄入量。

2. 能量供应要充足

能量供给充足才能节省蛋白质的消耗，减少机体组织的分解。可采用麦淀粉、蛋白质含量低的薯类，如马铃薯、甜薯、芋头等代替部分主食以减少植物性蛋白质的来源。根据病情决定能量供给量。若能量无法满足时，可通过补液补充。

3. 合理摄入矿物质和维生素

供给充足的蔬菜和水果，以满足机体矿物质和维生素的需要。矿物质的供给应根据病种和病情进行调整，如急性肾炎患者，除低蛋白质外，还应限制钠的供给。

4. 烹调方法合理

低蛋白质饮食往往不易引起食欲，加之患者病情和患病心理影响，食欲普遍较差，故应注意烹调的色、香、味、形和食物的多样化，以促进食欲。

（三）食物选择

1. 宜用食物

蔬菜类、水果类、植物油及麦淀粉、食糖、藕粉、马铃薯、芋头等低蛋白质的淀粉类食物。谷类食物含蛋白质6%～11%，但不是优质蛋白质，根据蛋白质的限量标准应适当限量使用。

2. 限用食物

含蛋白质丰富的食物，如豆类、干果类、蛋、乳、肉类等。但为了适当供给优质蛋白质，可在蛋白质限量范围内，适当选择。

五、低脂肪膳食

低脂肪膳食，又称为低脂膳食或少油膳食，是指膳食中限制脂肪的摄入量。

（一）适用范围

主要适用于肝胆疾患、高脂血症、动脉硬化、肥胖症、腹泻病人等。

（二）膳食原则

1. 限制脂肪的摄入量

根据患者的情况一般分为三个限制程度，轻度限制时，每日脂肪供给量小于50g；中度限制时，每日脂肪供给量小于30～40g；重度限制时，每日脂肪供给量小于15～20g或无脂肪。

2. 其他营养素

除脂肪外，其他营养素力求平衡。可适当增加豆制品、新鲜蔬菜和水果等。

3. 选择合适的烹调方法

可采用蒸、煮、凉拌等不用油或用油较少的烹调方法。

（三）食物选择

1. 宜用食物

根据患者的病情与脂肪的限制程度，选择低脂食品，如牛肉、牛肝、羊肉、鸡肉、鱼类及其他海产品、蔬菜、水果等。

2. 限用食物

含脂肪高的食物，如肥肉、全脂乳、花生、芝麻、核桃、蛋黄及各种油煎炸的食品等。

六、低饱和脂肪低胆固醇膳食

低饱和脂肪低胆固醇膳食，是指膳食中限制饱和脂肪酸和胆固醇的摄入量。

（一）适用范围

主要适用于肝胆疾患、高胆固醇血症、动脉粥样硬化、冠心病、高血压、肥胖症、胆结石等。

（二）膳食原则

1. 控制总能量的摄入

通过控制总能量的摄入，达到或者维持理想体重。成人每天能量供给量最低不应少于 1000kcal，这是较长时间能坚持的最低水平，否则有害健康。

2. 限制脂肪供应量

限制脂肪总量，不论脂肪的来源如何，脂肪供给不超过总能量的 20% ~ 25%，成人每日脂肪的摄入量不超过 50g，减少饱和脂肪酸的摄入。

3. 限制胆固醇供给量

胆固醇摄入量控制在 300mg/d 以下，忌用或少用富含胆固醇的食物。食物中的胆固醇全部来源于动物性食物，因此，在限制胆固醇的同时应注意保证优质蛋白质的供给。

4. 充足的维生素、矿物质和食物纤维

多吃新鲜的蔬菜水果，选用粗粮、杂粮，以满足维生素、矿物质和食物纤维的供给量。

（三）食物选择

1. 宜用食物

谷类、脱脂奶制品、薯类，蛋类蛋白不限蛋黄每周限 3 个、瘦肉类、鸡、鱼肉及油、豆类、各种蔬菜水果，植物油和硬果在限量之内使用。

2. 限用食物

油脂类制作的主食、全脂乳及其制品、烧鹅、鱼子、蛋黄、肥肉、脑、陆地动物的内脏与油脂等。

七、限制钠盐膳食

限制钠盐膳食是指限制膳食中钠的含量，其以限制食盐、酱油以及味精的摄入为主，目的是为了配合疾病的治疗，以减轻肾脏的负担，防止水、钠潴留及高血压的发生。

（一）适用范围

心脏病、肾脏病（急、慢性肾炎）、（有腹水）、高血压、水肿、先兆子痫等患者。

（二）膳食原则

食盐是钠的主要来源，每日食盐用量不超过3g，酱油不超过15mL。根据患者病情的需要，所选用的食物和烹调技术均以少盐、少钠为特点。

1. 根据患者的病情变化调整钠量

临床上控制钠盐可视病情及水肿程度分为3种：

（1）低盐膳食：水肿和病情较轻者，每天烹调用盐控制在2～4g或酱油10～15mL。

（2）无盐膳食：每天供钠不超过1g，禁用食盐、酱油及一切用盐腌制的食品以及含钠高得作料或食物。适用于急、慢性肾衰竭、尿毒症、心力衰竭、高功能衰竭及不明原因的水肿及病情较重者。

（3）低钠膳食：水肿和病情严重者，每天钠供给量不超过500mg，除无言食盐所忌的食物外，还应该忌含钠高的食物以及用食碱制作的发面蒸食等。

2. 根据患者的食量合理选择食物

有时为了增加患者的食欲或改善患者的营养状况，对食量少者可适当放宽食物的选择范围。

3. 改变烹调方法以减少饮食含钠量，并增进患者的食欲

如某些含钠高得食物（如芹菜、菜心、豆腐干等）可用水煮或者浸泡去汤的方法减少其含钠量；用酵母代替食碱或发酵粉制作馒头也可减少钠的含量。此外，也可采用番茄汁、芝麻酱等调味。注意烹调时的色、香、味、形等以增强患者的食欲。

（三）食物选择

1. 宜用食物

不加盐或酱油制作的谷类、畜肉、鱼类、禽类、豆类、乳类食品。酱油制作或腌制的食品。

2.限用食物

各种盐或酱油制作或腌制的食品、盐制的调味品等。

八、低纤维膳食

低纤维膳食又称为少渣膳食，是指食物纤维含量极少、易于消化的饮食。少渣饮食可以尽量减少食物纤维对胃肠的刺激和梗阻，减慢肠蠕动，减少粪便量。

（一）适用范围

消化管狭窄并有阻塞危险的患者，如食管或肠狭窄、某些食管静脉曲张，肠憩室病，各种急性、慢性肠炎，痢疾，伤寒，肠肿瘤，肠手术前后，痔瘘患者等；全流质饮食后，软食后正常饮食间的过渡饮食。

（二）膳食原则

1.少用或不用含纤维多的食品

尽量少用或不用富含食物纤维的食物，如蔬菜、水果、粗粮、整粒豆、硬果及含结缔组织多的动物跟腱、老的肌肉。选用的食物应细软、渣少、便于咀嚼和吞咽，如肉类应选用嫩的瘦肉部分，蔬菜选嫩叶、花果部分，瓜类应去皮，果类用果汁。

2.脂肪含量不易过多

腹泻患者对脂肪的消化吸收能力减弱，易致脂肪泻，故应控制饮食脂肪量。

3.烹调方法

尽量将食物切碎煮烂，做成泥状，忌油炸、油煎的烹调方法，禁用烈性刺激性调味品。

4.少量多餐，注意营养平衡

因限制蔬菜和水果，易引起维生素 C 和某些矿物质的缺乏，必要时可补充维生素和矿物质制剂。长期缺乏食物纤维，易致便秘、痔疮、肠憩室及结肠肿瘤病等的发生，也易致高脂血症、动脉粥样硬化和糖尿病等。因此低纤维膳食不宜长期使用，待病情好转及时调整。

（三）食物选择

1.宜用食物

精细米面制作食物，如粥、烂饭、面包、软面条、饼干；切碎制成软烂的嫩肉、动物内脏、鸡、鱼等；豆浆、豆腐脑；乳类、蛋类；菜水、菜汁，去皮制软的瓜类、番茄、胡萝卜、土豆等。

2.限用食物

各种粗粮，整粒豆、硬果，富含食物纤维的蔬菜、水果，油炸、油腻食品，辣椒、胡椒、咖喱等浓烈刺激性的调味品。

九、高纤维膳食

高纤维膳食又称为多渣膳食，是一种膳食纤维含量较高的膳食，目的是增加粪便的体积及含水量、刺激肠道蠕动等，促使粪便中胆汁酸和肠道中有害物质的排出。

（一）适用范围

便秘、肛门手术后恢复期、心血管疾病、糖尿病、肥胖症等患者以及误吞异物者。

（二）膳食原则

1.提高含纤维多的食品的供给量

在普通膳食的基础上，增加含纤维丰富的食物，每日膳食中的纤维含量不低于30g，多摄入蔬菜、新鲜水果、粗制的谷类制品等。

2.多饮水

每日饮水2000mL以上，空腹可饮用淡盐水或温开水，以刺激肠道蠕动。

（三）食物选择

1.宜用食物

粗粮、玉米、玉米渣、糙米、全麦面包、各种豆类、芹菜、韭菜、豆芽、笋、萝卜、香菇、海带等。

2.限用食物

少用或不用辛辣食品、过于精细的食物等。

第三节 试验膳食

试验膳食是指在特定的时间内，通过对膳食内容的特殊调整，协助诊断疾病，是配合临床检查病因，明确诊断的一种辅助手段。

一、潜血试验膳食

该膳食用于配合大便潜血试验，以了解消化道出血情况。

（一）适用范围

胃癌、伤寒、胃和十二指肠疾患疑有出血者及原因不明的贫血疑有消化道出血者。

（二）膳食原则及方法

1.试验期一般为 3~5 日，试验膳食开始后的第 3 日起，连续 3 日留存患者粪便做潜血试验。

2.试验期间粮食可随意食用。

3.试验期间禁食肉类（鱼、肉、禽）、动物血和绿色蔬菜及含铁丰富的食物和药物，以避免产生假阳性，而影响诊断的准确性。

4.可用的食物有牛奶、豆制品、白菜、冬瓜、土豆、芽白、粉条等，鸡蛋每天以 1 个为限。试验前 3 天禁食肉类、动物血、蛋黄、含铁剂药物及大量绿色蔬菜。可食蛋白、豆制品、菜花、面条、马铃薯等。

二、甲状腺摄碘试验膳食

（一）适用范围

适用于甲状腺摄碘^{131}测定及碘^{131}治疗甲亢的病人。

（二）膳食原则及方法

检查前 1 周至 2 月禁食含碘高的食物。需禁食 2 月的有海带、海蜇、紫菜、苦菜、淡菜。需停食 2 周的有海蜒、毛蚶蚶、干贝、蛏子。需停食 1 周的有带鱼、黄鱼、鲍鱼、目鱼、虾米等。

三、内生肌酐清除率试验膳食

（一）适用范围

该膳食用于测定肾小球的滤过功能的病人。

（二）膳食原则及方法

(1)试验期一般为 3 日，前 2 日为准备期，后 1 日为试验期。

(2)试验期间供给低蛋白、低热能膳食、每日蛋白质总摄入量不超过 40g。

(3)限制主食、谷类，每日以 300g 为限。

(4)禁用肉类、禽类、鱼类，限制豆制品。

(5)可用适量牛奶，鸡蛋每日以 1 个为限。

(6)多用蔬菜、或用淀粉、糖类以使病人饱腹。

四、胆囊造影试验膳食

（一）适用范围

该膳食用于慢性胆囊炎、胆石症，怀疑有胆囊疾病者，配合检查胆囊及胆管功能。

（二）膳食原则及方法

（1）检查前 1 日午餐进食高脂肪、高蛋白膳食，以刺激胆囊收缩排空，有助于使显影剂进入胆囊。

（2）检查前 1 日晚餐采用无油高碳水化合物、低蛋白少渣清淡膳食。晚餐后口服造影剂后禁食禁烟。

（3）检查当天早餐禁食。在服药后 12 ~ 14 小时开始胆囊检查。第 1 次摄片后，如胆囊显影。进食高脂肪膳食（脂肪量不少于 25 ~ 50g），促进胆囊收缩排空.并进行第 2 次摄片，进行胆形态和功能的观察和分析。

五、干食

（一）适用范围

适用于检查尿沉淀物和肾脏浓缩功能。

（二）膳食原则及方法

（1）试验期 1 日干食。

（2）在试验日所进食物皆需选含水量少的，除了煮饭和制作馒头等必须添加的水分外，烹调不加水。

（3）禁用汤类、粥类、饮料及含水分多的蔬菜水果。

（4）避免过甜、过咸食物，以免病人口渴难忍。

六、气钡造影试验膳食

（一）适用范围

适用于 X 线结肠造影检查。

（二）膳食原则及方法

（1）为提高检查的正确率，减少食物残渣在肠腔的滞留，于检查前 1 日午餐开始进食低脂肪，少渣清淡膳食，并鼓励病人多饮水。检查日禁食，检查结束恢复原膳食。

（2）可用的食物有豆浆、藕粉、馒头、面包、果酱、蒸鸡蛋、免油清蒸鱼及豆腐。

（3）禁用各种蔬菜、水果、肉类、油脂、米饭、奶类。

（4）检查前日晚餐进食藕粉或淀粉糊，不吃其他食品，为防饥饿其量可按需选用。

七、葡萄糖耐量试验膳食

（一）适用范围

该试验膳食协助诊断糖尿病。适用于怀疑患有糖尿病的人。

（二）膳食原则及方法

试验前 3 天食用碳水化物量 > 300g/d。试验前一天晚餐后禁食（10 ~ 12h），同时禁喝咖啡和茶。空腹抽血后给受试者口服 75 克葡萄糖，葡萄糖应溶于 200mL 的开水中，然后分别测定空腹血糖及进食后 30、60、120 和 180 分钟的血糖，观察进食后血糖上升和下降的变化来推测糖耐量是否正常。

【案例分析】

患者，女，40 岁，干部。身体渐进性肥胖 15 年，全身困顿，走路气短，时感头昏、恶心、善食，大便干结，小便短少，体重 70 千克，身高 162 厘米，若按（身高 –100）×0.9 的标准体重计算公式计算，体重应为 55.8 千克，超过标准 25.5%，有家族肥胖病史，血脂测定，血脂、胆固醇基本正常，脉细涩，苔薄黄舌黯红。诊为单纯性肥胖症。

请问：1. 应该选用哪种治疗膳食？

2. 该治疗膳食的膳食原则是怎样的？

（罗清平）

第九章 肠内营养

【学习目标】
1.掌握肠内营养的选择和护理。
2.熟悉肠内营养的分类、适应症和禁忌症，肠内营养制剂的分类。
3.了解肠内营养制剂的制备。

当存在营养不良状况，而患者不能正常进食，则需要通过消化道或静脉将特殊制备的营养物质送入体内。这种纠正营养不良状况的方法即为营养支持。它是随现代治疗学的需要而发展起来的，现在已从外科治疗领域推广应用到多个学科领域，如内科、妇产科、小儿科、重症监护病房等。是否使用营养支持及如何选择合适的营养支持方法，取决于患者的营养状况和实际病情。

营养支持是临床营养支持包括肠内营养（enteral nutuition，EN）与肠外营养（parenteral nutrition，PN）。

肠内营养是指经口服或管饲摄入不需消化或只需化学性消化的营养制剂，从而获得机体所需能量及各种必需的营养素的营养支持方法。这是一条最符合正常生理的营养支持途径，是临床营养治疗中重要的治疗方法。

肠内营养支持应用范围广，方法简便，易于管理，且能保持对消化道适当负荷，维持消化道功能，避免肠道黏膜失用性萎缩对机体免疫功能及营养素代谢产生的不良影响。胃肠道功能良好是经这一途径营养支持的必须条件。

第一节 肠内营养的分类、选择和制剂

一、肠内营养的适应症和禁忌症

（一）肠内营养的适应症

小肠是否具有一定的吸收功能基本决定了肠内营养的可行性。凡胃肠道功能正常或存在部分功能者，均适用于肠内营养。

1.不能经口进食、摄食不足或有禁忌的患者

如消化道炎症、大面积烧伤、脑血管意外的患者等。

2.胃肠道疾病

如短肠综合征,胃肠道瘘等疾病,由肠外营养过渡到肠内营养时。

3.胃肠道外疾病

如肿瘤放疗、化疗时,适当的肠内营养有助于改善症状,提高患者机体耐受力。

（二）肠内营养禁忌证

1.急、慢性胰腺炎急性发作期。

2.严重应激状态、上消化道出血、顽固性呕吐、麻痹性肠梗阻、严重腹泻或腹膜炎。

3.小肠广泛切除 4~6 周以内。

4.严重吸收不良综合征及长期少食衰弱的患者。

5.缺乏足够小肠吸收面积的空肠瘘的患者,管饲可能加重病情。

6.休克患者。

7.3 个月以内的婴儿。

8.完全性肠梗阻及胃肠蠕动严重减慢的患者。

9.胃大部切除后易产生倾倒综合征的患者。

10.没有肠内营养适应证的患者。

二、肠内营养的分类

肠内营养按照供给方式可分为口服营养和管饲营养。

（一）口服营养

口服营养是指经口摄入肠道营养制剂。适用于意识清醒,无口腔、咽喉疾病,但存在一定程度消化吸收障碍,或因疾病造成营养缺乏,需进行肠内营养支持者。口服营养是最符合自然生理的营养支持方式,只要能进食者,应尽最大可能采取口服营养。

（二）管饲营养

管饲营养是指经鼻-胃、鼻-十二指肠、鼻-空肠置管,或经食管、胃、空肠造瘘置管,输注肠内营养制剂的营养支持方法。适用于各种原因造成的不能经口进食或消化吸收功能严重受损的患者,如昏迷、口腔炎症、急慢性胰腺炎恢复期、放化疗、肝功能衰竭等。

1.根据输注方法不同

可分为一次性输注、间歇性输注和持续性输注三种。

（1）一次性输注:适用于已由其他途径供给大部分营养物质的患者,或补充特定营养素者。输注剂量通常为 250~500mL,浓度不宜过高,用注射器在 5

~10min 内缓慢注入，6～8 次/日。可引起腹胀、腹痛、呕吐等，患者需适应后才可耐受。主要用于非危重患者、经鼻胃管或造瘘管行胃内喂养者。优点是操作方便，费用低廉。缺点是较易引起恶心、呕吐、腹胀、腹泻等胃肠症状。

（2）间歇性输注：将每日所需营养制剂置于输液容器内，经输注管分成若干次缓慢输入患者体内，每次持续 30～60min，4～6 次/日。输注次数和输注剂量取决于患者的消化吸收功能，消化吸收功能越好，输注次数越少，输注剂量越大。

（3）持续性输注：将营养制剂通过重力或输液泵持续 12～24 小时输注入患者体内。常用硅胶管鼻饲法和胃造瘘、空肠造瘘点滴法。硅胶管鼻饲法，内径 2～3mm 的硅胶管将要素饮食滴入胃肠道或消化道瘘内。硅胶管外口接输液管，输液管与要素饮食溶液相连，以便调节流速。输注速度可根据病情调整，初期宜缓慢，患者适应后适当加快。经泵输入时，由于营养液经泵作用在喂养管中呈蠕动式前进，类似正常的消化作用，且输液泵可精确调整输注速度和输液量，故效果较好。常用剂量 6.8～8.4MJ/d，多用于营养不良患者；最大剂量可达 12.6～16.7MJ/d，用于超高代谢和消化道瘘患者；辅助剂量最小为 2.09MJ/d，用于慢性疾病和恶性肿瘤患者的放疗、化疗期间，以辅助治疗。

采用何种管饲营养方法主要取决于患者病情、肠内营养液的性质、鼻饲管的类型等，可将几种方法相互结合，临床常用间歇性推注、间歇性重力滴注、间歇性经泵输注、持续性经泵输注等方法。

2. 依据投给的途径

可分为鼻饲法、食管造口法、胃造口法、空肠造口法等。鼻饲法最为常见。

三、肠内营养的选择

若病患的胃肠功能正常，都应该先考虑给予口服营养，更加符合正常的生理需要。

当病患肠胃功能正常，但因病情所需，例如昏迷、吞咽困难、严重烧伤等，或因手术部位的关系，无法由口腔进食，需透过插管灌入食物以提供营养，则属于管饲营养。

应视患者的病情、插管出口等条件而选择不同的管饲营养。选择正确的管饲配方，应先考虑：

（一）患者的营养需求

包括能量、蛋白质、脂肪、碳水化合物等各种营养素，以及水分、纤维素的需要量。

（二）患者的消化、吸收功能

若患者的消化、吸收功能正常，则其饮食内容、营养需求与一般不需管饲的患者无异，只是饮食供应途径必须透过导管输送进入人体；若患者的消化、吸收功能不佳，则应尝试提供要素饮食。若效果佳，则可长期或短期使用；若仍无法改善，则应给予中心静脉营养照顾。

（三）导管投给的途径

途径的选择决定于疾病本身，喂养时间长短，精神状态及胃肠道功能。不同途径的适应证、禁忌证和可能发生的并发症不同。越往消化道的下方，其饮食内容越需提供水解化的要素饮食，以免引起消化或吸收不良、腹泻等并发症。但要素饮食渗透压高，应谨慎选择使用。

1. 鼻饲法

（1）适应证：胃肠道完整，代谢需要增加，不能自行经口进食，如口腔疾患、昏迷、早产儿、上消化道肿瘤引起吞咽困难、及病情危重的患者。

（2）禁忌证：反复呕吐，胃反流；食管静脉曲张、食管炎、食管梗阻的患者等。

（3）并发症：反流，吸入性肺炎；鼻腔损伤，鼻孔坏死（鼻胃管引起）。

2. 食管造口法

（1）适应证：头、颈部癌；上颌面部先天性畸形或创伤。

（2）禁忌证：胸部食管阻塞。

（3）并发症：感染、出血。

3. 胃造口法

（1）适应证：昏迷；吮吸或吞咽不全；食管闭锁、气管食道瘘等先天性畸形；长期高代谢，热量与蛋白质需要量增加。

（2）禁忌证：严重食管或胃反流、胃溃疡、胃癌，恶心呕吐；胃淤积。

（3）并发症：幽门梗阻；倾倒综合征，反流。

4. 空肠造口法

（1）适应证：胃内喂养有吸入危险或胃蠕动不佳的早产儿、婴儿、老年人、手术后患者等。

（2）禁忌证：远端肠道阻塞；小肠吸收不良或肠道内细菌生长过盛；小肠运动障碍。

（3）并发症：肠道穿孔；倾倒综合征；吸收不良；移位至胃。

四、肠内营养制剂

肠内营养制剂根据蛋白质（氮源）的来源不同可分为非要素饮食（整蛋白

型)、要素饮食(氨基酸型和短肽型制剂)、不完全营养制剂；按治疗用途可分为营养均衡型和特殊治疗型，如婴儿应用制剂、肝功能衰竭用制剂、肾功能衰竭用制剂等。在此介绍非要素饮食、要素饮食和不完全营养饮食。

（一）分类

1. 非要素饮食

非要素饮食以整蛋白或蛋白水解物为氮源，渗透压接近等渗，口感较好，适合口服，也可管饲。具有使用方便、耐受性强等优点，适用于胃肠道功能较好的患者。主要包括：

（1）混合奶的能量：主要来自奶类、蛋类和白糖，具有体积小、含蛋白质丰富、使用方便等优点，但由于蛋白含量高且以动物蛋白为主，维生素、无机盐含量低，是一种不平衡的饮食，易引起腹胀、腹泻，长期使用易导致营养不良。包括普通混合奶和高能量高蛋白混合奶：普通混合奶即把乳、蛋、糖、油、盐按一定比例加热、混匀后配制成营养液，蛋白质按 $1.0g/(kg \cdot d)$ 供给，脂肪按 $1\sim2g/(kg \cdot d)$ 供给。高能量高蛋白混合奶是在普通混合奶基础上增加蛋白质和能量，每日供给蛋白质 $90\sim100g$，脂肪 $100g$，碳水化合物 $300g$，总能量为 $2500kcal(10.46MJ)$，液体的供给量为 $2600mL$ 左右。

（2）匀浆饮食：在临床上常用。匀浆饮食是天然食物，接近正常饮食的混合食物，在绞碎机内捣碎并搅拌后制成。其主要特点是由大分子营养素组成的非要素饮食，含有食物纤维，其成分需经肠道消化后才能被人体吸收和利用，且残渣量较大，故适用于胃肠道功能正常的病人。多采用鼻－胃管鼻饲或鼻－空肠管鼻饲。此类制剂包括商品匀浆和自制匀浆两类：

商品匀浆为无菌、即用的均质液体，可通过细孔径喂养管，使用较为方便，其缺点在于营养成分不宜调整，价格较高。

自制匀浆具有三大供能营养素及液体量明确，可根据实际情况调整营养素成分，价格较低、制备灵活方便等优点，但缺点是维生素和矿物质的含量不甚明确或差异较大，固体成分易于沉降及黏度较高，不宜通过细孔径喂养管。

（3）以整蛋白或蛋白水解物为氮源的制剂：多以乳蛋白、大豆分离蛋白、可溶性酪蛋白盐和鸡蛋清固体为氮源，包括含乳糖类和不含乳糖类。

2. 要素饮食(elemental diets)

又称元素饮食、要素膳，是一种人工配制的含人体所需、易吸收的精制营养成分，化学组成明确，包括游离氨基酸、单糖、主要脂肪酸、维生素、矿物质，不需消化或稍加消化即可吸收。一般以氨基酸或游离氨基酸和短肽为氮源，以葡萄糖、蔗糖或糊精为能源，具有营养全面、容易吸收、成分明确、不含纤维素或纤维素极少、不含乳糖、刺激性小、应用途径多等特点。适用于严重烧伤、大手术后胃肠功能紊乱、胃肠道瘘、晚期癌症、短肠综合征、营养不良等患者,能提高其营养水平,促进伤口愈合,改善患者的营养状况,增强体质即纠正负氮平衡,进而达到治疗及辅助治疗的目的。但3个月内婴儿、消化道出血患者、糖尿病患者慎用,胃切除术后患者大量使用要素饮食可引起倾倒综合征,也应慎用。

3. 不完全营养饮食

也称组件制剂,是以某种或某类营养素为主的肠内营养制剂。它可对完全制剂进行补充或强化,以弥补完全制剂在适应个体差异方面的不足,亦可采用两种或两种以上的不完全制剂构成组件配方,以适合患者的特殊需要。

(二)自制营养剂制剂制备方法

1. 混合奶

(1)普通混合奶:把乳、蛋、糖、油、盐按一定比例加热、混匀后配制成营养液。一般包括牛奶800~1200mL,或奶粉150~200g,鸡蛋3~6个,白糖100g,油一汤匙,盐5~6g。

(2)高能量高蛋白混合奶:先将鸡、鱼洗净,去骨、去筋、去皮,取其可食部分,加少量水煮烂再将鸡蛋打入搅拌均匀,煮沸后取出放入105℃恒温箱内烤干,然后研成粉过筛加入混合奶中调制,每100g混合粉中含蛋白质80g左右,脂肪少于10g。混合粉体积小,含蛋白质丰富,又易消化,且使用方便。但未脱脂的粉末不宜久藏,因脂肪容易酸败。

(3)注意事项:①酸性果汁不宜与奶类同煮,以防止凝块;②食盐少量无影响,过多也会使混合奶凝结成块,可将部分食盐与菜汁、肉汤同煮;③橘子汁、番茄汁在加入混合奶后应立即给患者使用,不宜久放;④食具严格消毒,剩余混合奶应放冰箱内保存;⑤定期更换或冲洗鼻饲管,保持清洁;⑥灌注混合奶后,再给温开水30~50mL,冲洗鼻饲管壁,外置管端用活塞夹夹住,并用消毒纱布包好。

2. 自制匀浆制剂

(1)宜用食物:米饭、粥、面条、馒头、鸡蛋、鱼、虾、鸡肉、瘦肉、猪肝、白菜、花菜、胡萝卜等,适量牛奶、豆浆、豆腐、豆干和蔗糖等食物。

(2)配制方法:根据配方要求选择特定食物称量备用,如固体食物瘦猪肉、鸡肉、鱼、虾、蔬菜等,必须先洗干净、去骨、去皮、去刺、切成小块煮熟。鸡蛋煮熟去壳分成块,莲子、红枣煮熟去皮去核,牛奶、豆浆煮沸加糖。然后将每餐所需要食物全部混合,加适量水一起装入搅拌机内磨碎搅拌成无颗粒糊状即可。每餐再加食盐1~2g。

(3)注意事项:所选食品均应先煮熟后再捣碎,因生食品捣碎后再煮,易凝结成块不能输注，若捣碎粗糙则要过筛。保证所用食品新鲜卫生、最好每餐烹制后即用，如需放置几小时则必须装瓶后用高压蒸气或置锅内蒸 20～30 分钟，也可在输注前重新煮沸消毒。

（4）自制匀浆制剂参考食谱：

早餐：鸡蛋 50g，馒头 50g，牛奶 250mL，白糖 50g，豆油 5mL，盐 2g。

午餐：粳米 50g，猪瘦肉 75g，牛奶 250mL，豆腐 125g，胡萝卜 100g，青菜 100g，白糖 50g，豆油 5mL，盐 2g。

晚餐：馒头 75g，鸡 75g，牛奶 250mL，豆腐 125g，胡萝卜 100g，青菜 100g，白糖 50g，豆油 10mL，盐 2g。

能量 2349kcal，蛋白质 82.8g（14%），脂肪 92.2g（35%），碳水化合物 297g（51%）。

（三）不完全营养饮食

不完全营养饮食是以某种或某类营养素为主的肠内营养制剂。它可对完全制剂进行补充或强化，以弥补完全制剂在适应个体差异方面的不足，亦可采用两种或两种以上的组件制剂构成组件配方，以适合患者的特殊需要。

第二节　肠内营养的护理

肠内营养先要根据病情选择合适类型的营养制剂。由于肠内营养制剂均有特殊气味，患者常不愿口服，或口服量不能达到治疗剂量，因此基本上需经导管输入，最常用的是鼻饲管。空肠造瘘管也是常用的输入途径，营养液可直接进入肠道。

视患者消化、吸收能力及病情，设计适合的营养剂，以决定采用何种营养支持方法和途径。

一、口服营养的护理

因口味欠佳，患者不易耐受，故要加入适量调味剂，如果汁、菜水、肉汤等，开始剂量为 50mL/次，渐增加到 100mL/次，依病情可 6～10 次/d。

二、管饲营养的护理

（一）鼻饲法的护理

鼻饲法是将胃管经一侧鼻腔插入胃内，从管内灌注流质食物、水和药物的方法，为最常见的管饲营养途径。在众多管饲途径中，本章着重介绍鼻饲法的护理。

1. 评估

（1）评估患者年龄、病情、治疗情况。

（2）评估患者鼻腔局部情况：如鼻周围皮肤、外形有无畸形，鼻黏膜是否肿胀、炎症，有无鼻中隔偏曲，鼻息肉等等。

（3）评估患者心理状态及对承受插导管的认知情况，讲解插管的目的，操作过程中的配合要点，如导管进入咽喉部做吞咽动作，有恶心感时做深呼吸等相关知识。

2. 用物准备

（1）插管时，治疗盘内置鼻饲包（弯盘、胃管1根、镊子、止血钳、30 ~ 50mL注射器1个、压舌板1个、纱布、治疗巾）、石蜡油、松节油、棉签、胶布、夹子或橡皮圈、安全别针、弯盘、听诊器、手电筒、鼻饲饮食（38℃ ~ 40℃）200mL、温开水、生理盐水、调节夹、卫生纸等。

（2）拔管时，治疗盘内盛治疗碗（内有纱布）、弯盘、治疗巾、乙醇、松节油、棉签、漱口杯（内盛温开水）、一次性手套等。

3. 操作步骤

见表9 - 1。

表9 - 1　插管、拔管操作步骤及要点说明

操作步骤	要点与说明
插管	
1. 衣帽整洁，洗手、戴口罩，备齐用物	●将用物携至患者床头桌或推车至床旁，三查七对，确认病人，室内环境清洁无异味，无流动探视人员
2. 向患者及家属解释操作目的、过程及配合方法	●护患进行有效沟通，减少恐惧，取得合作
3. 摆好体位，颌下铺治疗巾，弯盘置口角旁，清洁并检查鼻腔	●协助患者取坐位或半坐位，可减轻胃管通过鼻咽部时的呕吐反射，使胃管易于插入，无法坐起者取右侧卧位 ●选择通畅一侧鼻腔，用棉签蘸少许生理盐水或白开水清洁鼻腔
4. 打开鼻饲包，测量胃管插入长度并作标记，用液体石蜡润滑胃管前端（8 ~ 10cm长）	●插入长度为鼻尖经耳垂到胸骨剑突处距离，或前额发际到胸骨剑突处距离 ●一般成人约为45 ~ 55cm ●减少摩擦阻力，有助于胃管顺利插入

续表 9－1

操作步骤	要点与说明
5.插胃管，一手持纱布托住胃管，一手持镊子夹住胃管沿一侧鼻孔轻轻插入，至咽喉部时(约 14～16cm)，嘱患者做吞咽动作，当患者吞咽时顺势将胃管向前推进至预定长度	●吞咽动作可帮助胃管迅速进入食管，减轻不适感
6.插入中，如患者出现剧烈恶心、呕吐，可暂停插入，嘱患者做深呼吸	●深呼吸可分散患者注意力，缓解紧张 ●插入不畅时检查口腔，了解胃管是否盘在口咽部；或将管子抽回一段，再小心插入
7.为昏迷患者插管时应先协助患者去枕平卧，头向后仰，当胃管插入 15cm 时，左手将患者头部托起，使下颌靠近胸骨柄，缓缓插入胃管至预定长度	●头向后仰可避免胃管误入气管 ●下颌靠近胸骨柄可增大咽喉部通道的弧度，便于胃管顺利通过会厌部
8.确认胃管是否在胃内	●确认方法有三种：①用注射器能抽出胃液；②听诊器置左上腹部(胃区)，注射器内抽 10mL 空气，由胃管注入胃内，能听到气过水声；③将胃管末端放入盛水碗内，无气泡逸出 ●每次管饲前应证实胃管在胃内
9.固定胃管，用胶布(8cm 长)将胃管固定于一侧鼻翼及面颊部	●防止胃管移动或滑出
10.输注食物 (1)注射器连接胃管末端，先回抽，见胃液抽出，再注入少量开水 (2)缓慢注入鼻饲液，每次抽吸鼻饲液时，应将胃管末端反折 (3)鼻饲完毕后，再次注入少量开水 (4)用胃管塞，封好末端开口处，并将其反折，用纱布包好，用橡皮圈系紧或用夹子夹紧，用别针固定于枕旁或患者上衣一侧肩部	●每次灌食前确定胃管在胃内及胃管是否通畅 ●温开水可润滑胃管腔，防止喂食溶液粘附于管壁 ●避免灌入速度过快，避免鼻饲过冷或过热 ●冲净胃管，避免鼻饲液积存于胃管腔中而变质，造成胃肠炎或堵塞管腔 ●防止灌入食物反流 ●防止胃管脱落
11.整理 (1)协助患者清洁口腔、鼻孔，撤下治疗巾，整理床单位，嘱患者维持原卧位 20～30min (2)清理用物放人治疗盘内或治疗车下部分	●维持原体位 20～30min，可促进食物消化、吸收，预防呕吐

续表 9 – 1

操作步骤	要点与说明
12.洗手、记录	●洗手后,可摘下口罩 ●记录内容:插管的日期、患者插管过程中的反应,如若注入鼻饲液要写种类、量、患者用后的情况等
拔管	
1.携用物至床旁,核对并解释,夹紧胃管末端,置弯盘内,置于患者颌下,再松开固定别针,揭去鼻翼两侧固定胶布	●确定患者,向患者说明拔管原因及配合法 ●防止拔管时管内液体返流
2.拔管,戴手套,用纱布包裹近鼻孔处的胃管,轻柔前后移动胃管,嘱患者深呼吸,在患者呼气时拔管,边拔边用纱布擦胃管,到咽喉处应快速拔出	●到咽喉处应快速拔出,以防胃内残留液体滴入气管
3.将胃管盘放于弯盘中,移出患者视线外	●避免污染床单位或患者见之有不舒适感
4.清洁患者口鼻、面部,擦去胶布痕迹,协助患者漱口并取舒适卧位,整理床单位,整理用物	●可用松节油搭净胶布痕迹,再用乙醇将松节油擦去
5.洗手、记录	●记录拔管时间和患者反应
6.指导患者开始自行进食知识,先流质饮食,无不适后改半流质,再过渡到普食	●每次 150 ~ 200mL,温度 38 ~ 40℃为宜,不能过热 ●普食应清淡,不宜食用辛辣食物,以减轻对胃黏膜的刺激

4.注意事项

(1)插胃管前,应进行有效地护患沟通,解释鼻饲的目的及配合方法,以争取患者的理解与合作。

(2)插管动作要轻稳,通过食管 3 个狭窄处(环状软骨水平处、平气管分叉处、食管通过膈肌处)时要格外注意,避免损伤食管黏膜。

(3)插管过程中如遇到阻力或患者出现呛咳、呼吸困难、发绀等,是胃管误入气管,立即拔出胃管。

(4)每次鼻饲前应先检查确定胃管是否在胃内。注入流食前后均注入少量温开水。流食温度 38 ~40℃,速度不宜过快(一般 5 ~10min 注完),每次量不超过 200mL,间隔时间不少于 2 小时,注流食和水后,胃管末端开口处盖塞夹紧,避免进入空气,引起腹胀。

(5)鼻饲者须用药物时,应将药片研碎溶解后再注入;新鲜果汁应和奶液分开注入,以免凝块产生。

（6）鼻饲用物应每日更换消毒，长期鼻饲者应行口腔护理，每天2次，定期更换胃管（普通管每周换1次，硅胶管每月换1次）、晚间末次喂食后拔管，次日晨再从另一侧鼻孔插入。

（7）昏迷患者插管时，应去枕，头向后仰，当胃管插入14~16cm时，托起头部，使其下颌靠近胸骨柄，以增大咽部通道的弧度，胃管沿后壁滑行，进而提高插管的成功率。

5. 健康教育

（1）向患者及家属讲解饮食营养与健康、疾病的关系。

（2）介绍营养的种类及主要食物来源，指导患者摄取平衡膳食，养成良好的饮食习惯。

（3）讲解医院饮食的意义，使患者自觉遵从饮食医嘱。

（4）解释鼻饲的目的及注意事项。

6. 评价

（1）患者是否积极配合，使鼻饲顺利完成。

（2）操作过程中，有无黏膜损伤、出血及其他并发症。

（3）确保插管位置正确，固定牢固，患者及床单位清洁整齐，体位舒适。

（4）每次鼻饲流食，温度适宜，餐具洁净，患者摄取的基本营养、药物、水分、水果能按饮食计划实施，实施后有无不良反应。

（5）患者及家属是否了解饮食营养的基本知识。

（二）一次性输注、间歇性输注和持续性输注的护理

管饲按输注方法分为三种：一次性输注、间歇性输注和持续性输注。若病患有3天以上未由口进食，应先以持续性输注开始。开始管饲前，需确定插管位置正确后方可输注。

1. 分类

（1）持续性输注：为使肠道适应，初用时可稀释成12%的浓度，以每分钟30~50mL的速度输入，每8~12小时后逐次增加浓度及加快速度，再依患者的临床状况慢慢调整速率，3~4天后总输注量达到需要量，一天总液体量约2000mL。室温较低时将营养液适当加温。若浓度较高的配方，则可由每小时20~30mL开始，若发现患者不能忍受，则回到原来可以接受的速度，再观察其情形。或可考虑黄豆纤维、豆胶等改善肠道的耐受性，一旦患者可接受，则可继续增加输注量。若决定选择间歇性输注，也是最好由连续性输注开始，再慢慢转为间歇式输注。一般而言，输注量为250mL，以30分钟慢慢输注为宜。若速度太快，则肠道耐受性可能会下降。

注意事项如下：

1）适用于高浓度或短肠症、鼻肠管及肠造口的病患。

2）营养液输入缓慢、匀速，常需用输液泵控制输液速度，避免一次大量推注营养液，以免发生腹胀、腹泻。

3）初用时，可将浓度稀释，每小时 20mL 开始，8 小时后检查胃排空量，若胃内留存量小于 100mL，则可以继续增加至 40mL，8 小时后再重复检查，若胃排空情形良好，则可进至 60mL 直至最大量（200mL/h），再慢慢调至所需要的浓度。

4）避免同时改变速度及浓度。

（2）间歇式输注：每天 4~6 次灌食，行动自由的病患，通常比较鼓励并用间歇式输注，可以比连续性输注有较大行动空间。间歇式输注时间若少于 20 分钟，对于某些病患而言，因输注速度较快常引起胃部不适的现象。间歇式输注常采用重力或针筒注射等方式。

（3）一次性输注：每天输注 6~8 次，以注射针筒在数分钟内灌入，每次灌食量为 250~400mL。

2. 注意事项

（1）配制要素饮食时，严格实施无菌操作，所用器具、导管等均需灭菌后使用，配制好的溶液须保存在 4℃ 以下的冰箱内，24h 内必须用完。经过 24h 不能再用。

（2）保证管道通畅，对于使用硅胶管的患者要经常检查硅胶管的长度，以免硅胶管随患者的吞咽而插入过深；每日用注射器冲洗管腔 1~2 次，每次管饲前后均用温开水冲净管腔，以保证管道清洁，防止堵塞；检查输液管有无折叠或漏液。对于用胃、空肠造瘘点滴法的患者也同样要注意管喂前后用温开水冲净管腔，以保证管道清洁通畅。

（3）要素饮食口服液的温度一般为 37℃ 左右，鼻饲、经造口注入温度为 40~42℃，滴注要素饮食时，如时间较长可在输液管远端放加热器或热水袋（瓶），保持温度，防止发生腹泻、腹胀等。

（4）加强巡视患者，及时发现异常变化，如管道连接处脱开、堵塞、齿龈出血、胃潴留、呕吐等，应考虑是否是供应量不适当，膳食温度、速度是否适宜，喂养管是否通畅等，及时与医师联系，并做相应处理。

（5）老年体弱、卧床或意识改变的患者，将患者床头抬高 20°~30°，以减少反流和误吸的可能。

（6）在肠内营养输入的第一个 24h，应每 2~3 小时抽一次鼻胃管，如抽出的营养液超过 100mL，应暂时减少或停止输入。

（7）管饲溶液浓度高时，在两餐间隔时间要给水 100～150mL，预防溶质性脱水。

（8）做好口腔护理，防止并发症发生。定期检查血糖、尿糖、电解质、血尿素氮、肝功能、出凝血时间等指标，观察尿量，大便次数及性状，并定期测量体重，做好营养评估，以观疗效。

（9）停用要素饮食时需要逐渐减量，防止骤停引起低血糖反应。

附：胃肠内营养与胃肠外营养相比优点

1. 营养物质由门静脉吸收，有利于肝脏蛋白质代谢调节。

2. 同样热量和氮水平的治疗下，应用患者体重增长和氮潴留均优于肠外营养。

3. 有利保持肠道的结构和功能的完整性，防止肠道黏膜萎缩和胆囊排空障碍，有利于提高机体免疫力，不易发生细菌移位。

4. 对技术和设备的要求较低，价格低廉，使用安全方便，容易监护。

（眭师宜）

第十章　肠外营养

【学习目标】

1. 熟悉肠外营养的分类、适应征和禁忌征。

2. 掌握肠外营养的选择和护理。

3. 了解肠外营养制剂的内容。

肠外营养(parenteral nutrition，PN)系指患者每日所需的全部营养素，不从胃肠道供给，而经外周静脉或中心静脉输入。静脉营养对某些危重病人有不可否认的重要性和必要性。如晚期癌症患者处于恶病质状态，须纠正负氮平衡，延长生命。经静脉滴注的营养液成分、配比、浓度及滴注速度和无菌操作都有严格要求。

近代的肠外营养支持治疗由美国外科医生 Durick 等首先用于临床，故又称外科营养。肠外营养技术与通常的静脉输液有很大区别。它使用氨基酸、脂肪乳、多种维生素和微量元素等新型营养物质经中心静脉导管或周围静脉输入，在大多数情况下可满足患者全面的营养需求，有效改善并维持机体的营养状态。

凡不能或不宜经口摄食超过 5~7 天的患者，都是肠外营养的适应证。特别是腹部大手术后，肠道炎性疾病，如溃疡性结肠炎和克罗恩病(crohndisease，CD)，应用肠外营养可使肠道休息，有利于病情缓解。

第一节　肠外营养的分类、选择和制剂

一、肠外营养的适应征和禁忌征

（一）肠外营养的适应征

肠外营养的基本适应证是胃肠道功能障碍或衰竭的患者。

1. 消化系统疾病，如中重症急性胰腺炎、胃肠道梗阻等。

2. 大面积烧伤等患者处于强烈的应激状态，不能经胃肠道补充足够营养素。

3. 严重感染与败血症。

4. 急性肾衰竭。

5. 妊娠剧吐与神经性厌食。

6. 其他，如神志不清，肺内吸入高度危险倾向，腹膜炎，肿瘤化疗或放疗引起的胃肠道反应等短期内不能由肠内获得营养的患者。

（二）肠外营养禁忌征

经过多年的临床实践，目前认为阶段应用肠外营养的禁忌征有：

1. 治疗目的不甚明确或已确定为不可治愈者，如晚期恶性肿瘤伴恶病质，任何治疗方法均无明显改善作用等。

2. 心血管功能紊乱或严重代谢紊乱期的患者。

3. 肠外营养并发症的危险性大于其可能带来的益处的患者。

二、肠外营养的分类

肠外营养分为中心静脉营养和周围静脉营养两种，直接由静脉提供营养，可短期供应，直到肠胃道恢复功能，也可与肠内营养合并使用。若病患长期终身无法使用肠道吸收营养时，则可使用中央静脉营养，提供足够营养维持病患健康。

（一）中心静脉营养（total parenteral nutrition，TPN）

中心静脉营养即所有营养物质均经静脉输入，包括碳水化合物、氨基酸、脂肪、维生素、矿物质和水。适合长期无法由经肠途径提供足够营养，且周边低张性溶液也无法满足病患所需时使用。中心静脉营养须以外科手术将导管置入体内，由锁骨静脉插入中心静脉，或由颈静脉插入上腔静脉，此静脉的管径大且血流快速，适合高浓度营养液的输入，随血液快速将营养素带至身体各处以供利用。

（二）周围静脉营养（peripheral parenteral nutrition，PPN）

周围静脉营养是在患者肠内营养摄入不足的情况下的添加补充或不能使用中心静脉营养者。临床上，通常使用于手术后，未进食前的过渡时期的营养补充。经由周边静脉可注射含 5% 或 10% 葡萄糖注射液，若每日注射 1000mL，10% 也只提供 340kcal，在热量上远不足病患之所需。但可提供水分及电解质，对一些营养状况不错，预期几天后即可进食的病患而言，这样也是相当有用的。

三、肠外营养的选择

肠外营养的输注需视病情、输注量及其组成成分确定选择周围静脉或者中心静脉。当短期（1~2 周）营养支持或为了改善患者手术前后的营养状况、纠正疾病所致的营养不良，或者中心静脉置管和护理有困难时，可选择周围静脉营养。但当预计肠外营养治疗 2 周以上，且需全量补充营养时，一般选择用中心静脉营养为宜。

四、肠外营养制剂

肠外营养制剂没有统一的配方，组成成分包括蛋白质（氨基酸）、脂肪、糖类、多种维生素、多种微量元素和水等，都是中小分子营养素，应根据患者的年龄、性别、体重或体表面积及病情需要制备。肠外营养制剂的基本要求包括无菌、无毒、无热源；适宜的 pH 值和渗透压；良好的相容性、稳定性、无菌无热源包装等。

（一）中心静脉营养制剂

1. 葡萄糖

葡萄糖是肠外营养的主要能源物质。机体所有器官、组织都能利用葡萄糖，补充葡萄糖可节省蛋白质，其来源丰富、价格低廉，最低需要量为 1mg/（kg·min），摄取不足时，较不易发挥保护蛋白质的功能，因此糖类占总能量之 70%~80%。但机体利用葡萄糖的能力有限，过量或过快输入可导致高血糖、尿糖，甚至高渗性非酮性昏迷。高代谢或败血症，糖类应占非蛋白质热量的 60%~70%，避免过多的糖类摄入，此时热量来源一部分需由脂肪提供。对于呼吸衰竭的病人，糖类也不可过高，否则易产生过多的二氧化碳，不易停用呼吸机，故应与脂肪各占一半热量。静脉营养的葡萄糖浓度有 5%、10%、25%、50% 至 70%。另外，应激时机体利用葡萄糖的能力下降，多余的糖将转化为脂肪沉积在器官内。

2. 脂肪乳剂

中心静脉注射时，使用脂肪乳剂不但可以预防缺乏必需脂肪酸，也可以提供部分热量。如果中心静脉营养未能提供脂肪乳剂，则易发生落发、皮肤炎等必需脂肪酸缺乏的症状。对于败血症或高代谢率的患者，脂肪应占总热量的 25%~30%，且比葡萄糖更可促进氮平衡，最高量为每天每千克体重 1g，以防止过多脂肪摄入。此外，也有一些病患不适合给予脂肪乳剂，比如胆红素过高的早产儿、高脂血症、严重肝病患者，对于血管硬化、中度肝病患者及胰腺炎等患者，也应小心使用。

大多脂肪乳剂以大豆油或红花油为原料。10% 的乳剂溶液每毫升含热量 1kcal（4.18kJ），20% 的脂肪乳剂每毫升可提供热量 2kcal。10% 的乳剂溶液是等渗的，可经周围静脉输入。单独输入时速度放慢，500mL 需用 5~6 小时输注，若使用过多或太快，可致胸闷、心悸或发热、喘气、呕吐、发绀等症状，也会发生静脉炎等，长期不当注射会有肝脾肿大、血小板及白细胞减少等现象。

3. 氨基酸

人体在患病时，常出现负氮平衡，此时必须提供足够的必需氨基酸及适当的氮与非蛋白质热量比，使其能发挥修补组织的功效。大多是按合理模式（人乳或鸡蛋白）配制的结晶、左旋氨基酸溶液。其配方符合人体合成代谢的需要，是肠外营养的唯一氮源。复方氨基酸有平衡型及特殊型两类，平衡氨基酸溶液适用于大多数患者，特殊氨基酸溶液专用于不同疾病，在配方成分上作了必要调整。

4. 电解质

疾病时仍需维持细胞内外的电解质平衡。长期 TPN 者，常有铁、铜、锌等缺乏。肠外营养时需补充钾、钠、氯、钙、镁及磷。电解质溶液是临床常用制剂，例如 10% 氯化钾、10% 氯化钠、10% 葡萄糖酸钙等。磷在合成代谢及能量代谢中发挥重要作用。严重烧伤病患尤其需要补充锌、铜等元素，以帮助伤口的愈合。因此 TPN 制剂必须考虑这些需要添加至患者所需的量。

5. 维生素

用于肠外营养的维生素制剂有水溶性及脂溶性两种，均为复方制剂，现行肠外营养所用的维生素制剂，每支注射液含有各种维生素的每日基本需要量。

6. 水

以体重为依据，成人每千克体重需要 30～35mL 水。如果有发热情形，则体温每增加 1℃，应多补充 10% 的水分。此外，心脏衰竭或肾功能不佳时，则应随病患的情况而减少液体的供给。

(二)周围静脉营养制剂

常用的周围静脉营养制剂有 4 种。

1. 右旋糖溶液

右旋糖溶液主要提供水分及热量，常以右旋葡萄糖（dextrose）供给，若每日注射水溶液含 5% 葡萄糖 200mL，则可提供 340kcal。由于是低浓度溶液，可快速随血液循环至细胞使用。

2. 0.9% 氯化钠注射液

0.9% 氯化钠注射液俗称生理盐水，其分为等张盐水（含 0.9% 的氯化钠，其渗透性与血浆相同）、低张盐水（含 0.45% 的氯化钠）、高张盐水（含 3% 或 5% 的氯化钠）。

3. 葡萄糖氯化钠注射液

临床上经常使用 5% 葡萄糖与注射液 0.45% 氯化钠注射液混合，以补充体液的流失及补充钠、氯等离子。

4.电解质溶液

常适用于严重腹泻、脱水、烧伤、酸中毒的病患，以补充电解质。

常用静脉溶液缩写及说明见表 10 - 1。

表 10 - 1　静脉溶液缩写法及说明

静脉溶液缩写	标示说明
D：Dextrose 右旋葡萄糖	D5W：水溶液含 5% 的葡萄糖
W：水	D10W：水溶液含 10% 的葡萄糖
N.S：等张盐水，表示含 0.9% 的氯化钠	D51/2NS：1/2 浓度（0.45%）的盐水中含 5% 的葡萄糖

第二节　肠外营养的护理

一、肠外营养制剂输注方法

（一）全营养混合液方式输注

将处方每天所需的全部营养要素，按一定的比例、步骤在无菌条件下混合于用高分子材料（聚醋酸乙酯）支撑的静脉输液袋中输注。由于混合液中含有数十种化学成分，配制时应注意药物的相容性和溶液的稳定性。全营养混合液降低了某些溶液的渗透压，对静脉壁的刺激要小于单独输注高浓度葡萄糖和氨基酸时，也增加了经周围静脉输注的机会。该方法的优点在：减少营养液污染环节；降低气栓发生率；增加节氮效果；降低葡萄糖和氨基酸的浓度和渗透压，减少代谢性并发症的发生率；简化输液过程，减少护士工作量，是一种安全、有效的输注方法。

（二）单瓶输注

单瓶输注时，氨基酸与非蛋白质能量液体应合理间隔输注。输注高渗葡萄糖溶液后应以含葡萄糖的等渗溶液作为过渡，以防发生低血糖。单瓶输注的效果不及全营养混合液方式输注，且易发生代谢性并发症。

二、肠外营养输注注意事项

（一）中心静脉营养

实施中心静脉营养时应注意：

（1）执行配制营养液和静脉穿刺过程中严格无菌操作。

（2）插管，多选用上腔静脉。可穿刺锁骨下静脉、颈内静脉、颈外静脉，将静脉导管送入上腔静脉；或切开这些静脉的属支插入导管，一般插入 13～15cm 即达上腔静脉。

（3）导管，硅胶管刺激性小，保留时间长，正常维护可用 3 个月甚至更长时间。必要时，可用 X 线透视检查导管位置。

（4）穿刺，患者平卧，双肩后垂，头后仰 15°，使静脉充盈，头转向对侧。按手术要求对局部皮肤进行消毒，铺消毒巾后进行穿刺。

（5）导管护理，在操作和使用过程中应严格保持导管清洁，防止污染。

（6）静脉营养管严禁输入其他液体、药物、血液等，严禁采集血标本或监测中心静脉压。

（7）营养液最好现用现配，若储存必须在 4℃ 冰箱内，存放超过 24 小时，不宜再用。

（8）输营养液过程中，应加强巡视，开始时应缓输，逐渐增加滴速（首日成人一般速度为 60mL/h，次日 80mL/h，第 3 日 100mL/h），保持输注速度均匀。输液浓度也应由低浓度开始，逐渐增加。停用时应提前 2～3 日逐渐减量。

（9）每日记录出入液量，观察血常规、电解质、血糖、氧分压、尿糖及尿生化等，发现异常应与医师联系，及时处理。

（二）周围静脉营养

周围静脉营养可以在普通病房内实施，比中心静脉营养操作方便、容易。操作时应注意：

（1）执行配制营养液和静脉穿刺过程中严格无菌操作。

（2）尽可能采用手背静脉，如穿刺失败再改用前臂静脉。

（3）输液袋及其连接的管应每 12～24 小时更换 1 次，穿刺处敷料每日更换 1 次。注意观察局部皮肤有无异常征象。

（4）宜选择管径较粗的静脉，减少静脉炎等并发症。

（5）选择静脉分叉处穿刺，以避免插管时血管移位。

（6）不宜选择紧靠动脉的静脉，以防形成动静脉瘘。

（7）插管不要跨关节，防止插管弯曲及移位。

（8）尽量避免用下肢静脉，以免因活动减少而诱发血栓形成。

（9）静脉营养管严禁输入其他液体、药物、血液等，严禁采集血标本或监测中心静脉压。

（10）营养液最好现用现配，若储存必须在 4℃ 冰箱内，存放超过 24 小时，不宜再用。

（11）输营养液过程中，应加强巡视，开始时应缓输，逐渐增加滴速（首日成人一般速度为 60mL/h，次日 80mL/h，第 3 日 100mL/h），保持输注速度均匀。输液浓度也应由低浓度开始，逐渐增加。停用时应提前 2~3 日逐渐减量。

12. 每日记录出入液量，观察血常规、电解质、血糖、氧分压、尿糖及尿生化等，发现异常应与医师联系，及时处理。

三、肠外营养的并发症

肠外营养的并发症可分为技术性、感染性及代谢性三类。

（一）技术性并发症

与中心静脉导管的放置或留置有关。包括穿刺致肺损伤，产生气胸；穿刺致血管损伤产生血胸、纵隔血肿或皮下血肿；神经或胸导管损伤。空气栓塞是最严重的并发症，一旦发生，后果严重，甚至导致死亡。

（二）感染性并发症

主要是导管性脓毒血症。其发病与置管技术、导管使用及导管护理有密切关系。临床表现为突发的寒战、高热，重者可致感染性休克。发生上述症状后，先做输液袋内液体的细菌培养及血培养，更换新的输液袋及输液管，观察 8 小时，若发热仍不退，则需拔除中心静脉导管，并作导管头培养。导管性脓毒血症的预防措施有：放置导管应严格遵守无菌技术；避免中心静脉导管的多用途使用，不应用于输注血制品、抽血及测压；应用全营养混合液的全封闭输液系统；定期导管护理等。

（三）代谢性并发症

从其发生原因可归纳为三方面：补充不足、糖代谢紊乱以及肠外营养本身所致。

1. 补充不足所致的并发症

（1）血清电解质紊乱：由于病情而丢失电解质（如胃肠减压、肠瘘），应增加电解质的补充量，低钾血症及低磷血症在临床上很常见。此外，低钾、低氯血症可导致代谢性碱中毒，应予纠正。

（2）微量元素缺乏：较多见的是锌缺乏，易发生于高分解状态并伴明显腹泻者，临床表现有皮疹、皮肤皱痕及神经炎等。长期肠外营养还可能因铜缺乏而产生小细胞性贫血；铬缺乏可致难控制的高血糖发生。对病程长者，在肠外营养液中常规加入微量元素注射液，可预防缺乏症的发生。

（3）必需脂肪酸缺乏：长期肠外营养时若不补充脂肪乳剂，可发生必需脂肪酸缺乏症，临床表现有皮肤干燥、鳞状脱屑、脱发及伤口愈合迟缓等。只需每周补充脂肪乳剂 1 次就可预防缺乏症的发生。

2. 代谢紊乱所致的并发症

(1) 低血糖及高血糖：低血糖是由于外源性胰岛素用量过大或突然停止输注高浓度葡萄糖溶液(内含胰岛素)所致。因很少单独输注高浓度葡萄糖溶液，这种并发症少见，但高血糖仍很常见。主要是由于葡萄糖溶液输注速度太快或机体的糖利用率下降所致，后者包括糖尿病人及严重创伤、感染者，严重的高血糖可致高渗性非酮性昏迷。对高糖血症者，应在营养液中增加胰岛素，随时监测血糖水平，重症者立即停用含糖溶液，用低渗盐水降低渗透压。

(2) 肝功能损害：肠外营养引起肝功能改变的因素很多，最主要的原因是葡萄糖的超负荷引起的肝脂肪变性，临床表现为转氨酶升高。为减少这种并发症，多采用"双能源"，以脂肪乳剂替代部分能源，减少葡萄糖用量。

3. 肠外营养本身引起的并发症

(1) 胆囊内胆泥和结石形成：长期全肠外营养治疗，易形成胆结石，尽早改用肠内营养是预防胆石症的最有效措施。

(2) 胆汁淤积影响肝功能：复方氨基酸溶液中的某些成分(如色氨酸)的分解产物以及可能存在的抗氧化剂对肝有毒性作用。

(3) 肠屏障功能减退：肠道缺少食物刺激和谷氨酰胺缺乏是使肠屏障功能减退的主要原因。其严重后果是肠内细菌、内毒素移位，损害肝及其他器官功能，引起肠源性感染，最终导致多器官功能衰竭。为此，尽早改用肠内营养，补充谷氨酰胺，是保护肠屏障功能的有效措施。

(眭师宜)

第十一章 营养缺乏性疾病

【学习目标】

1. 掌握营养缺乏性疾病的营养护理及预防措施。

2. 熟悉营养缺乏性疾病的营养相关因素、临床表现及营养治疗。

3. 了解各种营养缺乏性疾病的概念。

营养缺乏性疾病泛指因机体所需要的营养素缺乏而导致的疾病，包括蛋白质、脂类、碳水化合物、矿物质、维生素、水等营养素的相对或绝对不足所造成的机体生理病理改变。当机体摄取、消化、吸收、代谢和利用食物的某一个环节出现问题时，就会出现营养素的缺乏，病因包括摄入不足、吸收不良、需要增加、损耗增加等四个方面。

营养缺乏性疾病的发生是一个缓慢的、渐进的过程，早期往往因为没有明显症状体征而被人们所忽视，然而每一种营养素长期缺乏都会引起相应的特征性改变，各种营养缺乏性疾病的症状和体征可因发展阶段不同而有所不同。对某一个体来说，可能会同时存在一种或多种营养素缺乏而引起的临床表现。营养缺乏性疾病一旦发生，则应根据病因选择适当的营养素补充途径，尽快纠正营养素失衡给人体造成的损害。

第一节 维生素营养障碍

由于膳食中维生素长期摄入不足或生理过程的改变及受疾病的影响等因素，不能满足机体的生理需要，或体内维生素的量逐渐耗竭，从而引起代谢失调而产生的一类特殊的疾病，称为维生素缺乏症。常见的有维生素 A 缺乏症、维生素 D 缺乏症、维生素 B_1 缺乏症、维生素 B_2 缺乏症、维生素 C 缺乏症等。合理的膳食可以补偿缺乏的维生素，改善因维生素缺乏而引起的症状。

一、维生素 A 缺乏症

维生素 A 缺乏症(Vitamin A deficiency)是因体内维生素 A 缺乏而引起的以眼和皮肤病变为主的全身性疾病，多见于 1~4 岁小儿。最早的症状是暗适应能力降低，眼结膜及角膜干燥，以后发展为角膜软化且有皮肤干燥和毛囊角化,故又称夜盲症(night blindness)、干眼症(xerophthalmia)及角膜软化症(keratomalacia)。

（一）营养相关因素

1.摄入不足

婴儿所需维生素 A 主要从人乳和牛奶中摄入,其他人群一般都能从食物中摄取,如蔬菜、水果、蛋类和动物肝脏等都能供给足够的维生素 A。故均衡的饮食能提供足够的维生素 A,不至引起缺乏。虽然婴儿初生时其肝脏内储存的维生素 A 很少,但初乳中含量极高,如奶量不足,又未及时添加辅食,容易引起亚临床型维生素 A 缺乏症。婴儿断奶后,若长期单用米糕、面糊、稀饭、去脂牛奶等食品喂养,又不添加富含蛋白质和脂肪的辅食,则易造成缺乏症。

2.吸收不良

维生素 A 的吸收往往受到消化系统慢性疾病的影响,如长期腹泻、消化不良、慢性肠炎、肠结核等。肝脏是维生素 A 代谢和储存的主要器官,胆汁中的胆酸盐能乳化脂类,促进维生素 A 的吸收,故患肝胆系统疾病如慢性肝炎时,易致维生素 A 缺乏症。此外,长期摄入矿物油(如液体石腊等)、新霉素及氨甲喋呤等药物也能影响维生素 A 的吸收。蛋白质缺乏影响视黄醇转运蛋白的合成,致维生素 A 在血浆中浓度降低,从而发生缺乏症状。

3.消耗增加

幼儿发育成长过快,或患病期间消耗过多,对维生素 A 的需求量大,而形成缺乏状态。如慢性呼吸道感染性疾病、迁延性肺炎、麻疹等。恶性肿瘤、泌尿系统疾病可增加维生素 A 的排泄。

4.代谢障碍

锌缺乏可致使维生素 A 不能有效利用而排出体外;甲状腺功能低下和糖尿病都能使 β - 胡萝卜素转变成视黄醇的过程发生障碍,导致维生素 A 缺乏。值得注意的是,血液与皮肤中累积大量的胡萝卜素时,很像黄疸,但球结膜不显黄色。

（二）临床表现

1.眼部症状

①最初为暗适应时间延长,以后在暗环境下视力减退,黄昏时视物不清,定向困难,继则发展成夜盲症;②眼干燥不适,经数周至数月后,结膜与角膜逐渐失去光泽和弹性,稍在空气中暴露,就干燥异常,因此患儿经常眨眼,眼球向两侧转动时可见球结膜摺叠形成与角膜同心的皱纹圈,在近角膜旁有泡沫状小白斑,不易擦去,即为毕脱斑;③角膜干燥、混浊而软化,继则形成溃疡,易继发感染,愈合后可留下白斑,影响视力;重者可发生角膜穿孔,虹膜脱出

以致失明。眼部症状虽然在大多数病变出现较早，但较大儿童的眼部症状常出现于其他症状之后。

2. 皮肤表现

皮肤症状多见于年长儿，初起干燥、脱屑，以后角化增生角化物充塞于毛囊并突出于皮面，状似"鸡皮"，摸之有粗糙感，4 岁以下的婴儿少见此症状；皮损首先见于四肢伸侧及肩部，以后累及其他部位；毛发干枯，易脱落，指（趾）甲脆薄多纹，易折断。

3. 其他表现

患儿体格和智能发育轻度落后，常伴营养不良、贫血和其他维生素缺乏症。牙釉质发育不良，由于维生素 A 缺乏时呼吸道及泌尿道上皮增殖和角化，以及免疫功能下降，常伴呼吸道、消化道及泌尿道感染。舌味蕾因上皮角化味觉功能丧失，影响食欲，有的患儿可有呕吐。

4. 并发症

维生素 A 缺乏的全身症状如消瘦、皮肤干燥、失去弹性、声音嘶哑等。如并发感染可发展为全眼球炎，最终失明。

（三）营养治疗

1. 一般疗法

（1）改善饮食：增加牛乳、蛋黄、动物肝脏等富含维生素 A，以及胡萝卜、菠菜等富含胡萝卜素的食物。

（2）积极治疗原发疾病：如肠道感染，消化不良，肝、胆病和其他全身性疾病，使体内代谢恢复正常，以增加胡萝卜素和维生素 A 的吸收和利用。

2. 维生素 A 治疗

（1）口服维生素 A：一般先给浓缩鱼肝油口服，每日 3 次，每日量约含维生素 A 25 000IU，在眼部症状明显好转后，酌情逐渐减量。经以上治疗后，夜盲症大都在数小时之内好转，而眼干燥则需要治疗 2~3 日以上才开始见效。皮肤角质丘疹则收效更慢，须 1~2 月的疗程方能恢复常态。

（2）注射维生素 A：病情严重或发展很快的眼部症状，或同时患有腹泻或肝脏疾病，应先用维生素 AD 注射液 0.5~1mL（每 0.5mL 内含维生素 A 25000IU，维生素 D 2500IU），每日深部肌内注射 1 次，一般注射 2~3 次后症状可明显好转，以后根据情况改口服浓缩制剂。对重症或消化紊乱的病人，如恐油剂不易吸收，可给予较大量的维生素 A 水溶剂抢救，无论口服或注射，收效均较油剂迅速。

3. 局部疗法

局部治疗应尽早施行，以防止失明。眼部常用硼酸溶液洗涤，或用抗生素眼药(如金霉素或红霉素眼膏等)以控制感染。此外，滴1%阿托品扩瞳，防止虹膜脱出及粘连。护理眼部时务必小心谨慎，滴药时应将拇指置于眼眶上缘，轻轻上提眼睑，切不可压迫眼球，以防角膜穿孔。

(四)营养护理与预防

预防维生素A缺乏病不仅可防止夜盲症，干眼病，避免致盲，并可使儿童发育正常，各种上皮组织发生感染的机会可减少。对于贫苦边区及盲人多见的地区，应大力宣传维生素A供应与盲病的关系，做好腹泻和麻疹的防治工作，注意日常维生素A的摄入量。

1.胎儿时期应供给孕妇大量含有维生素A的食物

值得注意的是，孕期，尤其孕早期(妊娠3个月以内)服用大剂量维生素A可以使婴儿畸形，因此孕期每日摄入维生素A不宜超过1万国际单位(IU)。

2.婴儿时期须注重人乳哺育

因为人乳中含有婴儿所需的维生素A，若人乳不足，可适当给予含脂的牛乳、豆类食品、胡萝卜泥、蛋黄、菠菜汤、番茄汁等食物。因幼儿吸收维生素A能力较弱，所以宜早补充浓缩维生素A，婴儿时期每日约需维生素A1500～2000IU，所以切忌过量而致中毒。

3.儿童若有正常饮食，维生素A的供应一般不会不足

儿童所需的维生素A量为2000～4500IU，若因患慢性疾病而导致吸收减少、消耗增多时，每日可给予3000～5000IU，但应注意适时减量，小心慢性中毒。

二、维生素D缺乏症

维生素D缺乏症(vitamin D deficiency)，这是一种小儿常见病。系因体内维生素D不足引起全身性钙、磷代谢失常而出现的疾病，常见佝偻病(rikets)和手足搐搦症(tetany)。

(一)维生素D缺乏性佝偻病

维生素D缺乏性佝偻病是常见的儿童营养缺乏症，因体内缺乏维生素D，从而引起全身钙、磷代谢失常，表现为以骨骼改变为主的一系列变化。严重者可导致骨骼畸形，影响小儿正常生长发育，同时使机体抵抗力降低，免疫球蛋白减少，易并发各种感染，使其病情加重，病程延长。目前，重度佝偻病在我国已显著减少，但农村中预防工作尚未完全普及，轻度、中度佝偻病的发病率仍然较高，北方远高于南方。

1.营养相关因素

人体获取维生素D的途径有两个，一是通过日光照射皮肤，使皮肤内的7

－脱氢胆固醇经紫外线作用内生合成；二是从食物中获取，但从天然食物中获取的维生素 D 很难满足身体代谢的需要。

（1）日光照射不足：一般情况下每日接受日光照射 2 小时以上，佝偻病的发病率则明显减少，但日光中的紫外线经常被尘埃、煤烟、衣服或普通玻璃所遮挡或吸收，影响其作用。地理环境（如雨雾多地区、北方地区）及季节（冬、春）与紫外线对地面的照射量影响也很大。寒冷季节长，日照时间短，户外活动少的地区，小儿佝偻病发病率明显增高。

（2）维生素 D 及钙、磷摄入不足：人体日常大约每日需 5 ~ 10μg 维生素 D，但婴儿每天从人乳、牛乳、蛋黄、肝等食物中得到的维生素 D 不足需要量的 1/4，各类水果和蔬菜中含量也极少，远不能满足正常需要，因此婴儿出生后第二个月起必须另外添加维生素 D。一般人工喂养儿佝偻病发病率较高。

（3）维生素 D 及钙、磷吸收障碍：很多疾病会影响维生素 D 和钙、磷的吸收，如小儿胆汁淤积症、胆总管扩张、难治性腹泻、脂肪泻、慢性呼吸道感染，肠道脂质吸收障碍等等。

（4）其他：肝脏与肾脏是活化维生素 D 的主要器官，发病时可直接影响维生素 D 的正常代谢，如婴儿肝炎综合征，肝内胆道闭锁等。抗癫痫药物能缩短维生素 D 半衰期。

骨骼生长速度与维生素 D 和钙、磷成正比，生长快，需要量大，相对供应不足；未成熟机体内维生素 D 及钙、磷贮存不足（胎儿钙储备的 70% ~80% 在胎龄 28 周后从母体获得），故 2 岁以下小儿，尤其是早产儿，佝偻病发病率较其他小儿为多。极小未成熟儿由于维生素 D 需要量大，再加肾 1－羟化酶活性障碍，佝偻病发病率可高达 59.2%。

2. 临床表现

（1）精神神经症状：为佝偻病初期的主要临床表现，可持续数周至数月，与低血磷引起的神经功能紊乱有关。表现为多汗、夜惊、好哭等。多汗与气候无关，由于汗液刺激，患儿经常摩擦枕部，形成枕秃或环形脱发。以上症状虽非特异性表现，但在好发地区，可为早期诊断的参考依据。

（2）骨骼表现

1）头部：①颅骨软化，为佝偻病的早期表现，多见于 3 ~6 个月婴儿，以手指按压枕、顶骨中央，有弹性，如乒乓球样。但 3 个月以内婴儿，在顶、枕骨骨缝处轻微软化仍属正常；②头颅畸形，由于骨膜下骨样组织增生，致额、顶骨对称性隆起，形成"方颅""鞍状头"或"十字头"；③前囟大，闭合迟，可迟至 2 ~3 岁才闭合；④出牙晚，可延至 1 岁出牙，或 3 岁才出齐。严重者牙齿排列不齐，釉质发育不良。

2）胸部：①肋骨患珠，肋骨与肋软骨交界区呈钝圆形隆起，象串珠状，以第 7～10 肋最显著。向内隆起有时可 2～3 倍于向外隆起，可压迫肺而致局部肺不张，并易患肺炎；②胸廓畸形，膈肌附着处的肋骨，因软化被呼吸时膈肌牵拉而内陷，形成横沟，称郝氏沟（Harrison groove），或肋骨下缘外翻；肋骨骺端内陷，胸骨外突，形成鸡胸；剑突区内陷，形成漏斗胸。

3）四肢及脊柱：①腕、踝部膨大，由于骨样组织增生而致腕、踝部也呈钝圆形隆起，形成佝偻病"手镯"与"足镯"。以腕部较明显，亦易检查；②下肢畸形 下肢长骨缺钙，且因承受重力作用，加以关节处韧带松弛，造成"O"形腿（膝内翻），或"X"形 腿（膝外翻），严重者可发生病理性骨折；③脊柱弯曲，有脊柱侧弯或后凸畸形，严重者也可见骨盆畸形（髋外翻），女性严重患儿成年后可因骨盆畸形而致难产。

（3）其他表现：血磷降低影响肌肉的糖代谢，使肌张力及肌力降低，抬头、坐、站、行走都较晚，关节松弛而有过伸现象。腹肌张力减退时，腹部膨隆呈蛙腹状。可有肝脾下垂或肿大（间质增生）。大脑皮质功能异常，条件反射形成缓慢，语言发育落后。重症佝偻病常有全身代谢障碍。低钙容易发生心力衰竭，因心肌的肌质网必须依靠细胞外游离钙才能触发收缩。细胞免疫及体液免疫均有减低，使患儿易患呼吸道及消化道感染。尚可有贫血发生。不少佝偻病患儿可呈现肺部 X 线异常，表现为肺叶性或肺段性肺不张及压迫性肺不张，后者常见于肋骨、肋软骨交界处之佝偻病串珠下面，更多见者为间质性肺炎，上述改变有人统称其为"佝偻病肺"，其发生机理可能为串珠压迫、胸廓变小，通气过低及慢性、反复肺部感染所致。

3. 治疗

佝偻病治疗应贯彻"关键在早，重点在小，综合治疗"的原则。预防和治疗均需补充维生素 D 并辅以钙剂添加，防止骨骼畸形和复发。

（1）一般治疗：坚持母乳喂养及时添加含维生素 D 较多的食品（肝、蛋黄等）多到户外活动增加日光直接照射的机会。激期阶段勿使患儿久坐、久站，防止骨骼畸形。

（2）补充维生素 D：初期每天口服维生素 D 125μg（5000IU），持续 1 个月后，改为预防量。激期 250μg（1 万 IU）口服，连服 1 个月后改为预防量。

若不能坚持口服或患有腹泻病者可肌内注射维生素 D 大剂量突击疗法，肌内注射维生素 D 30 万 IU，一般注射 1 次即可，1 个月后改预防量口服。肌注前先口服钙剂 4～5 天，以免发生医源性低钙惊厥。

（3）补充钙剂：维生素 D 治疗期间应同时服用钙剂。

（4）矫形疗法：采取主动和被动运动矫正骨骼畸形，轻度骨骼畸形在治疗后或在生长过程中自行矫正，应加强体格锻炼，可作些主动或被动运动的方法矫正，例如俯卧撑或扩胸动作使胸部扩张，纠正轻度鸡胸及肋外翻。严重骨骼畸形者外科手术矫正，4岁后可考虑手术矫正。

4. 营养护理与预防

(1)晒太阳：最好的预防是晒太阳。人体所需维生素D约80%靠自身合成，有人测定，阳光直晒后，每平方厘米皮肤在3小时内能合成维生素D18IU。在阳光充足的室外，小儿穿衣不戴帽，预防佝偻病所需日光浴的时间为每周2小时，春夏季出生的孩子满月后就可抱出户外，秋冬季出生的孩子3个月也可抱出户外，开始每次外出逗留10~15分钟，以后可适当延长时间，如在室内则应开窗。

(2)正确喂养：正确喂养对预防也有重要意义，提倡母乳喂养，母乳喂养的婴儿自出生后1周开始每天补充维生素D400IU，早产儿每天补充800IU，及时添加辅食，断奶后要培养良好的饮食习惯，不挑食、偏食，保证小儿各种营养素的需要。

(3)补充维生素D：对早产儿、双胎儿、人工喂养儿，应用维生素D预防仍是重要方法。

(二)维生素D缺乏性手足搐搦症

本病又称婴儿手足搐搦症，多见于1岁内小儿，尤以3~9个月发病率最高，冬春季多见。主要由于维生素D缺乏，甲状旁腺代偿功能不足或其他多种因素的影响，致血中游离钙降低，使神经兴奋性增高，引起局部或全身肌肉抽搐。

1. 营养相关因素

发病原因与佝偻病相同，但骨骼变化不明显，多有甲状旁腺代偿功能不全。正常小儿血钙为 2.2~2.7mmol/L(9-11mg/dl)，血钙中40%为结合钙，与血浆蛋白结合，不能透过毛细血管进入细胞内；60%为游离钙。二者处于动态平衡，受维生素D、甲状旁腺素、降钙素等调节。在甲状旁腺代偿功能不全时，血钙则不能维持正常水平。当血钙低于 1.7~1.9mmol/L，或离子钙低于1mmol/L 时，可发生惊厥或手足搐搦。

血钙降低可与下列因素有关：

(1)维生素D缺乏症初期，若甲状旁腺未能代偿其血钙的降低，以至血磷正常而血钙降低，临床上出现低血钙症的表现而骨骼变化不显著。

(2)春夏季户外活动增多，使体内维生素D合成骤增，或用维生素D治疗之初，均使未钙化的骨骼加速钙化，血钙大量沉着于骨骼，骨骼钙化加速，旧骨脱钙减少，肠道钙吸收又相对不足，使血钙下降。

(3)感染、发热、饥饿时，由于组织分解，磷从细胞内释出，血磷升高，使血钙下降。

(4)6个月以内婴儿，生长发育最快，需要钙质较多，若饮食中供应不足，加以维生素D缺乏则易发病。

(5)长期腹泻或梗阻性黄疸，使维生素D与钙的吸收减少，致血钙降低。

(6)当血液pH升高时，如过度换气所致的呼吸性碱中毒，碱性溶液注射过量或酸中毒被纠正时，可加速钙离子在骨中沉积，致血钙降低。

2.临床表现

(1)典型症状

1)惊厥：为婴儿期最常见的症状。常突然发生，持续时间短者数秒钟，长者达数十分钟。每天发作数次至数十次不等，间歇期意识清晰，活动如常。轻者仅有两眼凝视、惊跳或部分面肌抽动。一般不发热，若伴感染或发作频繁和时间过久者，体温可升高。

2)手足搐搦：幼儿和较大儿童多见。发作时神志清，腕部屈曲，手指伸直，拇指内收足踝部跖屈，足前部内收。

3)喉痉挛：多见于婴儿期。由于喉部肌肉痉挛而出现呼吸困难和吸气性哮鸣，重者可致窒息死亡，应予重视。

(2)隐性体征 在患儿低血钙接近临界水平，但临床尚未出现上述症状时，称隐性手足搐搦症。此时其神经肌肉应激性增强，刺激周围神经可诱发局部肌肉抽搐，出现以下体征：

1)面神经症(chvostek氏症)：以指尖或叩诊锤叩击耳颞下方的面神经，同侧上唇及眼睑肌肉迅速收缩。

2)手搐搦症(trousseau氏症)：以血压计袖带包扎上臂，加压使桡动脉搏动暂停2-3分钟后出现手搐搦症。

3)腓神经症(peroneal sign)：叩击膝外侧腓骨头上方的腓神经，可见足背屈外翻。

3.治疗

应立即控制惊厥，迅速补钙，可同时给予维生素D治疗。

(1)急救处理：可用苯巴比妥、水化氯醛或地西泮等镇静药止惊，并防止窒息，有喉痉挛时须将舌尖拉出，进行人工呼吸，必要时行气管插管。

(2)补钙剂：在使用镇静药同时应及时补充钙剂，根据血钙水平可分别采用以下方法补充：血钙2~1.75mmol/L(8.0~7.0mg/dL)者可予葡萄糖酸钙或乳酸钙1.0~1.5g/日，一日三次，口服；血钙1.75~1.5mmol/L(7.0~6.0mg/dL)者则需静点10%葡萄糖酸钙1mL/(kg·次)，1次/日；血钙<1.5mmol/L

（<6.0/dL）者，可静脉点滴 10% 葡萄糖酸钙 2mL/（kg·次），2 次/日。

日后若血钙升至 1.75mmol/L 以上可改口服。静点速度不宜太快，否则大量钙由尿排出，影响疗效，也可因暂时性血钙太高而致心传导阻滞甚或心脏骤停。

（3）维生素 D 疗法：维生素 D 吸收入人体后，有时先使血磷骤增，使磷酸钙骤然储存于骨骼，有暂时减少血钙的趋势。故在刚开始钙疗法时不应同时给大剂量维生素 D，以免诱发搐搦症状。一般等一周后再应用足量维生素 D，每日约 5000～10000IU，直到佝偻病恢复期，以后改用预防量。

三、维生素 K 缺乏病

维生素 K 缺乏症（vitamine K deficiency）是由于缺乏维生素 K 引起的凝血障碍性疾病。临床主要见于新生儿期及婴儿期，发生于前者称新生儿出血症，发生于后者称为晚发性维生素 K 缺乏症。这里仅述后者。主要表现为广泛出血倾向，常合并急性颅内出血，若贻误治疗，常导致死亡或神经系统后遗症。近年来，由于对本病认识的提高，预后已有改观。

（一）营养相关因素

人体所需维生素 K 一方面来源于食物，另一方面由肠道细菌合成。

1. 吸收障碍

（1）胆盐缺乏：如胆总管梗阻、胆瘘、术后胆汁引流导致胆盐缺乏，或长期服用矿物油润滑剂，使脂溶性维生素 K 吸收障碍。

（2）各种肠道病变：吸收不良综合征，胃肠道大部切除术后等。

（3）长期服用广谱抗生素：广谱抗生素抑制肠道细菌生长，使肠道合成维生素 K 减少。

2. 利用障碍

病毒感染等任何原因损害肝功能，均可造成维生素 K 依赖因子合成障碍。严重肝功能损害，口服抗凝药如苄丙酮双香豆素、醋硝香豆素及双香豆素等化学结构与维生素 K 类似物，可抑制维生素 K 参与合成活化有关凝血因子的作用。

（二）临床表现

主要表现为轻重不一的出血症状。常见有鼻出血、牙龈渗血、皮下青紫、黑粪、月经过多、痔疮出血、创面与术后渗血等。深部组织血肿与关节腔积血较少见。偶可见颅内出血危及生命。新生儿维生素 K 缺乏所致的出血症状常常很突然，无预兆。

1. 维生素 K 缺乏症

轻度维生素 K 缺乏，在临床上可无出血现象，仅能借助凝血酶原时间测定以肯定诊断。当浓度降低至正常的 35% ~ 40% 时，在损伤处如创口、溃疡面、针孔及刷牙后往往呈现渗血。手术、麻醉、失血或其他原因引起肝功能损害时，凝血酶原浓度下降更多，出血加重。若浓度下降至正常的 15% ~ 20% 以下，往往可出现自发性出血现象，如皮下出血，或在受压处如背部、臀部、大腿以及撞击或穿刺部位，均可发生大小不等的青紫或血肿。常有鼻衄及齿龈出血，或甚至有血痰、黑粪等。患肛痔者常流血不止，较少病例有血尿。大量血液丧失或颅内出血可危及生命。

2. 新生儿出血症

为本病特殊表现之一。出生后肠道内尚无足够细菌合成维生素 K，而人乳中维生素 K 又极少，故血液凝血酶原浓度继续下降，至第 2 ~ 3 天达最低水平（约为正常的 10% ~ 40%）。此后凝血酶原浓度逐渐上升，至第 7 ~ 8 天时才恢复。在出生一周内可有胃肠道出血，继以其他出血倾向。如有颅内出血时，可引起脑膜刺激征及颅内压增高症候群，发生呕吐，角弓反张等。

（三）营养治疗

一般病人口服维生素 K_4 4mg，2 ~ 3 次/d，或维生素 K_1 10 ~ 20mg/d，肌内或静脉注射，注射速度 <5mg/min。肝功能严重损害，或应用香豆素类抗凝药时，剂量可增至 100 ~ 200mg。合并颅内出血患儿除静脉注射维生素 K_1 5 ~ 10mg 外，适时应用新鲜血浆 10 ~ 15mL/kg 或凝血酶原复合物。

（四）营养护理与预防

富含维生素 K 的食物有酸奶酪、紫花苜蓿、蛋黄、红花油、大豆油、鱼肝油、海藻类、绿叶蔬菜等。

对于维生素 K 缺乏症，最有效的预防方法是多吃深色绿叶蔬菜；常流鼻血的人要从天然食物中多摄取维生素 K。紫花苜蓿的片剂可能也有效；摄取维生素 K（即使从天然食品中摄取）时会使同时服用的抗血液凝固剂的药性产生反效果；长期的抗生素疗法极有可能引起维生素 K 缺乏，因此必须在饮食中增加富含维生素 K 的食物，同时可以向医生咨询相关的营养补充产品。

慢性腹泻而长期口服抗生素的患儿，以及 3 个月内单纯母乳喂养儿，应及时补充维生素 K。患阻塞性黄疸或婴儿肝炎者，应预防性给予维生素 K。此外，对接受大剂量水杨酸盐治疗、完全胃肠道外营养患儿，亦应常规给予维生素 K。

四、维生素 E 缺乏症

维生素 E 缺乏症(Vitamin E deficiency)是由于维生素 E 缺乏而引起人体相关症状的一种疾病,主要发生于婴儿,特别是早产儿,早产儿缺乏维生素 E 可发生溶血性贫血。由于成年人体内维生素 E 储量较为丰富,且食物中来源广泛,一般不易缺乏。

(一)营养相关因素

1. 早产或低体重儿

由于新生儿体内的维生素 E 大多是在孕末 2 个月才从母体获得,因此,婴儿体内的维生素 E 储藏量与出生时的体重和胎龄有关。体重越低、胎龄越小,储藏量越少,早产儿出生时体内的维生素 E 储存量低于正常足月儿。

2. 吸收不良

摄入的维生素 E,在小肠内吸收,需要胆汁和胰液的帮助,当患有消化不良、脂肪泻、慢性肝脏疾病、胰腺囊性纤维变和胆道梗阻时,以及早产儿的胆盐合成少、胰酶活力不足等,均能影响肠道对维生素 E 的吸收。

3. 需要增加

维生素 E 可以防止多不饱和脂肪酸(PUFA)过氧化反应,如果膳食中 PUFA 增加时,维生素 E 的需要量也应增加。

(二)临床表现

1. 贫血

尤其是人工喂养的早产儿或低体重儿,在生后 1~2 个月可出现溶血性贫血,网织细胞增高,异形红细胞增多,以及血小板计数升高,形态异常,聚集性增高。

2. 新生儿全身水肿

开始以下肢、会阴、阴囊、阴茎为主,以后眼睑水肿逐渐全身出现水肿。

3. 神经系统症状

轻度的小脑共济失调、色素性视网膜病、眼肌麻痹、眼球震颤和肌肉无力、反射减弱等。

4. 其他

躁动不安、水肿、性能力低下、头发分叉、色斑,还会形成瘢痕、牙齿发黄,引起男性性功能低下、前列腺肥大、不育症等等。

(三)营养治疗

1. 早产儿应给予预防性治疗

未成熟儿于出生后 10 天,应开始补给维生素 E 10mg/d,持续 3 个月,作为预防性治疗。

2. 缺维生素 E 者应给予有效治疗

有维生素 E 缺乏的症状者,应给口服维生素 E 10～30mg/d,或肌内注射,隔日 1 次,连续 2～3 次。如有胰腺囊性纤维化和慢性脂肪吸收不良者,维生素 E 的剂量应增至 100mg/d。

3. 加强膳食营养治疗

给富含维生素 E 的膳食,同时应注意维生素 E 和多不饱和脂肪酸的比值。

(四)营养护理与预防

多吃富含维生素 E 的食物,保证每天膳食中维生素 E 的供给量。富含维生素 E 的食物包括麦芽、大豆、植物油、坚果类、芽芥兰、绿叶蔬菜、菠菜、有添加营养素的面粉、全麦、未精制的谷类制品、蛋等等。

营养补品:可买到脂溶性的胶囊和水溶性的片剂。一般出售的是 100～1500IU 的维生素 E。水溶性的维生素 E 适用于不吃油腻食物的人或食用多油食物会引起皮肤病变的人,对于 40 岁以上的中年人更为合适。一般的每日摄取量是 200～1200IU。以乳类喂养者约为 0.05mg/d,用其他食物喂养者约为 1.5mg/d。对于体重小于 1500g 的早产儿和脂肪吸收不良的病儿,最好用水溶性维生素 E 5mg/d 以预防缺乏。

注意事项:维生素 E 通常是无毒的。当服用高剂量时(每天多于 1200IU),它可引起反胃,胃肠气胀,腹泻和心脏急速跳动的不良反应。美国医学专家罗伯特提出忠告:长期服用大剂量维生素 E 可引起各种疾病。其中较严重的有:血栓性静脉炎或肺栓塞,或两者同时发生,这是由于大剂量维生素 E 可引起血小板聚集和形成,血压升高,停药后血压可以降低或恢复正常;男女两性均可出现乳房肥大;头痛、头晕、眩晕、视力模糊、肌肉衰弱;皮肤皲裂、唇炎、口角炎、荨麻疹;糖尿病或心绞痛症状明显加重;激素代谢紊乱,凝血酶原降低;血中胆固醇和甘油三酯水平升高;血小板增加与活力增加及免疫功能减退。最明显的毒性作用是对维生素 K 作用的拮抗并增强了口服香豆素抗凝剂的作用,可导致明显的出血。有以下情况时,服用维生素 E 之前咨询一下医务人员:如果患有高血压或者正在使用抗凝血剂,如苄丙酮香豆素钠或者丙酮苄羟香豆素。

五、维生素 B₁ 缺乏症

维生素 B₁ 缺乏症(vitamin B₁ deficiency)是因缺乏维生素 B₁ 引起热能代谢不完全,产生丙酮酸等酸性物质,进而损伤大脑、神经、心脏等器官,由此出现的一系列症状,又称脚气病(beriberi)。多见于以大米为主食的地区,任何年龄均可发病。

（一）营养相关因素

1.摄入不足

膳食中维生素 B_1 含量不足为常见原因。人乳硫胺素含量明显较牛乳低，但足够供给生长需要。当乳母膳食中缺乏维生素 B_1，且单纯母乳喂养未加辅食，婴儿即可患病；长期食用精制米、面；洗米、煮饭、煮菜过程中维生素 B_1 流失、破坏；某些鱼类、贝类含有破坏维生素 B_1 的酶，长期喜食生鱼、贝类者易患本病。

2.吸收障碍

慢性消化紊乱、长期腹泻等引起吸收障碍，导致缺乏。

3.需要量增加

小儿生长发育迅速，需要量相对较多；长期发热、感染、手术后、甲状腺功能亢进等，因代谢旺盛、消耗增加，对维生素 B_1 需要量亦增加，若不及时补充，易引起缺乏。

（二）临床表现

婴儿多为急性发病，以神经系统为主者称脑型脚气病；出现心功能不全者称心型（冲心型）脚气病；以水肿症状显著者称水肿型脚气病。亦可数型症状同时出现。年长儿则以水肿和多发性周围神经炎为主要表现。

1.消化系统症状

以 3~6 个月婴儿最多见，多为母乳中维生素 B_1 不足所致。常有厌食、呕吐、腹胀、腹泻或便秘、体重减轻等。

2.神经系统症状

婴儿可表现为神经麻痹和中枢神经系统症状。早期有烦躁、夜啼、声音嘶哑、甚至失音为本病的特征。继而，神志淡漠、喂食呛咳、吸乳无力、眼睑下垂、全身软弱无力、深浅反射减弱、甚至消失，嗜睡、严重者惊厥、昏迷，可引起死亡。年长儿以多发性周围神经炎为主，先有双下肢对称性感觉异常、腓肠肌触痛，进而感觉减退以至消失，病情进展可出现上行性弛缓性瘫痪。

3.心血管系统症状

婴幼儿常突发急性心力衰竭，多见于哺乳后或睡觉将醒时突然发生。表现为气促、烦躁、尖叫、呛咳、出冷汗、发绀、心率速，出现奔马律、心音低钝、心脏扩大、双肺布满湿啰音、肝肿大、重症迅速死亡。心电图呈低电压、ST 段压低、T 波低平、倒置等改变。

4.水肿与浆液渗出

年长儿可于早期出现下肢踝部水肿，甚至延及全身或伴发心包、胸腔、腹腔积液。

（三）营养治疗

应同时给患儿及乳母维生素 B_1 治疗。轻症每日小儿 15～30mg，乳母 60mg，分 3 次口服。重症或消化道功能紊乱者应肌内注射或静脉注射维生素 B_1，每日 50～100mg。应避免用葡萄糖液稀释，以免血中丙酮酸及乳酸含量增高，加重病情。

一般治疗后 2～3 日症状明显好转或消失，仍需继续口服维生素 B_1，每日 5～10mg，疗程一个月。因血中丙酮酸、乳酸增加，故纠正酸中毒也很重要。

本病常伴有其他 B 族维生素缺乏，应同时予以适当补充。由于肾上腺皮质激素能对抗维生素 B_1 作用，过量叶酸及烟酸能影响维生素 B_1 磷酸化作用，故在治疗时应予注意。

（四）营养护理与预防

维生素 B_1 广泛存在于天然食物中，其含量随食物种类不同而不同，同时还受到加工、烹调的影响，所以要注意以下几点：

1. 调整饮食结构

加工越细的米面，维生素 B_1 含量越少。所以、不要总给孩子吃精白米面。在不影响孩子食欲的前提下，要做到粗细搭配，多吃各种杂粮，比如小米、绿豆等，还应适当增加膳食中肉类的比例。

2. 改进烹调方法

要提高食物中维生素 B_1 的利用率和保存率。如捞饭的方法不好，要提倡不弃汁的蒸饭方法。由于面粉中的维生案 B_1 在酸性环境中较稳定而在碱性环境中容易被破坏，所以发面不宜加碱，应提倡使用鲜酵母发面。煮面条时，大约有 50% 的维生素 B_1 会流失到面汤中，所以如果吃面条，要喝些汤，充分利用面汤中的营养素。由于高温油炸和加碱会破坏面团中的维生素 B_1，因此，应该少吃油条、油饼这些油炸食品。

将要做妈妈的孕妇更要避免维生素 B_1 的缺乏，尤其要注意以上几点。以免造成新生儿先天性脚气病。

3. 其他

孕、乳母饮食应多样化，不宜以精米、面为主食。人工喂养儿应按时添加辅食。患感染或消化紊乱疾病时应补充维生素 B_1。小儿每日维生素 B_1 需要量为 0.5～1.5mg，乳母为 3～4mg。

六、维生素 B_2 缺乏症

维生素 B_2 缺乏症又名核黄素缺乏症，是一种由于体内维生素 B_2 缺乏，引起的以阴囊炎、唇炎、舌炎和口角炎为主要表现的临床综合征。维生素 B_2 与烟酸及其他耐热 B 族维生素共同存在于食物中，如动物心、肝、肾、蛋类、奶类、酵母、豆类和新鲜蔬菜等，所以，核黄素缺乏多与其他 B 族维生素缺乏同时出现，尤以与烟酸缺乏关系密切。吸烟会导致维生素 B_2 大量流失，严重缺乏时会引发眼疾"红眼"，眼白很红，有点像红眼病，但又不是红眼病。

（一）营养相关因素

1. 摄入不足

由于经济条件、供应困难和偏食等原因造成富含维生素 B_2 的动物性食物（如乳类、肉类、蛋类等）和新鲜蔬菜摄入不足，如每天摄入量低于 0.55mg，数月后即可出现症状。

2. 需要增加

妇女怀孕和哺乳期、婴幼儿和青少年青春发育期、重体力劳动或精神紧张、外科手术或创伤后恢复期对于维生素 B_2 的需求量都明显增加，如不及时补充容易导致缺乏。

3. 吸收利用障碍

维生素 B_2 主要在小肠上端吸收。腹泻、节段性回肠炎、慢性溃疡性结肠炎和肝硬化的病人维生素 B_2 的吸收利用会受到影响。

（二）临床表现

维生素 B_2 缺乏症的临床症状多为非特异性，但维生素 B_2 缺乏所致的症状常有群体患病的特点，常见的临床症状有阴囊皮炎、口角糜烂、脂溢性皮炎、结膜充血及怕光、流泪等。维生素 B_2 缺乏引起的皮肤、黏膜损伤的发生机制可能是因为核黄素缺乏可引起某些条件下的 B_6 缺乏，两种维生素缺乏均可因影响皮肤胶原成熟过程而导致皮肤、黏膜受损。

1. 阴囊症状

阴囊瘙痒为初发的自觉症状，夜间尤为剧烈，重者影响睡眠。阴囊皮损大致分为红斑型、湿疹型和丘疹型 3 种类型。

2. 口腔症状

包括唇干裂、口角炎、舌炎等。有的唇内口腔黏膜有潜在性溃疡。口角有糜烂、裂隙和湿白斑，多为双侧对称，因有裂隙，张口则感疼痛，重者有出血。舌自觉疼痛，尤以进食酸、辣、热的食物为甚。

3. 眼部症状

有球结膜充血，角膜周围血管形成并侵入角膜。角、结膜相连处可发生水疱。严重核黄素缺乏时，角膜下部有溃疡，眼睑边缘糜烂及角膜混浊等。自觉怕光、流泪、烧灼感。视觉模糊并容易疲劳。

4.脂溢性皮炎

多见于皮脂分泌旺盛处,如鼻唇沟、下颌、两眉间、眼外眦及耳后。

事实上,铁、锌及烟酸等营养缺乏病或其他疾病亦可有同样的改变,故完全依靠临床症状来诊断维生素 B_2 缺乏往往不可靠,有人研究了维生素 B_2 缺乏临床症状与维生素 B_2 生化检查之间的关系,发现有上述症状的患者中,只有约25%的人维生素 B_2 实验生化检查异常。可见临床症状对维生素 B_2 缺乏的诊断特异性不强。

维生素 B_2 缺乏往往是伴随其他 B 族维生素缺乏共同存在的,根据膳食缺乏病史、临床表现和实验室检验结果,诊断并不困难。集体发生口腔－生殖器综合征时要特别注意本病的可能。

（三）营养治疗

1.合理调配营养成分,改进烹调方法,多进食富含维生素 B_2 食物。

2.内服维生素 B_2 10mg、复合维生素 B 1~2 片,3 次/d。有口角糜烂者,可涂 0.05% 洗必泰软膏或 2% 硼酸软膏等。一般坚持服用至症状完全消失。经治疗后,阴囊瘙痒等自觉症状 3 天内便可减轻或消失,阴囊炎在 1~2 周内大多数可痊愈。口腔症状所需时间较长,一般需 2~4 周,如与烟酸或复合维生素 B 合用则效果更好。个别不能口服用药的病例,可改肌内注射,5~10mg/d。

3.阴囊炎局部治疗亦很重要。局部干燥者,可涂抹保护性软膏;有渗液、流黄水者,可用 1% 硼酸液湿敷。对久治不愈的阴囊炎应考虑是否合并真菌感染。

4.如伴有全身其他疾病,应请有关科会诊。

（四）营养护理与预防

平时注意选择含维生素 B_2 丰富的食物,使膳食的摄入量达到参考摄入的标准。进行营养科普知识教育,纠正偏食习惯是有效的预防措施。对易缺乏的特殊人群应给予强化食品进行预防。

七、烟酸缺乏症

烟酸缺乏症(Nicotinic Acid Deficiency)又名尼克酸缺乏病、癞皮病、粗皮病或陪拉格病(pellagra),因人体缺乏尼克酸而引起,主要临床表现为皮疹、消化系统及神经系统症状。

（一）营养相关因素

1.摄入不足

烟酸的主要食物来源是肝、肾、瘦肉、家禽、鱼、花生、豆类等。当这些食物摄入不足,缺乏维生素 B_1 和维生素 B_2 均可引起烟酸缺乏。见于以玉米为主食者，由于玉米所含的烟酸大部分为结合型，不经分解是不能为机体利用的，加之玉米蛋白质中缺乏色氨酸，故容易发生烟酸缺乏症。

2. 酗酒

酗酒时膳食摄入不足，进食不规律，当存在其他营养素摄入不足时易影响烟酸的吸收和代谢。

3. 药物

一些药物可干扰烟酸的代谢，其中了解最清楚的是异烟肼，有干扰吡哆醇的作用，而吡哆醇是色氨酸、烟酰胺代谢途径中的重要辅酶。某些抗癌药物，特别是巯嘌呤长期服用可导致烟酸缺乏。

4. 胃肠道疾患

包括各种原因引起的长期腹泻、幽门梗阻、慢性肠梗阻、肠结核等可引起烟酸的吸收不良。

5. 先天性缺陷

如 Hartnup 病，由于小肠和肾小管对色氨酸和其他几种氨基酸的转运缺陷引起。

6. 类癌综合征

由于大量色氨酸转变为 5 - 羟色胺而不转化为烟酸引起。

(二)临床表现

本病的典型症状有腹泻(diarrhea)、皮炎(dermatitis)和痴呆(dementia)，通常称为"三 D"症。

1. 早期表现

可出现消化不良、食欲不振、腹泻便秘、淡漠困倦、眩晕及失眠，四肢有烧灼及麻木感。

2. 皮肤损害

由红斑开始，很像日晒斑，有烧灼和瘙痒感。随之有渗液，形成疱疹及大疱，然后结痂，色素沉着，皮肤变得粗糙并有鳞屑。

3. 消化系统症状

有口角炎，口腔黏膜、舌黏膜及齿龈肿胀，伴有溃疡和继发感染。有食欲不振、恶心、呕吐、腹泻等。

4. 神经系统症状

开始有头痛、头晕、烦躁、睡眠不安等，如病情进展可出现精神忧郁、幻视、幻听、精神错乱、谵妄及昏迷等，检查有感觉异常、肢体麻木、全身疼痛，腱反射早期亢进，晚期消失。

（三）营养治疗

1. 饮食治疗

膳食中增加富含烟酸的食物。

2. 烟酸（尼克酸）治疗

烟酸（尼克酸）150mg/d 或烟酰胺（nicotinamide）30～75mg/d，分 3 次口服，2～4 周为 1 疗程。临床症状改善后，逐步减量至 15～20mg/d，同时调整膳食。严重者可肌内注射烟酰胺。

3. 治疗原发病

烟酸缺乏若为其他疾病所引起，应同时治疗原发性疾病。

4. 对症治疗

对皮肤损伤部位，应加强护理，避免日光照射，注意口腔卫生，补充 B 族维生素。腹泻者止泻，给易消化的食物，有精神症状者对症治疗。

（四）营养护理与预防

1. 合理饮食

进食烟酸和色氨酸丰富的膳食，富含烟酸的食物有肝、肾、牛、羊、猪肉、鱼、花生、黄豆、麦麸、米糠、小米等，含量中等的有豆类、硬果类、大米、小麦等，而玉米、蔬菜、水果、蛋、奶中含量较低。

2. 合理加工

以玉米为主食的地区可在玉米粉中加入 0.6% 碳酸氢钠，烹煮后结合型的烟酸可转化为游离型易为人体利用。在玉米中加入 10% 黄豆可使其氨基酸比例改善，也可达到预防烟酸缺乏的目的。

3. 避免酗酒

八、维生素 C 缺乏症

长期缺乏维生素 C 可表现为坏血病（Scurvy），现时一般少见，但在缺少青菜、水果的北方牧区，或城、乡对人工喂养儿忽视辅食补充，特别在农村边远地区，仍因喂养不当而致发病。自 1970 年 Pauling 发表感冒与维生素 C 的关系以来，有关维生素 C 在体内的功能及大剂量临床应用等问题，引起了许多学者的关注。

（一）营养相关因素

1. 摄入不足

如孕母营养适当，小儿出生时有适宜的维生素 C 储备，脐血血浆维生素 C 含量比母血浆高 2～4 倍，故 3 个月以下婴儿发病较少。但如孕母饮食缺乏维生素 C，新生儿也可患坏血病。正常人乳含维生素 C 约 40～70mg/L（4～7mg/

dl)，可满足一般婴儿的需要。人乳中维生素 C 含量与乳母摄食维生素 C 多少成正比例。如乳母饮食缺维生素 C，其乳儿可患坏血病。新鲜兽乳所含维生素 C 比人乳少，牛乳中含量一般只有人乳的 1/4，经储存、消毒灭菌及稀释等手续后，所存无几。因此，用牛乳、羊乳或未强化乳粉、奶糕、面糊等喂养的婴儿，如不按时补充维生素 C、水果或蔬菜，极易发生坏血病。年长儿发生坏血病是因饮食中缺乏新鲜蔬菜、水果所致。

2.需要增加

新陈代谢率增高时，维生素 C 的需要量增加；生长活跃时，体内组织的维生素 C 含量锐减；早产儿生长发育较快，维生素 C 的需要量相对较正常婴儿为大，应予较多补充；热性病、急慢性感染性疾病如腹泻、痢疾、肺炎、结核等病时，维生素 C 需要量都增加，如患病时间较长，且未增加维生素 C 摄入，易并发轻重不等的坏血病。

3.其他因素

如长期摄入大量维生素 C，其分解代谢及肾脏排泄增加以降低血浆维生素 C 浓度。如突停用大量维生素 C，可发生坏血病。孕期长期应用大量维生素 C，新生儿即使生后每日摄入常规量的维生素 C，仍可能患坏血病。

维生素 C 极易溶于水，有很强的还原性，遇以下几种情况易遭破坏：①碱性环境；②微量铜；③蔬菜被剁、切、挤压、撕损后释放抗坏血酸氧化酶；④加热煮沸时间过长；⑤制就的备食菜肴放置过久。

维生素 C 缺乏可导致胶原纤维形成障碍，细胞间结合质减少，牙质及骨样组织形成停滞，毛细血管出血，创伤愈合延迟，叶酸和铁代谢障碍而引起贫血等一系列病变。

(二)临床表现

维生素 C 缺乏病的发生和发展常有一个过程。首先是组织中的维生素 C 储备减少，进一步发展是生化缺乏、功能障碍，再进一步的发展是解剖学变化，乃至死亡。其主要的临床表现如下：

1.前驱症状

患者发病之前，多有体重减轻、四肢无力、衰弱、肌肉及关节等疼痛症状。成人及婴儿维生素 C 缺乏病的临床表现有些不同。成人患者除上述症状外，早期即有齿龈松肿，间或有感染发炎。婴儿则有不安、四肢动痛、肋软骨接头处扩大、四肢长骨端肿胀(尤以股骨下端为甚，但不向前伸至关节)以及有出血倾向等。婴儿发病多在 6 个月～1 周岁，其他时间也可发生；成人多在膳食中长期缺乏维生素 C 时发生。

2. 出血

维生素 C 缺乏病患者可有全身点状出血，起初局限于毛囊周围及齿龈等处，进一步发展可有皮下组织、肌肉、关节、腱鞘等处出血，甚至血肿或淤斑。小儿淤斑多见于下肢，以膝部为最多。内脏、黏膜也有出血，如鼻出血、血尿、便血及月经过多等；严重时偶有心包、胸腔、腹腔、腹膜后及颅内出血。小儿常见下肢肿胀、疼痛，患肢常保持一定位置，即两腿外展、小腿内弯，呈假性瘫痪状，此乃主要因骨膜下出血所致。

毛囊周围出血是维生素 C 缺乏病最特殊和最早的临床体征之一。通常出现在高度角化的毛囊，特别是臂部和股部的伸侧及腹部。常见毛发变脆、卷曲和陷入毛囊内。继毛囊周围出血之后，可有毛囊肿胀与肥厚，即毛囊周围炎。

患者可有贫血。贫血的原因主要是由于皮肤、深部组织出血；也可能是由于饮食中叶酸摄入不足所致。许多食物中既含有丰富的维生素 C，又含有丰富的叶酸，两种缺乏可同时存在。

3. 齿龈炎

齿龈可见出血、松肿，尤以齿龈尖端最为显著，稍加按压即可出血，并有溃疡及继发感染。重者溃疡进展甚速，短期内牙齿即因齿龈及齿槽坏死而脱落。慢性者齿龈萎缩、齿龈浮露，最后可使牙齿松动、脱落。

齿龈出血是维生素 C 缺乏病的主要病症。在婴儿，常于齿龈上发生小血袋，且易掩盖初崩之乳牙。此种血袋如稍加压力，即可破裂，有时可引起大量流血，但无生命危险。成人维生素 C 缺乏病常伴有慢性齿龈损害，即齿龈炎。齿龈炎与细菌感染有关，但只有当维生素 C 缺乏，齿龈组织抵抗力降低时才会发生。

典型的坏血病具有明显的症状，诊断较易。隐性与早期坏血病因缺乏特异性症状诊断较难，应结合喂养史（人工喂养婴儿未添加含维生素 C 的辅食，或乳母饮食缺乏新鲜蔬菜或水果，或乳母习惯只吃腌菜等）及其他检查，作综合分析。坏血病的好发年龄（3~18 个月），结合前述某些非特异性症状和喂养史，可提供早期坏血病诊断的线索。如本病已发展到一定阶段或晚期，可根据肢体肿痛、蛙形腿、牙龈及黏膜下出血等症状诊断。

（三）营养治疗

1. 维生素 C 治疗

轻症病人每天服维生素 C 200~300mg，重症 300~500mg，感染时剂量应增加，分 3 次在饭前或吃饭时服用。如患者不能口服或吸收不良时，可用肌内或静脉注射，1 次/d（婴幼儿 100~200mg，成人 500~1000mg），症状明显好转时，减至 50~100mg，3 次/d，口服。此外，还要根据需要适当补充其他维生素,特别要注意补充同时缺乏的维生素 D。合并巨幼红细胞贫血者,维生素 C 治疗量应加大,另给适量叶酸。

2. 对症处理

如保持口腔清洁,预防或治疗继发感染、止痛。有严重贫血者,可给予输血,服铁剂。重症患者,如果有骨膜下巨大血肿或有骨折,不需手术治疗,用维生素 C 治疗后血肿可渐消失,骨折自能愈合,但有骨骼错位者,恢复较慢,可经数年之久。骨骼病变明显的患儿,应安静少动,以防止骨折及骨骺脱位。有牙龈出血者应注意口腔清洁。有并发症者应针对病因和症状予以适当的处理。

(四)营养护理与预防

1. 鼓励母乳喂养

母乳维生素 C 含量高,是强调人乳喂养的理由之一。孕妇和乳母的饮食应包括维生素 C 丰富的食物如新鲜蔬菜和水果等,或维生素 C 片溶于水加糖口服,其维生素 C 的需要量约为每日 80～100mg 或更多,可以保证胎儿和乳儿获得足够的抗坏血酸。只要每日摄入大白菜和白萝卜各 0.5kg,母乳所含维生素 C 的浓度即能高达 60mg/L(6mg/dL)。

2. 及时添加辅食

新生儿生后 2～4 周即应补充含维生素 C 多而且能被新生儿消化的饮食,如鲜橘挤出之汁、番茄汁、白菜汤、萝卜汁等,4～5 月时开始喂菜泥。人工喂养的婴儿每天都应补充适量维生素 C,早产儿则应每日给 100mg。患病时维生素 C 消耗较多,应予以较大剂量。

3. 选择维生素 C 含量丰富的食物

人类维生素 C 的主要来源是新鲜蔬菜和水果,动物性食物中仅肝、肾等含有少量,所以,膳食中应有足够的新鲜蔬菜,特别是绿叶蔬菜。如能经常吃些水果,则更有助于预防维生素 C 的不足。

4. 改善烹调方法,减少维生素 C 损失

维生素 C 极易溶于水;对氧很敏感,特别是有铁、铜离子存在时更易被氧化破坏,对碱不稳定,但在酸性条件下则相当稳定。因此,在蔬菜烹调时要先洗后切,切好就炒,尽量缩短在空气中的暴露时间,炒菜不用铜器。蔬菜储运过程中,维生素 C 往往有不同程度的破坏,因此应食用新鲜的蔬菜。在蔬菜烹调过程中强调急火快炒,做汤时强调汤开下菜,以减少维生素 C 的损失。

5. 利用野菜、野果

很多野菜、野果中含有丰富的维生素 C,如苜蓿、马齿苋、马兰头、枸杞、野苋菜、芥菜等,维生素 C 含量可高于普通蔬菜的数倍至 10 倍;野果中的刺

梨、石榴、酸柳、酸枣、猕猴桃和金樱子等所含维生素 C 可比一般柑橘高 50～100 倍，是维生素 C 的良好来源，在新鲜蔬菜、水果供应困难的条件下可以选用。

九、叶酸缺乏症

叶酸缺乏症是指由于叶酸摄入不足或吸收不良引起的以巨幼红细胞性贫血为特征的临床综合征。

（一）营养相关因素

1. 摄入不足

常见于营养不良、偏食、挑食或喂养不当的婴幼儿中。叶酸衍生物不耐热，食物烹煮时间过长或重复加热都可使其破坏引起摄入不足。

2. 吸收障碍

影响空肠黏膜吸收的各类疾病如短肠综合征、热带口炎性腹泻和某些先天性疾病时的酶缺乏使小肠吸收叶酸受影响。

3. 治疗药物干扰叶酸代谢

如抗惊厥药、磺胺嘧啶在部分人群中可引起叶酸吸收障碍。氨甲蝶呤等抑制二氢叶酸还原酶，使二氢叶酸不能转化成有生物活性的四氢叶酸。口服避孕药、氟尿嘧啶、阿糖胞苷、异烟肼、乙胺嘧啶、环丝氨酸等药物可影响叶酸的吸收和代谢。乙醇也影响叶酸代谢。

4. 需要量增加引起相对缺乏

妊娠时尤其是最初 3 个月，叶酸需要量可增加 5～10 倍，此外，乳母、婴幼儿、感染、发热、甲状腺功能亢进、白血病、溶血性贫血、恶性肿瘤和血液透析时叶酸需要量也增高，若不增加叶酸的摄入量则引起缺乏。

（二）临床表现

1. 引起巨幼红细胞贫血

叶酸缺乏和维生素 B_{12} 的临床表现基本相似，都可引起巨幼细胞性贫血、白细胞和血小板减少，以及消化道症状如食欲减退、腹胀、腹泻及舌炎等，以舌炎最为突出，舌质红、舌乳头萎缩、表面光滑，俗称"牛肉舌"，并伴有疼痛。维生素 B_{12} 缺乏时常伴神经系统表现，如乏力、手足麻木、感觉障碍、行走困难等表现，小儿和老年患者常出现精神症状，如无欲、嗜睡或精神错乱。叶酸缺乏可引起情感改变，补充叶酸即可消失。主要的临床类型有：

（1）营养性巨幼细胞性贫血：以叶酸缺乏为主，在我国西北地区较多见，主要见于山西、陕西、河南等省。常有营养缺乏病史，新鲜蔬菜摄食少又极少荤食，加上饮食和烹调习惯不良，因此常伴有复合性营养不良表现，如缺铁、

维生素 B_1、维生素 B_2、维生素 C 及蛋白质。婴儿期营养不良性巨幼细胞性贫血好发于 6 个月~2 岁的婴幼儿，尤其应用山羊乳及煮沸后的牛奶喂养者，母亲有营养不良、患儿并发感染及维生素 C 缺乏易发生本病，维生素 C 有保护叶酸免受破坏的作用。

(2)恶性贫血：系胃壁细胞自身免疫性(毒性 T 淋巴细胞)破坏，胃黏膜萎缩导致内因子缺乏，维生素 B_{12} 吸收障碍。好发于北欧斯堪的纳维亚人。多数病例发生在 40 岁以上，发病率随年龄而增高，但也有少数幼年型恶性贫血，后者可能和内因子先天性缺乏或异常及回肠黏膜受体缺陷有关。本病和遗传也有一定关系，患者家族中患病率比一般人群高 20 倍。

(3)药物性巨幼细胞性贫血：这组药物包括前述干扰叶酸或维生素 B_{12} 吸收和利用的药物，以及抗代谢药等。药物性巨幼细胞性贫血可分两大组：一组是用叶酸或维生素 B_{12} 治疗有效者，另一组是应用上述药物无效者。

2. 引起胎儿神经管畸形

一项随机对照的临床试验表明，在受孕前给予含叶酸的营养补充剂进行干预，能有效和明显的降低婴儿神经管畸形(脊柱裂和无脑儿)的发生。另一项随机和有对照的试验也表明如果以前生过患神经管畸形孩子的妇女，当她再次怀孕前给以大剂量叶酸(4mg/d)，能有效地预防下一个孩子发生神经管畸形。

3. 胎儿生长迟缓

妊娠妇女体内的叶酸水平和婴儿的出生体重有显著相关，有报道妊娠妇女第 3 个月时血清和红细胞叶酸的水平(尤其是红细胞叶酸水平)可以作为新生儿出生体重的预测指标。同时孕妇的叶酸水平和流产、早产的发生率相关，叶酸水平高，发生率则低。

4. 心血管疾病

叶酸缺乏成为心血管病的危险因素。充足的叶酸摄入对心血管病发生有一定的预防作用。

(三)营养治疗

治疗主要补充叶酸 5~10mg/d，口服，视病情确定治疗时间和剂量。

每日口服叶酸 5mg 可见疗效。一般在口服 4 天后即可见网织红细胞增多，于 1~2 个月内贫血可纠正。在应用抗叶酸或抗癫痫药物的同时，需要较大量叶酸，如肌注甲酰四氢叶酸则可更有效地减少抗叶酸药物的副作用。未成熟儿体重低于 1700g 者，在最初 3 个月中因肠道吸收不良易致叶酸缺乏，宜每日给叶酸 25~50μg 作为预防用。如已患病则应给每日 100μg。注意同时处理并发症，如低蛋白血症、维生素 B_1 或维生素 B_{12} 缺乏症、缺铁性贫血等。

（四）营养护理与预防

合理膳食，避免酗酒。自然界中叶酸广泛存在于动物性和植物性食物中，如肉类、肝、肾、酵母、蘑菇、新鲜蔬菜（菠菜、莴苣、芦笋）、豆类和水果中，应多吃该类食物。

第二节　营养不良

广义的营养不良（malnutrition）应包括营养不足或缺乏以及营养过剩两方面，这里只对前者进行论述。营养不良常继发于一些医学和外科的原因，如慢性腹泻、短肠综合征和吸收不良性疾病。营养不良的非医学原因是贫穷食物短缺；缺乏营养知识，家长忽视科学喂养方法。在发达国家营养不良的病人通常可以通过治疗原发病、提供适当的膳食，对家长进行教育和仔细的随访而治疗。但在许多第三世界国家，营养不良是儿童死亡的主要原因。在营养不良、社会习惯、环境和急、慢性感染之间存在着复杂的交互影响，以至治疗非常困难，并不是单单提供适当的食物即可解决。

一、蛋白质营养不良

蛋白质营养不良（malnutrition）又称水肿性营养不良或低蛋白血症，是由于缺乏蛋白质所致的一种营养缺乏症，主要见于 3 岁以下婴幼儿；除体重明显减轻、皮下脂肪减少和皮下水肿以外，常伴有各种器官的功能紊乱。

本病好发于 6 个月至 5 岁之间的儿童，尤为断奶时及断奶前后的婴儿，成人和老人少见。

（一）营养相关因素

引起蛋白质营养不良的主要原因如下：

1. 长期摄入不足

小儿处于不断生长发育的阶段，对营养素的需要相对较多，摄入量不足常见母乳不足而未及时添加其他乳品；奶粉配制过稀；突然停奶而未及时添加辅食；长期以淀粉类食品（粥、奶糕）为主；不良的饮食习惯如偏食、挑食、吃零食过多或早餐过于简单；学校午餐摄入不足等。

2. 消化吸收障碍

消化系统解剖或功能上的异常如裂唇、裂腭、幽门梗阻、迁延性腹泻、过敏性肠炎、肠吸收不良综合征等均可影响食物的消化。

3. 需要量增多

急性、慢性传染病（如麻疹、伤寒、肝炎、结核）后的恢复期、双胎早产、生长发育快速阶段等均可因需要量增多而造成相对缺乏。

4. 消耗量过大

糖尿病、大量蛋白尿、急性发热性疾病、甲状腺功能亢进、恶性肿瘤等均可使营养素的消耗量增多。上述因素的单独作用或共同组合均可引起蛋白质－热能营养不良。

（二）临床表现

1. 原发性营养不良症有食物总热量或（及）蛋白质长期摄入不足史，而无消化吸收不良、分解代谢加速、蛋白质合成障碍、蛋白质丢失过多、进食障碍及其他慢性病史。

2. 消瘦、易疲劳、工作劳动能力下降、肢体沉重乏力、怕冷、腹胀、腹泻、消化不良、头晕、易兴奋激动、注意力不集中，记忆力减退、阳痿、闭经等。

3. 较重的蛋白质缺乏症有水肿，水肿于夜间久卧后以眼眶及颜面部为显；行走及直立后以足背及踝部为显，呈压陷性；水肿严重者可伴漏出性腹水及胸水；皮下脂肪消耗、皮肤干燥、脱屑；头发干枯、少光泽、易脱落。心率减慢、心音低钝、血压偏低；体重降至理想体重的 80% 以下。

4. 血浆总蛋白低于 50g/L，白蛋白低于 25g/L；轻度正细胞正色素性贫血或大细胞性贫血；24h 尿肌酐（mg）/身高（cm）值，男性降至 10.5 以下，女性降至 5.8 以下。

（三）营养治疗

营养不良的病人要采取综合措施，治疗原则为去除病因，调整饮食，补充营养物质，防治合并症，增进食欲，提高消化能力。

1. 低血糖

临床发生低血糖症状时，应立即静脉注射 25% 或 50% 浓度的葡萄糖 0.5g/kg，一般低血糖症状可以得到改善，必要时可重复一次。之后，24 小时内可每小时供给加葡萄糖的饮食一次，前 12 小时每 4 小时测定血糖 1 次，观察恢复情况。一般采用少食多餐可以得到纠正。

2. 低体温

低体温主要由于能量供应不足、体温调节功能障碍、环境温度低以及合并败血症所致。治疗方法主要是要保持环境温度（30~33℃），特别夜间温度不能降低，以暖水袋或其他方法包裹身体，每 2 小时摄取含葡萄糖饮食 1 次。

3. 贫血

轻度贫血可通过饮食治疗，增加含铁丰富的食物摄入，如动物肝脏、动物血和瘦肉等；中度贫血需口服铁剂及维生素 C，也可根据体重注射铁剂；严重贫血则需输全血或红细胞。严重水肿型患者除了因贫血而出现虚脱或心衰外，通常不宜输血。

4.促进蛋白质合成

增进食欲，可取补充胃蛋白酶、胰酶或多酶制剂以提高食欲和消化能力。蛋白同化类固醇如苯丙酸诺龙，有促进蛋白质合成，增进食欲的作用，但有轻度潴钠作用，宜在水肿消退后应用。锌具有提高味觉的阈值，增加食欲的作用。胰岛素的使用可以增加饥饿感，提高食欲。

(四)营养护理及预防

应加强卫生营养的普及教育，尤其注意孕妇、乳母、婴儿、儿童的合理营养问题，消除迷信、愚昧、改变不良生活方式和饮食习惯。

二、蛋白质－热能营养不良

蛋白质－能量营养不良(protein-energy malnutrition，PEM)是因为食物中蛋白质和(或)能量供给不足或由于某些疾病等因素而引起的一种营养不良，在世界各地均有发生。主要表现为渐进性消瘦、皮下脂肪减少、水肿及各器官功能紊乱。严重的 PEM 可直接造成死亡，轻型、慢性的 PEM 常被人们忽视，但对儿童的生长发育和疾病康复有很大影响，所以 PEM 是临床营养学上的重要问题。其发生与人们的生活水平、居住环境、生活习惯及心理状态等密切相关，也与某些慢性疾病因摄取蛋白质、热能不足，或对其需要量及消耗量增加有关。

(一)营养相关因素

1.原发性蛋白质－热能营养不良

原发性蛋白质－热能营养不良是由于食物蛋白质和能量的摄入量不能满足机体的生理需要所致，主要由以下因素所引起：①食物缺乏，多发生在荒年或战争年代；②食物摄入不足，多由于禁食、偏食或素食而引起；③需要量增加，多由于妊娠、哺乳、儿童生长发育等生理原因而引起。婴幼儿往往因乳汁不足或断乳后饮食供应不合理所致。

2.继发性蛋白质－热能营养不良

继发性蛋白质－热能营养不良多与其他疾病相关。主要由于食欲下降、吸收不良、分解代谢亢进、消耗增加、合成代谢障碍以及大量出血、渗出等使摄入的蛋白质和热能不能满足机体的需要而引起。常见合并蛋白质－热能营养不良的疾病有：发热、结核病、癌症、贫血、肾病、失血、心功能不全、慢性胃肠炎、肝硬化、腹水、中毒性甲状腺肿、糖尿病、寄生虫病、神经病变及某些外科手术后等。

（二）临床表现

临床上单纯性蛋白质或能量营养不良较少见，多数病例为蛋白质和能量同时缺乏，表现为混合型蛋白质－能量营养不良。根据体重、皮下脂肪减少的程度和全身症状的轻重，将婴幼儿营养不良分为轻度、中度和重度。重度营养不良在临床上又分为消瘦型（marasmus）、水肿型（kwashiorkor）及消瘦－水肿型（marasmus－kwashiorkor）。

1. 消瘦型

由于蛋白质－热能长期摄入不足使儿童体重明显下降引起机体极度消瘦，骨瘦如柴，生长发育迟缓，皮下脂肪减少或消失。常伴有维生素 A 和 B 族维生素缺乏症，并发干眼病、腹泻、厌食、呕吐、脱水等症状，脱水、酸中毒及电解质紊乱常为死亡原因。

2. 水肿型

为急性严重蛋白质缺乏所致，其特征是以周身水肿为主要特征，轻者见于下肢、足背，重者见于腰背部，外生殖器及面部也见水肿。皮下脂肪减少，皮肤干燥松弛，多皱纹，失去弹性和光泽，头发稀疏，失去固有光泽，面如猴腮，体弱无力，缓脉，低血压，低体温，易哭闹等。儿童身高可正常，体内脂肪未见减少，肌肉松弛，似满月脸，眼睑水肿，易剥落的漆皮状皮肤病，指甲脆弱有横沟，表情淡漠，易激惹和任性，常发生脂肪肝。常有腹泻或大量水样便，有腹水。支气管炎合并肺水肿、败血症、胃肠炎及电解质紊乱等常为死亡原因。

（三）营养治疗

根据患者的病情选择最佳的营养素补充途径，并提供以热能为主优质蛋白为辅的综合性营养供给，尽快纠正营养素的失衡状态。

1. 纠正水、电解质紊乱及补充矿物质

脱水和高热者首先要补充水分，首选口服补液。根据病情、年龄决定补液量，一般主张少量多次间歇供给，3～5 分钟口服 10mL，密切观察口服后的反应和尿量，酌情适当调整，口服困难者可用鼻饲，严重者应及时给予输液。矿物质的补充应为低钠、足量的钾、镁及适量的铁。

2. 补充热能

一般情况下应提倡膳食补充，既经济又安全。选用清淡易消化的流质或半流质饮食，能量来源以碳水化合物为主，如稀饭、蛋糕、面条、米粉及果汁等，逐渐过渡到普通饮食。病情严重者可采用肠外营养，但需要注意肝肾功能状态。

3. 补充蛋白质

提供高生物价、容易消化吸收的蛋白质，疾病初期可按 0.8g/（kg·d）供给，待病情好转，随总能量的供给增加，蛋白质摄入量可提高到 1.5 ~ 2.0g/（kg·d），优质蛋白质应占 1/3 以上，可选用以牛奶为主的乳类制品，如脱脂牛乳粉、酸牛奶等。

4. 补充多种维生素

注意补充多种维生素，尤应注意维生素 A、维生素 C 和维生素 B_1 的供给。除饮食供给外，可考虑应用口服或注射药物方法予以供给。

5. 膳食制度

少量多餐，饮食摄入量应从少量开始，随生理功能的适应和恢复而逐渐增加。切忌急于纠正营养不良状态而短期内多量供给蛋白质、脂肪、热量而暴饮暴食。

（四）营养护理与预防

营养不良的预防至关重要，预防工作的重点应是加强儿童保健，进行营养指导，宣传合理的喂养知识，注意卫生，预防疾病。

1. 合理喂养

大力鼓励母乳喂养，出生后 4 个月内完全母乳喂养，4 ~ 6 个月应逐渐按需添加。大力提倡母乳喂养，对母乳不足或不宜母乳喂养者应采取合理的部分母乳喂养或人工喂养并及时添加辅；戒绝偏食、挑食、吃零食的不良习惯，小学生早餐要吃饱，午餐应保证供给足够的能量和蛋白质。

2. 防治相关疾病

改善个人和环境卫生，防止急、慢性传染病的发生，注意食具的消毒，防止胃肠道疾病的发生，按时进行预防接种，对唇裂、腭裂、先天性肥厚性幽门狭窄应及时手术治疗。

3. 生长发育监测

应用生长发育监测图，定期测体重并在生长发育监测图上标出，将测量结果连成曲线，如发现体重增长缓慢、不增或下跌，应及时寻找原因予以处理。

4. 合理安排生活制度

保证睡眠，适当的户外运动和身体锻炼，使小儿生活具有规律性。

第三节 矿物质缺乏

人体由多种元素构成，种类大体和地球表面的元素相一致。公认构成人体组织、参与机体代谢、维持生理功能的元素有 20 多种，这些元素中除碳、氢、氧、氮元素外的其余元素统称矿物质。矿物质在人体内的含量以体重的 0.01% 为标准，含量超过称为宏量元素，不足的则称之为微量元素。

每种矿物质都有其特殊的生理功能，它们构成机体的组织成分、促进机体生长发育、调节身体功能、维持渗透压，以及维持人体一些重要的新陈代谢。一旦缺乏这些必需的矿物质，人体就会出现疾病，甚至危及生命。当然，人体内各种营养素都需要平衡，缺乏和过量都可能有害而无益。

我国人群比较容易缺乏的矿物质包括钙、锌、铁、碘、硒等。

一、锌缺乏症

锌缺乏症(zinc deficiency)锌摄入、代谢或排泄障碍所致的体内锌含量过低的现象，是由于身体无法提供充足锌元素，造成缺乏而引起的各种症状。有些酶的活性与锌有关。在不同的动物种属中已发现 70 种酶必须有锌才能发挥其功能。锌又是 DNA、RNA 聚合酶的主要组成成分。在蛋白质合成和氨基酸代谢过程中，锌也是不可缺少的。孕妇缺锌，胎儿畸形率增高。锌可使细胞膜稳定。是唾液蛋白的基本成分，在品尝味道方面有重要意义。

由于各种原因引起锌供应不能满足需要时，可出现锌缺乏症。蛋白质、核酸的合成和代谢，骨骼的正常骨化、生殖器官的发育和功能维持都需要锌的参与。

在 20 世纪 60 年代首次观察到人体缺锌，发展中国家和工业化国家都有很多人不同程度的缺锌，尤其在中东地区婴幼儿和儿童时期易发生锌缺乏症，近年来在北京地区学龄前儿童调查中，发现锌缺乏比较普遍，在正常值以下者占67.5%，发生率相当高，因此锌在人体内的缺乏或营养失衡应受到广泛重视。

（一）营养相关因素及其代谢状态

1. 摄入不足或吸收不良

粮谷类中的植酸可与锌结合而降低锌的吸收，草酸及纤维素含量较高的食物也使锌的吸收障碍。食品精加工可使锌丢失增加，不适当地强化摄入过量的铁，也可使锌吸收降低。人体各种疾病，特别是消化道疾患可使锌吸收发生障碍。习惯吃馒头的北方人长得比较高，而习惯吃米饭的南方人则相对矮一些，这是因为在米面中存在一种叫做植酸的物质，它能够与锌元素结合，形成化合物，使得人体无法正常吸收，导致缺锌。不过，存在于米面中的植酸也有一个特点，如果把它发酵，植酸就会减少，不再对锌的吸收产生影响。因此，吃馒头、面包就比吃米饭更有利于锌的吸收。另据调查，吃面包的西方人，缺锌状况就相对较少。

2. 需要量或丢失增加

烧伤、创伤、大面积伤口愈合时，锌的需要量增加，长时间使用青霉胺、抗生素等会增加锌的排出，嗜酒、肝硬化、慢性肾病、严重外伤、慢性感染等情况下，锌的丢失增加而储存减少。

（二）临床表现

锌缺乏的临床表现是一种或多种锌的生物学活性降低的结果。

1. 生长缓慢

儿童期缺锌的早期典型表现是生理性生长速度缓慢。缺锌妨碍核酸、蛋白质的合成和分解代谢酶的活性，导致小儿的生长发育迟缓，缺锌小儿的身高体重常低于正常同龄儿，严重者可出现侏儒症。

2. 食欲降低

缺锌后常引起口腔黏膜增生及角化不全，易于脱落而大量脱落的上皮细胞，可以掩盖和阻塞舌乳头中的味蕾小孔，使食物难以接触味蕾不易引起味觉和引起食欲。此外，缺锌对蛋白质、核酸的合成、酶的代谢均有影响，使含锌酶的活性降低，对味蕾的结构和功能也有一定的影响，进一步使食欲减退。

3. 异食癖

在缺锌的小儿中，常发现有食土、纸张、墙皮及其他嗜异物的现象，补锌后症状好转。

4. 免疫功能下降

锌能增强体液及细胞的免疫功能，加强吞噬细胞的吞噬能力及趋向性，以及改变病变组织的血液灌输及能量代谢，改善局部和整体机能状态、增强体质及抵抗力以减少感染。当机体含锌总量下降时机体免疫功能降低，肠系膜淋巴结、脾脏等与免疫有关的器官减轻 20% ~40%，引起有免疫功能的细胞减少，T 细胞功能受损细胞免疫能力下降，从而降低机体防御能力。锌缺乏的小儿易患各种感染性疾病如腹泻、肺炎等。实验证明缺锌使小儿的免疫功能受损，补锌后各项免疫指标均有改善。

5. 伤口愈合缓慢

有资料表明，锌治疗有助于伤口的愈合可促使烧伤后上皮的修复。缺锌后，DNA 和 RNA 合成量减少，创伤处颗粒组织中的胶原减少，肉芽组织易于破坏，使创伤、瘘管、溃疡、烧伤等愈合困难。

6. 皮肤损害

皮肤损害的表现为肠病性肢端皮炎，严重的表现为各种皮疹、大疱性皮炎、复发性口腔溃疡，皮肤损害的特征多为糜烂性对称性，常呈急性皮炎，也可表现为过度角化。有部分小儿表现为不规则散乱的脱发，头发呈红色或浅色，锌治疗后头发颜色变深。

7. 眼病

眼是含锌最多的器官，而脉络膜及视网膜的含锌量又是眼中最多的组织，所以眼对锌的缺乏十分敏感，锌缺乏会造成夜盲症，严重时会造成角膜炎。另外，锌在轴浆运输中起作用，对维持视盘及神经的功能是不可缺少的。锌缺乏时神经轴突功能降低，从而引起视神经疾病和视神经萎缩。

8.性器官发育不良

锌有助于性器官的正常发育，血液中睾酮的浓度与血锌、发锌呈线性相关。所以锌缺乏时，性器官发育不良。

9.糖尿病

锌是胰岛素的重要组成部分，每个胰岛素分子中含有两个锌。当锌缺乏时胰岛素的活性降低，细胞膜结构的稳定性下降，使胰腺细胞溶酶体的外膜破裂造成细胞自溶，便可引起糖尿病。

（三）营养治疗

1.去除病因

首先要去除病因，积极治疗原发病。

2.补锌

补锌为治疗锌缺乏疾病的主要方法。

（1）摄入含锌丰富的食物：首先应摄入含锌丰富的食物，锌缺乏应通过调整饮食结构得以补充。

（2）口服锌剂：通过调整饮食结构如仍不能满足需要，则需补充锌剂，其中以口服为首选，较符合人体的正常代谢过程，选用葡萄糖酸锌，口服锌的剂量为 $0.5 \sim 1.0 mg/(kg \cdot d)$（按元素锌计算），疗程可根据病情及症状决定，对食欲不振、厌食、反复感染、免疫功能下降，一般4周为一个疗程，如为生长发育迟缓一般需8周为一个疗程。常用补锌制剂包括蛋白锌、新稀宝等。

（3）静脉注射锌剂：如患儿存在急性或严重缺锌，因胃肠道功能紊乱、腹泻、呕吐等原因不能进行口服或口服达不到治疗目的，可静脉注射锌剂。早产儿体重 $<3kg$，按照 $0.3mg/(kg \cdot d)$ 补给；足月儿至5岁按照 $0.1mg/(kg \cdot d)$ 补给；>5 岁可补给 $2.5 \sim 4mg/d$；如给予静脉营养支持时，补锌为 $0.05mg/(kg \cdot d)$，即可满足生理需要量。

补锌时应注意防止锌中毒。

（四）营养护理与预防

1.补充富含锌的食物

高蛋白食物富含锌，锌在鱼类、肉类、动物肝肾中含量较高。多食用含锌高而且容易吸收的食物，牡蛎、可可、鲱鱼中含量最高且易吸收；奶品及蛋品次之；水果、蔬菜等含量一般较低。在看一种食物中锌的营养时，不仅要看其含量，而且要考虑被机体实际利用的可能性。一般食物中的锌吸收率为40%，青少年每天锌更新量为6mg，所以每天锌需求量为15mg。避免偏食，避免锌的缺乏。

2.减少草酸及纤维素的摄入

膳食中减少富含草酸及纤维素的食物，如菠菜、苋菜、竹笋等。

3.提倡母乳喂养

母乳中含锌量较高，范围为3～23mg/L，应提倡母乳喂养，婴儿母乳喂养对预防锌缺乏性疾病有益。

4.健康教育

青少年的生长发育十分迅速，各个器官逐渐发育成熟，思维活跃，记忆力最强，是一生中长身体长知识的重要时期，故营养一定要供应充足。随着我国经济发展，人们生活水平已经有了很大改善，矿质元素中的铁、钙等已经引起了人们的重视但对于锌缺乏还没有足够的认识。

二、碘缺乏症

碘缺乏病（iodine deficiency disease）是由于缺碘造成的一类疾病群的统称，可表现出各种疾病，包括地方性甲状腺肿、地方性克汀病、地方性亚临床型克汀病及影响生育而出现的不育症、早产儿、死产、先天性畸形儿等，这些病统称为"碘缺乏病"。碘是甲状腺素的必需成分。甲状腺利用碘和酪氨酸合成甲状腺激素，故当碘摄入不足时，机体会出现一系列的障碍，由于机体缺碘的程度和时期不同，机体出现障碍的严重程度也不同，受生长发育阶段的影响。

（一）营养相关因素

碘缺乏主要是人体碘的摄入量不足所致，特别是山区，食用石灰岩层的井水或泉水地区，居民饮水和食物中碘的摄入量很低。碘是体内制造甲状腺激素的主要原料，因此，碘缺乏可导致甲状腺激素的合成与分泌不足，致使血液中甲状腺激素水平降低，反馈性地引起甲状腺肿大。地方性克汀病是由于胚胎时期，孕妇及胎儿缺碘，引起胎儿大脑、神经系统及体格发育不良所致。

1.环境因素

其流行的原因是世界大部分地区的土壤中缺碘，尤其是冰川冲刷地带和洪水泛滥的平原。人类活动对土壤的破坏，滥砍滥伐，水土流失，也造成了环境缺碘。山区缺碘的文献报道众多。我国地方性甲状腺肿也多分布在山区，主要因为山区坡度大，雨水冲刷，碘从土壤中丢失所致。我国东北地区黑龙江的三江平原缺碘可能因为历史上频繁的江水泛滥，以及地下水的运动活跃造成。

饮水因素，部分地区水中碘的含量较低，与碘缺乏病的发病率有关。在我国的西安、宝鸡、石泉及蓝田等地区，饮水中的碘含量较低，甲状腺肿的发病率也较高。

2.胎儿缺碘

妊娠期间孕妇如碘的摄入不足,血浆中无机碘离子浓度降低,甲状腺产生的三碘甲腺原氨酸(T3)、甲状腺素(T4)较少,血液中 T3、T4 减少,以致通过胎盘的 T3、T4 减少,不能满足胎儿的需要,胎儿的生长发育即出现了一系列的障碍,中枢神经系统首先出现症状。

3.膳食因素

众多膳食因素也可加重碘的缺乏:

(1)膳食中缺碘:人体碘的供给约 60% 来源于植物性食品,如土壤中的碘缺乏可导致植物性食品中碘含量不足。

(2)低蛋白影响碘的吸收和利用:膳食低蛋白、低能量可使血清中 T3、T4、血浆蛋白结合碘(PBI)降低,血清促甲状腺素(TSH)升高。膳食低蛋白、高碳水化合物可影响甲状腺对碘的吸收和利用。

(3)葡糖硫苷棉豆苷抑制碘的有机化过程:关于碘缺乏的膳食因素,目前研究较多的是葡糖硫苷棉豆苷,它是木薯中的一种成分,蔬菜中如芥蓝、卷心菜、大头菜、荠菜中也含有葡糖硫苷棉豆苷的水解产物,可抑制碘的有机化过程。

(4)抑制甲状腺摄取碘化物:人们普遍认为玉米、小米、甜薯、高粱及各种豆类在肠道中可释放出氰化物,进而被代谢成硫氰酸盐,可抑制甲状腺摄取碘化物。

(5)钙磷含量高:钙磷含量高的食物可妨碍碘的吸收,抑制甲状腺素的合成,加速碘的排泄。

上述各种饮食因素至机体缺碘,不能满足儿童合成甲状腺素的最低要求,可出现生长发育落后。如长期缺碘,甲状腺激素水平降低,垂体分泌 TSH 增加,甲状腺体积增大,则出现弥漫性甲状腺肿大。

4.药物因素

硫脲类抗甲状腺药物、四环素、磺胺类、咪唑类等药物可干扰酪氨酸的碘化过程,也有一定导致甲状腺肿作用。

(二)临床表现

碘缺乏病的临床表现取决于缺碘的程度,缺碘时机体所处发育时期,以及机体对缺碘的反应性或对缺碘的代偿适应能力。如碘缺乏发生在胚胎脑组织发育的关键时期(从妊娠开始至出生后 2 岁),则主要影响智力发育,并有身体发育及性发育障碍,即为克汀病。如碘缺乏是在儿童期,即可发生甲状腺肿。

1. 地方性甲状腺功能减退症

地方性甲状腺功能减退症可分为 3 型：神经型、黏液性水肿型、混合型。大多数患儿表现为混合型。

(1) 神经型：智力呈中度及重度减退，甲状腺轻度肿大，身高可正常，表情淡漠，聋哑，多有精神缺陷，眼多斜视，痉挛或瘫痪，膝关节屈曲，膝反射亢进，可出现病理反射，甲状腺功能正常或轻度低下。

(2) 黏液性水肿型：轻度智力低下，有的能说话，侏儒状态明显，生长发育和性发育落后，有甲状腺肿大和严重的甲状腺功能低下表现，有典型的面容，便秘及黏液性水肿较突出，某些病人呈家族性发病。

(3) 混合型：其临床表现上述两者均有。

2. 甲状腺肿

根据甲状腺肿中是否有结节，分为以下 3 型：

(1) 弥漫型：甲状腺均匀增大，摸不到结节。

(2) 结节型：在甲状腺上摸到一个或几个结节。

(3) 混合型：在弥漫肿大的甲状腺上，摸到一个或几个结节。

甲状腺如肿大明显，可压迫气管引起咳嗽和呼吸困难，压迫食管引起咽下困难，压迫喉返神经引起声音嘶哑，胸骨后甲状腺肿可使头部、颈部、上肢静脉回流受阻，表现为面部青紫、水肿。

3. 亚临床患者

(1) 类甲状腺功能减退症：除了明显的甲状腺功能减退症和地方性甲状腺肿外，还存在着许多亚临床患者。De Quarrain 与 Wegelin 首先用类甲状腺功能减退症来描述亚临床患者。并做如下规定：如有可疑甲状腺功能低下、可疑智力低下或两者均有，只要有其中一项，则考虑为类甲状腺功能减退症。

(2) 亚临床体格发育落后综合征：主要是身高和体重低于正常儿童，某些生理检查指标如握力、肺活量和血压等也偏低，少数人还有轻度骨骺发育落后，性发育落后一般不明显。

(三) 营养治疗

1. 去除病因

首先去除病因，由于膳食因素引起，应先调整饮食；如为药物引起，要停药或换另一种药物代替。

2. 饮食疗法

每天碘的推荐摄入量 3 岁以内为 50μg，7~10 岁的儿童为 90μg，11~17 岁为 120~150μg，成人 150μg；孕妇和乳母为 200μg。适当补充含碘高的食物，如海带、紫菜、干贝等。食盐中加碘。

3. 药物治疗

可通过碘化油的口服或注射来满足机体对碘的需要。碘化油是一种长效、经济、方便、不良反应少的防治药物，目前常用的是巴黎 Guerter 实验室的产品，名为 Lipodol UF 的产品用于肌内注射，Oridol 的产品用于口服。但在剂量方面，仍存在分歧。需根据缺碘的程度和具体条件以补充，一般来说，推荐剂量是 1mL，每 6 个月需重复一次口服剂量。如补碘后，甲状腺肿大仍不能控制，可采用甲状腺制剂治疗，以补充内源性甲状腺激素不足，可使甲状腺减小。

4. 手术治疗

一般不采取手术治疗，但甲状腺肿大严重，引起压迫症状，且内科治疗无效者，可行手术治疗。

(四)营养护理与预防

1. 食用含碘丰富的食物

食用含碘丰富的食物，如海带、紫菜、干贝等。

2. 合理食用碘盐

由于碘盐中的碘化物相当不稳定，易于氧化，因此碘盐应储存在阴暗、干燥处，存放在有盖的容器内，避免阳光照射，远离炉火，防止碘挥发。在使用碘盐时，不要将盐放入油锅内煎炒，应该最后放入菜肴内。现在我国大部分地区，食盐中已经加碘，明显减少了碘缺乏病的发生率。

3. 停药或换药

药物因素导致的甲状腺肿，应停药或换另一种药物代替。

三、硒缺乏症

硒是人体必需微量元素之一，是一种强抗氧化剂，其作用与维生素 E 相似，但抗氧化作用比维生素 E 强 500 倍。膳食中硒的摄入量不能满足机体的生理需要时，可产生硒缺乏症，硒缺乏主要导致克汀病和大骨节病，同时出现免疫力下降，病毒感染、发生肿瘤的风险增加。

(一)营养相关因素

食物中摄入不足是硒缺乏症的一个重要因素，而食物中的硒含量与当地土壤的含硒量有关，我国在东北、华北、西北到西南为低硒地带。硒缺乏可对人体健康产生严重影响。硒参与体内许多组织的一些重要代谢过程，因此，当硒缺乏状况不能在短期内得到改善时，与硒有关的代谢过程就会被阻滞，导致某些疾病的发生，如：克山病、大骨节病、新生儿溶血、儿童发育不良性。

(二)临床表现

人轻度或中度缺硒时，征兆和症状不明显。硒缺乏到一定程度可有多种表现，常见有：肌痛、肌炎、心肌脂变、克山病，溶血性贫血，骨骼改变（大骨节病），白细胞杀菌力及细胞免疫力降低易致感染等。

多项研究表明，低硒状态下，抑郁症的发生率明显上升。并与负面情绪（焦虑、疑惑、敌视等）的增加有关。

（三）药物治疗

对明显缺硒者可给予口服亚硒酸钠或含硒的有机物，如含硒酵母等。

对缺硒患者规定每日摄入硒 $100 \sim 400 \mu g$。口服硒片：$1 \sim 4$ 岁 0.5mg，$5 \sim 9$ 岁 1.0mg，12 岁以上 2.0mg，每日 1 次，服 1 周，以后按每月月初和月中各给药 1 次。目前推荐的最大一次口服硒剂量为 0.05mg/kg，最大安全剂量为 $5 \mu g/$ kg·d。另外也可使用吸收率较高的 1% 亚硒酸钠溶液，每日口服剂量为：<5 岁，0.5mL；$5 \sim 10$ 岁，1mL；>11 岁，2mL，疗程 $3 \sim 6$ 个月。

推荐的正常人每日硒供给量是：<1 岁，$15 \mu g$；$1 \sim 4$ 岁，$20 \mu g$；$4 \sim 7$ 岁，$40 \mu g$；7 岁以上，$50 \mu g$。中药黄芪含有丰富的硒，对缺硒有一定的防治作用。

（四）营养护理与预防

多选用含硒量高的食物，如蛋类、动物内脏、鱼、肉、谷类、蔬菜等。

四、铜缺乏症

铜缺乏症综合征又称卷发综合征（kinky hair syndrome）即毛发灰质营养不良（trichopolio dystrophy），又称缺铜卷发综合征、钢丝样头发综合征等。本病征是由于各种原因导致铜的缺乏而至的营养缺乏性病征。在我国，铜缺乏症一般较为少见。

（一）营养相关因素

铜为人体不可缺少的微量元素之一，人体含铜过多或过少均可导致体内器官的生化紊乱、生理功能障碍及多种病理变化。体内铜的缺乏是本病征的主要原因：

1. 摄入不足

主要见于以牛奶为主喂养儿，牛奶含铜极少（平均浓度 $135 \mu g/L$），长期服牛奶，且有营养不良、或久泻、或肠外营养缺乏铜等。

2. 储存不足

早产、低体重儿从母体获铜不足，至体内铜储存少。因此，以牛奶喂养的早产儿易发生铜的缺乏。

3. 吸收障碍

（1）影响铜的吸收：锌可影响铜的吸收，有报道小儿或成人每天服用 $150 \sim 200$mg 锌，可至铜的缺乏。有报道接受 Scholl 液治疗肾小管酸中毒后可发生铜缺乏，因为碱治疗可改变胃与小肠近端内容物的 pH 值和减少铜的吸收。

（2）先天性肠吸收铜障碍：本病征与先天性遗传缺陷有关，为 X 性联隐性遗传，属先天性铜酶活性降低，至肠吸收铜障碍。

4. 排泄增加

长期使用增加尿铜排泄的螯合物制剂，可导致体内铜缺乏。

（二）临床表现

1. 贫血

主要表现为白细胞减少、中性粒细胞减少和对铁治疗无效的低色素性贫血。

2. 皮肤异常

皮肤及毛发色素减少、苍白、类似皮脂溢出性皮炎样皮疹，皮肤呈特有的苍白干厚。

3. 特征性的毛发异常

头发卷曲，色淡质脆，易断，显微镜下可见毛发膨大与狭窄部交替出现，称为念珠毛（monilethrix）。

4. 浅表静脉扩张、厌食、腹泻、肝脾肿大及生长发育停滞。

5. 神经精神表现

小婴儿可有呼吸暂停，中枢神经系统变性表现，精神运动发育迟钝，生后 1～2 个月即出现进行性智力减退、癫痫样发作、还可表现视力减退、失明、反复感染及顽固性贫血等。

6. 体温偏低

多数患儿体温偏低，甚至有 35℃ 以下者。

7. 骨骼改变

极低出生体重儿易有铜缺乏，临床表现除有贫血、中性粒细胞减少外，还有骨骼改变，自发性骨折与骨膜反应等。

（三）营养治疗

1. 补铜

一旦铜缺乏的诊断确定后，铜盐制剂是惟一有效的药物，口服 1% 硫酸铜溶液 2～3mg/d（含铜 400～600μg），即可使临床症状与血象很快改善。

先天性铜利用障碍婴幼儿，口服吸收很少，多采取皮下滴注法进行治疗，一般用硫酸铜 1～2mg 溶于 0.9% 氯化钠注射液 50～100mL 内，2 小时滴完，每 3～4 天 1 次。

应用铜剂治疗时应注意定期监测血浆铜水平，血清铜不能超过 78.5μmol/L（500μg/dl），以防铜中毒，铜盐对组织有刺激性，故应注意经常调换注射部位。

2. 治疗原发病

对原发病治疗很重要，对以牛奶或奶制品喂养的患儿，最好改为母乳喂养，每天给予硫酸铜 2.5mg；对长期腹泻、肠吸收不良患儿，于补充铜的同时，着重病因治疗。

3. 促进铜吸收与利用

补充铜时还需注意排除干扰铜吸收和利用的因素（如钼、镉、汞与植酸等），并充分利用能促进铜吸收与利用的因素（如锰等），以提高疗效。

（四）营养护理与预防

1. 合理喂养

提倡母乳喂养。

2. 防治缺铜

单纯牛乳喂养，每天给予硫酸铜 2.5mg，对未成熟儿与胃肠道丢失者应每天给予铜 $30 \sim 50 \mu g/kg$。对施用肠道外营养的患儿，每天由静脉输液中加入铜 $20 \sim 30 \mu g/kg$（相当于硫酸铜 $0.1 \sim 0.15 mg/kg$），可防治缺铜。

3. 防治肠道疾病

对长期腹泻、肠吸收不良患儿，着重病因治疗，同时补充铜剂。

4. 产前诊断

对先天性铜代谢利用缺陷性疾病的产前诊断，可作皮肤成纤维细胞内铜浓度测定和羊水细胞培养。

【案例分析】

案例一

赵某的女儿 16 岁了，一直没有月经，第二性征不明显，饭量较小，吃饭不香，经常感觉口中有异味，头发偏黄，面色显苍白。身高 135cm，体重 30kg。

提问：1. 该患儿可能是何种营养问题？说出理由。

2. 根据患者情况给出饮食营养建议。

案例二

1992 年，第三次全国营养调查发现，全国人均每天钙的摄入量为 405mg。1995 年，中国卫生部公布营养调查结果，引起中国的补钙热潮。2004 年 10 月 12 日，由卫生部、科技部和国家统计局共同组织的"中国居民营养与健康调查"，即第四次全国营养调查报告在北京发布。本次调查覆盖 31 个省、自治区、直辖市的 132 个县（区、市），共计调查 272,023 人。调查发现，全国人均每天钙的摄入量为 391mg。

提问：1. 以上材料说明了什么问题？

2. 你对合理补钙有哪些建议？ （黄岩松）

第十二章　心脑血管疾病的营养治疗及护理

【学习目标】

1. 掌握高血压、冠状动脉粥样硬化性心脏病、脑血管疾病的营养治疗原则和护理要点。

2. 熟悉高血压、冠状动脉粥样硬化性心脏病、脑血管疾病的概念、临床表现和食物选择的注意事项。

3. 了解高血压、冠状动脉粥样硬化性心脏病、脑血管疾病的病因和营养治疗的目的。

第一节　高血压

一、概述

高血压（hypertension）是以体循环动脉压增高为主要表现的临床综合征。其中，95%的高血压病因不明，为原发性高血压（primary hypertension），简称高血压；另有不足5%的血压升高是由于某些疾病而导致的临床表现，称为继发性高血压。高血压是多种心脑血管疾病的重要病因和危险因素，影响重要脏器如心、脑、肾的结构与功能，最终导致这些器官的功能衰竭，迄今仍是心血管疾病死亡的主要原因之一。

高血压患病率、发病率及血压水平随年龄增加而升高，老年人较为常见。工业化国家较发展中国家高。我国高血压患病率北方高于南方，城市高于农村。男、女性高血压患病率差别不大。总体上我国高血压患病率呈明显上升趋势。

（一）血压水平的定义和分类

根据1999年世界卫生组织和国际高血压学会（WHO/ISH）高血压治疗指南，高血压的诊断标准为：未服抗高血压药的情况下，收缩压≥140mmHg和（或）舒张压≥90mmHg。分类如下（见表12-1）。

表 12-1　血压水平的定义和分类(WHO/ISH)

类别	收缩压(mmHg)	舒张压(mmHg)
理想血压	<120	<80
正常血压	<130	<85
正常高值	130~139	85~89
1级高血压(轻度)	140~159	90~99
亚组：临界高血压	140~149	90~94
2级高血压(中度)	160~179	100~109
3级高血压(重度)	≥180	≥110
单纯收缩期高血压	≥140	<90
亚组：临界收缩期高血压	140~149	<90

注：当收缩压和舒张压分属于不同分级时，以较高的级别作为标准。

（二）病因

1. 遗传

高血压具有明显的家族聚集性。双亲均有高血压的子女患高血压的概率高达46%，明显高于双亲血压正常者。约60%的高血压患者可询问到有高血压家族史。

2. 体重超重

超重或肥胖是血压升高的重要危险因素。肥胖者较体重正常者，高血压的患病率高2~6倍，血压与体重指数(BMI)呈显著正相关。腹型肥胖者容易发生高血压。

3. 饮食

摄盐量高的地区患病率明显增高，摄盐越多，血压水平和患病率越高，主要见于对盐敏感的人群中。钾摄入量与血压呈负相关。钙摄入量与血压的关系尚有争议，一般认为饮食低钙与高血压发生有关。镁缺乏可引起血管收缩，导致外周阻力增加。高蛋白、高脂肪饮食也属于升压因素。每天饮酒量超过50g乙醇者高血压发病率明显增高。

4. 精神应激

城市脑力劳动者高血压的患病率高于体力劳动者，长期生活在噪声环境中高血压的患病率也增高，城市居民的患病率高于农村居民。

5. 其他因素

年龄、吸烟、缺少体力活动、血脂异常、糖尿病和胰岛素抵抗、避孕药、睡眠呼吸暂停低通气综合征等因素均与高血压发病有关。

（三）临床表现

1. 一般表现

大多数患者起病缓慢，早期多无症状，常在体检或普查时发现血压高，或在精神紧张、情绪激动、体力劳累后血压升高,并出现头晕、头痛、头胀、耳鸣、眼花、心悸、失眠、易怒等症状,休息后可恢复正常。

2.并发症

随病情进展血压升高明显而持久,可出现心、脑、肾等靶器官受累的表现。

(1)心脏:左心室长期负荷过重可致高血压性心脏病,最终导致充血性心力衰竭。还可引起心绞痛、心肌梗死、心力衰竭及猝死。

(2)脑:可引起短暂性脑缺血发作及脑动脉血栓形成、脑出血。血压极度升高可引起高血压脑病,表现为严重头痛、呕吐及不同程度意识障碍、昏迷或惊厥,血压降低后可逆转。

(3)肾脏:长期持久的血压升高可使肾功能减退,出现多尿、夜尿、蛋白尿等。

(4)眼底:高血压可引起视网膜动脉痉挛、变细、狭窄,严重者出现眼底出血、絮状渗出,并伴有视神经乳头水肿。

二、营养治疗

(一)治疗目的

通过合理营养,限制食盐和减少酒精的摄入,使心脏排血量恢复正常、外周阻力下降、减少药物用量,最终达到恢复正常血压和减少高血压并发症的目的。

(二)治疗原则

1.热量

(1)限制总热能。体重超重是导致高血压病的原因之一,与摄入过多能量有关。对肥胖或超重的高血压患者,限制热量的摄入是控制高血压的重要措施。肥胖者应减肥,以每周体重减轻 1.0~1.5kg 为宜。

(2)限制饱和脂肪和高胆固醇食物。脂肪供给量 40~50g/d,限制动物脂肪摄入,采用豆油、菜油、花生油、芝麻油等植物油;胆固醇应控制在 300~400mg/d,限制动物内脏、脑髓、蛋黄、肥肉等高胆固醇食物的过多摄入。

(3)适量蛋白质。选择生物价值高的优质蛋白,按 1g/kg 补给,其中植物蛋白质可占 50%,动物蛋白可选用如瘦肉、牛奶、蛋类等。

(4)进食多糖类。含食物纤维高的食物,如糙米、玉米、小米等可促进肠蠕动,加速胆固醇排出。少食葡萄糖、果糖及蔗糖。

2.矿物质及微量元素

(1)限盐、补钾,少食各种腌制、烟熏以及酱油、味精等含钠高的食品,如熏肉、香肠、花生酱、罐头食品等。钾与高血压之间呈明显负相关关系,一般人体不会缺钾，但高血压患者在大量出汗或使用利尿药后可出现钾丢失较多，应注意及时补钾，提倡以膳食补钾为主，多食新鲜蔬菜、水果、豆类等。

（2）补充足量钙与镁，血管的舒缩与钙/镁有关。补钙有利于降低血压，我国人群普遍摄钙量不足，但慢性肾功能不全的患者不宜摄入过多钙。镁能使外周血管扩张，外周阻力下降。当患者使用利尿剂时，镁的排泄增多，应注意补充。富含钙的食物有鱼虾、蛋、奶类，富含镁的食物有香菇、菠菜、豆类制品等。

3. 戒烟限酒

烟酒与血压水平及高血压的患病率有关，同时烟酒可降低高血压药物的药效，因此提倡高血压患者少饮酒或戒酒，戒烟。男性饮酒的乙醇量应少于 20 ~ 30g/d，女性应少于 10 ~ 15g/d。

4. 饮食习惯

避免大量饮水，以免循环血量增加而导致血压升高。避免食用刺激性饮料，如咖啡、茶、可乐，以免增加心脏负担。

三、护理

（一）护理诊断

（1）活动无耐力，与组织灌注不足有关。

（2）有受伤的危险，与头晕、视力减退、意识障碍、直立性低血压有关。

（3）疼痛：头痛，与血压升高导致脑血管张力增高有关。

（4）知识缺乏，缺乏高血压病的治疗和自我保健知识。

（5）潜在并发症，高血压急症。

（二）护理措施

1. 休息与活动

午后控制水分摄入，以减少夜尿次数，科学地安排治疗、检查的时间，以避免干扰睡眠，提供有利于睡眠的环境与方法，必要时使用镇静剂。血压平稳期应坚持适当的体力活动，从轻度或中等强度的运动开始，逐渐增加运动量。血压太高时应减少活动，宜绝对卧床休息以免血压继续升高。

2. 饮食护理

（1）遵守膳食原则，限制钠盐（<6g/d），禁食高盐高钠食品。限制饱和脂肪和高胆固醇食品。摄取适量蛋白质，以优质蛋白为主。摄取低热量或中等热量的均衡饮食。保证钾、镁、钙的摄入。

（2）注意饮食宜忌，少量多餐，每日进食 4 ~ 6 次，避免饱食。注意食物与药物之间的相互作用，如茶叶易和药物结合形成沉淀，降低药物效果，故服降压药时忌用茶水送服。

3. 用药护理

①嘱患者遵医嘱用药，从小剂量开始，逐渐增加，不可自行增减、停药或突然撤换药物；②一般患者需长期服药，降压不宜过快，尤其老年高血压患者；③部分降压药可能发生直立性低血压反应，指导患者改变体位时动作应缓慢，若出现头晕、眼花、恶心、眩晕时应立即平卧，以改善脑部血供；④注意观察药物的特殊不良反应，及早发现，及时处理。

4. 心理护理

护士与患者建立良好护患关系，告诉患者保持稳定的情绪对疾病的重要性。嘱患者避免各种精神高度紧张的工作及娱乐活动。遇事要宽宏大量，避免情绪剧烈波动。要求患者家属理解与体谅患者，使患者感受到家庭的温暖。

5. 症状护理

(1)头痛头晕　血压不稳定或症状加重时须卧床休息，保持环境安静；改变体位时动作宜缓慢，防止直立性低血压；监测血压，发现血压变化时及时与医生联系给予处理；遵医嘱使用止痛药物。

(2)视力模糊　应嘱患者卧床休息，同时减少环境障碍物。注意观察病情变化，加强巡视，防止意外。

(3)恶心呕吐　创造安静环境，保证充分休息和睡眠；协助患者取坐位或侧卧位，头偏向一侧，防止窒息；保持床单位整洁，呕吐后协助患者清洁口腔；遵医嘱使用止呕药物。

(4)意识障碍　严格卧床，遵医嘱及时给予降压、扩血管、脱水等处理；密切监测病情变化，备好抢救用物；建立静脉通道并维持通畅；提供保护性措施，如使用床护栏、压舌板、约束带等；有大小便失禁应及时更换干净衣裤；昏迷患者应做好口腔护理。

6. 预防心脑血管意外

(1)预防直立性低血压　改变体位速度要慢，尤其从卧位或坐位向站立位改变时；服用降压药后最初几个小时，避免长时间站立；注意避免直立性低血压的诱因，如大量出汗、长时间热水浴、腹泻、饮酒等。

(2)预防血压突然升高　劳逸结合，充足睡眠；保持良好心态，合理控制情绪；养成良好的排便习惯，防止便秘；戒除烟酒嗜好；避免使血压突然升高的各种因素，如受寒、剧烈运动、过度用力和强烈应激等。

7. 高血压危急症的护理

绝对卧床休息，抬高床头，避免搬动和一切不良刺激；保持呼吸道通畅，遵医嘱给氧；密切观察病情变化，评估并发症的发生；遵医嘱给予速效降压、脱水、镇静药，并密切观察疗效和不良反应；积极寻找诱发因素，及时控制。

8.健康宣教

指导患者合理安排生活方式，提高自我保健能力；教会家属和患者正确使用血压计，告之患者观察降压药物疗效及辨别药物不良反应的知识和方法；嘱患者定期复查，发现紧急情况实施正确的院前救护，及时就诊；指导识别和避免各种诱发因素，防止心脑血管意外和高血压危急症的发生。

四、食物选择

(一)宜用食物

1.降压降脂的食物

降压食物有苹果、西红柿、荸荠、黄瓜、西瓜、冬瓜、木耳、芹菜等；降脂食物有山楂、大蒜、香菇、黑木耳、银耳等。

2.富含钙的食物

鱼虾、豆类制品、乳类制品等。

3.富含镁的食物

紫菜、谷类、豆类等。

4.富含维生素的食物

莴笋、油菜、胡萝卜、柑橘、大枣、猕猴桃等。

(二)忌(少)用食物

1.能量过高食物

尤其是动物脂肪或油炸食物，少食糖类。

2.过咸食物

如腌制、熏烤食物。

3.刺激性食物

烟酒、浓茶、咖啡、酒精饮料，辛辣、刺激性饮食。

(三)食谱举例

原发性高血压患者食谱举例(见表12－2)。

表12－2　原发性高血压食谱

早餐	面包(面粉50g)，小米粥(小米25g)
加餐	豆浆200mL(糖10g)
午餐	米饭(大米100g)，清蒸鱼(草鱼100g，盐2g)，炒油菜(油菜150g，盐2g)
加餐	水果(苹果150g)

续表 12 - 2

晚餐	米饭(大米 100g),瘦猪肉末烩豆腐(瘦肉 25g,豆腐 125g,盐 2g),拌西红柿(西红柿 100g),拌黄瓜(黄瓜 100g)
加餐	水果(鸭梨 125g)

能量	7.2MJ(1715kcal)	蛋白质 66.3g(15%)	
钠	43.2g(23%)	碳水化合物 266.0g(62%)	
脂肪	2565mg	钾 2370mg	

第二节　冠状动脉粥样硬化性心脏病

一、概述

冠状动脉粥样硬化性心脏病(coronary atherosclerotic heart disease)是指冠状动脉粥样硬化使血管腔狭窄或阻塞,或(和)因冠状动脉功能性改变(痉挛)导致心肌缺血缺氧或坏死而引起的心脏病,统称为冠状动脉性心脏病(coronary heart disease),简称冠心病,亦称缺血性心脏病(ischemic heart disease)。分为五种临床类型:①无症状型冠心病;②心绞痛型冠心病;③心肌梗死型冠心病;④缺血性心肌病型冠心病;⑤猝死型冠心病。心绞痛和心肌梗死型冠心病是常见类型。

冠心病是当前国内外最常见和危害最大的心脏病,是动脉硬化导致器官病变的最常见类型,也是严重危害人类健康的常见病。本病出现症状或致残、致死后果多发生在 40 岁以后,男性发病早于女性。在欧美发达国家本病常见。在我国,本病不如欧美多见,但近年来呈增长趋势,且在住院心脏病患者中本病所占比例也随年代不断增加。

(一)病因

1. 血脂异常

总胆固醇、低密度脂蛋白和甘油三酯增高均为独立危险因素。近年认为,载脂蛋白 A 的降低和载脂蛋白 B 的增高也是危险因素。

2. 高血压

血压增高与本病关系密切。60% ~ 70% 的冠状动脉粥样硬化患者有高血压,高血压患者较血压正常者冠心病的发病率高 3 ~ 4 倍。收缩压和舒张压增高都与本病密切相关。

3. 糖尿病和糖耐量异常

糖尿病患者本病的发病率比无糖尿病者高 2 倍,且病变进展迅速。冠心病患者中糖耐量减低者也十分常见。

4. 吸烟

吸烟者与不吸烟者比较，本病的发病率和病死率增高 2~6 倍，且与每日吸烟的支数呈正比。被动吸烟也是危险因素。

5. 不健康的饮食方式

常进较高热量、含较多动物性脂肪、胆固醇、糖和盐的食物。

6. 其他

肥胖、缺少体力活动、遗传因素、年龄 40 岁以上、男性、A 型性格等均为冠心病的易患因素。

近年提出肥胖与血脂异常、高血压、糖尿病和糖耐量异常同时存在时称为"代谢综合征"，是本病重要的危险因素。

（二）临床表现

1. 心绞痛（angina pectoris）

以发作性胸痛为主要临床表现。典型表现为：①疼痛部位：突发的胸痛，常位于胸骨体上段或中段之后，可波及心前区，常放射至左肩、左臂内侧达无名指和小指等；②疼痛性质：为压迫、窒息性或紧缩感，也可有堵塞、烧灼感，无锐痛或刺痛，偶伴濒死感；③诱发因素：常因体力劳动或情绪激动诱发，部分患者在饱餐、寒冷刺激、吸烟、用力排便时发病；④持续时间：一般持续 3~5 分钟，可数日、数周发作 1 次，也可 1 日内多次发作；⑤缓解方式：休息或含服硝酸甘油后即可缓解。心绞痛发作时常伴面色苍白、心率增快、血压升高、皮肤湿冷或出汗等。

2. 心肌梗死（myocardial infarction，MI）

疼痛是最先出现的症状，多发生于清晨、安静时，疼痛部位和性质与心绞痛相同，但程度较重，诱因多不明显，持续时间较长，可达数小时或更长，休息和含服硝酸甘油多不能缓解，故而患者常常烦躁不安、出汗、恐惧、胸闷或有濒死感。坏死物质被吸收可引起发热、心动过速、白细胞增高和红细胞沉降率增快等。严重病例可出现心律失常、低血压和休克、心力衰竭。

二、营养治疗

（一）治疗目的

通过合理调整膳食中的各种营养素，预防动脉粥样硬化的发生与发展，防止冠心病病情的恶化，减少死亡率，延长患者寿命，提高生命质量。

（二）治疗原则

1. 热量

（1）控制总热量　热量的摄入应根据患者的标准体重、工作性质而定，以维持正常体重为度。40 岁以上者应预防发胖，尤其有肥胖家族史者、超过标准体重者，应减少每日的总热量，力求使体重接近或达到标准体重。急性心肌梗死发作时，热量摄入应控制，供能一般不超过 1000kcal/d。

（2）限制脂肪与胆固醇　脂肪摄入量应控制在总热量的 25% 以内，日供脂量 <50g。其中动物脂肪量应 <10%，多不饱和脂肪酸与饱和脂肪酸之比（P/S）应保持在 1 以上。胆固醇的摄入量应控制在 <300mg/d，对重度高胆固醇血症，尤其是家族性高脂蛋白血症者，应控制在 <200mg/d。避免过多食用高动物性脂肪和高胆固醇的食物，如肥肉、动物内脏、鱼卵、蟹黄等。

（3）适量碳水化合物和蛋白质　过多碳水化合物的摄入易导致血中的甘油三酯升高，应控制碳水化合物的摄入，限制单糖和双糖，增加膳食纤维。平时少吃甜点心、糖果等含碳水化合物丰富的食物，粗粮、蔬菜、水果等含纤维素高的食物可多食用。适当进食优质蛋白，如酸牛奶、鱼类及豆制品，可使血胆固醇下降，对防治冠心病有利。蛋白质供给宜在晚餐或休息前占较多比例。

2. 矿物质及微量元素

冠心病患者往往合并有高血压，尤其是在合并心功能不全时，需控制钠的摄入。一般应控制钠盐摄入量 <5g/d，中度以上心功能不全患者钠盐应控制在 <3g/d。水的摄入量也应适当控制，特别是难治性心功能不全患者，水供应量应控制在 800mL/d 左右。海藻类如海带、紫菜、黑木耳等富含蛋氨酸、钾、镁、碘，均有利于冠心病的防治。宜多食含镁丰富的食物，如小米、燕麦、大麦、小麦、豆类及瘦肉类等。

3. 补充维生素

维生素与动脉粥样硬化有密切关系，能改善心肌代谢和心肌功能。维生素 C 能使患者的血胆固醇水平下降，增强血管弹性，促进心肌梗死病变的愈合。维生素 B_6 能降低血脂水平。维生素 E 能防止脂肪过氧化，降低心肌氧耗量。因此，应多食新鲜绿叶蔬菜和水果，补充维生素 A、维生素 E、维生素 C 和 B 族维生素。

4. 多食降脂食物

山楂、燕麦、鱼类、豆类能调节脂肪代谢，对冠心病的防治有利。酸牛奶、大蒜、洋葱、蘑菇等食物，具有降低血清胆固醇的作用，可多食用。

5. 限制饮酒

过多地饮酒能使血清甘油三酯升高。乙醇在体内氧化产生热量，乙醇使脂蛋白及乳糜微粒在血循环中消除减慢,从而加重高甘油三酯血症,因此需限制饮酒。

6. 饮食习惯

少食多餐,患者每日最好吃 4~6 餐,每餐不宜吃得过饱,尤其是晚餐;忌用具有兴奋神经系统和促进血管痉挛的食物,如浓茶、咖啡及刺激性调味品等;用蒸、煮、烩、炖、生拌凉菜等方法,忌用油煎、炸食物。

三、护理

(一)护理诊断

1. 疼痛　与心肌缺血、缺氧、坏死有关。

2. 活动无耐力　与氧的供需失调有关。

3. 焦虑、恐惧　与疼痛反复发作、疗效不佳、剧烈胸痛产生的濒死感有关。

4. 知识缺乏　缺乏疾病治疗与相关预防保健知识。

5. 潜在并发症　猝死。

(二)护理措施

1. 休息与活动

发作时应停止活动,卧床休息,注意保持环境安静,减少探视,避免不良刺激和情绪激动,以保证患者身心得到休息;缓解期可逐渐增加活动量,合理安排运动锻炼,活动以不出现胸闷、气促为原则,可提高耐力,促进侧支循环建立,减少疾病发作和并发症的发生,利于康复。

2. 饮食护理

宜低脂、清淡饮食,多食蔬菜、水果及富含纤维素的食物,以保持大便通畅;忌饱餐和刺激性食物,以免诱发心绞痛;对于心肌梗死患者,疼痛剧烈时应禁食,疼痛缓解后可给予流质、半流质饮食,逐步过渡到普食。

3. 心理护理

多与患者沟通,做好患者及家属的安慰工作,帮助患者树立战胜疾病的信心。适时做好健康教育,消除患者紧张心理,保持乐观情绪。保持周围环境的安静,避免不良刺激加重患者的心理负担。

4. 症状护理

(1)疼痛　心绞痛患者立即舌下含服硝酸甘油 0.5~1.0mg,不能缓解者用硝酸甘油静脉滴注。心肌梗死患者遵医嘱及时给予镇静止痛药物和扩血管药物。溶栓疗法和急诊 PTCA 是解除疼痛最根本的方法,近年来已在临床推广应用。对于有适应证的患者,应配合医生积极做好各项准备工作,严密观察病情变化。保持病室环境安静,避免不良刺激,稳定患者及家属的情绪,减少心肌耗氧。持续吸氧，以增加心肌氧的供给。

（2）心律失常　发生率高，尤其是24小时内多见。患者可伴有乏力、头晕、昏厥等症状，也是急性心肌梗死患者猝死的主要原因之一。应持续监测患者心电示波情况，出现异常及时报告医生并随时做好急救准备。此外，在溶栓治疗时，容易出现再灌注心律失常，应做好相应的急救准备。

（3）心力衰竭　为防止室性心律失常的发生，在心肌梗死后24小时内尽量避免使用洋地黄制剂。右心室梗死的患者应慎用利尿药，以免出现或加重血容量不足的状况。

5. 病情监测

在冠心病监护室进行心电图、血压和呼吸的监测，除颤仪应随时处于备用状态。对于严重泵衰者还应监测肺毛细血管压和静脉压。密切观察心律、心率、血压和心功能的变化，为适时做出治疗措施，避免猝死提供客观资料。监测人员必须极端负责，既不放过任何有意义的变化，又保证患者的安静和休息。

6. 健康教育

交代患者及家属避免各种诱发因素，如过度体力劳动、情绪激动、饱餐、寒冷刺激等；告之患者防治冠状动脉粥样硬化的危险因素是控制冠心病进展的重要方面，应予消除不良的饮食习惯、控制体重、限制烟酒等；教会患者及家属识别心绞痛和心肌梗死的先兆，及时处理，必要时应立即来院就诊；教会患者自我保健与救护知识，疾病发作时能实施自救；指导患者进行适当的活动与锻炼；嘱患者遵医嘱服药，自我监测药物的不良反应。

四、食物选择

（一）宜用食物

（1）富含多不饱和脂肪酸的深海鱼类，单独补充时应同时加服维生素 E。食用油宜选用植物油，如豆油、花生油等，但椰子油除外。

（2）富含植物蛋白的乳类及乳制品、豆类及豆制品，适量选用瘦肉和家禽。

（3）富含膳食纤维的蔬菜、粗粮等。

（4）富含矿物质及微量元素的食物，如海带、紫菜、黑木耳、小米、燕麦、大麦、小麦、胡桃、杏仁、西瓜子、芝麻等。

（5）富食维生素的食物，如新鲜绿叶蔬菜和水果。

（6）降血脂的食物如茶叶、山楂、蘑菇等。

（二）忌（少）用食物

（1）动物性油脂如猪油、牛油、鸡油等，以及黄油、人造奶油等应忌食或少食。鱼油除外。

（2）胆固醇含量高的动物内脏、蛋黄、鱼子、蟹黄、蛤贝类等。

（3）兴奋神经和促进血管痉挛的食物，如浓茶、咖啡及刺激性调味品等。甜食、咸食等也应适当限制，忌饮烈酒。

（三）食谱举例

冠状动脉粥样硬化性心脏病患者食谱举例（见表 12－3）。

表 12－3　冠状动脉粥样硬化性心脏病食谱

早餐	脱脂牛乳 200mL（白糖 5g），蒸丝糕（面粉 50g，玉米面 50g）	
午餐	粥（小米 25g），馒头 100g，海米香菇炖豆腐（海米 5g，香菇 5g，豆腐 150g），拌茄泥加黄瓜丝（茄子 200g，黄瓜 50g）	
晚餐	米饭（大米 150g），清炖鸡块（鸡肉 100g），番茄炒白菜（番茄 50g，白菜 100g）	
能量	7.9MJ（1900kcal）	蛋白质 78.3g（16%）
脂肪	32.9g（15%）	碳水化合物 326.1g（69%）

第三节　脑血管疾病

一、概述

脑血管病，又称脑血管意外或脑卒中，俗称脑中风，是脑血管疾病中一组以脑部缺血或出血性损伤症状为主要临床表现的疾病，主要有出血性的脑出血及蛛网膜下腔出血，缺血性的脑血栓形成、脑栓塞及短暂性脑缺血发作（TIA）。临床上发病最多的是脑出血和脑血栓形成。

脑血管病与心血管病和恶性肿瘤构成多数国家的三大致死疾病，存在着明显三高（发病高、致残率高、死亡率高）现象。据统计，其发病率约为 150～200/10 万，致残率约为 86.5%，且人群中总的发病数和致残的人数仍在上升。发病人群多为中老年人。

（一）病因

脑卒中的危险因素有高血压（各型脑卒中共同的最危险因素）、心脏病、糖尿病、高脂血症、吸烟与饮酒、遗传、年龄、肥胖、不良饮食（如高盐、高脂、低钙、少纤维素饮食等）、A 型行为、环境（如气候）、血液高粘综合征、无症状性颈动脉狭窄、代谢综合征、高同型半胱氨酸血症、口服避孕药等。脑出血常因精神紧张、情绪激动、用力排便及过度劳累等因素而诱发。

（二）临床表现

此病以急性脑功能损害为特征、以局灶性神经功能缺失（如瘫痪、失语）为共性，特点为发病急、病情凶险、致死率高、致残率高。该病发生前，患者常有眩晕、突发性头痛、项强、舌强、嗜睡及血压异常等先兆症状。

1. 脑出血

50 岁以上男性多见，多数有高血压病史，寒冷季节发病较多，大多在白天活动或情绪激动时起病，是高血压患者的主要死因。急性期主要症状有头痛、呕吐，迅速出现意识障碍、颜面潮红、血压升高、脉搏缓慢有力、呼吸深沉带有鼾音、全身大汗、大小便失禁。症状常在数小时内达到高峰，严重病例可在短时间内因脑疝形成而死亡。

2. 脑血栓形成

多见于 60 岁以上，常在安静或睡眠中发病。分为三种类型：①TIA：病情最轻。突发单侧肢体发麻、一时性黑矇、言语不清、眩晕、复视、耳鸣及猝倒等，常持续数秒、数分钟或数小时等，一般不超过 24 小时，常反复发作，多不留后遗症；②可逆性缺血性神经功能障碍：发病类同 TIA，但持续时间长，超过24 小时，可完全恢复。③完全性脑卒中：脑部有明显梗死病灶，症状更严重，常有意识障碍，神经功能障碍长期不能恢复。

二、营养治疗

（一）治疗目的

脑血管疾病的营养治疗应以维持患者基本生命活动、提高抗感染能力、防止并发症为主要目的。

（二）治疗原则

1. 热量

（1）总热能　未发病者的能量可按30～40kcal/kg 供给，体重超重者适当减少。发病后能量需要量应按照公式"BEE×应激系统×活动系数"计算。

（2）蛋白质　按 1.5～2.0g/kg 供给，以满足身体对氨基酸的需要。其中动物蛋白质不低于 20g，包括含脂肪少而含蛋白质高的奶类、鱼类、瘦肉、家禽等。豆类不少于 30g/d。优质蛋白不少于 1/3。

（3）脂肪　不超过总热能的 30%，胆固醇应低于 300mg/d。应尽量少吃含饱和脂肪酸高的肥肉、动物性油脂如猪油、牛油、羊油及动物内脏等。其中，饱和脂肪酸、单不饱和脂肪酸、多不饱和脂肪酸之间的比例为 1:1:1。超重者脂肪应占总热量的 20% 以下，胆固醇限制在 200mg/d 以内。宜食植物油，如花生油、芝麻油、豆油等，因所含不饱和脂肪酸较高，可延缓动脉硬化发生。

（4）碳水化合物　糖尿病、低血糖均是脑血管疾病的危险因素，因此应根据患者具体病情确定其碳水化合物的摄入量，过高或过低均不利。以谷类为主，不低于总热能的55%，要粗细搭配，食物多样化，避免食用过多的纯糖制品，如糖果、蜂蜜等。

2. 矿物质及微量元素

食盐摄入过多，所含钠离子可使血容量增加，加重心脏负担，使血压升高。应限制食盐的摄入，每日食盐摄入量应在6g以下，接受静脉输液的患者应将液体中钠含量包括在内，如使用脱水剂或是利尿剂可适当增加。高钾饮食能促进身体钠的排泄，而镁元素有降胆固醇、扩张血压的作用，充足的钙摄入可以避免因缺钙造成的骨钙溶出和钙在软组织、血管壁的异常沉积。因此，应保持饮食中钠、钾、镁、钙等无机元素的平衡，摄入低盐、高钾、高钙和高镁的食物能预防高血压、动脉硬化，从而防范脑卒中。

3. 膳食纤维

蔬菜及水果不仅可以提供充足的维生素和矿物质，其中的膳食纤维能促进消化吸收、润肠通便、减少食物残渣在肠道内长时间堆积造成的毒性作用、调节脂类代谢、调节血糖水平等作用。脑血管疾病患者每日蔬菜摄入量应在500g以上，以绿叶蔬菜为主。每日水果摄入时为150g左右。

4. 管饲饮食

昏迷、有进食障碍的患者，需应用管饲供给能量及主要营养素。

（1）制剂浓度　管饲用肠道营养制剂的浓度不宜过高，能量密度以1kcal/mL为宜，最好用等渗液。忌用高能、高蛋白制剂，以避免发生应激性消化道出血。

（2）制剂选择　①无胃肠道疾病者可用米汤、牛乳、混合奶、米粉、匀浆膳、市售肠内营养制剂等；②年老体弱、消化吸收功能不良或有合并症者宜用含水解蛋白（或氨基酸）、脂肪酸、糊精的肠道营养制剂；③患者如有乳糖不耐受症，需选择不含乳糖的制剂。

（3）管饲方法　①无胃肠道疾病者可采用间歇滴注法。滴速为100mL/h，每2小时管饲一次，可以50mL/h的滴速逐步递增，直到满足每日能量需要；②年老体弱、消化吸收功能不良或有合并症者宜采用持续滴注法。可从50mL/h开始，逐渐加量，每次增加25～50mL为宜，最初每8h加量一次，达到能量供给标准后可匀速（100～125mL/h）进行24小时持续滴注。

5. 饮食习惯

进餐定时定量，进食无障碍者每日宜少量多餐，以6餐为宜，避免过饥过饱；忌烟酒，避免食用过冷过热、过酸过咸、辛辣、刺激性食物，饮食易消化。

三、护理

(一)护理诊断

(1)意识障碍　与急性脑功能损害有关。

(2)疼痛：头痛　与颅内出血、水肿、颅内压增高有关。

(3)语言沟通障碍　与语言功能受损有关。

(4)自理缺陷　与感知或认知障碍、移动力或定向力受损等有关。

(5)营养改变：低于机体需要量　与咀嚼、吞咽困难有关。

(6)潜在并发症：脑疝。

(二)护理措施

1. 基础护理

中风患者由于肢体的残障，日常生活活动受限，应指导患者家属做好患者的日常生活护理，防止并发症的发生。如定时翻身、叩背，保持呼吸道通畅；做好皮肤、口腔护理，保持会阴部清洁；保持大小便通畅，预防便秘等。

2. 饮食护理

普通患者宜进食低盐、低糖、低脂、适量蛋白、高纤维素、清淡、易消化食物，多吃蔬菜和水果。重症或昏迷患者在起病2~3天内如有呕吐、消化道出血应禁食，从静脉补充营养。3天后开始鼻饲，开始时以米汤、蔗糖为主，在已经耐受的情况下给予混合奶。鼻饲速度宜慢，防止返流到气管内。必要时选用匀浆饮食和(或)要素饮食。

3. 心理护理

患者的心理康复是病后康复的一个主要内容。应根据患者心理、家庭等情况分析制定针对性的心理护理方法，使患者及家属面对现状，稳定情绪，树立信心，积极参与康复治疗，同时争取更多的来自家庭与社会的支持。

4. 康复护理

急性脑血管病引起的残障以偏瘫为多，越早进行康复训练效果越好。康复训练的目标在于尽可能地恢复患者的日常生活和工作能力、回归社会。康复训练最好是在专业康复医师的指导下进行，制订康复计划，定期评估，指导患者家属或护工协作训练。运动量应适度控制，训练强度应由小到大。按规定的时间进行锻炼，训练频率应保持在每周至少2~3天，每天1~2次，每次约30~40分钟。

5. 紧急救护

急性期患者需实施紧急救护措施，防止并发症的发生，挽救患者的生命。

(1)安置体位　当患者突然发病时，应保持镇静，设法将患者抬到床上。

患者取平卧位，怀疑脑出血者，一般头抬高 $15° \sim 30°$。

（2）保持呼吸道通畅 保持心肺功能，尽快清除患者口鼻的黏液、呕吐物以保持呼吸道通畅，昏迷患者头偏向一侧。必要时可给予气管内插管，接简易呼吸器做辅助呼吸。

（3）快速建立静脉通道 脑疝是造成患者死亡的主要原因，故降低颅内压是抢救成功的关键。对有明显颅内高压者，遵医嘱快速输入 20% 甘露醇（注明使用量）予以脱水降低颅内压。

（4）病情监测 密切监测患者病情变化，评估并发症的发生。若出现心衰、心跳骤停时，应立即通知医生，配合紧急处理。

6. 健康宣教

向患者及家属讲解脑卒中的预防、治疗、护理、康复、院前急救知识。内容包括：指导患者建立健康的生活方式，如合理膳食、适当运动、规律作息、劳逸结合、合理情绪等；指导患者定期复查，以了解疾病控制情况，发现异常及时治疗；告之患者及家属避免受凉、激动、用力、过饱、疲劳等诱发因素，识别先兆症状。

四、食物选择

（一）宜用食物

（1）富含优质蛋白的食物，如乳类及其制品、豆类及其制品。

（2）新鲜蔬菜、水果，尤其是各种绿叶类蔬菜，如菠菜、油菜、空心菜、生菜等。

（3）以水解蛋白、游离脂肪酸与糊精为供能营养素，且尽量不含乳糖的肠道营养制剂。

（二）忌（少）用食物

（1）能量过高食物，如肥肉、动物油脂、动物内脏、鱼子、油炸食物、食用糖、糖果等。

（2）钠含量过高食物，如咸菜、腌渍食物、熏酱食物等。

（3）刺激性食物，如烟、酒、茶叶、咖啡、辛辣调味品等。

（三）食谱举例

脑血管疾病患者食谱举例（见表 12 -4）。

表 12 - 4　脑血管疾病食谱

早餐	豆浆 200mL,绿豆糕 100g	
加餐	水果(苹果 250g)	
午餐	粥 50g,馒头 100g,焖大黄鱼 100g,蒜炒菠菜 200g	
加餐	水果(香蕉 250g)	
晚餐	花卷 100g,土豆炖牛肉(土豆 100g,牛肉 70g,番茄 100g),大头菜炒苦瓜(大头菜 20g,苦瓜 100g)	
加餐	牛乳 200mL	
能量	9.7MJ(2313kcal)	蛋白质 88.8g(15%)
脂肪	51.2g(20%)	碳水化合物 374.5g(65%)

【案例分析】

病例一

患者,男性,55 岁。高血压病史十余年,平日血压多在 160~180/110~120mmHg,间断服用降压药。因经常头痛、头晕、失眠,血压控制不理想而来院就诊。患者平素喜吃咸食,经常工作至深夜。身高 172cm,体重 92kg。其父于 5 年前因高血压脑出血死亡。

体检:Bp175/115mmHg,心脏向左扩大,心率 88 次/min,律整。肺、腹(-)。

实验室检查:尿蛋白(+)。

请问:(1)该患者高血压属哪一级?目前并发了哪种脏器功能损害?

(2)该患者的营养治疗原则是什么?如何进行营养治疗?

(3)该患者的护理要点有哪些?如何做好健康教育?

病例二

2.患者,男性,52 岁。半小时前看报纸时突然感到剑突处压榨样疼痛,并向左肩放射,伴恶心、冷汗,有濒死感,自含服硝酸甘油 1 片,疼痛未缓解急诊入院。体检:T 37.4℃,R 20 次/min,Bp 12.5/9.2kPa,P 108 次/min,律尚齐,两肺呼吸音清晰,腹部平软。

心电图示Ⅱ、Ⅲ、aVF 导联的 ST 段抬高,并有深而宽的 Q 波,偶见室性早搏。实验室检查 AST、LDH 均正常。X 线检查心影未见增大,两肺无阴影,膈下未见游离气体。

请问:(1)该患者的临床诊断是什么?

(2)该患者的营养治疗原则是什么?如何进行营养治疗?

(3)该患者最主要的护理诊断是什么?如何护理?

(彭芳)

第十三章 呼吸系统疾病的营养治疗及护理

【学习目标】

1. 掌握慢性阻塞性肺气肿、支气管哮喘、肺结核的营养治疗原则和护理要点。

2. 熟悉慢性阻塞性肺气肿、支气管哮喘、肺结核的概念、临床表现和食物选择的注意事项。

3. 了解慢性阻塞性肺气肿、支气管哮喘、肺结核的病因和营养治疗的目的。

第一节 慢性阻塞性肺气肿

一、概述

慢性阻塞性肺气肿(chronic obstructive emphysema),简称慢阻肺,是指终末细支气管远端的气道弹性减退,过度膨胀充气和肺容积量增大,同时伴有肺泡壁的破坏。由于其发病缓慢,病程较长,故称为慢性阻塞性肺气肿。是肺气肿中最常见的一种类型。

慢阻肺是呼吸系统疾病中的常见病和多发病,患病率和病死率均居高不下。患病率男性高于女性,且随年龄的增长而增加。因肺功能进行性减退,严重影响患者的劳动能力和生活质量,造成巨大的社会和经济负担。

（一）病因

慢性阻塞性肺气肿的发病机制至今未阐明,但一般认为是因多种因素协同作用形成。引起慢支的各种因素,如长期反复肺部感染、吸烟、大气污染、气候(寒冷、气候突变等)、职业性粉尘和有害气体的长期吸入、过敏因素等,可引起阻塞性肺气肿。其他如呼吸道防御功能及免疫功能降低、自主神经功能失调、遗传或营养等亦可参与慢阻肺的发生与发展。

（二）临床表现

1. 呼吸困难

慢支并发肺气肿时,在原有咳嗽、咳痰、喘息等症状的基础上出现明显的呼吸困难并加重。早期仅劳动时出现，以后逐渐加重，轻度活动或休息时也出现明显的呼吸困难，感染时呼吸困难加重，严重时可出现呼吸衰竭。

2. 咳嗽、咳痰

当肺气肿形成后，咳嗽的声音低沉无力，咳嗽频繁，咳痰多，甚至常年不断。若伴感染时可为黏液脓性痰或脓痰。咳嗽剧烈时痰中可带血。

3. 其他

患者可有疲乏无力、食欲下降、体重减轻，重症有发绀、头痛及意识障碍。易并发自发性气胸、肺部急性感染、肺源性心脏病、呼吸衰竭。

二、营养治疗

(一)治疗目的

提供足够热能、充足蛋白质、多种维生素饮食，供给足够的水分，以降低呼吸道感染和呼吸衰竭的发生率，降低病死率。

(二)治疗原则

1. 热能

在患者承受的范围内最大限度地予以供给热能。宜采用高蛋白质、高脂肪、低碳水化合物的膳食或肠外营养液，蛋白质、脂肪、碳水化合物所占能量分别为20%、20%~30%、50%~60%。推荐每日供给1800~2000kcal以上热能，消瘦者可在此基础上据情增加，如消化道不能满足需要，则可辅以静脉支持。肥胖患者应控制热能摄入以适当减轻体重，因肥胖可使横膈抬高，膈肌活动受限，加重肺气肿的喘憋症状。

2. 维生素

每日适量补充各种维生素及微量元素，提供含维生素 A、维生素 D、维生素 E、维生素 K、维生素 C 及 B 族维生素丰富的食物，由于患者承受量有限，建议以药物形式补给为宜。依据临床情况维持电解质平衡，特别注意补充影响呼吸肌功能的钾、镁、磷等元素。

3. 水

充足的液体能稀释呼吸道炎性分泌物，便于咳出。水的摄入量应根据患者的病情而定，心功能良好者，应鼓励患者少量多次喝水；急性发作期伴有心功能不全时，应限制水的摄入量；若患者因严重感染出现脱水或呼吸机支持引起体液丢失过多时，则应增加水分的摄入量。无论何种状态下均不宜为此类患者供给较多的盐，饮食中应注意减少盐的含量。

4. 膳食性质

摄入清淡易消化的软食或半流质，在两餐间隔的时间可用少量多次的浓缩食物，以避免疲乏。

三、护理

（一）护理诊断

1. 清理呼吸道无效　与肺部感染、痰排量增加、黏稠、不易咳出有关。

2. 气体交换受损　与支气管壁增厚、支气管痉挛、肺组织弹性降低、肺膨胀不全有关。

3. 焦虑　与氧的供需失调有关。

4. 知识缺乏　缺乏预防疾病复发的知识。

5. 潜在并发症　心力衰竭。

（二）护理措施

1. 基础护理

保持室内空气新鲜流通，室温 18℃ ~ 20℃，相对湿度 50% ~ 70%。病情较轻者可适当活动，病情较重者应卧床休息，帮助采用舒适或有利于呼吸的体位。协助生活料理，加强基础护理，预防并发症发生。注意保暖，防止受凉感冒，吸烟者劝戒烟。

2. 饮食护理

（1）加强营养以增加呼吸动力，给予高蛋白、高热量、富含维生素、易消化的低盐饮食。

（2）在不限制液体摄入的情况下，鼓励患者多饮水，每天至少饮水 2000 ~ 2500mL，以补充水分的消耗，使痰液稀释，易于咳出。出现腹水、水肿明显、尿少时，应减少水、钠的摄入，钠盐应 <3g/d，水分应 <500mL/d，以预防心力衰竭发生。

（3）少食或不食易产气的食物，如红薯、土豆等，以免引起腹胀影响膈肌的运动。

（4）进食前清理呼吸道，保持口腔清洁，增进食欲。

（5）气管插管、气管切开时应静脉补充高营养液体，以保证机体的需要。

3. 通畅气道

指导患者有效咳嗽、排痰；雾化吸入，遵医嘱在雾化液内加入消炎、止咳、祛痰的药物；患者痰量较多、排痰困难或昏迷、气管切开时，常用鼻导管或机械吸痰；根据病情给予持续低流量给氧，保持氧导管通畅；监测血气分析、生命体征、神志的变化。

4. 氧疗护理

长期家庭氧疗（LTOT）对慢性阻塞性肺部疾病（COPD）慢性呼吸衰竭者可

提高生活质量和生存率。一般用鼻导管吸氧，氧流量 1.0～2.0L/min，氧浓度为 28%～30%。吸氧时间 10～15h/d，使患者在静息状态下，达到 $PaO_2 \geqslant 60mmHg$ 和(或)SO_2 升至 90%。

5. 病情观察

观察痰的颜色、性状、量、气味以及咳嗽的频率、程度等。留取新鲜痰标本进行培养和药敏试验，并根据药敏试验结果合理选择抗生素。

6. 心理护理

耐心向患者解释病情，消除紧张和焦虑。给予患者鼓励和赞扬，增强患者战胜疾病的信心。提高患者生活质量，增强安全感。处理患者的急性发作状况时，应保持镇静、动作熟练，以减轻患者的顾虑。

7. 健康宣教

指导患者养成良好、规律的生活习惯，劝导其戒烟、戒酒。指导患者防寒保暖，避免呼吸道感染，定期门诊复查，防止发生呼吸衰竭。指导患者坚持正确的呼吸锻炼和全身锻炼。给予患者用药及家庭氧疗的指导。

四、食物选择

（一）宜用食物

某些食品如枇杷、百合、大枣、梨、蜂蜜、萝卜、杏仁等，有健脾、补肾、止咳、化痰、益肺等作用，可根据病情适当选用，对疾病的康复大有好处。

（二）忌（少）用食物

忌用辛辣、油腻、黏稠、产气类食品。

（三）食谱举例

慢性阻塞性肺气肿患者食谱举例（见表 13-1）。

表 13-1 慢性阻塞性肺气肿食谱

早餐	牛乳 250mL，蛋糕 50g
加餐	煮鸡蛋 50g
午餐	米饭 150g，余丸子（瘦猪肉 50g，鸡肉 50g），炒白菜豆腐（白菜 150g，豆腐 100g）
加餐	牛乳 100mL
晚餐	馒头 150g，鸡蛋炒番茄（鸡蛋 50g，番茄 150g），虾仁炒黄瓜（虾 100g，黄瓜 100g）
加餐	牛乳 100mL
能量	9.2MJ(2203kcal)　　　　蛋白质 111.3g(20.2%)
脂肪	61.4g(25.1%)　　　　碳水化合物 301.3g(54.7%)

第二节 支气管哮喘

一、概述

支气管哮喘(bronchial asthma),简称哮喘,是由多种细胞(如嗜酸性粒细胞、肥大细胞、T淋巴细胞、中性粒细胞、气道上皮细胞等)和细胞组分参与的慢性气道变应性炎症(AAI)和气道高反应性(BHR)的慢性气管炎症性病变。在敏感人群中,这种炎症可引起广泛的可逆性气道狭窄、黏膜炎症和水肿、分泌物较多以及通气受阻,多数患者可自行缓解或经治疗后缓解。在哮喘发作间歇期间,患者可无任何不适。

一般认为儿童患病率高于青壮年,老年人群的患病率有增高的趋势。成人男女患病率大致相同,发达国家高于发展中国家,城市高于农村。约40%的患者有家族史。近年来,哮喘患病率、发作的严重程度和死亡率均有上升趋势,因此,全球性哮喘防治建议(Global Initiative for Asthma,GINA)已成为目前防治哮喘的重要指南。

(一)病因

哮喘的病因不十分清楚,但大多认为同时受遗传因素和环境因素的双重影响。根据哮喘发作及诱发因素,分为内源性、外源性两类。

1. 外源性哮喘

多在儿童青少年期发病,有过敏史和家族史。多数患者有明显的过敏源接触史。外源性过敏源有:尘螨、花粉、动物毛屑、二氧化硫、氨气等各种特异和非特异性吸入物;感染,如细菌、病毒、原虫、寄生虫等;食物,如鱼、虾、蟹、蛋类、牛奶等;药物,如普萘洛尔(心得安)、阿司匹林等。

2. 内源性哮喘

由神经因素和呼吸道感染引起。如呼吸道感染、冷空气刺激、精神因素(如强烈情绪变化)、运动、妊娠等。任何年龄均可发生,常见于30岁以上成年人。

(二)临床表现

为发作性伴有哮鸣音的呼气性呼吸困难或发作性胸闷和咳嗽。严重者被迫采取坐位或呈端坐位张口呼吸,伴有哮鸣音,严重时出现发绀。自诉呼吸费力、气促,有头昏、心慌、窒息的感觉。当气体交换明显障碍时,说话方式可异常。干咳或咳大量白色泡沫痰,有时咳嗽可为唯一的症状(咳嗽变异型哮喘)。哮喘症状可在数分钟内发作,经数小时至数天,用支气管舒张药或自行缓解。

某些患者在缓解数小时后可再次发作。在夜间及凌晨发作和加重常是哮喘的特征之一。有些青少年，其哮喘症状表现为运动时出现胸闷、咳嗽和呼吸困难（运动性哮喘）。

支气管哮喘可并发气胸、纵隔气肿、肺不张；长期反复发作和感染可并发慢支、肺气肿、支气管扩张、间质性肺炎、肺纤维化和肺源性心脏病。

二、营养治疗

（一）治疗目的

对哮喘患者进行营养治疗的主要目的是避免出现营养不良，减少食物对黏膜的刺激，避免摄入致敏食物。

（二）治疗原则

1. 避免致敏食物

患者出现症状并怀疑是哮喘时，应观察日常饮食中有无致敏因素，调整饮食结构，去除致敏食物。

2. 能量供应

热能供应以碳水化合物为主，脂肪的供给量应适当限制，且以植物脂肪为宜。保证蛋白质摄入，注意补充优质蛋白质，宜多摄入植物蛋白，尤其是大豆及大豆制品。部分含蛋白质丰富的动物性食物可引发哮喘，哮喘病患者应根据自己的实际情况合理地"忌口"，避免摄入引发哮喘的食物。

3. 轻症哮喘

轻症哮喘患者发作时应摄入流食或半流食，能量及营养素供给量可稍低于正常人需要量，经口摄入不足者可由静脉补充。缓解期间能量及营养素需要量与正常人相同，摄入普食即可。

4. 重症哮喘

重症哮喘患者多伴营养不良。

（1）能量能量需要量按"BEE×应激系数"计算。发作时，按症状轻、中、重不同，应激系数分别为 1.3、1.5、2.0。缓解期内，应激系数以 1.2 计。

（2）蛋白质哮喘患者每日蛋白质摄入量以占总热量 14%～18% 为宜，以优质蛋白为主。

（3）脂肪哮喘患者每日脂肪摄入量以占总热量的 32%～36% 为宜，以植物油为主，可适当食用深海鱼油。

（4）碳水化合物哮喘患者每日碳水化合物的摄入量以占总热量 50% 为宜，避免迅速、大量进食碳水化合物，避免过多食用纯碳水化合物类食物。

（5）注意补充水分在哮喘发作时，特别是严重发作时，因张口呼吸、出汗多、饮食少，可导致体内水分的丢失，从而使痰液黏稠不易咳出。应及时补充水分，增加液体摄入量。鼓励轻症患者多饮水，危重患者不能进食时，可用静脉补液。

5. 食物选择

（1）痰多者，可多吃杏仁露、丝瓜、西瓜、梨等食物，少吃容易生痰的食物，如牛乳、禽蛋、肥肉等。

（2）对婴儿提倡母乳喂养，尤其是遗传过敏体质家族中的婴儿。添加辅食时，注意对禽蛋类食物的适应程度。

（3）尽可能减少产气食物的摄入。

（4）尽可能吃煮熟的食物，因为食物经高热煮熟后可破坏其抗原性。不吃冷饮及人工配制的含气饮料。

（5）忌烟、酒、辛辣等刺激性食物。

6. 饮食习惯

食物过热、过冷、进食过急等可诱发支气管哮喘，应注意避免。少量多餐有利于减轻哮喘患者的呼吸困难，避免哮喘发作时咳嗽、呕吐而导致呕吐物吸入呼吸道。

三、护理

（一）护理诊断

（1）低效性呼吸形态　与支气管痉挛，平滑肌水肿有关。

（2）清理呼吸道无效　与支气管痉挛和疲乏有关。

（3）焦虑　与急性哮喘发作时症状未缓解或重症哮喘发作有关。

（4）体液不足　与大量出汗及用力呼吸有关。

（5）知识缺乏　与缺乏疾病防治知识有关。

（二）护理措施

1. 基础护理

患者卧床休息，协助抬高床头使患者半坐或坐卧位，以利呼吸。适当保暖，避免寒冷，远离过分潮湿或干燥以及空气污染的环境。保持床单位干燥，及时更换汗湿的衣、被，保持皮肤的干燥与清洁。保持口腔清洁，咳痰后协助做好口腔护理或用漱口液漱口。

2. 对症护理

（1）病情不允许活动的卧床患者，应鼓励他们在床上做慢而深的呼吸，如用1:3的呼吸时比，延长呼气时间将肺内气体吐尽，再深吸气将新鲜空气纳入肺内。

（2）指导患者掌握咳嗽技巧，鼓励患者做有效的咳嗽排痰。

（3）哮喘患者给氧浓度为 25% ~ 33%，流量为 1 ~ 3L/min，使 PaO_2 提高到 70 ~ 90mmHg。在氧疗中，需根据动脉血气分析的结果评价疗效。呼吸速率过快可使二氧化碳过多排出，可用漏斗状纸袋回收呼出的二氧化碳。

3. 用药护理

在治疗哮喘急性发作时常用氨茶碱治疗，用药过程中注意药物注射的速度不可过快、过量（速度不可超过 25mg/mim），以免引起恶心、严重心律失常、血压下降、惊厥、甚至死亡。

4. 观察病情

（1）记录 24 小时出入水量，成人每日摄入量为 3000mL，治疗脱水时应以维持患者尿量 50mL/h 为原则。

（2）密切观察患者是否有脱水症状，如皮肤干燥，缺乏弹性；眼眶凹陷，无精打采；体重急速减轻；血压下降，脉搏增快；少尿或无尿；末梢静脉充盈时间延长等。

（3）密切观察是否有低血钾的症状，如进行性虚弱，腹胀或肠梗阻、肠绞痛，反射减弱、表情淡漠、食欲不振、恶心、呕吐，呼吸困难且急促、呼吸量减少。

5. 心理护理

哮喘发作时的呼吸困难、濒死感常导致患者精神紧张、焦虑不安、失眠，其反复发作可引起患者心情抑郁。哮喘发作时陪伴患者，关心患者，做好劝导工作，使其心情平静，以减轻其精神紧张。告知患者要注意避免生气和情绪激动以免诱发哮喘。遵医嘱给予少量镇静药，但患者发生呼吸困难、气喘严重、有窒息感时不能用抑制呼吸的镇静剂。

6. 健康宣教

（1）避免诱因①对外源性哮喘患者应避免接触过敏源，如改变居住环境，避免接触有污染的空气、地毯、家具、皮毛、致敏食物和某些药物。帮助寻找过敏源，在医生指导下坚持脱敏治疗；②内源性哮喘患者应戒烟，加强必要的体育锻炼，避免受凉，预防呼吸道感染，有发作先兆时，及时报告医生。

（2）先兆预防指导患者了解哮喘发作的先兆表现及相应处理办法。如出现胸部发紧、呼吸不畅、喉部发痒、打喷嚏、咳嗽等症状，应及时采取预防措施，并及时就医。

（3）健康指导指导患者使用腹式呼吸，进行缩唇呼吸运动。教会患者含有支气管扩张剂的小型喷雾器的正确使用方法。指导患者学会在家中自行监测病情变化，重点掌握峰流速仪的使用方法。

四、食物选择

（一）宜用食物

1. 轻症哮喘

牛乳、豆浆、果汁、酸奶、麦乳精等流食，以及粥、烂面条、面包、蛋糕、饼干、肉泥、肝泥、菜泥、鱼丸等半流食。

2. 重症哮喘

不能经口进食者，为保证营养供给，临床多通过管饲低碳水化合物要素营养剂进行营养治疗。

3. 脂肪以植物油为主

（二）忌（少）用食物

1. 能引起过敏反应的食物。

2. 产气量大的食物，如豆类、薯类、萝卜、碳酸类饮料等。

3. 少食动物脂肪、动物内脏。

（三）食谱举例

支气管哮喘患者食谱举例（见表 13 - 2）。

表 13 - 2　支气管哮喘发作期半流食食谱

早餐	豆浆 200mL（白糖 10g），蛋糕 50g，香肠 50g
加餐	麦乳精 30g，奶油饼干 30g
午餐	面片汤（面粉 100g，番茄 100g，瘦猪肉 50g）
加餐	鸡蛋糕（鸡蛋 50g）
晚餐	切面 100g，茄子炒肉（茄子 100g，瘦猪肉 30g），大黄鱼 100g
加餐	牛乳 250mL（白糖 10g）
能量	8.8MJ（2103kcal）　　　　　蛋白质 94.6g（18%）
脂肪	80.6g（34%）　　　　　　碳水化合物 250.0g（48%）

第三节　肺结核

一、概述

肺结核（pulmonary tuberculosis）是结核杆菌侵入人体引起的慢性呼吸道传

染病，可累及全身多个脏器，但以肺结核最为常见。结核病的基本病理特点为渗出、干酪样坏死及其他增殖性组织反应，可形成空洞。临床上呈慢性过程，但少数可急起发病，常有低热、乏力、咳嗽、咯血等呼吸系统表现。

全球有三分之一的人（约 20 亿）曾受到结核分枝杆菌的感染，结核病的高流行与国民生产总值（GDP）的低水平相对应。我国结核病感染率和患病率均高，死亡人数多，每年约有 13 万人死于结核病。地区患病率差异大，西部地区患病率高，东部地区低。

（一）病因

1. 传染源

主要是肺结核患者。痰里查出结核分枝杆菌的患者才有传染性，才是传染源。传染性的大小取决于痰内菌量的多少。直接涂片法查出结核分枝杆菌属于大量排菌，直接涂片法检查阴性而仅培养出结核分枝杆菌者属于微量排菌。

2. 传染途径

结核菌主要通过呼吸道传播，飞沫传播是肺结核最重要的传播途径。健康人吸入患者咳嗽、打喷嚏时喷出的带菌飞沫，可引起肺部结核菌感染。结核菌经消化道、皮肤、泌尿生殖系等其他途径传播现已罕见。

3. 易感人群

影响机体对结核分枝杆菌自然抵抗力的因素除遗传因素外，还包括生活贫困、居住拥挤、营养不良等社会因素。老年人、婴幼儿、HIV 感染者、免疫抑制剂使用者、慢性疾病患者、长期过度劳累及心理压力大者等易患肺结核。

（二）临床表现

1. 全身症状

发热为最常见症状，多为长期午后潮热，即下午或傍晚开始升高，翌晨降至正常。部分患者有疲乏、盗汗、食欲减退、体重减轻等全身毒性症状，重者可有高热。育龄妇女可有月经失调或闭经。

2. 呼吸系统症状

（1）咳嗽、咳痰：肺结核最常见的症状。咳嗽较轻，干咳或咳少量黏液痰。空洞形成时，痰量增多，若合并其他细菌感染，痰可呈脓性。若合并支气管结核，表现为刺激性咳嗽。

（2）咯血：有 1/3 ~ 1/2 的患者有不同程度地咯血。根据咯血量可分为：①少量咯血：24 小时咯血量在 100mL 以内；②中等量咯血：24 小时咯血量在 100 ~ 500mL；③大量咯血：24 小时咯血量在 500mL 以上，甚至发生失血性休克。多数患者为少量咯血，少数为大量咯血。大咯血时，血块可阻塞气道引起窒息。

（3）胸痛：为炎症累及壁层胸膜时刺激胸壁所致。随呼吸运动和咳嗽加重。

（4）呼吸困难：重症肺结核患者呼吸功能损害可出现呼吸困难，甚至发绀，当并发气胸时，可出现明显呼吸困难。

3.并发症

可并发自发性气胸、脓气胸、支气管扩张、肺心病。结核菌随血行扩散，可并发脑膜、心包、泌尿生殖系统结核及骨结核。

二、营养治疗

（一）治疗目的

补给充足的热能和营养素，以满足机体的需要和疾病的消耗，加速结核病灶的钙化，提高机体免疫功能，促进机体的康复。

（二）治疗原则

1.高热能

一般按 40～50 kcal/kg 供给，成人一般每日需供给 2000～3000 kcal。鼓励患者增加摄入量，一般每日主食的摄入量在 350～450g 以上。能量供给以碳水化合物为主要形式，碳水化合物的供给量可以根据患者平时的食量而定，不必加以限制。

2.优质蛋白质

一般按 1.5～2.0g/kg 供给，其中优质蛋白质达 1/2～2/3。可以选用肉类、蛋类、豆类及其制品。牛乳除酪蛋白含量丰富外，还含有较多的钙，有利于结核病灶的钙化，是结核患者较理想的食物。

3.适当脂肪

由于患者消耗脂肪量较大，适量补充脂肪是营养支持不可忽视的内容，尤以动物脂肪的供给为佳，在完成脂肪供给的同时，实现了脂溶性维生素的补充。脂肪供给量在患者能够承受的前提下，可在常态供给基础上适当增加。

4.丰富维生素

维生素 C 有减轻血管渗透性的作用，可以促进渗出病灶的吸收；维生素 B_1、维生素 B_6 能减少抗结核药物的不良反应；维生素 A 可增强上皮细胞的抵抗力；维生素 D 可促进钙的吸收。应多选用新鲜蔬菜、水果、鱼虾、动物内脏和蛋类，补充维生素 A、B 族维生素、维生素 C、维生素 D。

5.补充矿物质

结核灶的钙化需要大量的钙，应供给结核病患者高钙食品。钙的代谢过程与磷有关，在补钙同时应注意增加含磷丰富食物的摄入。少量反复咯血的肺结核患者，往往伴有缺铁性贫血，故在膳食中还应增加含血红素铁丰富的食物。

长期发热、盗汗的患者,应及时补充钾、钠和水分。

6.饮食习惯

结核病患者不需要忌口,提倡食物多样,荤素搭配,营养全面,但要避免辛辣等刺激性调味品。可以采用各种烹调方法,尽量食用容易消化的食品,少采用油炸、油煎等烹调方法。在一日三餐之外,另加两次点心,对食物的消化吸收更加有利。发热或并发肠结核的患者可用细软、易消化的半流质饮食。戒烟酒。

三、护理

(一)护理诊断

(1)体温过 高与结核中毒症状有关。

(2)有窒息的危险 与大量咯血阻塞呼吸道有关。

(3)知识缺乏 缺乏疾病预防及药物治疗知识。

(4)营养失调:低于机体需要量 与疾病消耗、营养供给不足有关。

(二)护理措施

1.基础护理

患者全身中毒症状明显时应以卧床休息为主,可适当离床活动;症状缓解后,应鼓励患者参加娱乐活动和户外运动,如散步、打太极拳、做操等。保持有规律地生活,避免疲劳。患者单住一室,进行呼吸道隔离。生活环境应空气流通、清新,阳光充足。每日应空气喷雾消毒1次。

2.饮食护理

给予高热量、高蛋白饮食,以增强抵抗力,促进机体修复能力,使病灶愈合。选择清凉、水分多、易入口的新鲜蔬菜、水果、蛋类、肉类、牛奶、豆浆等,每周测体重1次。避免烟酒和太咸、太辣、太冷、太热、过于油腻、易产气等食物。如有大咯血时应禁食,咯血停止后,可给半流饮食。

3.高热护理

保持皮肤清洁、干燥,衣服、被褥汗湿后,及时更换。高热时,除可给少量退热药物外,还可进行物理降温,如温水擦浴、醇浴,并随时记录测量的体温。应多饮水,及时补充丢失的水分。

4.用药护理

向患者及其家人说明化疗的意义、抗结核药物的剂量、用法及不良反应。按时督促用药,注意观察患者服药情况,及时发现药物的不良反应。加强访视宣传,引导患者坚持全程化疗,定期到医院复查肝功能和胸片。

5.心理护理

鼓励患者树立战胜疾病的信心，正确对待疾病。主动与患者交流，使其消除恐惧、焦虑等不稳定情绪，解除心理负担。鼓励患者克服被动依赖心理，学会照顾自己，培养自我护理的生活能力。

6.健康宣教

向患者及家属宣传有关结核病的防治知识，灌输正确的观念。对排菌的传染性肺结核患者进行呼吸道隔离。指导有计划地接种卡介苗，使机体对结核菌产生免疫力。养成良好的生活习惯，戒除烟酒。注意营养和休息，避免情绪波动和操劳过度，加强体育锻炼、增强体质。

四、食物选择

（一）宜用食物

（1）含优质蛋白的食物，如肉类、奶类、蛋类、禽类、豆制品等。注意尽量多选择含酪蛋白高的食物，如牛奶和奶制品。

（2）高钙饮食，如各种骨头汤、脆骨、贝类、海带、海产品等。同时增加含磷丰富的食物，如蘑菇、南瓜子仁、丁香鱼、蛏干、虾皮、莲子等。

（3）含丰富维生素的食物，如新鲜的蔬菜、水果、鱼虾、动物内脏、蛋类等。

（4）含铁丰富的食物，如肉类、奶类、动物肝脏、绿叶蔬菜等。

（二）忌（少）用食物

避免辛辣、刺激性调味品。禁止饮酒。

（三）食谱举例

肺结核患者食谱举例（见表13－3）。

表 13－3　肺结核食谱

早餐	粥(粳米 50g)，馒头(标准粉 50g)，煮鸡蛋(鸡蛋 40g)	
加餐	牛奶(牛奶 250g，白糖 20g)，水果(苹果 150g)	
午餐	米饭(粳米 100g)，清蒸鱼(草鱼 100g)，青菜炒豆干(青菜 120g，豆干 50g)	
加餐	麦乳精(麦乳精 20g，白糖 15g)，水果(橘子 100g)	
晚餐	挂面 90g，清蒸猪大排(猪大排 80g)，木耳炒胡萝卜(木耳 15g，胡萝卜 75g)	
能量	8.79MJ(2101.7kcal)	蛋白质 84.8g(16.2%)
脂肪	62.2g(26.6%)	碳水化合物 300.5g(57.2%)

【案例分析】

病例一

患者，男，67岁，6年来每于冬季或受凉后出现咳嗽、咳痰，为黄白色黏痰，伴喘息，不伴发热，诊断为"慢性支气管炎"。给予抗感染、止咳、化痰等治疗后可缓解。近2年来自觉呼吸费力较前加重，平地缓慢步行100米即感气促，必须停下休息。2天前受凉后再次出现咳嗽、咳痰，为黄色黏痰，自觉发热伴喘息，故来院就诊。发病以来纳差，睡眠欠佳。

查体：T 37.1℃，Bp115/80 mmHg，R 28次/分，P 92次/分，神清，口唇稍发绀，桶状胸、肋间隙增宽，呼吸运动减弱，叩诊呈过清音，双肺呼吸音粗，双下肺可闻及少量湿啰音，余(-)。血气分析：PaO_2 60 mmHg，$PaCO_2$ 42 mmHg。

请问：(1)该患者的临床诊断是什么？

(2)该患者的营养治疗应注意什么？

(3)该患者主要护理诊断有哪些？如何护理？

病例二

患者，男性，15岁，因反复咳嗽、喘息2年，加重3天入院。患者2年前开始反复出现发作性咳嗽、喘息，与吸入冷空气、闻及油烟、接触花粉有关，症状可自行缓解或用药后缓解。3天前受凉后咳嗽、喘息加重，晨起及夜间发作，确诊为"支气管哮喘"收治入院。

查体：T 36.7℃，P 102次/分，R 26次/分，Bp115/75mmHg，坐位，双肺叩诊过清音，呼气相延长伴广泛哮鸣音，双肺未闻及湿啰音，心率102次/分，律齐，未闻及明显杂音，腹部(-)。血气分析：pH7.41，PaO_2 78mmHg，$PaCO_2$ 40mmHg。

请问：(1)该患者营养治疗原则是什么？如何对该患者进行营养治疗？

(2)该患者主要护理诊断有哪些？如何护理？

（彭　芳）

第十四章　胃肠道疾病的营养治疗及护理

【学习目标】

1. 掌握胃炎、消化性溃疡、腹泻、便秘的营养治疗原则和护理要点。

2. 熟悉胃炎、消化性溃疡、腹泻、便秘的概念、临床表现和食物选择的注意事项。

3. 了解胃炎、消化性溃疡、腹泻、便秘的病因和营养治疗的目的。

第一节　胃炎

一、概述

胃炎（gastritis）是指任何病因引起的胃黏膜炎症，常伴有上皮损伤和细胞再生。胃炎是最常见的消化道疾病之一。按临床发病的急缓，一般可分为急性和慢性胃炎两大类型，另有其他特殊类型胃炎，如急性化脓性胃炎、急性腐蚀性胃炎等。

自身免疫性胃炎在北欧多见，我国以幽门螺杆菌感染引起的慢性胃炎多见。流行病学研究资料显示，经济落后、居住环境差及卫生习惯不良与幽门螺杆菌感染率呈正相关。感染率随年龄增加而升高，男女差异不大。

（一）分型

1. 急性胃炎

急性胃炎（acute gastritis）是由多种病因引起的急性胃黏膜炎性。临床上急性发病，常表现为上腹部症状。主要病变是糜烂和出血，故又称急性糜烂出血性胃炎（acute erosive-hemorrhagic gastritis）。因这类炎症多由药物、急性应激性刺激所造成，故也称急性胃黏膜损害。

2. 慢性胃炎

慢性胃炎（chronic gastritis）系指多种病因所致的胃黏膜慢性炎症性病变，其病理特点是以淋巴细胞和浆细胞的浸润为主。根据病理组织学改变和病变在胃内的分布部位，结合可能病因，可将慢性胃炎分成非萎缩性（根据炎症分布的部位可再分为胃窦胃炎、胃体胃炎和全胃炎）、萎缩性和特殊类型三大类。

（二）病因

1. 急性胃炎

临床以急性糜烂出血性胃炎多见，其常见病因有：

（1）理化因素　主要是化学物质，尤其是药物，最常引起胃炎的药物是非甾体抗炎药（NSAID），如阿司匹林、吲哚美辛等。此外，乙醇、铁剂、氯化钾口服液、抗肿瘤药及某些抗生素等均可引起胃黏膜糜烂。胆汁和胰液的反流属于内源性化学性炎症。胃内异物、留置胃管、胰腺癌放疗后以及暴饮暴食等都可造成物理性的胃黏膜损害。

（2）生物因素　某些细菌、病毒、寄生虫或它们的毒素均可造成胃黏膜的急性炎症，最常见的致病菌有 α-链球菌、葡萄球菌或大肠埃希菌。幽门螺杆菌感染也可引起急性胃炎。

（3）应激　严重创伤、大手术、大面积烧伤、颅脑病变、休克、败血症及其他严重脏器病变或多器官功能衰竭等，甚至精神心理因素均可引起急性胃炎。

2. 慢性胃炎

临床以慢性胃窦炎（B 型胃炎）多见，其常见病因有：

（1）幽门螺杆菌（Hp）　是慢性胃炎最主要的病因。Hp 有鞭毛，可穿过黏液层，黏附于上皮细胞膜上。该菌含有尿素酶，还分泌多种毒素，引起强烈的炎症反应。其菌体胞壁可作为抗原产生免疫反应，使上皮细胞受损。这些因素的长期存在导致胃黏膜的慢性炎症。

（2）饮食　流行病学研究显示，饮食中高盐和缺乏新鲜蔬菜水果与胃黏膜萎缩、肠化生以及胃癌的发生密切相关。

（3）自身免疫　患者血液中存在自身抗体如壁细胞抗体，伴恶性贫血者还可查到内因子抗体。本病可伴有其他自身免疫病，如桥本甲状腺炎、白癜风等。上述表现提示本病属自身免疫病。

（4）其他因素　含胆汁和胰液的十二指肠液反流入胃，可削弱胃黏膜屏障功能，反流常发生在胃窦部。饮酒、吸烟、非甾体抗炎药、某些刺激性食物等长期反复作用于胃黏膜会使之发生炎症并持续不愈。老年人因胃黏膜有一定程度的退行性变、血供不足、分泌功能低下、黏膜屏障功能减退等易发生慢性萎缩性胃炎。

（三）临床表现

1. 急性胃炎

由于病因不同，该病的临床表现不完全一致。轻者可无明显症状，少数患者有中上腹部不适、上腹隐痛、烧灼痛、腹胀、食欲减退等表现。胃出血一般为少量、间歇性，可自行停止，亦可发生大出血而引起呕血和黑便，持续少量出血可致贫血。体格检查可有上腹和脐周轻压痛，部分患者呈贫血貌、发热、脉搏加快、肠鸣音亢进。

2.慢性胃炎

慢性胃炎病程迁延，进展缓慢，大多无明显症状，有症状者表现为上腹无规律性隐痛或不适、上腹胀、反酸、嗳气、恶心等，少数患者可出现上腹部压痛。自身免疫性胃炎患者可伴有贫血，典型恶性贫血时，除贫血外还可伴有维生素 B_{12} 缺乏的其他临床表现。

二、营养治疗

(一)治疗目的

急性胃炎以防治水、电解质紊乱及酸碱平衡失调，保护胃黏膜，减轻胃负担为治疗目的；慢性胃炎通过调整膳食的成分、质地及餐次，减少对胃黏膜的刺激、促进胃黏膜的修复，防止慢性胃炎发作。

(二)治疗原则

1.急性胃炎

(1)消除病因 杜绝致病因素继续刺激胃黏膜，剧烈呕吐、腹痛者可暂时禁食。

(2)热量供给 为避免胃肠道发酵、胀气，急性期应忌食牛奶等产气的食物，并尽量减少脂肪及蔗糖的摄入。补充适量蛋白质，可选用瘦肉或鱼，切成细丝或碎末，烹制成肉末羹。

(3)大量饮水 少量多次饮水，每次 $100\sim150mL$ 左右开水、糖盐水、稀浓度橘汁等液体或口服补液盐溶液(ORS)，以纠正水、电解质及酸碱平衡紊乱。

(4)膳食性质 疾病初期可采用新鲜果汁、藕粉、米汤、鸡蛋汤等流质饮食，待病情好转后，则给予易消化且无刺激性的少渣半流质饮食，继而给予软食。

(5)饮食习惯 禁食油煎、炸、腌、熏的肉类及豆类，禁食含辛辣调味品的食物及含膳食纤维较多的各种蔬菜水果。少食多餐，每日进餐6~7次，每次量不可过多，尽量减轻胃的负担。

2.慢性胃炎

(1)去除病因 彻底治疗急性胃炎，戒酒，避免食用刺激胃黏膜的食物或药物。

(2)能量供给 可同正常人或略高。保证蛋白质的供给，适量增加优质蛋白质的比例，利于损伤组织的修复。适当控制动物性油脂。碳水化合物供给量可同正常人，但宜选用少产气、少纤维的精制米面。

(3)膳食纤维 减少膳食纤维的供给，以减轻对胃黏膜的机械刺激。增加少纤维的水果、蔬菜的供给，以满足机体对维生素和矿物质的需要。若出现明显贫血征，可直接补充维生素 C、维生素 B_{12} 及铁剂。

（4）改变胃液酸度　浅表性胃炎胃酸分泌过多时，禁用浓肉汤，可用牛奶、豆浆、烤面包或馒头片等，以中和胃酸。萎缩性胃炎胃酸少时，可多用浓肉汤、酸牛奶、带酸味的水果、纯果汁等，以刺激胃酸分泌。

（5）饮食习惯　可采用烩、蒸、煮、炖等烹调方法，忌用油煎、炸。按时进餐，少食多餐，每日进餐 4～5 次。进食宜细嚼慢咽，避免暴饮暴食，不吃零食。不食过冷、过热、过酸、过甜、过咸的食物或刺激性调味品，以及烟酒、浓菜、咖啡等。

三、护理

（一）护理诊断

（1）营养失调：低于机体需要量，与食欲减退、呕吐、消化吸收不良有关。

（2）疼痛：与急慢性胃黏膜炎症病变有关。

（3）有体液不足的危险：与出血、呕吐有关。

（4）焦虑：与对疾病缺乏了解、病情迁延、担心癌变有关。

（5）知识缺乏：缺乏有关本病的防治知识。

（6）潜在并发症：上消化道大出血。

（二）护理措施

1. 急性胃炎

（1）一般护理

1）休息与活动　大出血时患者应绝对卧床休息，采取平卧位，将下肢略抬高，以保证脑部供血。呕吐时头偏向一侧，避免误吸，必要时用吸引器清除气道内分泌物、血液及呕吐物，保证呼吸道通畅。恢复期应避免紧张、劳累。保持病室安静、舒适，保证患者睡眠。

2）饮食　指导患者定时、有规律地进食，不可暴饮暴食。急性大出血伴恶心、呕吐者应禁食，做好口腔护理。少量出血无呕吐者，可进温凉、清淡流汁。出血停止后改为营养丰富、易消化、无刺激性半流质、软食，少量多餐，逐步过渡到正常饮食。

（2）病情监测　观察病情变化，如腹痛的部位、性质，呕血与黑粪的量、颜色、性状，皮肤的温度、弹性等，防止发生上消化道大出血。发生大出血时，应严密监测患者的生命体征和神志变化，准确记录出入水量，注意皮肤颜色及肢端温度变化，定期复查血常规、血尿素氮等，以了解贫血程度，出血是否停止。

（3）治疗护理　按医嘱给予止血、制酸药，注意观察药物疗效及不良反应。

发生大出血时，应立即配血、建立静脉通道。配合医生迅速、准确地实施各项抢救措施，并观察治疗效果和不良反应。

（4）心理护理　安慰、关心、体贴患者，向患者及其家属解释各项检查、治疗措施，耐心解答他们的提问，以减轻疑虑。对于消化道大量出血患者，护理人员可陪伴患者使其有安全感，及时消除血迹、污物，以减少对患者的不良刺激。

（5）健康教育　帮助患者和家属了解及掌握疾病相关的病因和诱因，预防、治疗及护理知识。教会患者及其家属早期识别出血征象及应急措施。告知患者应戒酒，注意饮食卫生。保持愉快、稳定的情绪，避免紧张劳累，劳逸结合，保证睡眠。禁用或在医生严格指导下应用非甾体抗炎药物，积极治疗原发病。

2.慢性胃炎

（1）一般护理

1）休息：急性发作期应卧床休息，缓解期生活要有规律。提供安静舒适的环境，避免不良刺激，以利于患者的休息和进食。

2）饮食护理：改变、修正不利于疾病的生活方式和饮食习惯，重建有利于疾病康复的饮食计划，强调规律生活。向患者说明摄取足够营养的重要性，鼓励患者进食易消化、富含蛋白质、维生素、高热量的饮食，避免辛辣或粗糙的食物，少量多餐。做好口腔护理，保持口腔清洁。

（2）药物护理：遵医嘱给药，观察药物疗效及不良反应，如出现食欲不振、恶心、呕吐等不良反应，应通知医生进行处理。

（3）心理护理：多与患者沟通，指导患者避免精神紧张，详细讲解消除诱因、配合正规治疗的重要性，告知患者本病是可逆的，使其树立治疗信心，消除忧虑，恐惧心理。

（4）健康教育：指导患者消除忧虑、保持良好心态。加强营养，避免生冷、油煎、辛辣等刺激性食物和对胃黏膜有刺激的药物，戒除烟酒。注意劳逸结合，规律作息，教会患者认识与自身疾病有关的诱发因素。对有肠上皮化生和中度非典型增生患者，应强调定期做胃镜检查和病理检查。

四、食物选择

（一）宜用食物

1.急性胃炎

（1）流食：新鲜果汁、藕粉、米汤、鸡蛋汤等。

（2）半流食：瘦肉粥、蒸蛋粥、大米粥、蛋花粥、挂面、面片、馄饨、面包、饼干等。

（3）营养均衡型肠内营养制剂。

2. 慢性胃炎

(1) 软米饭、馒头、面包、鱼虾、瘦肉类，纤维细软的蔬菜如黄瓜、茄子、冬瓜等。

(2) 胃酸分泌过少或缺乏者可给予浓鱼汤、肉汤，胃酸分泌过多者避免食用原汁浓汤。

(3) 可防治贫血的食物有：蛋黄、瘦肉、动物内脏、带衣花生仁、大枣等。

(4) 含维生素 A 多的食物有动脉肝脏、瘦肉、胡萝卜、番茄等。

(二)忌(少)用食物

(1) 禁用牛乳、豆浆，并减少蔗糖的摄入。

(2) 忌食糯米饭、年糕、玉米饼等食物。

(3) 忌食油煎、油炸食物与腌、熏、腊、酱的食物。

(4) 禁食含膳食纤维多的蔬菜、水果，如韭菜、芹菜、葱头和未成熟的水果。

(5) 忌食生冷、酸辣、粗糙的食物及各种含酒精饮料、碳酸饮料及刺激性调味品。

(三)食谱举例

慢性胃炎患者食谱举例(见表 14 - 1)。

表 14 - 1 慢性胃炎少渣软食食谱

早餐	粥(粳米 50g)，包子(富强面粉 50g，瘦肉 10g)
午餐	软米饭(粳米 100g)，炒虾仁(虾仁 50g，豆油 10mL，盐适量)，小白菜叶粉丝肉丸汤(小白菜 50g，干粉丝 15g，豆油 5mL，小肉丸 30g，盐适量)
加餐	牛乳 200mL，面包(富强粉 50g)
晚餐	软米饭(粳米 100g)，番茄鸡蛋汤(鸡蛋 1 个，番茄 50g，豆油 10mL，盐适量)，红烧黄鱼(黄鱼 100g)，冬瓜嵌肉(肉末 20g，冬瓜 200g)
能量	8.3MJ(1979.1kcal)　　　　　　　　蛋白质 78.7g(16%)
脂肪	44.7g(20%)　　　　　　　　　　　碳水化合物 315.5g(64%)

第二节　消化性溃疡

一、概述

消化性溃疡(peptic ulcer)主要指发生于胃和十二指肠黏膜的慢性溃疡，即胃溃疡(gastric ulcer，GU)和十二指肠溃疡(duodenal ulcer，DU)。因溃疡的形成与胃酸及胃蛋白酶的消化作用有关而得名。溃疡的黏膜缺损超过黏膜肌层，不同于糜烂。

消化性溃疡是全球性常见病，但近年来其患病率开始呈下降趋势。本病可发生于任何年龄，但中年最为常见，DU 多见于青壮年，而 GU 多见于中老年，后者发病高峰比前者约迟 10 年。男性患病比女性多。临床上 DU 比 GU 多见，但胃癌高发区 GU 所占比例增加。

（一）病因

该病病因尚不完全清楚，目前认为与下列因素有关。

1. 幽门螺杆菌感染

消化性溃疡患者中 Hp 感染率高，如能排除检测前患者服用抗生素、铋剂或非甾体抗炎药等因素，DU 患者 Hp 感染率为 90% ～ 100%，GU 为 80% ～ 90%。Hp 感染者中发生消化性溃疡的危险性也显著增加。此外，根除 Hp 可促进溃疡愈合，并能显著降低溃疡复发率。

2. 非甾体抗炎药物（NSAID）

服用 NSAID 患者发生消化性溃疡及其并发症的危险性显著高于普通人群。临床研究报道，在长期服用 NSAID 患者中约 10% ～25% 可发现胃或十二指肠溃疡，约有 1% ～4% 患者发生出血、穿孔等溃疡并发症。NSAID 引起的溃疡以 GU 较 DU 多见。

3. 胃酸和胃蛋白酶侵蚀作用

消化性溃疡的最终形成是由于胃酸－胃蛋白酶自身消化所致，其中胃酸的存在是溃疡发生的决定因素。胃酸分泌过多，破坏黏膜屏障，加强胃蛋白酶的消化作用。

4. 其他

遗传、吸烟、不良饮食习惯、胃及十二指肠运动异常、应激等因素通过不同的机制诱使溃疡的发生。

（二）临床表现

上腹痛是消化性溃疡的主要症状，但部分患者可无症状或症状较轻以至不为患者所注意，而以出血、穿孔等并发症为首发症状。典型消化性溃疡有如下临床特点：慢性过程，周期性发作，发作时上腹痛呈节律性。

1. 腹痛

为本病的主要症状，呈慢性、周期性、节律性上腹疼痛（见表 14－2）。

表 14 – 2　DU、GU 的疼痛比较

比较范围	胃溃疡	十二指肠溃疡
疼痛部位	剑突下正中或偏左	上腹偏右
疼痛性质	烧灼或痉挛感	钝痛、灼痛、胀痛甚至剧痛，或饥饿样不适感
疼痛发作时间	餐后 1/2 ~ 1 小时出现，餐前消失，午夜痛少见	早餐后 1 ~ 3 小时，午餐后 2 ~ 4 小时出现，进食后缓解，约半数有午夜痛
疼痛规律	进食 – 疼痛 – 缓解	疼痛 – 进食 – 缓解

2. 其他

可伴有反酸、嗳气、恶心、呕吐等症状，多见于 GU 病例。也可有失眠、多汗等自主神经功能失调表现。

3. 压痛

溃疡发作时上腹可有固定而局限的压痛点，缓解期无明显体征。

4. 并发症

(1)出血：是消化性溃疡最常见的并发症，DU 比 GU 易发生。10% ~ 25% 的患者以上消化道出血为首发表现，表现为呕血与黑便。

(2)穿孔：最常发生于 GU。急性穿孔表现为腹部剧痛和急性腹膜炎的体征，部分患者出现休克。慢性穿孔可有腹痛规律发生改变，疼痛顽固而持久并向背部放射。

(3)幽门梗阻：常见于 DU 或幽门管溃疡。表现为上腹胀满不适，疼痛于餐后加重，呕吐发酵酸性宿食，严重呕吐可致水、电解质、酸碱平衡紊乱，常继发营养不良和体重下降。

(4)癌变：少数 GU 可发生癌变。见于 45 岁以上，有长期慢性胃溃疡病史患者。

二、营养治疗

(一)治疗目的

消化性溃疡患者宜采用少量多餐、清淡、易消化、刺激性小、营养全面的膳食，通过合理的膳食结构与烹调方法，减轻胃肠负担，保护胃、十二指肠功能，促进溃疡愈合，防止复发和并发症的发生。

(二)治疗原则

1. 少量多餐

定时定量，每天 5 ~ 6 餐，每餐量不宜多，少量多餐可中和胃酸，避免胃过

分扩张，从而减少胃酸对溃疡面的刺激，又可供给充足的营养，有利于溃疡面的愈合，对急性消化性溃疡更为适宜。

2. 避免刺激性食物

避免坚硬、粗糙及含纤维素多的食物对胃黏膜的机械性刺激，如油炸食品、腊肉、香肠、芹菜、韭菜、海带、酸水果及干果类等。化学性刺激会增加胃酸分泌，对溃疡愈合不利，如咖啡、浓茶、烈酒、浓肉汤等。不宜食用易产气食物，如生葱、生蒜、生萝卜、蒜苗、洋葱等。避免生冷及过热的食物，如大量冷饮、凉拌菜等。禁用强烈的调味品，如胡椒粉、咖喱粉、芥末、辣椒油等。

3. 能量供给

(1)足量蛋白质：一般每日每公斤体重供给蛋白质不低于 1g，伴有消化道出血者每日每公斤体重至少供给蛋白质 1.5g。可选用易消化的蛋白质食品，如牛奶、鸡蛋、豆浆、豆腐、瘦肉、鸡肉、鱼肉等。

(2)适量脂肪：每天可供给脂肪 70～80g，宜选用易消化吸收的乳溶状脂肪，如奶油、蛋黄、黄油、奶酪及适量植物油。

(3)多食碳水化合物：每天可供给 300～350g。选择易消化食物，如粥、面条、馄饨等。蔗糖不宜过多，因其可使胃酸分泌增加，且易胀气。

4. 供给充足的维生素

维生素 A、B 族维生素、维生素 C 能增强机体抵抗力和促进溃疡愈合，所以溃疡病患者要多吃绿叶蔬菜、胡萝卜、土豆、动物肝脏等食物，以满足机体对维生素的需要。

5. 调整无机盐的摄入

每天摄入食盐 3～5g 为宜。服用镁、铝制剂抗酸药时应提供含磷丰富的食物。同时每天至少提供 1g 钙，以防发生骨质疏松。服用组胺 H_2 受体阻滞剂时，应提供富含铁的食物。

6. 饮食习惯

以蒸、煮、烩、焖、炖等为主，不宜用油煎、炸、爆炒、醋熘、酱拌等方法加工食品，选用营养价值高、质软且易消化的食物，制作时要尽量切碎、煮烂，食物调味宜清淡。进食时应心情舒畅、细嚼慢咽，以利于消化。睡前加餐，对十二指肠溃疡尤为适宜。

三、护理

(一)护理诊断

1. 疼痛：与消化性溃疡有关。

2. 营养失调：低于机体需要量，与疼痛致摄入减少及消化吸收障碍有关。

3. 知识缺乏：缺乏溃疡病的防治知识。

4. 焦虑：与疼痛、溃疡反复发作、病程迁延不愈有关。

5. 潜在并发症：上消化出血、穿孔、幽门梗阻、癌变。

（二）护理措施

1. 一般护理

（1）休息病情轻者生活要有规律，注意劳逸结合，避免过劳或睡眠不足。急性发作、疼痛或伴消化道出血（呕血或便血）者，应卧床休息。病情稳定者可适当活动，同时注意保暖，避免受寒，以免诱发疼痛。

（2）饮食定时进食，均衡营养，宜选用营养丰富、清淡、易消化的食物。急性活动期应少食多餐，以牛奶、稀饭、面条等偏碱性食物为宜，忌食生冷、粗硬、酸辣、浓茶等刺激性食品和饮料。出血量少又无呕吐者，可进食少量流质饮食。溃疡大出血或剧烈呕吐时，应禁食24～48小时。

2. 病情监测

观察及详细了解患者疼痛的部位、性质、规律，密切注意是否有并发症的发生，早期发现，及时处理。

3. 用药护理

遵医嘱给予制酸、抗菌、保护胃黏膜等药物，指导患者正确服药，并观察治疗效果与不良反应。①H_2受体拮抗剂应餐中或餐后即刻服用，也可夜间一次顿服，但不可与抗酸药同服；②制酸剂应在饭后1小时或睡前服用，避免与奶制品同服；③胶体次枸橼酸铋应餐前服用；④硫糖铝应饭后2～3小时给药，糖尿病患者慎用；⑤前列腺素孕妇忌用。

4. 疼痛的护理

（1）指导患者采用深慢呼吸、想像、听音乐、交谈等方法分散疼痛时的注意力，以减轻疼痛体验。

（2）向患者及家属讲解引起疼痛的原因，并帮助患者预防或去除加重或诱发疼痛的因素，如避免食用刺激性食物、戒除烟酒、停服非甾体抗炎药等。

（3）观察疼痛的部位、性质、持续时间以及疼痛与进食的关系，若疼痛加剧或疼痛的节律性发生了改变，应考虑有并发症的发生，配合医生给与相应处理。

5. 心理支持

关心、体贴、安慰患者，加强与患者的沟通，向患者说明疾病的规律、治疗计划和效果、负性情绪与本病的关系，指导患者保持乐观、稳定的情绪，帮助患者学会放松。病情加重时，帮助患者树立信心，战胜疾病。

6.健康教育

向患者及家属讲解引起溃疡病的主要病因，以及加重和诱发溃疡病发作的相关因素；指导规律生活，保证充足睡眠，劳逸结合，保持乐观情绪；饮食应少食多餐，戒烟酒，以清淡、无刺激性、易消化食物为宜；嘱患者遵医嘱服药，指导正确用药的方法，禁用或慎用可致溃疡的药物，观察药物疗效与不良反应；定期复诊，如上腹疼痛节律发生变化或出现呕血、黑粪时应立即就诊。

四、食物选择

（一）宜用食物

（1）宜食用刺激性弱的食物，如鸡蛋、面食、藕粉、瘦肉、鱼肉、鸡肉等。各种食物应切细、煮软。

（2）溃疡病急性发作时应采用流食。病情好转应尽早改成半流食，病情缓解后逐步过渡到恢复期饮食。

（二）忌（少）用食物

（1）忌用刺激性调味品，如浓茶、咖啡、胡椒粉、香料、芥末等。

（2）不宜食用粗糙和不易消化的食物，如坚果类、芹菜、藕、韭菜等，以及油炸、凉拌、烟熏、腌腊食物。

（3）禁用易产气的食物，如葱、蒜、红薯、大豆等。

（4）忌烟酒。

（三）食谱举例

消化性溃疡患者食谱举例（见表14－3）。

表14－3 消化性溃疡食谱

早餐	牛乳250mL（白糖10g），粥（粳米25g），茶鸡蛋1个，馒头（面粉50g）
午餐	软米饭（粳米100g），烩草鱼片加嫩黄瓜片（草鱼100g，黄瓜40g，豆油15mL，盐适量），西红柿蛋汤（去皮西红柿50g，鸡蛋1个，豆油5mL，盐适量）
加餐	苹果羹（苹果100g），苏打饼干25g
晚餐	软米饭（粳米100g），白菜炒肉片（瘦猪肉50g，嫩白菜叶50g），肉末豆腐羹（肉末50g，豆腐100g）
加餐	牛乳250mL（白糖10g）
能量	8.61MJ（2057kcal） 蛋白质79.9g（16%）
脂肪	76.0g（33%） 碳水化合物263.4g（51%）

第三节 腹泻

一、概述

腹泻(diarrhea)是一种常见症状,指排便次数增多(3 次/d),粪便量增加(>200g/d),粪质稀薄(含水量 >85%)。腹泻是由肠分泌增多和(或)吸收障碍,或肠蠕动加速所致,常伴有腹痛、大便紧迫感或肛周不适感。多见于肠道疾病。应与肠运动过快所致的排便次数增多和肛门括约肌松弛失禁区别。

（一）病因

1.渗透性腹泻

由于肠腔内存在大量高渗食物或药物,体液水分大量进入高渗状态的肠腔而致。摄入难吸收物、食物消化不良及黏膜转运机制障碍均可致高渗性腹泻,多由糖类吸收不良引起。当肝胆胰疾病导致消化不良时,常伴有脂肪和蛋白质吸收不良亦可致腹泻。

腹泻特点是粪便中常含有未消化食物、泡沫及恶臭,多不伴腹痛,禁食后腹泻可缓解。

2.分泌性腹泻

由于肠黏膜受到刺激而致水、电解质分泌过多或吸收受抑所引起的腹泻。能引起分泌性腹泻的疾病很多,大致分为五类:异常的介质、导泻物质、肠道淋巴引流障碍、分泌性直肠或乙状结肠绒毛腺瘤、先天性氯化物腹泻和先天性钠腹泻等。

腹泻特点是水样便,排便量大,粪便无脓血、黏液。

3.渗出性腹泻

由于肠黏膜的完整性受到炎症、溃疡等病变的破坏而大量渗出所致。渗出性腹泻可分为感染性和非感染性两类,前者的病原体可是细菌、病毒、寄生虫、真菌等,后者可为自身免疫、炎症性肠病、肿瘤、放射线、营养不良等。

腹泻特点是粪便含水量大,并有脓、血或黏液,多伴有腹痛、发热。结肠病变多有肉眼脓血便。小肠病变渗出物及血均匀地与粪便混在一起,一般无肉眼脓血,需显微镜检查发现。

4.胃肠动力失常

部分药物、疾病和胃肠道手术可改变肠道正常的运动功能,促进肠蠕动,使肠内容物过快地通过肠腔,与黏膜接触时间过短,从而影响消化与吸收,发生腹泻。

腹泻特点是粪便不带渗出物，往往伴有肠鸣音亢进，腹痛可有可无。

（二）临床表现

腹泻不是一种独立的疾病，而是很多疾病的一个共同表现，它同时可伴有呕吐、发热、腹痛、腹胀、黏液便、血便等症状。伴有发热、腹痛、呕吐等常提示急性感染；伴大便带血、贫血、消瘦等需警惕肠癌；伴腹胀、食欲差等需警惕肝癌；伴水样便则需警惕霍乱弧菌感染。此外，腹泻还可引起脱水、营养不良，表现为皮肤干燥、眼球下陷、舌干燥、皮肤皱褶。

二、营养治疗

（一）治疗目的

积极补充损失的营养素，预防水、电解质、酸碱失衡，同时尽量减少对肠道的机械性和化学性刺激，采用清淡、理气的食物，少食油腻、干硬的食物。

（二）治疗原则

1. 急性腹泻

（1）重症者往往需禁食数小时，使肠道完全休息。给予静脉输液，以防失水过多而引起脱水，纠正水、电解质、酸碱失衡。

（2）病情缓解后，先给予清流质饮食，再过渡到普通全流质食物。可能时口服补液或喝浓茶水，每次 200～250mL，也可以给患者吃些酸牛奶，但早期禁牛奶、豆制品、蔗糖等易产气的流质。

（3）腹泻基本停止后，可供给低脂少渣半流质或软食，少量多餐，以利于消化，如面条、粥、馒头、烂米饭、瘦肉泥等。在大便次数及形状恢复正常之前，不宜食用含粗纤维多的蔬菜及水果，但可加用菜汁、果汁，以后逐渐过渡到普食。

（4）禁酒、肥肉、坚硬及含粗纤维多的蔬菜，禁生冷瓜果、油脂多的点心及冷饮等。宜采用蒸、煮、烩等烹调方法，切碎煮烂，使食物易于消化吸收。保持良好的饮食卫生习惯，不饮生水，不吃不洁和未煮熟的食物，对预防急性腹泻发生十分重要。

2. 慢性腹泻

（1）高蛋白和高热能：每天热能为 2000～3000kcal。热能主要以碳水化合物和蛋白质为主，脂肪摄入量应加以控制，可食瘦肉、鸡、虾、豆制品等，其目的是补充人体因长期腹泻所消耗的能量，改善贫血和营养不良状态并恢复体重。

（2）低脂少渣：每天供给脂肪 40g 左右，忌用高脂食物。粗纤维多的食物宜限制用量，少渣膳食可减少肠蠕动、减轻腹泻，故可进食细挂面、粥、烂饭等食物。

（3）充足水分和丰富维生素、矿物质：每天供给水分2000~3000mL，应供给充足的维生素尤其是B族维生素和矿物质，特别是钾的补充，可选用果汁、黄豆、菠菜等。

（4）饮食习惯：采用以炖、蒸、烩、氽为主的烹调方法，使食物易于消化吸收，禁用油煎、炸、爆炒等烹调方法。寻找过敏源，忌食用患者不耐受的食物。

三、护理

（一）护理诊断

1.腹泻：与胃肠道疾病和全身性疾病有关。

2.营养失调：低于机体需要量，与长期慢性腹泻有关。

3.体液不足或有体液不足的危险：与大量腹泻引起的失水有关。

4.有皮肤完整性受损的危险：与排便次数增多和排泄物刺激有关。

（二）护理措施

1.病情观察

严密观察病情变化，准确记录患者排便次数、量、性状以及每日入液量，观察有无伴随症状及患者的全身情况。急性严重腹泻时应严密监测患者生命体征、神志、尿量的变化，观察有无脱水、低钾血症的表现，监测血生化指标的变化。

2.饮食护理

给予少渣、易消化、低脂、低纤维素饮食，避免生冷、刺激性食物。根据病情给予禁食、流质、半流质或软食。及时按医嘱给予液体、电解质、营养物质，以满足患者的生理需要量，补充额外丢失量，恢复和维持血容量。一般可经口服补液，严重腹泻、伴恶心呕吐、禁食或全身症状显著者需经静脉补充水分和电解质。

3.活动与休息

急性起病、全身症状明显的患者应卧床休息，注意腹部保暖。可用热水袋等热敷腹部，以减弱肠道运动，减少排便次数，并有利于腹痛等症状的减轻。慢性轻症患者可适当活动。

4.皮肤护理

排便频繁时，因粪便的刺激，可使肛周皮肤损伤，引起糜烂及感染。排便后应用温水清洗肛周，保持清洁干燥，涂无菌凡士林或抗生素软膏以保护肛周皮肤，促进损伤处愈合。

5.用药护理

腹泻的治疗以病因治疗为主，不滥用止泻药。必要时遵医嘱应用止泻药时，注意观察患者排便情况，腹泻得到控制时及时停药。应用解痉药，如阿托品时，注意药物不良反应，如口干、视力模糊、心动过速等。

6.心理护理

注意患者心理状况的评估与护理，通过解释、鼓励来提高患者对配合检查和治疗的认识，稳定患者情绪。

四、食物选择

（一）宜用食物

（1）急性期的清流质可选用米汤、去油肉汤、稀藕粉等。低脂、细软、少油的清淡食物可选择大米粥、烂面条、面包、馒头、饼干、鸡蛋汤、藕粉等，可加用果汁、菜汁汤。

（2）慢性腹泻患者的主食可选面条、粥类、馄饨、软饭、面包或馒头等提供碳水化合物，蛋白质宜由瘦肉、鱼、虾、鸡、豆制品及禽蛋等提供。

（3）病情轻者可选用含纤维少的蔬菜、水果，如嫩白菜、去皮西红柿、冬瓜、马铃薯、苹果、柑橘等，病情严重者可食用菜汁、菜泥和果汁等。

（4）维生素的摄取量应充足，如膳食中不够，可服维生素制剂。

（二）忌（少）用食物

（1）含粗纤维丰富的食物，如青菜、菠菜、韭菜、芹菜、榨菜等不宜食用。

（2）产气食物如豆类、萝卜、南瓜、甘薯等，以及刺激性食物如辣椒、烈酒、芥末、辣椒粉等不宜食用。

（3）乳糖不耐受引起的腹泻，在饮食中要避免含乳糖的食物如牛乳等，以免加重症状。过敏性结肠炎引起的腹泻，患者应忌食不耐受的食物。

（4）高脂食品如油炸食品、肥肉、动物油等应忌食。

（5）不宜食用冷饭、凉菜、清凉饮料等生冷食物及过生、过硬、过干、过咸、过甜食物。

（三）食谱举例

腹泻患者食谱举例（见表14－4）。

表14－4　腹泻高能低脂少渣软食食谱

早餐	粥（粳米50g），馒头（富强粉50g），腐乳10g，鸡蛋50g
午餐	白菜肉糜馄饨（白菜150g，肉糜75g，富强粉馄饨皮200g）
晚餐	米饭（粳米150g），清炒虾仁（虾仁100g，豆油5mL，盐适量），红烧茄子（茄子150g，豆油5mL，酱油适量，盐适量），西红柿蛋汤（去皮籽西红柿75g，鸡蛋20g，麻油2mL，盐适量）
能量	8.8MJ（2103kcal）　　　　蛋白质76.4g（15%）
脂肪	51.6g（22%）　　　　碳水化合物333.2g（63%）

第四节　便秘

一、概述

便秘(constipation)指排便次数减少和/或粪便干燥难解。由于健康人的排便习惯各不相同,确诊时必须根据患者排便习惯有无改变及排便困难程度作出判断。便秘的类型可分为弛缓性便秘、痉挛性便秘、阻塞性便秘等。

（一）病因

1. 弛缓性便秘

由于排便动力缺乏而引起,如多次妊娠、肥胖、年老体弱、久病及营养不良等均可导致肌肉松弛而引起便秘。饮食长期缺乏食物纤维及维生素 B_{12} 或因食欲差、进食量少,形成机械性或化学性刺激不足也可引起便秘。饮水不足,饮食中缺乏适量脂肪,长期坐位工作缺乏活动,滥用药物如泻药、镇静药等,也可引起便秘。

2. 痉挛性便秘

使用泻剂、调味品或吸烟过多,过多摄入粗糙食物和饮用浓茶、咖啡和酒,引起自主神经功能亢进,使肠壁痉挛,肌肉紧张并过分收缩,导致肠腔狭窄而引起。

3. 阻塞性便秘

因肠粘连、肿瘤或先天性疾病等阻塞肠腔,使肠内容物运行受阻而引起。

（二）临床表现

(1)因粪便壅滞引起腹胀或下腹部胀痛、直肠肛门处坠胀感等症状。

(2)因粪块过于干硬引起痔及肛裂,并出现相应症状。

(3)痉挛性便秘者常有阵发性腹痛。

(4)长期便秘者,因蛋白质腐败物在肠内吸收可引起毒性反应,产生头痛、头晕、食欲不振、口苦、恶心、易疲劳、腹胀等症状。

二、营养治疗

（一）治疗目的

根据不同类型,给予适当的饮食。养成定时排便的习惯,避免经常服用泻药和灌肠,适当增加体力活动。

（二）治疗原则

1.弛缓性便秘

（1）高纤维饮食：增加膳食中纤维素含量，每日约40g，以粗糙食品代替精细食品，多吃蔬菜及带皮水果。必要时，饮食中可加些琼脂，利用其吸水性，促进肠蠕动。

（2）足量营养素：包括糖类、脂肪、蛋白质，以及B族维生素，尤其是维生素B_1。适当增加脂肪含量高的食物，如花生、芝麻、核桃等，脂肪每天可增至100g。食欲不振、腹胀、呕吐者，禁食油腻食物。

（3）补充水分：早餐前饮一杯冷开水，或冰牛奶、温凉淡盐水，可刺激排便。

（4）多食产气食物：洋葱、蒜苗、萝卜、生黄瓜、生葱、生蒜、炒黄豆、果酱等，利用其产气增加肠蠕动。

（5）禁食刺激性食物禁食辣椒、姜、芥末、胡椒及浓茶、咖啡、酒类等刺激性食物。

2.痉挛性便秘

（1）少渣膳食：禁食蔬菜及多纤维水果，可选食牛奶、蛋、馒头、蛋糕、嫩肉、鱼、奶油等。先进食少渣半流，后改食少渣软饭。

（2）适量脂肪：脂肪量适中，不宜过多。每日脂肪量小于100g。

（3）补充水分：多饮水和饮料，保持肠内粪便湿润以利通便，如饮含蜂蜜的水等。也可食用琼脂，促进肠蠕动。

（4）禁食刺激性及产气食物，如酒、浓茶、咖啡、辣椒、咖喱、洋葱、萝卜等。

3.阻塞性便秘

首先应去除病因，不全梗阻者可考虑给予清流质，必要时给予胃肠外营养。

三、护理

（一）护理诊断

（1）便秘：与饮食中纤维素量过少、运动量少、排便环境不适等有关。

（2）组织完整性受损：与粪便过于干硬有关。

（3）疼痛：与粪便过于干硬、排便困难有关。

（4）知识缺乏：缺乏有关排便机制及促进排便方面的知识。

（二）护理措施

1. 一般护理

（1）饮食　指导合理饮食。弛缓性便秘者注意补充膳食纤维，如蔬菜、水果、燕麦、玉米、大豆果胶等。痉挛性与阻塞性便秘者宜进食低渣食物。多饮水，病情允许每日饮入足够水分（2000~3000mL/d）。建议早餐前30分钟喝一杯水，可刺激排便。避免过度煎炒、酒类及辛辣刺激食物。

（2）运动　鼓励患者适当运动，避免久坐久卧，增强腹肌力量，促进排便。早晚饭后行走30~60min，上床睡觉前进行下蹲10次训练，可有效缓解便秘。

（3）排便习惯　指导患者养成定时排便的习惯，即使无便意，也要按时如厕。排便时注意力集中，不听音乐或看报纸。要强调避免排便时用力，以预防生命体征发生变化，头晕或出血。

2. 促进排便

（1）环境　患者排便期间，为其提供安全而隐蔽的环境和充足的空间，避免干扰。

（2）排便体位　指导患者选择适当的排便体位。蹲姿可有助于腹肌收缩，增加腹内压，促进排便。对需绝对卧床或某些术前患者，应有计划地训练其在床上排便。

（3）腹部按摩　指导患者沿结肠解剖位置由右向左环形按摩，可促使结肠的内容物向下移动，并可增加腹内压，促进排便。

（4）通便　使用简便通便剂促进排便，如开塞露、甘油栓、肥皂栓。必要时遵医嘱给予灌肠。以上无效时采用人工取便术，慢慢将粪便掏出。

3. 用药护理

（1）治疗原发病和伴随病，有利于治疗便秘。针对导致便秘的病理生理选用药物治疗，结肠慢传输型便秘应选用肠动力药，合理选用容积性泻药、润滑性泻药和刺激性泻药。交代可能会引起便秘的药物。

（2）避免滥用泻药，向患者解释长期使用缓泻药的后果，长期便秘者尤其要注意。必要时遵医嘱给予中药、口服缓泻药等，观察药物的疗效及不良反应。

4. 心理护理

长期慢性便秘患者应做好安慰解释工作，调整心理状态，有助于建立正常排便反射，促进排便。

四、食物选择

（一）宜用食物

（1）阻塞性便秘者宜进食无粗纤维的低渣食，如牛乳、乳制品、细粮和面包。

（2）弛缓性便秘者宜进食多渣饮食，如糙米、麦片、带皮水果、茎叶蔬菜、笋、瓜果等。

（3）易产气食物可促进肠道蠕动，如生萝卜、生葱、生蒜、甘薯等。

（4）每天清晨饮用温开水、淡盐开水、菜汤、果汁、豆浆等以保持大便软润，利于排便。

（5）因体虚而便秘的老年患者，可常食用香蕉、蜂蜜等食物，有润燥通便之效。

（二）忌（少）用食物

过于精细的食物、辛辣刺激性食物、烈性酒等。

（三）食谱举例

便秘患者食谱举例（见表14-5）。

表14-5 弛缓性便秘高粗纤维高脂肪软食食谱

早餐	粥（小米50g），窝窝头（黄玉米粉100g，黄豆粉25g，白糖5g）
午餐	米饭（粳米150g），肉丝炒蒜苗（瘦猪肉90g，蒜苗210g，花生油15mL，食盐2g），小白菜虾皮汤（小白菜75g，干虾皮5g，花生油5mL，食盐0.5g）
晚餐	家常烙饼（标准小麦粉150g），黄瓜肉丝汤（黄瓜50g，瘦猪肉10g，花生油3mL，食盐0.5g），红烧牛肉加白萝卜块（瘦牛肉200g，白萝卜150g，花生油17mL，酱油10mL，食盐1g），醋烹绿豆芽（醋适量，绿豆芽100g，花生油5mL，食盐1g）
能量	12.34MJ（2700kcal） 蛋白质134.5g（20%）
脂肪	102.5g（34%） 碳水化合物372.4g（55%）

【案例分析】

病例一

患者，男性，38岁。因间断上腹痛5年、加重1周来诊。患者自5年前开始间断出现上腹胀痛，空腹时明显，进食后可自行缓解，有时夜间痛醒，无放射痛，有嗳气和反酸，每年冬春季节易发病，曾看过中医好转，未系统检查过。1周前因吃生黄瓜后再犯，腹痛较前重，但部位和规律同前，自服中药后无明显减轻来院就诊。发病以来无恶心、呕吐和呕血，饮食好，二便正常，无便血和黑便，体重无明显变化。既往体健，无肝肾疾病及胆囊炎和胆石症病史，无手术、外伤和药物过敏史。无烟酒嗜好。

查体：T 36.7℃，P 80 次/min，R 18 次/ min，Bp 120/80mmHg。一般状况可，无皮疹，浅表淋巴结无肿大，巩膜无黄染。心肺（-），腹平软，上腹中有压痛，无肌紧张和反跳痛，全腹未触及肿块，肝脾肋下未触及，Murphy 征（-），移动性浊音（-），肠鸣音 4 次/min，双下肢无浮肿。实验室检查：Hb 132g/L，WBC 5.5×10^9/L，N 70%，L 30%，PLT 250×10^9/L。

请问：（1）该患者最可能的临床诊断是什么？

（2）该患者的营养治疗原则是什么？

（3）该患者最主要的护理诊断是什么？如何护理？

病例二

患者，男性，35 岁。上腹痛、呕吐 1 天。患者 1 天前空腹饮酒后出现持续上腹烧灼样痛，阵发性加剧，疼痛无放射。伴恶心、呕吐，呕吐物为胃内容物，无鲜血、咖啡渣样物，呕吐后腹痛可暂时缓解。排成形便一次，大便色黄，无黏液脓血。无发热、反酸、烧心。未服药。既往体健。无药物过敏史。

查体：T 36.8℃，神志清楚。巩膜无黄染，结膜无苍白。双肺呼吸音清，心律齐，未闻及杂音。腹软，剑突下轻压痛，无反跳痛、肌紧张。肝脾未触及，麦氏点无压痛，Murphy 征（-）。肝肾区无叩痛。肠鸣音正常。实验室检查：血：WBC 6.3×10^9/L，AMY 75U/L；尿：AMY 210U/L。

请问：（1）该患者的营养治疗原则是什么？如何进行营养治疗？

（2）该患者最主要的护理诊断是什么？如何护理？

（彭　芳）

第十五章　肝、胆、胰疾病的营养治疗与护理

【学习目标】

1. 掌握病毒性肝炎的营养治疗和护理。
2. 熟悉肝性脑病的营养治疗和护理。
3. 熟悉胆囊疾病的营养治疗和护理。
4. 掌握胰腺炎的营养治疗和护理。

　　肝、胆、胰是人体内主要的消化腺体，同时肝脏是最大的代谢器官，含有丰富的酶，因而参与广泛而复杂的生化过程，包括碳水化合物、蛋白质和脂肪的代谢，维生素的储存和激活，以及解毒和分解代谢废物等。胰腺分泌胰岛素、胰液和胰高血糖素，具有消化食物和调节体内血糖的功能。胆囊通过吸收、分泌和运动等功能，起到储存、浓缩和排泄胆汁的作用。因此，肝、胆、胰一旦发生病变，不仅影响食物的消化和吸收，还可影响机体营养素的代谢过程，从而出现一系列的临床症状和体征。

第一节　病毒性肝炎

一、概述

　　病毒性肝炎是由肝炎病毒引起的消化道疾病，对人的健康危害很大，在我国是一个常见的疾病，并且具有传染性。

　　（一）病因

　　主要是由于机体感染了肝炎病毒而引起的肝脏病变，目前已知的肝炎病毒有7种：甲、乙、丙、丁、戊、己、庚型肝炎病毒。病毒性肝炎引起的代谢障碍包括：

　　1. 蛋白质代谢障碍

　　患病毒性肝炎后，患者消化功能低下，使蛋白质摄入和吸收不足，加上肝细胞合成蛋白质功能障碍，同时蛋白质分解代谢旺盛，因此，导致血浆蛋白水平下降，清蛋白和球蛋白比例倒置，常出现负氮平衡。凝血酶原和纤维蛋白原等多种凝血因子合成障碍，使血氨水平增高，重症患者可以出现氮质血症，甚

至肝性脑病。

2. 脂肪代谢障碍

由于肝功能受损，导致进入肝内的各种脂类包括磷脂、胆固醇、甘油三酯等代谢异常，不能及时转变为血浆脂蛋白供人体组织利用，因而淤积于肝内形成脂肪肝，进而肝内结缔组织增生发生肝硬化。另外由于胆汁合成和分泌减少，脂肪的消化吸收功能发生障碍，周围组织清除脂肪的能力下降，导致血脂增高和肝细胞变性。

3. 碳水化合物代谢障碍

病毒性肝炎患者进食减少而处于饥饿状态，另外糖原分解功能降低，患者易出现低血糖。同时由于肝脏糖原异生作用减小，将乳酸转变成为葡萄糖的功能减弱，导致乳酸蓄积，严重者可出现代谢性酸中毒。

4. 维生素和矿物质代谢障碍

肝脏是维生素和矿物质聚集的场所。肝细胞受损后，维生素和矿物质的代谢均受到影响，病毒性肝炎也会影响多种维生素和矿物质的吸收和转化，同时患者因食欲减退、食物摄入过少或因呕吐、腹泻等使排除增加，加重了多种维生素和矿物质的缺乏，影响机体的正常代谢和免疫功能。

(二)临床表现

根据病毒性肝炎的临床经过及其病理改变，可分为急性肝炎(黄疸型和无黄疸型)、慢性肝炎(活动型和迁延型)、暴发型肝炎以及无症状的病毒携带者。

1. 急性肝炎

以无黄疸型最为多见。其主要症状为食欲不振、恶心、腹胀、肝区不适或隐痛、低热、乏力等。多数有肝脏肿大和压病，肝脏功能损害较轻。部分患者可毫无自觉症状而被漏诊；急性黄疸型患者起病急，黄疸前多有高热及胃肠道症状，随后进入黄疸期，尿色加深，巩膜、皮肤先后出现黄疸，大便呈黏土色，肝肿大而有压痛。转氨酶明显升高，血清胆红素在17μmoL/l以上，尿胆红素阳性。

2. 慢性肝炎

慢性活动型肝炎症状明显，肝肿大而质硬、脾肿大，转氨酶反复或持续升高，反复出现黄疸，可发展至肝硬化甚至癌变。病程超过6个月未愈转变成慢性迁延性肝炎，这种肝炎病情较轻，肝脏功能轻度受损，肝脏组织保持完整结构，肝细胞坏死不显著，预后良好。

3. 暴发型肝炎

暴发型肝炎往往黄疸比较严重，血清胆红素超过170μmol/l，患者表现食欲减退、乏力、恶心、呕吐，出现急性肝坏死的症状，如烦躁不安、谵妄、躁狂、抑郁等神经精神症状,随后进入肝性脑病。治疗效果较差,患者多于数日内因肝衰竭、肝肾综合征或严重出血而死亡。

4.病毒携带者

患者往往无明显临床症状,偶有短暂类似于感冒症状,常常被忽略。

二、营养治疗

(一)治疗目的

通过调整膳食供给,改善患者的营养状况,提高机体的免疫能力,减轻肝脏的负担及对肝脏的损害,促使肝细胞的修复和再生,促进肝脏功能的恢复。

(二)治疗原则

病毒性肝炎主要采用休息、保肝护肝和支持等治疗,而合理膳食是保肝护肝及临床支持的一项重要内容。因此,病毒性肝炎患者饮食治疗的基本原则是:供给足够的热能、优质的蛋白质、充足的维生素和适量的脂肪。

1.充足的热能

热能可以补偿病后的消耗,节约蛋白质,有利于组织蛋白质的合成,增强机体抵抗力,促进疾病的康复。但不宜过高,热能供给应以既可满足需要,又不多余为原则。热能主要来源是碳水化合物,以增加机体内肝糖原的合成,从而保护肝脏。热能供给以增加供给额外消耗的60%,成人以每日摄入8.368～10.46MJ(2000～2500kcal)热能为宜。

2.优质的蛋白质

蛋白质是肝细胞再生及多种人体蛋白合成的主要原料,供给足够的优质蛋白质,对减轻肝细胞的负担、防止肝细胞坏死和低蛋白血症等具有重要意义。蛋白质的供给应高于健康人。如情况允许,可静脉补给人血白蛋白或者氨基酸。蛋白质每日供给量以1.5～2.0g/kg为宜,或以蛋白质占总热能的15%～20%计算,多选用优质蛋白质。

3.适量的脂肪

病毒性肝炎时,机体对脂肪的需求并不减少,脂肪日供量40～50g为宜。但是肝脏分泌胆汁功能的下降,消化系统对脂肪的承受能力及吸收利用能力都明显下降,因此,急性阶段应适当减少脂肪的供给量,可静脉供给适量的脂肪乳;恢复期时,患者肝功能趋向正常,食欲好转,脂肪供给量可占总热能的20%～25%。脂肪的供给宜采用含必需脂肪酸的植物油。进食低胆固醇的食物,每日胆固醇的摄入量不超过500mg,其目的在于减轻肝脏负担。

4.充足的水和维生素

水和维生素对肝脏的解毒、再生和提高免疫水平有重要作用。病毒性肝炎时,维生素 A、维生素 D、维生素 E、维生素 K、维生素 C 等在肝内储存不足,应多补充水,并摄入含维生素丰富的食物,其中维生素 C 对促进肝细胞再生及改善肝功能有着极其重要的作用,每日需求量可达 500mg 以上。

5. 适量的膳食纤维

膳食纤维可刺激胆汁分泌,增强肠蠕动,有利于体内代谢废物的排出。

三、护理

(一)护理诊断

(1)体温过高:与肝炎病毒感染有关。

(2)活动无耐力:与肝功能受损、能量代谢障碍有关。

(3)营养失调,低于机体需要量:与摄入减少、呕吐、发热、消化和吸收功能障碍有关。

(4)有组织完整性受损的危险:与凝血因子缺乏导致出血倾向,病重而长期卧床有关。

(5)焦虑:与缺乏肝炎的知识、病痛导致的不适,病情反复、久治不愈、担心预后及害怕传染家人有关。

(6)潜在并发症:肝性脑病、出血。

(二)护理措施

1. 心理护理

根据评估后的患者心理状况和文化背景,进行恰当的沟通交流,有针对性的帮助其消除不良心理的影响。

2. 生活护理

保持病室环境清洁、空气新鲜、安静、舒适,及时解除患者的不适感,了解患者的生活习惯,协助做好生活护理。

3. 饮食护理

根据饮食治疗的原则,结合病情,指导患者合理进食。向患者解释导致营养失调的原因,说明肝炎患者合理饮食的重要性,告知饮食护理措施可以改善营养状况,促进肝细胞再生和修复,有利肝功能恢复,促进病情的好转。

4. 病情观察

密切观察病情变化,重点观察神志精神状态、生命体征、黄疸、出血等临床表现,及早发现并发症,及时报告医生,并做好相应处理。

5. 药物护理

遵医嘱给予护肝、抗病毒等药物,注意观察药物的疗效和不良反应,发现异常及时报告医生。

6. 健康教育

预防甲型和戊型肝炎的重点是切断粪－口传播途径，注意环境和个人卫生；预防乙、丙、丁、庚型肝炎的重点是防止血液、体液、母婴传播，及时接种疫苗；教育接受过大手术、血液透析、输血或应用血制品者，定期检测肝功能和肝炎病毒标记物，便于早期发现病情及时治疗。

四、食物选择

（一）宜用食物

含淀粉高的食物，如土豆和番薯类；优质蛋白质食物，如肉、鱼类、蛋及豆类食物；含维生素 A 和 β－胡萝卜素的食物，如全奶、胡萝卜、莴笋叶、奶油、小白菜、油菜、红心甜薯等；含维生素 K 的食品，如菠菜、番茄、瘦肉、卷心菜、菜花、花生油等；B 族维生素含量丰富的食品，如鱼类、瘦肉、冬菇、紫菜、谷类、蛋类、豆类及其制品等；含维生素 C 丰富的新鲜蔬菜和水果，如油菜、番茄、青椒、苦瓜、芹菜、白菜、广柑、山楂、橘子、大枣、柠檬等。烹调时宜采用蒸、煮等烹调方法制成的清淡、柔软、可口食品。菜肴制作尽量保证食物的色、香、味，以促进患者的食欲增进消化吸收；配餐时注意多种蛋白质的互补作用，以提高蛋白质的生物利用率。

（二）忌用食物

禁忌油炸、煎、炒的食品及具有刺激性的调味品，严禁饮酒及含乙醇类饮料，肝炎患者的解毒能力降低，饮酒可加重肝脏损害，容易导致脂肪肝，食盐日供给量在 6g 以下。限制辛辣食物及易产气食物。限制高胆固醇的食物，如猪皮、动物内脏、乌贼鱼、蛋黄、贝类。不吃含铅和化学防腐剂的食品。如罐头食品掺有防腐剂，防腐剂需要肝脏来解毒，因肝炎患者肝脏的代谢和解毒能力减弱，食用罐头类食品会加重肝脏负担，不利于肝脏的恢复。不吃霉变花生、玉米等含致癌因子的食品。

（三）食谱举例

肝炎急性期患者食谱见表 15－1：

表 15－1　肝炎急性期患者食谱

餐饮时间	膳食名称	食物	重量或体积(g 或 mL)
7:00	大米粥	粳米	50
	馒头	面粉	50
		肉松	20

续表 15 – 1

餐饮时间	膳食名称	食物	重量或体积(g 或 mL)
11:00	水蒸蛋	蛋	50
	米饭	粳米	100
	清蒸鲫鱼	鲫鱼	200
	番茄豆腐汤	番茄	100
		豆腐	50
15:00	水果	苹果	150
	蜂蜜藕粉	藕粉	30
		蜂蜜	30
17:00	青菜肉丝面	青菜	150
		瘦肉	50
		面条	100
20:00	半脱脂牛奶	牛奶	250
		糖	20
	水果	蜜橘	100

说明：总热能 8.917MJ(2 131kal)，蛋白质 93g(17%)、脂肪 41g(17%)、碳水化合物 348g(66%)。全日用油 15g

第二节　肝性脑病

一、概述

肝性脑病是严重肝病引起的以意识行为异常和昏迷为主的中枢神经系统功能失调，与来自肠道的有害物质进入脑部诱发昏迷有关，部分肝硬化伴门——体分流的患者，仅有意识行为改变。肝性脑病分为两种类型：急性肝性脑病如暴发性、重症病毒性肝炎、药物性肝炎、化学药品如四氯化碳或毒蕈引起的中毒性肝炎，以及急性妊娠期脂肪肝；慢性肝性脑病见于各种病因的晚期肝硬化、晚期肝癌、门静脉 – 下腔静脉吻合术后、门静脉血栓形成以及任何慢性肝病的终末期。

(一)病因

因肝细胞功能衰竭而不能及时清除血液中有毒代谢产物，或门静脉系统中有毒物质绕过肝脏经侧支循环直接进入人体循环后，所引起的中枢神经系统代谢紊乱，并产生以意识改变和昏迷为主的一系列神经精神症状。肝性脑病的最常见病因为晚期肝硬化，其次为重症病毒性肝炎，少数见于肝癌；此外，长期胆道梗阻、肝外门静脉或肝静脉阻塞性疾病等均可导致肝性脑病。肝性脑病诱因有感染、上消化道出血、外科大手术、某些药物、高蛋白饮食等。

肝性脑病发生机制有：氨中毒学说，认为因肝功能不全时，鸟氨酸循环障碍，尿素合成能力减退，从而导致血氨升高而引起肝性脑病；假性递质学说，认为肝脏病变时，由于体内产生的大量假性神经递质取代了正常神经递质儿茶酚胺，干扰了正常的神经传递；氨基酸代谢失衡而导致肝性脑病的发生。

（二）临床表现

根据意识障碍程度、神经系统表现和脑电图改变，将肝性脑病自轻微的精神改变到深昏迷分为四期：

1. Ⅰ期（前驱期）

轻度性格改变和行为失常，如欣快激动或淡漠少言，衣冠不整或随地便溺。应答准确，但吐词不清且较缓慢。可有扑翼样，亦称肝震颤，即嘱患者两臂平伸，肘关节固定，手掌向背侧伸展，手指分开时，可见到手向外侧偏斜，掌指关节、腕关节、甚至肘与肩关节不规则地扑击样抖动。嘱患者手紧握医生手一分钟，医生能感到患者抖动。脑电图多数正常。此期历时数日或数周，有时症状不明显，易被忽视。

2. Ⅱ期（昏迷前期）

以意识错乱、睡眠障碍和行为失常为主。定向力和理解力均较差，对时间、地点和人物的概念混乱，不能完成简单的计算和智力构图，言语不清和举止反常，出现睡眠时间倒错，昼睡夜醒，甚至有幻觉、恐惧和狂躁等精神症状，有时被误认为一般精神病。此期检测患者出现明显神经系统体征，如肌张力增高、腱反射亢进、踝阵孪及巴宾斯基征阳性等。此期扑翼样震颤存在，脑电图出现特征性异常改变，患者可出现不随意运动及运动失调。

3. Ⅲ期（昏睡期）

以昏睡和精神错乱为主，中枢神经系统体征持续或加重，大部分时间患者呈昏睡状态，但可以唤醒。醒时尚可应答问话，但常有神志不清和幻觉。扑翼样震颤仍可引出，肌张力增强，四肢被动运动常有抵抗力，锥体束征常呈阳性，脑电图有异常波形。

4. Ⅳ期（昏迷期）

患者神志完全丧失，不能唤醒。浅昏迷时，对疼痛刺激和不适体位尚有反应，腱反射和肌张力仍亢进；由于患者处于昏迷期，扑翼样震颤无法引出。深昏迷时，各种反射消失，肌张力降低，瞳孔常散大，可出现阵发性惊厥和换气过度。脑电图明显异常。

二、营养治疗

（一）治疗目的

严格限制蛋白质的摄入量，减少氨的形成，预防和减轻肝性脑病；补充适当能量，保证机体代谢的需要；注意水和电解质的平衡。

（二）治疗原则

营养治疗的原则是供给低蛋白、高碳水化合物、充足维生素饮食。

1. 总能量

每天不低于1800kcal(7.531MJ)，以保证机体需要，减少自身分解。

2. 碳水化合物

给予高碳水化合物，每天供给碳水化合物400g左右，约提供能量1600kcal左右。

3. 蛋白质

膳食中蛋白质的供给量要恰当，如供给过低，不利于肝病恢复；供给过高，会诱发或加重肝性脑病。

（1）血氨中度增高但无神经系统症状时：在1~2天内采用低蛋白饮食，每天每千克体重0.5g，一天约30g，病情有好转时，每隔3~4天调整一次，每次各增加5~10g，以每天每千克体重不超过1.0g为度。

（2）血氨极高并出现神经症状，昏迷不醒者：在48~72小时内，给予完全非动物性蛋白，每天每千克体重0.3g，一天约20g。病情略有好转时，选用优质蛋白，以奶类为主。每2~3天增加1次，每次不超过10g，总量以每千克体重不超过1.0g为限。若血氨再次升高，则应重新限制蛋白质，且限制更严，递增速度更慢。

（3）患者出现中枢神经症状，但血氨不高时：在24小时内给予非动物蛋白，若血氨一直正常，说明肝性脑病与血氨无关，可以按每日每千克体重0.2~0.3g供给蛋白质，以后每隔2~3天增加一次蛋白质供给量，每次增加量为10g左右。

（4）有肾功能不全和肝肾综合征者，应严格限制蛋白质摄入量。

4. 脂肪

供给低脂肪，每日约为30~40g，可遵医嘱予以脂肪乳剂，以保证能量的提供。

5. 维生素和电解质

应供给富含多种维生素的食物，特别是维生素C，有利于解毒。遵医嘱纠正电解质紊乱。

三、护理

（一）护理诊断

1. 意识障碍　与血氨增高，影响大脑细胞正常代谢有关。

2. 照顾者角色困难　与患者意识障碍、照顾者缺乏相关知识、经济困难有关。

3. 有受伤的危险　与患者意识障碍有关。

（二）护理措施

1. 一般护理

设专人护理，注意安全保护措施，如床边加床挡，躁动者用约束带，防止意外伤，以保证病人的安全；协助患者采取舒适体位并定时变换，防止局部组织长期受压导致缺血缺氧发生压疮；做好口腔护理：对肝性脑病患者，每日用生理盐水擦洗口腔，及时清理呕吐物，保持患者的头部偏向一侧，防止窒息发生；保持呼吸道通畅，预防感染；备好抢救物品和药品；给予吸氧，必要时头戴冰帽、降低颅内温度，减少脑细胞耗氧，保护细胞功能；保持大便通畅，减少肠道细菌产氨。

2. 严密观察病情

观察患者的意识程度、思维及认知改变，判断有无意识障碍及其程度；加强生命体征的监测，加强各管道的护理，保持静脉输液管道通畅，定期检测肝、肾功能及电解质变化，记录 24 小时出入水量。

3. 饮食护理

昏迷前期开始数日内禁食蛋白质，供给足量维生素，以碳水化合物为主要食物，适当补充热能，以保障代谢需要，给予易消化的少渣半流质或流质饮食；凡昏迷不能进食且无食管静脉曲张者可用鼻饲，待病情改善，逐步增加蛋白质供给，注意严格限制蛋白质的摄入量，并选用产氨少的食物，可以减少氨的生成，预防和减轻肝性脑病，选用支链氨基酸丰富的食物，有助于血浆氨基酸恢复正常；进食宜少量多餐，每天应不少于 6 餐，每次摄入量不可过多，并注意成分的配比。

4. 用药护理

严格遵照医嘱给药，注意观察用药效果和不良反应，如应用谷氨酸钠或谷氨酸钾，应观察尿量、水肿情况，谷氨酸钾在少尿时慎用，谷氨酸钠在水肿时慎用，精氨酸滴注时不应快，以免引起面色潮红、流涎。

5. 心理护理

评估患者心理，熟悉其文化背景，针对具体情况予以心理护理，消除不良心理因素，使其保持健康心理，积极配合治疗和护理。

6. 健康教育

向患者和家属讲解与疾病有关的医疗知识，积极消除病因，使患者按医嘱服药，说明坚持长期服药的重要性。强调饮食质量和饮食规律的重要性，戒烟禁酒。

四、食物选择

（一）宜用食物

肝性脑病无食管静脉曲张者，可鼻饲葡萄糖水、果汁、米汤、稀藕粉等。病情严重者，应补充一些植物蛋白，如豆腐脑、豆浆等，以后逐渐增加含氨少的动物蛋白，牛奶产氨较少，蛋类次之，肉类产氨最多；应多补充支链氨基酸含量丰富的食物，如糯米，小米，玉米，黄豆，花菜，红枣，鸡肉，鸭肉，牛奶，鱼，虾等，也可静脉注射或服用支链氨基酸。指导患者多吃新鲜蔬菜、水果，可将几种水果和蔬菜混合榨汁食用。

（二）忌用食物

病情严重者，暂不宜供给动物蛋白食物，忌用油煎炸、粗纤维多、坚硬、刺激性强、带刺多的鱼类及带碎骨的禽类等食物。

（三）食谱举例

肝性脑病限制蛋白质食谱见表 15 - 2：

表 15 - 2   肝性脑病限制蛋白质食谱举例

时间	膳食
早餐	大米粥（大米 50g）果胶面包（果胶 10g 糖 20g 面粉 50g）
加餐	维生素强化蜂蜜水（蜂蜜 20g）果汁糕（果汁 50mL 琼脂 5g 糖 10g）
午餐	西红柿汤面（西红柿 100g 面粉 50g）丰糕（大米粉 50g 糖 10g）炒嫩黄瓜片（黄瓜 100g 去皮）
加餐	煮水果（水果 200g）或熟香蕉、软柿子
晚餐	素馄饨（面粉 50g 粉丝 10g 西葫芦 100g）枣泥发糕（大米粉 50g 红枣泥 20g）

上述食谱的大致营养含量：蛋白质 29.8g，脂肪 25.6g，碳水化物 369.2g，热能 7669kJ，全日烹调油用量 20g

第三节   胆囊疾病

一、概述

胆囊为储存和浓缩胆汁的器官，胆汁的主要成分是水、胆酸、胆盐、胆色素等。其功能是促进脂肪的消化和吸收，并促使脂溶性维生素 A、维生素 D、维生素 E、维生素 K 的吸收。常见胆囊疾病有胆囊炎和胆石症两种。胆汁淤积、胆汁中胆固醇增高以及胆管感染是形成胆结石的主要因素，胆结石梗阻胆管又可引起急性胆囊炎，因此胆结石常与胆囊炎并发。

本病发病率大致与年龄成正比，发病率往往随年龄增长而明显增高。国外以 40~60 岁病例较为常见，女性病例较男性高 1~2 倍。我国胆石症发病年龄早于国外，多在 20~45 岁之间，男女发病率几乎相等。结石发生于胆总管者约占 50%~80%，发病与胆道感染、胆道蛔虫病等关系密切。

（一）病因

1. 肝脏胆固醇代谢异常或胆汁酸的肝肠循环障碍

当胆囊发生器质性或功能性病变时，胆汁中胆固醇含量过高，或胆汁酸盐及卵磷脂浓度降低，则形成可致结石的胆汁。胆固醇结石患者，肝内 β-羟-β-甲戊二酰辅酶 A（HMG-GoA）活性增加，7α-羟化酶（促使胆固醇转化为胆汁酸的限速酶）活性减低，于是胆固醇的合成增多，胆汁酸的形成减少，肝肠循环障碍，随粪便丢失的胆汁酸和胆盐增多，而肝细胞合成数量又不足以弥补损失，以致胆汁酸代谢下降，胆汁酸的成分亦有所改变，使胆固醇从胆汁中析出、沉淀、融合、集结而成为胆石。胆汁酸代谢紊乱与胆汁成分改变及理化特性异常，可能是形成胆石的生化基础。

2. 感染

胆囊黏膜因浓缩的胆汁或反流的胰液的化学性刺激而产生炎变，易导致继发性感染而加重炎症。胆道系统炎症时胆汁中钙离子含量增多，胆囊黏膜分泌的钙明显增加，胆红素钙更易形成沉淀和析出。此外，寄生虫残体、虫卵、胆囊中脱落的上皮细胞和黏液等常可构成胆石的核心，有助于胆固醇结晶的不断沉积，形成胆石或胆沙。黏液可增加胆汁的黏稠性，使之易于网罗胆固醇结晶，促使胆石增大。

3. 胆汁淤积

胆系炎症使胆总管痉挛、胆道梗阻或胆道口括约肌功能失调，加之肥胖、活动少、妊娠等使腹壁松弛，胆囊张力减低，排空延缓。此外，精神紧张、抑郁可导致内脏自主神经功能失调，影响胆囊功能导致胆汁淤积。胆汁过度浓缩，使已处于临界饱和度的胆固醇易于形成过饱和状态，刺激胆囊黏膜而产生炎变。胆汁碱度增高，胆盐溶解胆固醇的能力降低，胆汁成分比例失调。胆汁淤积及其理化性质的改变，是促使胆红素结石形成的内因。

4. 饮食因素

胆石的形成与营养不平衡有一定的关系。如膳食中热能高、多动物性脂肪和精制糖，但缺少食物纤维，成为诱发胆石症的饮食因素。摄入大量精制糖可使肝内合成胆固醇增多。多食、少动可使人发胖，肝中合成和分泌的胆固醇增多，容易形成胆石。另外，胆石的形成与饮食习惯有一定的关系，饥饿时缩胆囊素不分泌，胆汁滞留于胆囊而过度浓缩，可诱发炎症或形成胆石。尤其是夜间分泌的胆汁比白昼分泌者更富于成石性。因此，不吃早餐或全天只吃一、二餐者，患胆石症的可能性就更大些。

5. 激素和遗传因素

雌激素直接影响肝脏的酶系统，使甘油三酯增多，并抑制胆汁酸的合成，胆固醇浓度增加，超过饱和而析出结晶。它还能干扰胆囊的张力和排空，造成胆汁淤积，促使胆石形成。因而成年女性、多次妊娠者胆固醇结石的发生率显著高于男性及不育女性。长期应用雌激素者其胆固醇结石的发生率亦高。部分遗传性"胆石素质"者，先天性胆汁中胆汁酸盐含量过低，使胆固醇易于过饱和而析出沉淀形成结石。

6. 其他

某些疾病也增加胆石症的发病率，如高胆固醇血症、肾炎、糖尿病、甲状腺功能低下等疾病。

（二）临床表现

胆囊结石可无症状或间断性右上腹闷痛、钝痛感，当结石阻塞胆管时即发生疼痛并向右肩放射，常伴有恶心，呕吐、发热，可诱发急性胆囊炎。胆囊肿大常可扪及并有触痛。胆总管结石除有上述症状外，还因结石阻塞胆总管而发生黄疸、疼痛、寒战和发热，并可发生急性化脓性胆管炎，可并发急性胰腺炎，肝细胞严重损害时可影响凝血因子的制造，可有出血倾向，甚至发生纤维性变导致胆汁性肝硬变。

二、营养治疗

（一）治疗目的

通过控制脂肪摄入量，以减少脂肪和胆固醇的代谢，减轻或解除患者的疼痛，预防胆结石的发生。

（二）治疗原则

急性发作期禁食，使胆囊休息，可由静脉补给营养。疼痛缓解时可选用清淡、高碳水化合物、适宜优质蛋白质的流质饮食，低脂、低胆固醇半流质或普食。

1. 热能

每日 8.368MJ（2000kcal）左右，肥胖者应适当减少热能。胆囊疾病的热能以碳水化合物为主，可以减少胆囊吸收，缓解疼痛。食物的选择可依个人习惯及生活条件决定。

2. 低脂肪

限制动物脂肪，适量供给植物油，以利胆汁排泄。限制胆固醇含量高的食物，以纠正胆固醇代谢障碍，预防结石的形成。全日脂肪限制在 20g 以下，以植物油为主，动物脂肪为辅，要注意将全日脂肪分配于各餐中，避免一餐摄入过多脂肪。胆囊切除手术后的患者，应继续食用低脂低胆固醇饮食。

3. 充足的维生素和适量粗纤维

多进食富含维生素 A、维生素 C、维生素 K 及 B 族维生素和粗纤维的食物，对缓解胆管痉挛和胆石症引起的疼痛有良好的效果，还可避免便秘及降低结石性疾病的发病率。

4. 适量蛋白质

胆囊疾病患者因消化功能不良常有不同程度的蛋白质缺乏，因此需增加优质蛋白的供给量，注意蛋白质供给时应以少量多餐及低浓度的形式供给，每日供给 50~70g 优质蛋白质。

三、护理

(一)护理诊断

1. 疼痛　与胆道结石所致胆汁流出不畅及 oddi 括约肌痉挛、胆道感染有关。

2. 营养失调：低于机体需要量　与发热、恶心、呕吐、食欲不振等有关。

3. 体温过高　与胆道感染、炎症反应有关。

4. 焦虑　与胆道疾病反复发作，担心预后有关。

(二)护理措施

1. 疼痛护理

针对疼痛的部位、程度、性质、诱因、缓解或加重的因素，有针对性地采取措施，以缓解疼痛。协助患者取适当体位，以利于休息，烦躁不安者，采取防护措施，防止坠床；手术后患者咳嗽时，协助保护切口，防止因腹压增加引起切口疼痛，甚至造成切口裂开。

2. 发热的护理

严密监测体温变化，并记录。体温过高时，给予物理和药物降温，注意观察降温的效果，寒战时注意保暖，及时更换汗渍污染的被服，保持清洁干燥，防止着凉。

3. 观察病情

密切观察腹痛等病情变化，及时发现问题及时处理，做好护理记录。

4.饮食护理和健康教育

宜采用清淡、易消化、适量蛋白质、富含维生素、低脂、低胆固醇的食物。食物的温度以温热为宜,切勿过热或过冷,否则影响胆汁的分泌与排出。多采用炖、烩、煮、蒸等烹调方法。忌用含油量大的食物,引起反射性胆管痉挛而诱发腹痛。每日至少饮水2000mL以上,以稀释胆汁浓度。进食按5~7餐为宜,刺激胆汁分泌,促进胆汁排出.

5.心理护理

鼓励患者保持乐观情绪,正确对待疾病和愈后,护理人员对患者及家属进行心理评估后,有针对性地进行心理疏导,使其主动配合治疗,提高生活质量。

四、食物选择

(一)宜用食物

胆石症和胆囊炎发作期患者的饮食:禁食1~2天,根据情况给予胃肠外营养支持,而后给以高碳水化合物流质饮食,如豆浆、米汤、麦乳精、蜂蜜、果汁等。病情缓解后给予低脂、少渣半流质食物,如稀饭、面条、馒头、豆制品等,逐渐过渡到低脂,少渣软饭,提供鱼、虾、瘦肉、少油的豆制品等高蛋白和低脂肪的食物,少食多餐,坚持低脂饮食,多吃蔬菜水果,如橘子、苹果、番茄等水果蔬菜。

(二)忌用食物

禁用酒类和具有强烈刺激性调味品,禁食刺激性食物,忌用油煎,炸,炒等食物,限制脂肪和胆固醇的摄入,如蛋黄、鱼卵、动物内脏摄入要限制。

(三)食谱举例

胆道疾病低脂饮食举例见表15-3:

表15-3 低脂半流质饮食食谱

时间	膳食
早餐	稠米粥(大米50g)稠米粥(大米50g)
	脆片(面粉50g)开花馒头(面粉50g 糖10g)
	酱豆腐20g卤鸡蛋(鸡蛋35g)
加餐	脱脂乳(脱脂牛奶200g 糖20g)维生素强化蜂蜜水(蜂蜜20g)
	果汁糕(鲜果汁100mL 琼脂5g 糖10g)
午餐	小馄饨(虾肉50g 面粉50g 油5g 软饭(米100g)
	枣泥山药(枣泥50g 山药100g 金糕10g)清汤鱼丸(鱼肉100g加小白菜50g)
	素烩(香菇5g 面筋50g 胡萝卜50g 黄瓜50g)
加餐	去油肝汤豆腐脑(嫩豆腐50g)水果200g(烤苹果或熟香蕉)

续表 15－3

时间	膳食
晚餐	山楂酪(山楂泥 50g 藕粉 20g 糖 30g)枣泥山药(红枣 50g 山药 100g 金糕 10g)
	西红柿汤面(西红柿 100g 面粉 50g 油 5g)大米粥(大米 30g)
	蒸蛋羹(鸡蛋 35g)蒸蔬菜瘦肉面(面粉 150g 西葫芦 200g 廋肉 50g)
	香干莴笋丝(香干 50g 莴笋 100g 丝)
加餐	茶汤(茶汤粉 30g 糖 15g)
	蛋糕(蛋糕 25g)

大致营养含量：蛋白质 52.4g 脂肪 22.4g 碳水化物 390.4g 热能 8287kJ 蛋白质 96.6g 脂肪 39.2g 碳水化物 337g 热能 8765kJ，全日烹调油 5g。

第四节　胰腺炎

一、概述

胰腺是兼有内、外分泌的腺体，它分泌碱性液和酶进入十二指肠。酶主要有脂肪酶、淀粉酶和蛋白酶，后两者还可由肠道分泌一部分，但消化脂肪的胰酶却为胰腺所独具，一旦胰腺病变，首先受到影响的是脂肪的消化。胰腺炎是由多种原因引起的胰腺内酶原群激活，导致胰腺自身消化和坏死，并波及周围的组织和器官。

（一）病因

胰腺由于外伤、细菌或病毒感染，代谢紊乱，蛔虫、肿瘤堵塞胰管，胰液排除受阻，反流由胰管漏入胰腺及其周围组织，引起自身消化，从而发生炎症。暴饮暴食、酗酒、进食高脂饮食、胆道疾病和脂肪代谢紊乱均可引起本病急性发作。

（二）临床表现

胰腺有水肿、充血，或出血、坏死，临床上出现腹痛、腹胀、恶心、呕吐、发热等症状，化验血和尿中淀粉酶含量升高等临床表现。胰腺炎分为急性和慢性两型，急性胰腺炎表现为突然出现持续性左、中上腹痛，并可涉及到左腰、左背或左肩部，若病情恶化，胰腺周围广泛坏死，可产生腹胀、腹痛、腹壁紧张、反跳痛等腹膜刺激症状，甚至出现高热、腹水和休克等危重表现。急性胰腺炎反复发作即转为慢性，也有慢性酒精中毒的无痛性慢性胰腺炎。慢性胰腺炎主要表现为间歇长短不一的急性发作，可有腹痛、消化不良、脂肪性腹泻等症状，并可并发糖尿病，通常有胆道系统疾病同时存在。

二、营养治疗

(一)治疗目的

限制脂肪和蛋白质的摄入量，减轻胰腺负荷；缓解疼痛，纠正水、电解质失衡，避免胰腺进一步受损；选择合理的营养治疗，促进胰腺组织恢复。

(二)治疗原则

急性胰腺炎发作期间患者应禁食，病情稳定后，谨慎逐步供给膳食，如限制脂肪和蛋白质摄入量，给予易消化少量高碳水化合物食品，以减轻胰腺负担，缓解疼痛。慢性胰腺炎患者供给低脂肪、适量蛋白质、高碳水化合物的半流质或软食。

1. 热能

急性发作期因剧痛不能进食，且有发热、呕吐等消耗较多能量，为了有利于疾病的治疗和恢复，应注意提供足够的能量以满足基础热能需要外，还需补充丢失、高代谢消耗及其他营养成分无法实现供给的部分。急性胰腺炎患者足够的热能为每日供给 10.46~12.552MJ(2500~3000kcal)。

2. 蛋白质

急性期应加限制，以免加重胰腺负担，但为了修复受损的胰腺和供给机体必需营养物质，可通过肠外营养供给蛋白质，其需求量应在基础需求状态之上增加20%以上。病情好转时，每天可摄入 40~50g，不足部分以肠外营养的形式供给，以输入氨基酸、人血白蛋白、球蛋白为主要蛋白质来源。慢性期应供应蛋白质每日 50~70g，选用含脂肪量少、生物价值高的优质蛋白质。

3. 脂肪

要严格限制脂肪，急性胰腺炎应停止一切含脂肪食物。病愈后相当长时间要对脂肪严加限制，每日脂肪供给量约30g左右，对伴有胆管疾病或胰腺动脉硬化者，每日胆固醇限制在 300mg 以下。

4. 高碳水化合物

病情缓解，症状基本消失后，可供给无脂高碳水化合物流质，此期间营养成分不平衡，能量及各种营养素含量低，不宜长期使用。

5. 维生素

应供给富含多种维生素的食物，尤其要补充大量维生素 C，急性期每日应供给维生素 C 不少于500mg，慢性期每日应摄入 300mg 以上。

6. 水和电解质

急性禁食后常出现电解质紊乱，应配合临床治疗及加以调节。

三、护理

（一）护理诊断

(1)疼痛：与胰腺及周围组织炎症有关。

(2)有体液不足的危险：与呕吐、禁食及感染性休克有关。

(3)营养失调，低于机体需要量：与禁食、炎症渗出有关。

(4)体温过高：与感染及坏死组织吸收有关。

(5)知识缺乏：缺乏有关疾病方面的知识。

（二）护理措施

1.严密监测病情

密切监测患者的神志、精神状态、生命体征、腹痛与尿量变化，记录出入量，及早发现并发症。

2.体位与环境

保持病室环境安静舒适、空气清新，协助患者采取舒适卧位，以减轻疼痛，如屈膝侧卧位。因剧痛在床上辗转不安者，应注意保护患者，防止坠床。合理安排治疗护理措施，给患者创造良好的修养环境，促进休息保证睡眠，以减轻胰腺负担和增加脏器血流量，增进组织修复和体力恢复，以改善病情。

3.饮食护理

急性期禁食并给予胃肠减压，目的是防止食物及胃液进入十二指肠，刺激胰腺分泌消化酶。腹痛和呕吐基本消失后，可进食少量碳水化合物类流质饮食，以后逐步恢复饮食，宜采用烧、煮、烩、卤等烹调方法，不用或少用植物油，以便使胰腺分泌减少。选用少量优质蛋白质、高碳水化合物饮食。

4.口腔护理

禁食期间一般不可以饮水，口渴可含漱或用水湿润口唇。为减轻不适及口腔干燥，应每天至少口腔护理2次，以促进患者舒适。

5.药物护理

急性胰腺炎期间疼痛较重时遵医嘱给予镇痛解痉药，如阿托品、654－2或度冷丁，并予以静脉补充水、电解质、维生素等营养，观察药物治疗的效果。

6.健康教育

慢性胰腺炎患者的病情容易反复发作，饮食常常是重要的影响因素。因此对患者和家属应进行健康教育。告知戒烟戒酒，避免辛辣食物，切忌暴饮暴食。注意选用软而易消化食物，少量多餐 一日5～6餐。及时复查病情，出现变化立即就诊。

四、食物选择

(一)宜用食物

急性胰腺炎缓解期可选用果汁、果冻、藕粉、米汤、菜汁、蛋白质、绿豆汤等食物,注意少量多餐。恢复期和慢性胰腺炎可选择鱼类、虾类、禽肉、瘦牛肉、豆制品及蛋清等优质白蛋白饮食。

(二)忌用食物

急性胰腺炎应严格限制脂肪的摄入量,忌用刺激胃液和胰液分泌、富含脂肪或油腻的食物,禁食浓鸡汤、浓鱼汤、肉汤、牛奶、豆浆、蛋黄等食物。慢性胰腺炎应限制脂肪摄入,禁食含脂肪多的食物,禁止刺激性的食物和食物调味品,如辣椒、咖啡、浓茶、含酒精饮料等。

(三)食谱举例

急性胰腺炎极低脂肪半流质食谱见表 15-4:

表 15-4 急性胰腺炎极低脂肪半流质食谱举例

餐次	膳食品名与主料(g)	添加食物(g)	添加食物(g)
第一次	粳米(50g)	富强粉(50g)	豆干(10g)
第二次	麦乳精(25g)羹	白糖(10g)	
第三次	粳米(100g)粥	鱼肉(75g)	青菜(120g)
	食盐(2g)		
第四次	煮鸭梨(220g)		
第五次	粳米(75g)	鸡肉(40g)	食盐(2g)
	胡萝卜(25g)	粉丝(20g)	
第六次	藕粉(20g)羹	白糖(10g)	

说明:总能量 6.6MJ(1591.7kcal),氮:能量 1:180.46,蛋白质 55.1g(13.8%),动物蛋白 30.7 g(55.7%),脂肪 13.4 g(7.6%),动物脂肪 10.6 g(78.5%),胆固醇 135.1mg,含碳水化合物 312.5g(78.5%),食物纤维 5.3g,维生素 A 209.5μg,维生素 E 5.5mg,维生素 C 61.9mg,铁 20.7mg,锌 7.1mg。

【案例分析】

患者,男性,48 岁,因晚餐后突发腹部疼痛难忍,继而恶心、呕吐 3 小时,于今日 19:00 步行入院。入院时呈急性痛苦面容,查体:T 38℃,P 130 次/分,R 26 次/分。入院诊断:急性胰腺炎。

请问:1. 如何对该患者进行营养治疗和护理?

2. 如何对该患者进行健康教育?

(李　敏)

第十六章　代谢性疾病的营养治疗及护理

【学习目标】
1. 掌握代谢性疾病营养治疗的目的及原则。
2. 熟悉代谢性疾病的临床表现、食物选择及营养治疗的护理。
3. 了解代谢性疾病的病因及分型。

第一节　糖尿病

一、概述

糖尿病(diabetes mellitus)是以遗传和环境因素长期共同作用而引起的一组以慢性高血糖为共同特征的代谢异常综合征,因胰岛素素绝对或相对分泌不足引起碳水化合物、蛋白质、脂肪、水和电解质等代谢紊乱。随着人口老龄化、经济发展和生活方式的改变,糖尿病患病人数逐年增加。据 WHO 报道,目前全球约有糖尿病病人 1.75 亿,预测到 2025 年将上升到 3 亿,我国目前现有糖尿病病人约 3 千多万,居世界第二位。糖尿病已成为严重威胁人类健康的世界性公共卫生问题。

(一)分型

根据世界卫生组织和国际糖尿病联盟的决定,目前将糖尿病分为四种类型。

(1)1 型糖尿病:胰岛 β 细胞破坏常导致胰岛素绝对缺乏。

(2)2 型糖尿病:胰岛素抵抗为主,伴胰岛素分泌不足,或以胰岛素分泌不足为主,伴胰岛素抵抗。

(3)妊娠糖尿病:妊娠期间初次发现的任何糖耐量异常。

(4)其他特殊类型:某些内分泌病、化学物品、感染及其他少见的遗传、免疫综合征所致的糖尿病。

(二)病因

继发性糖尿病多可发现其直接的诱因,而对引起原发性糖尿病的病因,目前尚未完全清晰,概括来讲,引起糖尿病的病因可归纳为遗传因素及环境因素两大类。

（三）临床表现

糖尿病的临床表现包括以下几方面：

1. 代谢紊乱综合征

（1）多尿、多饮、多食和体重减轻：血糖升高引起渗透性利尿导致尿次及尿量增多，夜间尤为明显。而多尿导致脱水，使病人口渴而多饮水。为补充损失的糖分，维持机体活动，病人饮食量较以前明显增多而仍不能饱腹，或明显超过同年龄、同性别、同体力活动者。由于机体不能利用葡萄糖，且蛋白质和脂肪消耗增加，引起消瘦、乏力、体重减轻。

（2）餐前低血糖：由胰岛素分泌迟缓所致。胰岛素快速分泌高峰消失，分泌高峰后移，血糖已降到较低水平时，胰岛素分泌方达到峰值，进而引起餐前低血糖症。

（3）皮肤瘙痒及感染：由于高血糖及末梢神经病变导致皮肤干燥和感觉异常，病人常有皮肤瘙痒。女性病人可因尿糖刺激局部皮肤，出现外阴瘙痒。皮肤感染，如疖、痈难以愈合。

（4）其他症状：有四肢酸痛、麻木、腰痛、性欲减退、阳痿不育、月经失调等。

2. 并发症

（1）急性并发症

1）糖尿病合并感染：疖、痈、毛囊炎等皮肤化脓性感染多见，可致败血症及脓毒血症。足癣、手癣、体癣等皮肤真菌感染也较常见，女性病人常并发真菌性阴道炎。呼吸道感染中肺结核的发病率高，比非糖尿病患者高 2~4 倍，并且进展快，易形成空洞。泌尿系感染仅次于呼吸道感染，以肾盂肾炎和膀胱炎多见，女性和老年人尤为多见，常反复发作。

2）糖尿病酮症酸中毒：早期"三多一少"症状加重，酸中毒失代偿后，病情迅速恶化，疲乏、恶心、呕吐，多尿、口干、头痛、嗜睡，呼吸深快，呼气中有烂苹果味，后期严重失水，尿量减少、皮肤黏膜干燥、血压下降、心率加快。晚期不同程度的意识障碍、反射迟钝、昏迷。少数病人表现为腹痛，酷似急腹症。

3）高渗性非酮症糖尿病昏迷：病史多为中年以上，尤其是老年人，半数无糖尿病病史，临床表现脱水严重，出现神经-精神症状（如嗜睡、幻觉、定向障碍、偏盲、偏瘫等），最后陷入昏迷。与酮症酸中毒相比，失水更为严重，神经精神症状更为突出。

（2）慢性并发症

1）糖尿病大血管病变：糖尿病患者发生心脑血管病变的患病率比非糖尿病

者高 3 倍，是糖尿病患者致残或早亡的主要原因之一。其中以闭塞性脑血管疾病及冠心病多见。糖尿病患者发生下肢血管病变的患病率比非糖尿病患者高 5 倍，糖尿病患者因糖尿病下肢血管病变造成截肢者要比非糖尿病患者多 10 倍以上，是引起糖尿病患者肢体残废的主要原因。根据缺血程度的不同，患者可有间歇性跛行、下肢静息痛和坏疽等。

2）糖尿病微血管病变：病变主要表现在眼底、肾、心肌组织等。以肾脏和眼底病变最为重要。糖尿病病人尿毒症患病率比非糖尿病患者高 17 倍，是糖尿病特别是 1 型糖尿病患者早亡的主要原因。特征性改变为肾小球结节性硬化。糖尿病肾病患者早期为蛋白尿，晚期为肾功能不全，可伴高血压、浮肿等。糖尿病患者眼底病变轻者为眼底微血管瘤及渗出，晚期为新生血管形成、出血和视网膜脱离而失明。糖尿病患者双目失明比非糖尿病患者高 25 倍，是糖尿病患者残废的要原因之一。

3）糖尿病神经病变：发病率在 50% 以上，以周围神经病变最常见，通常为对称性，下肢较上肢严重。患者常先出现肢端感觉异常，如袜子或手套状分布，伴麻木、针刺感、感觉过敏。随后有肢体疼痛，后期累及运动神经，可有肌力减弱，局部肌肉萎缩。自主神经损害也较常见，表现为出汗异常、血压及心率变化、腹泻或便秘等胃肠功能紊乱，以及尿潴留或尿失禁以及阳痿等。

二、营养治疗

（一）治疗目的

规范化的医学营养治疗（medical nutrition therapy，MNT）是糖尿病预防和治疗的重要基石。药食结合，对于病情较轻的患者，经饮食控制和调节，可不服药或少量服药，血糖尿糖即可恢复正常，症状消失。对于病情中重型的患者，经饮食控制和调节，则可减少用药，促使病情稳定，减轻或预防并发症。总之，糖尿病饮食治疗既要有利于疾病恢复，又要能维持正常生理及活动需要。对儿童、青少年和孕妇乳母等，还要考虑到生长发育及胎儿生长的需要，以减轻胰岛的负担，促进糖尿病患者的恢复。饮食、运动、药物三者科学的结合，再加上患者掌握糖尿病知识，是糖尿病治疗成功的必要措施。

（二）治疗原则

1. 合理控制总热能

合理控制热能是糖尿病营养治疗的首要原则。能量的供给根据血糖、尿糖、年龄、性别、身高、体重、活动量大小及有无并发症确定。能量的摄入以维持或略低于理想体重为宜，理想体重是由患者的年龄和身高决定的，其简易的计算公式为：年龄在 40 岁以下者：标准体重（kg）= 身高（cm）- 105；年龄在年龄在 40 岁以上者：标准体重（kg）＝身高（cm）－100。标准体重的 ±10% 即为理想体重。肥胖者应减少能量的摄入，使体重降至正常值的 ±5% 左右，儿童、孕妇、哺乳期妇女、营养不良及消瘦者，能量摄入量可增加正常值的 15%。

2. 平衡膳食，选择多样化、营养合理的食物

平衡膳食是中国居民膳食指南的中心内容，也是糖尿病营养治疗的基础。每日应均匀摄入谷薯类、蔬菜水果类、动物性食品、豆类及制品、纯能量食物共五大类食物，搭配合理。做到主食粗细搭配、副食荤素搭配。

3. 限制脂肪摄入量，适量选择优质蛋白

脂肪占总能量较合适的比例为 20%～25%，也应特别限制动物性脂肪及含饱和脂肪醇高的脂肪摄入量，胆固醇应限制在每天 300mg 以下。选用优质蛋白质，多选用大豆、兔、鱼、禽、瘦肉等食物，优质蛋白质至少占 1/3。蛋白质提供的热能一般不超过总热能的 15%。

4. 保证碳水化合物的摄入，减少或禁忌单糖或双糖食物

碳水化合物是我国膳食中能量的主要来源，在合理控制能量的基础上适当提高碳水化合物尤其是多糖的摄入，对提高胰岛素敏感性和改善葡萄糖耐量均有益处。

5. 保证合理充分的维生素、矿物质、膳食纤维

维生素与糖尿病关系密切，尤其是维生素 B_1、维生素 B_{12}、维生素 C、维生素 A 等。糖尿病易并发神经系统疾病，可能与维生素 B_1 缺乏有关，患者体内不能将胡萝卜素转变为维生素 A，可能是糖尿病并发视网膜病变的原因之一。糖尿病患者还应保证矿物质的供给以满足机体的需要，适当增加镁、钾、锌等的供给。因为血镁低的糖尿病患者也易并发视网膜病变，钙不足易导致骨质疏松，锌不但参与胰岛素的合成并与胰岛素活性有关，此外多数糖尿病患者伴有锌吸收不良，应及时补充。但应适当限制钠盐的摄入，以防止和减轻高血压、冠心病、高脂血症及肾功能不全等并发症。膳食纤维能有效的改善糖代谢、降血脂、防治便秘等作用，尤其是可溶性纤维的功效较大，因此糖尿病患者的膳食中应适当地增加膳食纤维的供给，供给方式以进食天然食物为佳，每日 20～35g，并与高碳水化合物的食物同时食用。

6. 合理安排餐次

糖尿病病人一日至少保证三餐，可按早、中、晚热量各占 1/3，或早餐 1/5、中餐和晚餐各占 2/5 的热量比例分配。在活动量稳定的情况下，定时定量注射胰岛素或容易出现低血糖者，在三次正餐间加餐 2～3 次，加餐食品可由正餐中匀出 25g 左右的主食即可。

三、护理

（一）护理诊断

（1）营养失调：低于机体需要量或高于机体需要量。与胰岛素分泌或作用缺陷引起糖、蛋白质、脂肪代谢紊乱有关。

（2）潜在并发症：低血糖。

（3）活动无耐力：与严重代谢紊乱、蛋白质分解增加有关。

（二）护理措施

1. 饮食护理

（1）制定总能量：根据理想体重计算每天所需总能量。成人休息状态下每天每千克理想体重给予能量 105～125.5KJ（25～30kcal），轻体力劳动 125.5～146KJ（30～35kcal），中体力劳动者 146～167KJ（35～40kcal），重体力劳动者 167KJ（40kcal）以上。孕妇、乳母、营养不良和消瘦、伴有消耗性疾病者在理想体重热卡的基础上每天每千克体重酌情增加 21KJ（5kcal）。肥胖者酌情减少 21KJ（5kcal），使体重逐渐恢复至理想体重的 ±5%。

（2）食物的组成和分配：碳水化物供能应占总热能的 50%～60% 左右。最好选用吸收较慢的多糖，如玉米、荞麦、燕麦、莜麦、红薯等。主食的分配要定时、定量，根据病人的生活习惯、病情和配合药物治疗的需要进行安排。对于病情稳定的 2 型糖尿病人可按每天三餐比例各占 1/3，也可按 1/5、2/5、2/5 分配。对注射胰岛素或口服降糖药且病情有波动的病人，一天可安排 5～6 餐，从 3 次正餐中匀出 25～50g 主食作为加餐用。

（3）其他饮食注意事项：①控制总能量：控制饮食的关键在于控制总能量。当病人因饮食控制而出现饥饿感时，可增加蔬菜、豆制品等副食。在保持总能量不变的前提下，增加一种食物时应同时减去另一种食物，以保持饮食平衡；②监测体重变化：每周定期测体重一次，如果体重改变＞2kg，应报告医师并协助查找原因；③多食含膳食纤维丰富的食物：每天饮食中食用膳食纤维含量 40～60g 为佳，严格限制各种甜食，包括各种食糖、糖果、甜点、饼干、冷饮及各种含糖饮料，病人需要甜食时，可用木糖醇或其他代糖品；④手术期间病人的饮食：术后在患者能耐受的情况下尽早给予高能量、高蛋白、易消化的饮食。对食欲差，不能满足术后恢复需要者，应静脉补充营养，必要时可采用胃肠外营养。同时保证每天的碳水化合物在 150g 以上。

2. 糖尿病患者出现低血糖时的护理

（1）指导患者及家属了解糖尿病低血糖反应的诱因，临床表现及应急处理措施。

（2）指导患者随身携带一些饼干、糖块等食品，以便应急时食用。

（3）一旦确定患者发生低血糖，应尽快给予糖分补充，神志清醒者，可给予约含 15g 糖的糖水、含糖饼干或饮料、面包等，15 分钟后血糖如仍低于 2.8mmol/L，继续补充以上食物一份。如患者神志不清，应立即给予静脉注射 50％葡萄糖 40～60mL 或静脉滴注 10％葡糖糖液。患者清醒后改为进食米、面食物，以防再度昏迷。

3. 健康教育

向患者及家属讲解饮食治疗在控制病情、防治并发症中的重要作用，使患者掌握饮食治疗的具体要求，学会自己烹饪，长期坚持。掌握体育锻炼的具体方法和注意事项。指导患者养成良好的生活习惯，生活规律，戒烟酒。教导患者外出时随身携带识别卡，以便发生紧急情况时及时处理。

四、食物选择

（一）宜用食物

（1）粗粮及杂粮类，如高粱米、燕麦、荞麦、玉米面。

（2）鸡、鸭、鱼、虾、猪、牛、羊肉、蛋、豆及乳类，主要提供优质蛋白、无机盐及维生素。

（3）蔬菜及低糖的水果类，蔬菜中富含无机盐、维生素、膳食纤维，除了胡萝卜、蒜苗、豌豆、毛豆等含热量较高的的蔬菜外，常见的叶类、茎类、瓜类蔬菜可任意食用。

（二）忌用食物

（1）酒类：每克乙醇产热 7kcal，长期饮用容易引起高脂血症。

（2）高钠食品：如香肠、火腿、榨菜等。

（3）精制糖：白糖、红糖、甜点、甜饮料、蜜饯、冰激凌等。

（4）动物油、奶油及油炸食品类。

（5）高碳水化合物、低蛋白质的食物，如土豆、芋头、藕等。

（三）食谱举例

糖尿病患者食谱举例，见表 16-1。

表 16 - 1　糖尿病患者食谱

早餐	牛乳 250mL, 花卷(面粉 50g)
中餐	米饭(大米 90g), 牛肉炒菜心(牛肉 30g、菜心 150g), 菠菜鸡蛋汤(鸡蛋 55g、菠菜 100g), 烹调油(10g)
晚餐	白菜肉丝通心粉(白菜 100g、瘦猪肉 45g、通心粉 85g), 鱼片炒番茄(草鱼 80g、番茄 150g), 烹调油 10g
能量	5.899MJ(1410kcal)　　　　　蛋白质 62.5g(18%)
脂肪	41g(26%)　　　　　　　　碳水化合物 198g(56%)

第二节　痛风

一、概述

痛风(gout)被认为是富贵病、现代文明病。它是一组与遗传有关的嘌呤代谢紊乱所致的疾病。临床特点主要为高尿酸血症, 反复发作的特征性关节炎及慢性表现如痛风石、关节强直或畸形、肾实质损害、尿路结石等。近 30 年来, 由于经济的发展和膳食结构的改变, 亚洲各国痛风患病率不断上升。我国在 20 世纪 80 年代后期, 由于人民生活水平的大幅提高, 高蛋白及高嘌呤膳食、饮酒及高血压或心脏病患者长期服用利尿药等因素, 痛风患者亦日益增多。此病可发生于任何年龄, 但以中年以上男性居多, 不少患者有家族史。痛风常与肥胖、高脂血症、糖尿病及心脑血管病伴发。受寒、劳累、饮酒、食物过敏、感染和手术或进食富含嘌呤的食物等为常见的发病诱因。

(一)分型

根据病因, 痛风可分为原发性和继发性两大类。

(二)病因

原发性痛风多由先天性嘌呤代谢紊乱引起, 除一部分遗传缺陷比较明确外, 大多病因尚未明确。多见于 40 岁以上的男性或绝经期妇女, 部分有家族史, 属常染色体多基因遗传。常伴肥胖、高脂血症、冠心病、动脉硬化、糖尿病及甲状腺功能亢进。继发性痛风常继发于其他疾病, 如慢性肾功能不全、血液病, 或某些药物, 如呋塞米、水杨酸类等。

(三)临床表现

1. 无症状期

表现为仅有血尿酸持续性或波动性增高, 无其他症状。

2. 急性关节炎期

常为痛风的首发症状，患者常在午夜突然发病而痛醒，痛疼可剧烈似刀割样，活动后加剧，关节局部充血、肿胀明显，皮温升高、并有压痛，可伴发热、畏寒、头痛等全身症状。

3. 慢性关节炎期

多由急性关节炎反复发作发展而来，也见于未经治疗或虽治疗而没达到治疗目的病人。表现为多关节受累，频繁发作，间歇期缩短，疼痛逐渐加剧甚而发作后疼痛也不完全缓解。痛风石是痛风慢性期的特征性病变，是由尿酸盐结晶沉积于结缔组织引起的一种慢性异物样反应而形成的异物结节。除中枢神经系统外，痛风石可累及任何部位，常见于耳廓关节内及附近。呈黄白色大小不一的隆起。初起质软，随着纤维组织的增生渐变硬如石。

4. 尿酸性肾结石

痛风患者肾尿酸结石的发病率为 10% ~25%。与血尿酸高有一定的关系，如血尿酸大于 0.77mmol/L，其发病率大约可达 50%，病人可有肾绞痛、血尿等。部分痛风患者以肾尿酸结石为最先的临床表现。

5. 肾病变

尿酸性肾脏病变是痛风最常见的表现之一，占痛风患者的 20% ~40%。是尿酸盐在肾间质组织沉积所致，病情为慢性经过，表现为间歇性蛋白尿、血尿、等渗尿，进而发生高血压、氮质血症等肾功能不全综合征。肾小管急性、大量、广泛的尿酸盐结晶阻塞，可产生急性肾衰竭。

二、营养治疗

(一)治疗目的

通过限制外源性嘌呤的摄入，采用低能量、低脂肪、低蛋白质饮食，减少尿酸的来源，并增加尿酸的排泄，以降低血清尿酸水平，从而减少痛风急性发作的频率和程度，防止并发症产生或逆转并发症，阻止或逆转伴发病。

(二)治疗原则

1. 限制嘌呤

采用低嘌呤膳食，控制嘌呤摄入量。根据病情，限制膳食中嘌呤的含量。在急性期应严格限制嘌呤摄入少于 150mg/d，可选择嘌呤含量低的食物(< 25mg/100g)。在缓解期，视病情可限量选用含微量嘌呤或含量中等的食物(25 ~150mg/100g)。其中肉、鱼、禽肉用量 60~90g/d，用煮沸去汤的熟肉代替生肉。禁用含嘌呤高的食物(>150mg/100g)。

2. 限制总能量

总热量根据患者的理想体重按休息状态计算，通常供给为 25～30 kcal/（kg·d）。超重者可在每日摄入总能量的基础上减少 10～15%，使体重逐渐降至理想体重范围。减少能量需循序渐进，否则体重减少过猛引起体脂分解过快会导致体内酮体升高，抑制尿酸的排出。诱发痛风症急性发作。

3. 适当的蛋白质摄入

蛋白质供给应按每天每千克体重 1 克，急性痛风发作期可按每天每千克体重 0.8g，约占总能量的 11～15%，并以含嘌呤少的谷类、蔬菜类为主要来源，优质蛋白质可选用不含或少含核蛋白的乳类，干酪、鸡蛋等。尽量不用肉、鱼、禽类等，如一定要用，可经煮沸弃汤后食少量。

4. 限制脂肪的摄入量

脂肪可减少尿酸排泄，加之痛风患者常合并高血压、动脉硬化、胆结石等，应适量限制脂肪摄入，可采用低量或中等量，约为 40～50g 每天。同时应选用植物油而不是动物油，并采用煮、炖、蒸、煲等用油少的烹调方法。

5. 充足的维生素、水和矿物质

应足量供给各种维生素，尤其是 B 族维生素和维生素 C。多供给富含矿物质的蔬菜和水果等碱性食物，一般患者液体摄入量应达到 2000～3000mL，有利于尿酸的溶解与排出。但若伴有肾功能不全，应适当限制水的摄入量。由于痛风患者易患高血压、高脂血症和肾病，应限制钠盐摄入，通常用量每天 2～5g 为宜。

6. 适当的碳水化合物

碳水化合物有抗生酮作用和增加尿酸排泄的倾向，应占总能量的 65%～70%，但果糖能增加尿酸的生成，应尽量减少摄入量。

7. 其他

限制酒类和刺激性的调料。酒的主要成分是乙醇，它可使体内乳酸增多，抑制尿酸排出，并促进嘌呤分解使尿酸增高，诱发痛风发作。强烈的香料和调味品均能兴奋自主神经，诱使痛风急性发作。

三、护理

（一）护理诊断

（1）疼痛：关节痛，与尿酸盐结晶、沉积在关节引起炎症反应有关。

（2）知识缺乏：缺乏与痛风有关的饮食知识。

（二）护理措施

1.休息与卧位

（1）注意休息、避免过度劳累：当痛风性关节炎急性发作时，嘱患者绝对卧床休息，抬高患肢，减少局部受压，疼痛缓解72小时后方可恢复活动。

（2）减轻疼痛：若手、腕或肘关节受累时可用夹板固定制动，以减轻疼痛，也可给予25%硫酸镁溶液热敷或冰敷，以消除关节的肿胀和疼痛。

（3）保护患处的皮肤：因痛风石严重时可能导致溃疡的发生，因此要保持患处皮肤的清洁，避免感染的发生。

2.饮食指导

指导患者控制总热量，限制脂肪的摄入量，避免进食含嘌呤高的食物，如动物内脏、海鲜类海味、肉类、浓茶等，可进食碱性食物，如牛奶、奶制品、蛋类、各类蔬菜及柑橘类水果等，不食用太浓或刺激性强的调味品，戒酒。

3.心理护理

患者由于疼痛影响进食和睡眠，疾病反复发作导致关节畸形和肾功能损害，常常思想负担重，出现焦虑、抑郁等负性情绪。护士应向患者提供疾病相关的知识，使患者了解疾病与饮食的关系，饮食在疾病康复过程中的重要性。给予患者信息支持和情感支持，消除负性情绪，配合治疗。

4.健康教育

指导患者严格控制饮食，鼓励患者定期且适度的运动，并教导患者保护关节的技巧，如经常改变姿势，保持受累关节舒适，若有局部温热和肿胀，尽可能避免其活动，运动后疼痛超过1~2小时，应暂时停止此项运动，交替完成轻重不同的工作。

四、食物选择

（一）宜用食物

（1）谷类食品及制品，如大米、玉米面、面条、蛋糕、饼干等。

（2）乳类、乳制品和蛋类。

（3）蔬菜类和各种水果　蔬菜富含无机盐、维生素、膳食纤维，可选用青菜、花菜、冬瓜、包心菜等。

（二）忌（少）用食物

急性期和慢性期均禁用含嘌呤高的食物，如瘦肉类、鱼类（鱼子、沙丁鱼）、虾、蟹、贝类、苗芽菜、动物内脏、浓肉汤类等。

（三）食谱举例

痛风患者食谱举例，见表16-2、表16-3。

表16-2 痛风急性发作期食谱

早餐	牛乳250mL，馒头50g，白糖10g
中餐	米饭(大米100g)，韭黄炒鸡蛋(韭黄200g，鸡蛋50g)，猪血白菜汤(猪血100g、白菜200g)
晚餐	苋菜蛋清面(苋菜200g、蛋清30g、面条150g)，甜酸黄瓜(黄瓜250g)，西瓜(300g)
加餐	牛乳250mL，葡萄150g
能量	8.28MJ(798kcal)	蛋白质61.2g(14%)
脂肪	46.3g(22%)	碳水化合物283.4g(63%)

注：1. 全日烹调油25g；2. 饮水量2000~3000mL/d。

表16-3 痛风急性缓解期食谱

早餐	牛乳300mL，面包(面粉75g、白糖10g)
中餐	米饭(大米100g)，肉丝炒芹菜(瘦猪肉30g、芹菜150g)，番茄马铃薯汤(番茄200g、马铃薯100g)
晚餐	花卷(100g)，皮蛋鸡丝粥(大米25g、皮蛋50g、鸡肉丝20g)，清炒西兰花(200g) 苹果(300g)
能量	8.27MJ(1977kcal)	蛋白质67.1g(14%)
脂肪	48.7g(22%)	碳水化合物318g(64%)

注：1. 全日烹调油25g；2. 用煮过汤的瘦猪肉和鸡肉。

第三节　肥胖症

一、概述

肥胖症(obesity)是指人体内脂肪堆积过多或分布异常，体重超过相应身高性别体重标准值的20%以上。表现为脂肪细胞体积增大和(或)脂肪细胞数增多。正常成年男子的脂肪组织约占体重的15%~20%，女子占20%~25%，若成年男子脂肪组织超过20%~25%，女子超过30%即为肥胖。近些年来随着社会经济的发展，肥胖在我国和其他发展中国家迅速流行，已成为21世纪人类社会最重要的医学和公共卫生学问题。

（一）分型

按病因和发病机制，肥胖症可分为单纯性肥胖和继发性肥胖两大类。其中单纯性肥胖占肥胖症总人数的95%以上。

（二）病因

1. 遗传因素

人类肥胖一般认为属多基因遗传。研究表明遗传因素对肥胖形成的作用约占20%～40%。单卵双胞胎发生肥胖的一致性远高于双卵双胞胎,这种一致性在青春期前约为70%,此后由于生活环境的变化逐渐降低到30%。双亲均为肥胖者,子女中约有70%～80%的人表现为肥胖。双亲之一(特别是母亲)为肥胖者,子女中约有40%的人较胖。

2. 精神神经因素

人类下丘脑中存在着两对与摄食行为有关的神经核。一对为腹对侧核,又称饱中枢;另一对为腹外侧核又称饥中枢。饱中枢兴奋时有饱感而拒食,破坏时则食欲大增;饥中枢兴奋时食欲旺盛,破坏时则厌食拒食。在生理条件下处于动态平衡状态,使食欲调节于正常范围而维持正常体重。下丘脑或边缘系统的病变、手术可引起肥胖。此外,精神因素常影响食欲。

3. 内分泌因素

肥胖症的患者均可见血中胰岛素升高,提示高胰岛素血症与肥胖症关系密切。其他的一些神经肽和激素如生长抑素、胰岛素、促甲状腺激素释放激素等均参与了对食欲的调节。当这些激素的平衡遭到破坏后,促进食欲的激素水平高于抑制食欲的激素水平是,则造成食欲亢进。

4. 代谢因素

肥胖症的发生与能量代谢的个体差异有关,并非完全取决于能量摄入的多少。肥胖是能量代谢的失衡状态,能量自稳状态的恒定最终取决于传入大脑的各种信号如营养状态、外部环境的整合以控制摄食行为和能量消耗。该信号系统由于遗传因素或其他环境、疾病因素而不能正确传导,导致能量失衡。

5. 其他因素

肥胖症还与营养因素、环境因素、社会因素及棕色脂肪功能异常有关。

(二)临床表现

引起肥胖症的病因不同,临床表现也不相同。继发性肥胖症的患者除肥胖外还具有原发病的临床表现。轻度肥胖症者无任何自觉症状,中重度肥胖症者因体重负荷增大,可出现气急、关节痛,肌肉酸痛等不适。重度者睡眠时打鼾。脂肪组织的分布有性别差异。通常男性肥胖患者脂肪主要分布在腰部以上,集中在腹部,称为男性型、苹果型肥胖,俗称"将军肚"。女性肥胖患者脂肪主要分布在腰部以下,如下腹部、臀、大腿,称为女性型、梨型肥胖。肥胖症患者常因体型而感到自卑、焦虑、内向、抑郁,此外,肥胖症患者可伴发心血管疾病、糖尿病、消化系统疾病如胆石症、胆囊炎等,恶性肿瘤的发病率也升高。

二、营养治疗

(一)治疗目的

营养治疗的目的是通过纠正和改变不良的饮食生活习惯,长期摄入低能量的平衡膳食,配合积极的体育锻炼,借以消耗体脂,控制体重,使体重达到或接近正常范围,从而维持身心健康,尽量减少减肥对机体造成的不良影响。

(二)治疗原则

1. 控制总能量

能量供给量应低于能量的消耗量。但对能量的控制要因人而异,适可而止,并应坚持适当的活动。成年轻度肥胖症,每日减少能量摄入 125 ~ 250kcal(0.523 ~ 1.046MJ)来配制一日三餐的膳食。中度肥胖者,每日能量可减少 552 ~ 1104kcal(2.31 ~ 4.62MJ),使每周减体重 0.5 ~ 1.0kg 为宜。减少能量摄入量应循序渐进,切忌过快、过猛,每日能量摄入应不低于 1000kcal(4.18MJ),这是较长时间能坚持的最低水平。

2. 限制碳水化合物

碳水化合物是主要能源物质之一,其供能量以占膳食总能量的45% ~ 60%为宜。过低会产生酮症,过高会影响蛋白质的摄入量。谷类食物应作为主要来源。严格控制低分子糖类摄入及晚餐后和睡前的碳水化合物的摄入。

3. 限制脂肪

脂肪有较强的饱腻作用,可影响食欲。为使膳食含能量较低,耐饥性较强。脂肪应占总能量的20% ~ 25%,不宜超过30%。膳食胆固醇的供给量,每人应低于300mg/d 为宜。控制每日烹调油在 10 ~ 20g 左右为宜。宜用植物油,少用固体油(猪油、奶油和起酥油)。同时尽量减少每餐的烹调用油。烹调方法应以蒸、煮、炖等少油方法为主。

4. 适量的蛋白质

由于限制膳食能量的供给,不仅会促使体脂消耗的增加而且还会造成机体组织蛋白的丢失,为维持正常的氮平衡,必须保证膳食中有足够的正常的优质蛋白供给,但过多的蛋白质又不利于减轻体重。一般蛋白质供能比占20% ~ 30%或每公斤体重每天 1.0g。其中来自肉、蛋、奶等的优质蛋白应占50%。

5. 充足的维生素、无机盐及膳食纤维

新鲜蔬菜和水果是无机盐和维生素的重要来源,且富含膳食纤维和水分,属低能量食物,有充饥作用,故应多选用。必要时可适量补充维生素和无机盐制剂,以防缺乏。因肥胖症患者常伴高血压等疾病,故应限制食盐摄入量,每天 3 ~ 6g 为宜。

6. 养成良好的生活习惯

一日三餐、定时定量。三餐能量应做到营养均衡，晚餐能量应略低于早、午餐，同时不应吃得过多过饱。控制酒、零食、甜食和饮料，吃饭细嚼慢咽，使食物与唾液充分混合，可延长用餐时间，增强饱腹感有利于降低食量。限制主食量，少肉多菜，多选糙米粗面。

三、护理

（一）护理诊断

（1）营养失调：高于机体需要量。与能量摄入和消耗失衡有关。

（2）个人应对无效：与不良饮食饮食习惯有关。

（3）自尊紊乱：与感到自卑及他人对肥胖的看法有关。

（二）护理措施

1. 饮食指导

（1）制定饮食计划和目标：指导患者制定饮食计划及减轻体重的目标，并监督和检查计划执行情况，使体重每周下降 0.5~1.0kg。

（2）纠正不良饮食习惯：指导患者改变不良饮食习惯，控制零食、甜点、巧克力和饮料的摄入。不进食油炸或油煎食品，三餐定时定量，使用小容量餐具，增加胡萝卜、芹菜、苹果等低热量蔬菜水果的摄入，以增加饱腹感。

2. 合理运动

指导患者长期坚持体育锻炼，可选择散步、慢跑、游泳、太极拳、球类运动、跳舞、做广播体操等有氧运动。运动方式根据患者年龄、性别、体力、病情及有无并发症等情况而定。

3. 心理支持

鼓励患者表达与其感觉、思考和看待自我的方式有关的感受，增强自信心。与患者交谈时应语气温和，同时关注患者自卑、焦虑、抑郁等心理问题，指导患者情绪疏导的方法。给予疾病相关的信息支持使患者树立治疗的信心。

4. 健康宣教

向患者及家属讲解肥胖对健康的危害性，使患者和家属了解肥胖与心血管疾病、糖尿病及恶性肿瘤等疾病的发生密切相关。合理饮食在疾病治疗康复过程中的重要性。使家属共同参与饮食计划的制定与实施。指导患者养成良好的饮食习惯，坚持运动。

四、食物选择

（一）宜用食物

谷类、各种瘦肉、鱼、豆及豆制品、奶、蛋类均可选择，但应限量。充分摄取海藻、蘑菇、魔芋类。贝类、虾、蟹类脂肪低，蛋白含量丰富可充分摄取。各种蔬菜和水果可多选用。

（二）忌用食物

避免选用富含饱和脂肪酸的各类食物，如肥肉、猪牛羊油、椰子油、可可油等，以及各类油炸、煎的食品，富含精制糖的各种糕点、饮料、零食和酒类。

（三）食谱举例

肥胖症患者食谱举例，见表 16 - 4。

表 16 - 4　肥胖症食谱

早餐	豆浆 300mL，面包（面粉 50g）
午餐	米饭（大米 75g），蒸咸蛋猪肉饼（咸蛋 40g、猪肉 50g），凉拌西红柿（西红柿 200g），淡菜冬瓜鲫鱼汤（淡菜 10g、冬瓜 200g、鲫鱼 50g）
晚餐	油菜虾米汤面（油菜 100g、虾米 10g、面条 75g），牛肉炒芹菜（牛肉 50g、芹菜 150g），苹果（150g）
能量 脂肪	4.920 MJ（1176 Kcal）　　　　　蛋白质 67.4g（22 %） 32g（24 %）　　　　　　　　　碳水化合物 162g（55 %）

第四节　骨质疏松症

一、概述

骨质疏松症（osteoporosis）是一种以骨量减少，骨组织的微结构破坏为特征，导致骨骼脆性增加和易发生骨折的全身性疾病。随年龄增长本病发病率及其引起的骨折发生率明显增加，是老年人的一种常见病。发病率女性高于男性。据估计，美国、欧洲和日本约有 7500 万人患骨质疏松症，其中以绝经后期妇女所占比例较大。有学者预言，到 2050 年骨质疏松骨折的发病率以亚洲国家增长占首位，尤其多见于中国。我国人口众多，老年人群基数较大，因此骨质疏松的防治已成为越来越严重的健康问题。

（一）分型

1. 原发性骨质疏松症

随年龄增长而出现的骨骼生理性退行性病变。包括老年性骨质疏松及绝经后骨质疏松。前者为骨形成不足为主，后者为骨吸收增加为主。

2. 继发性骨质疏松症

继发于其他疾病，如内分泌代谢病、胃肠道疾病、血液病、长期卧床等。

3. 特发性骨质疏松症

多见于 8～14 岁青少年，女性多于男性，常伴有遗传家族史。

（二）病因

1. 遗传因素

骨密度与骨代谢调节明显受遗传因素的影响。据报道，骨骼生长发育达到峰值决定于遗传因素和环境因素，前者为 70%～75%，后者为 25%～30%。

2. 雌激素缺乏

雌激素在骨代谢中起重要作用，能维持成骨细胞正常功能及减弱破骨细胞的活性。雌激素缺乏的妇女由于骨吸收过程远远超过骨形成过程，其结果骨量丢失，引起骨质疏松。

3. 甲状旁腺激素

甲状旁腺激素是促进骨吸收的重要介质，当甲状旁腺激素分泌增加时，加强了破骨细胞介导的骨吸收过程。

4. 降钙素

降钙素可抑制破骨细胞骨吸收和降低血钙浓度，所以降钙素的缺乏会加速骨量的丢失。有研究显示，各年龄组女性的血降钙素值较男性低，绝经后妇女的血降钙素值比绝经前妇女低，因此血降钙素值的降低可能为女性易罹患骨质疏松症的原因之一。

5. 营养因素

营养在骨质疏松的发生中起重要作用。骨质疏松的发生与钙、维生素 D、维生素 K、磷、镁及蛋白质因素有关。

6. 运动与制动

适当运动尤其是负重运动可增加骨峰值和减少及延缓骨量丢失。而长期卧床和骨折后局部石膏固定都能引起骨量丢失和适用性的骨质疏松。因此，运动是预防骨量丢失的一个重要措施，而制动是致病的重要因素。

（二）临床表现

骨质疏松症早期可没有明显临床症状和体征，而到中期后则会出现疼痛、身高变矮、驼背、骨折及呼吸系统障碍。

1.疼痛

疼痛是骨质疏松症患者最主要和最常见的症状，可表现为全身骨骼疼痛，尤以腰背痛最常见，其余依次为膝关节、肩背部、手指、前臂和上臂，并以早晨起床时最明显。

2.身长缩短、驼背

骨质疏松时椎体骨量丢失最明显，骨小梁数量减少、强度减弱，易导致椎体变形。严重骨质疏松可使脊椎缩短 10～15cm，因而身长缩短，椎体前部压缩，而后部结构如椎板、椎弓根并未压缩，使脊椎前倾形成驼背。

3.骨质疏松性骨折

多由外力引起，好发于胸腰椎体、桡骨远端和股骨颈部位。

4.呼吸系统障碍

严重骨质疏松出现弯腰驼背后，因胸廓畸形可使肺脏受压，患者可出现胸闷、气促、肺活量减少。

二、营养治疗

（一）治疗目的

营养治疗的目的是在合理能量和蛋白质供给的基础上，通过膳食补充钙、磷、维生素 D 等，有效预防或治疗骨质疏松症。

（二）治疗原则

1.充分摄入钙

膳食钙的供给量以每天 800mg 为宜，更年期妇女和老年人每天应达到1000～1500mg 为宜。必要时可适量补充钙剂，但总钙摄入量每天不超过2000mg，这是钙的可耐受最高摄入量，过量摄入会增加肾结石等的危险性。

2.适量摄入磷

膳食磷的供给量以每天 700mg 为宜，合适的钙磷比例有利于钙的利用和减慢骨钙丢失。但不可过高，磷的可耐受最高摄入量为每天 3000mg，若磷摄入过多可能会加重骨质疏松的危险性。同时有些食品在加工时添加了多种含磷的添加剂，在食用时应考虑到。

3.充足的维生素

维生素 D 可促进钙的吸收和利用，适当晒太阳或做日光浴，通常不会引起维生素 D 缺乏，日晒较少的人群应注意增加维生素 D 的摄入。维生素 A 促进骨骼发育，维生素 C 促进骨基质胶原蛋白的生成，还可作用于成骨细胞，使之分泌磷酸酶，对骨折的修复有重要作用，故均应充分供给。

4. 适量的蛋白质

蛋白质是构成骨骼有机基质的原料，可促进钙的吸收和储存，但过量也可增加钙的排泄，故应适量供给。

三、护理

（一）护理诊断

（1）有受伤的危险：切与骨质疏松导致骨骼脆性增加有关。

（2）疼痛：肌痛、骨骼痛与肌肉痉挛、骨吸收增加有关。

（3）营养失调，低于机体需要量：与饮食中钙、蛋白质、维生素 D 的摄入不足有关。

（二）护理措施

1. 保证环境安全，预防跌倒

（1）保证环境安全：保持居室地面干燥且防滑，楼梯有扶手，灯光明暗适宜，走道避免有障碍物，家具不可经常变换位置等。

（2）加强日常生活护理：指导患者维持良好姿势，改变姿势时动作缓慢，必要时使用助行器或手杖，衣服、鞋穿着合适，大小适中，对行动不便者，将日常所需物品置于床旁，利于取用。

（3）预防意外：加强巡视，尤其在病人洗漱及用餐时间。

2. 饮食指导

指导患者戒烟酒，同时避免摄入过多的咖啡因。增加富含钙和维生素 D 的食物，补充足够的维生素 A、维生素 C 及微量元素的摄入，摄取适当的蛋白质和脂肪。

3. 疼痛的护理

①使用硬板床，注意休息；②使用可限制脊椎活动度和给予脊椎支持的骨科辅助器械，减轻疼痛；③给予局部肌肉按摩及湿热敷疼痛部位，从而缓解疼痛。

4. 健康宣教

向患者及家属介绍保持居家环境安全的措施，指导患者合理膳食，教育患者运动的重要性，并坚持每天户外活动，可进行游泳、慢跑、骑自行车等有氧运动，不宜参与打高尔夫球、网球及骑马等活动。

四、食物选择

（一）宜用食物

1. 含维生素 D 丰富的食物

如沙丁鱼、鲑鱼、青鱼、牛奶、鸡蛋等。也可加用适量的鱼肝油，但须注意不能过量摄入。

2. 含钙丰富的食物

如乳类及其制品、小鱼、虾皮、虾米、坚果类、黄豆及其制品、海带、芝麻酱等。

（二）忌（少）用食物

避免食用含草酸高的菠菜、蕹菜、冬笋、茭白、洋葱头等，应先灼后烹调。避免食用含磷高的动物肝脏及内脏（磷比钙高 25～50 倍）和高磷酸盐添加剂的食品。另外，反复加热的食用油容易酸败，会破坏维生素 D，故也不宜食用。咖啡中含有的咖啡因能减少钙的吸收，应避免摄入过多的咖啡。

（三）食谱举例

骨质疏松症患者食谱举例（见表 16－5）。

表 16－5　骨质疏松症食谱

早餐	脱脂牛乳 250mL，馒头（面粉 75g）	
午餐	米饭（大米 125g），豆腐干炒肉（豆腐干 50g、瘦猪肉 50g），虾皮咸蛋白菜汤（虾皮 5g、咸蛋 40g、白菜 200g）	
晚餐	米饭（大米 100g），清蒸草鱼（草鱼 100g），炒油菜（油菜 200g），海带排骨汤（海带 30g、猪骨 25g），橙（100g）	
能量	7.75 MJ（1852 Kcal）	蛋白质 78.6g（17％）
脂肪	45.9g（22％）	碳水化合物 276.9g（60％）

【案例分析】

患者，男性，50 岁。因右足拇指关节反复疼痛 1 年半，急诊发作 1 天，于今早 9:00 扶送入院。患者 1 年半前无明显诱因出现右足拇指关节红、肿、热、痛、活动受限，在当地医院确诊为"痛风症"，并予秋水仙碱等药物治疗后疼痛消失，出院后半年在劳累、饮酒后发作多次，疼痛较首次发作时轻，患者未予重视。1 天前晚餐时饮啤酒 500mL，并进食大量海鲜和肉类食物，午夜右足拇指关节疼痛急性发作入院。既往无风湿、类风湿病史，右足拇指关节无创伤史。

T 37℃，P 120 次/分，R 20 次/分，Bp 155/90mmHg，中年男性，身高 176cm，体重 90kg，右足拇指关节红肿、灼热、疼痛、拒按。咽不充血，扁桃体无肿大，双肺呼吸音清，未闻及啰音，浅表淋巴结未扪及肿大。三头肌皮褶厚度 18mm，上臂肌围为 27.8cm，上臂围 33.5cm。

血尿酸 721mmol/L，空腹血糖 6.2mmol/L，血三酰甘油 3.76mmol/L，血胆固醇 5.2mmol/L。

入院诊断：痛风、高脂血症。

请问：1. 如何评价该患者的营养状况？

　　　2. 如何评价肠内营养支持对该患者的作用？　　　　　（陈　丽）

第十七章　泌尿系统疾病的营养治疗及护理

【学习目标】

1. 掌握泌尿系统疾病营养治疗的目的及原则。

2. 熟悉泌尿系统疾病的临床表现，食物选择及营养治疗的护理。

3. 了解泌尿系统疾病的病因及分型。

第一节　急性肾小球肾炎

一、概述

急性肾小球肾炎(acute glomerulonephritis)，简称急性肾炎。是一种由多种病原体感染后的肾小球无菌性变态反应的急性炎症。以急性起病、血尿、蛋白尿、一过性少尿和氮质血症等为临床症状的综合征。多见于儿童，男性多于女性，常于5~14岁发病，冬春季多见，多数患者有细菌(主要是溶血性链球菌)感染史。

（二）病因

本病常出现于致病微生物，如细菌、病毒、立克次体、螺旋体、支原体、真菌及寄生虫等感染后，其中以链球菌引起的上呼吸道或皮肤感染后急性肾炎最常见。

（二）临床表现

本病起病较急，临床症状轻重不一。轻者可毫无症状，重者可出现急性肾衰竭。本病大多预后良好，常在数月内临床自愈，典型者呈急性肾炎综合征的表现：

1. 水肿

水肿常为疾病初起的表现，约有80%以上的病人出现水肿，多表现为晨起眼睑水肿，面部肿胀感，可伴下肢轻度凹陷性水肿。严重者可波及全身。

2. 血尿

几乎所有的病人均有肉眼血尿或镜下血尿。

3.高血压

高血压见于80%患者，多为轻中度升高且为一过性，经利尿后血压恢复正常，少数患者出现高血压脑病、急性左心衰等。

4.肾功能及尿量异常

多数患者尿量在水肿时减少，一日尿量常在400～700mL，少数每日尿量少于400mL。持续1～2周后尿量逐渐增加，可出现一过性的氮质血症，肾功能与利尿后数日恢复正常，少数出现急性肾衰竭。

二、营养治疗

（一）治疗目的

营养治疗的目的是设法减轻肾脏负担，维持患者营养状况直至恢复健康。

（二）治疗原则

1.限制水钠

有水肿、高血压的患者应根据水肿、病情、高血压的程度及尿量决定水钠的摄入。轻度水肿者食盐摄入量控制在每天3g，适当降低饮水量。少尿或无尿，水肿症状明显时，限制每日膳食中的含盐量在1～4g，还应限制液体摄入量。每天水摄入量应控制在等于24小时尿量加不显性失水量。

2.限制钾的摄入

少尿或无尿时，应严格控制膳食钾的摄入量，避免食用含钾量高的食品，如蘑菇、香菇、红枣、香蕉、橘子、桃等。

3.低蛋白饮食

发病初期每日膳食蛋白质摄入量应限制每千克体重0.3～0.5g，即每日约20～40g，以减轻肾脏负担。但低蛋白饮食不宜时间过长，否则容易发生贫血，不利于肾组织的修复。尽可能选用优质蛋白质如牛奶、鸡蛋等。

4.其他

急性肾炎患者多需卧床休息，每日供给能量不必过高。以0.1～0.13MJ/（kg·d）（25～30kcal/（kg·d））为宜。补充充足的水溶性维生素和矿物质，如维生素A、B族维生素、维生素C、叶酸以及铁等，有益于肾脏功能的修复和预防贫血。限制辛辣刺激性食品。

三、护理

（一）护理诊断

（1）体液过多：与肾小球滤过率下降、水钠潴留有关。

（2）活动无耐力：与疾病处于急性发作期、水肿、高血压等有关。

(3)有皮肤完整性受损的危险：与皮肤水肿、机体抵抗力降低有关。

（二）护理措施

1.饮食指导

指导患者轻度水肿时，食盐摄入量控制在每天3g，适当降低饮水量。少尿或无尿，水肿症状明显时，应进无盐饮食，还应限制液体摄入同时严格控制钾的摄入量。肾功能正常时，给予正常量的蛋白质摄入，但当出现氮质血症时，应限制蛋白质的摄入，以优质蛋白质为主，此外，饮食应热量充足、易于消化和吸收。

2.休息和运动

急性期患者应绝对卧床休息，以增加肾血流量和尿量，改善肾功能。对症状比较明显者，嘱其卧床休息4～6周，待水肿消退、肉眼血尿消失、血压平稳及其他检查基本正常后，方可逐步增加活动量。避免劳累和剧烈活动，坚持1～2年，待完全康复后才能恢复正常的体力活动。

3.皮肤护理

①水肿严重的患者避免着紧身的衣服，卧床休息时宜抬高下肢，以增加静脉回流，减轻水肿；②指导患者经常变换体位，对年老体弱者可协助翻身，受压部位可用软垫支撑，对阴囊水肿者，可用吊带托起；③指导患者保护好水肿皮肤避免损伤，并注意保持皮肤清洁；④严重水肿者避免肌内注射，静脉穿刺拔针后，用干棉球按压穿刺部位，防止液体从针眼渗出，注意无菌操作。

4.健康宣教

嘱患者注意预防呼吸道感染及皮肤感染，加强锻炼，增强体质，一旦患呼吸道及皮肤感染后及时治疗，同时注意休息防止过度劳累。告知患者急性肾炎的恢复可能需要1～2年，当临床症状消失后，应需定期随访。

四、食物选择

（一）宜用食物

(1)含优质蛋白质的食物：如鸡蛋、牛乳、瘦肉和鱼等。

(2)碱性食物：主要是蔬菜、水果，如海带、菠菜、萝卜、西瓜、胡萝卜等和奶类。供给碱性食物，可使尿液近中性，有利于治疗。

(3)恢复期可以选用有滋补作用的食物：如山药、红枣、桂圆、莲子、银耳等。

（二）忌用食物

（1）辛辣刺激性的食物：如茴香、胡椒等。

（2）含钾高的食物：如鲜蘑菇、香菇、红枣、贝类、豆类及一些含钾量高的蔬菜、水果。

（3）含核蛋白较多的食物：如动物肝、肾等内脏。其代谢产物中含有较多的嘌呤和尿酸，须经肾脏排泄，可增加肾脏负担。

（三）食谱举例

急性肾小球肾炎患者食谱举例，见表17－1。

表17－1　急性肾小球肾炎食谱

早餐	米粥加糖(粳米50g、白糖15g)，花卷(面粉50g、豆油5g)	
午餐	米饭(粳米125g)，炒卷心菜(卷心菜150g)，青椒炒肉(青椒50g、瘦猪肉25g)，豆油10g，盐1g	
加餐	苹果150g	
晚餐	米饭(粳米125g)，炖鱼(鱼50g)，炒青菜(炒青菜150g)，豆油15g，盐1g	
能量	7.6MJ(1805 Kcal)	蛋白质7838.1g(8.4%)
脂肪	43.5g(21.7%)	碳水化合物315.3g(69.9%)
维生素C	195.0mg	钠974.2mg
钾	1451.1mg	钙447.9mg

第二节　肾病综合征

一、概述

肾病综合征(nephrotic syndrome，NS)是由原发性肾小球病变、结缔组织病、代谢性疾病或肿瘤等多种原因所伴发的一种临床综合征。其临床特征主要为大量蛋白尿(≥30～35g/d)、低蛋白血症(清蛋白<30g/d)、水肿伴或不伴高脂血症等。

（一）病因及分类

1. 原发性肾病综合征

是指原因不明，病变主要在肾小球，并以肾小球毛细血管壁通透性增高为突出表现的一组疾病。

2. 原发性肾病综合征

是指继发于全身系统性疾病或先天遗传性疾病，如糖尿病、系统性红斑狼疮、过敏性紫癜、淀粉样变性、多发性骨髓瘤等。相关病因通过不同机制导致肾小球毛细血管壁通透性增高，从而出现肾病综合征。

（二）临床表现

本病常于感染、受凉、劳累后起病，部分可隐匿起病。起病过程可急可缓，其典型临床表现如下：

1. 大量蛋白尿

大量蛋白尿是肾病综合征的特征及病理生理改变的基础。患者 24 小时尿蛋白定量超过 3.5g，最高可超过 20g，以清蛋白为主。

2. 低蛋白血症

见于大部分肾病综合征患者。血浆蛋白显著下降，可比正常值低 20% ~ 60% 或更低。血清清蛋白水平多在 30g/L 以下。球蛋白正常或稍高，清、球比例倒置。

3. 水肿

水肿常常是肾病综合征患者最明显的体征。程度轻重不一，轻者仅局限于眼睑部和足踝，重者波及全身，具有体位性及可压陷性特征，可有胸腹水。

4. 高脂血症

血清胆固醇明显增高，可高达 7.77mmol/L。甘油三酯、低及极低密度脂蛋白的浓度亦增高。

二、营养治疗

（一）治疗目的

营养治疗的目的是纠正异常代谢及蛋白质分解，减轻或消除水肿，降低血脂，改善患者蛋白质营养不良及纠正电解质及微量元素紊乱。防止急性肾衰等严重并发症发生。

（二）治疗原则

1. 适当的蛋白质供给

尽管肾病综合征患者有大量尿蛋白丢失及低蛋白血症，但不推荐高蛋白饮食，因研究发现，高蛋白饮食虽蛋白质合成有所增加，但尿液中丢失也相应增加，且能加重肾小球系膜细胞负担，有促进肾小球硬化的潜在威胁。但如果限制蛋白质摄入量，尿蛋白会减少，血浆白蛋白水平无改变或改变甚少。因此，建议每日供给蛋白质 1.0g/kg，并选用优质蛋白。

2. 限制钠盐的摄入

一般控制在 3~5g，水肿明显者应根据血总蛋白量和血钠水平进行调整。

3. 能量

为保证蛋白质的利用率，减少氨基酸氧化，需摄入足够的能量以保持理想体重，能量按 30~35kcal/kg 供给，氮热比为 1:200 适宜，来自碳水化合物的能量可占到总能量的 60%。

4. 脂肪的摄入

脂肪摄入量占总能量的 30% 以下，饱和脂肪酸，单、多不饱和脂肪酸的摄入分别应占总能量的 4.3%、10.9% 和 12.8%，胆固醇的摄入每天不超过 300mg。

5. 其他

补充充足的维生素和矿物质，如维生素 A、维生素 D、B 族维生素、维生素 C 以及铁、钙等。增加膳食纤维的摄入量，能辅助降低血氨以减少酸中毒。

三、护理

（一）护理诊断

（1）体液过多：与低蛋白血症致血浆胶体渗透压下降等有关。

（2）营养失调，低于机体需要量：与大量蛋白质的丢失、胃肠黏膜水肿致蛋白质吸收障碍等因素有关。

（3）有感染的危险　与皮肤水肿、大量蛋白尿致机体营养不良，机体抵抗力降低有关。

（二）护理措施

1. 饮食护理

指导患者，水肿时低盐饮食。摄入适当量的优质蛋白，以 1g/(kg·d) 为宜，但当肾功能不全时，应根据肌酐清除率来调整蛋白质的摄入量，为减轻高脂血症，应少进食富含饱和脂肪酸的食物，如动物油脂，多吃富含不饱和脂肪酸的食物如植物油及鱼油，以及高膳食纤维的食物如燕麦、豆类等。注意摄入足够的能量及各种维生素和微量元素。

2. 休息与活动

全身严重水肿的患者，应绝对卧床休息，以增加肾血流量及尿量，改善肾功能。保持肢体适度的活动防止血栓形成。病情缓解后，可逐渐增加活动量，但对于高血压患者，限制活动量。老年患者改变体位时不可过快，以防直立性低血压。

3.预防感染

①保持病区环境清洁、舒适,定期做好病室的空气消毒;②告知患者及家属预防感染的重要性,使之认识到加强营养,注意休息、保持个人卫生等是预防感染的根本措施;②指导和协助患者做好生活护理,保持水肿皮肤清洁、干燥,保护好水肿皮肤避免损伤;③严重水肿者避免肌内注射,静脉穿刺拔针后,用干棉球按压穿刺部位,防止液体从针眼渗出,注意无菌操作。

4.健康宣教

指导患者避免受凉及劳累,注意休息,勿从事剧烈体育活动,遵医嘱用药,勿自行停药或减量,定期门诊随访。

四、食物选择

(一)宜用食物

淀粉类食物如麦淀粉、面、米等,优质蛋白质如奶及其制品、瘦肉、蛋类、禽类等,各种蔬菜和水果类。含铁丰富的食物如木耳、红枣、桂圆、赤小豆等。

(二)忌用食物

如病情需要限制钾、钠摄入量时,饮食应限盐,忌用咸菜、含盐挂面、腌菜、烟熏食品等及含钾量高的蔬菜、水果。忌食动物油、辣椒、芥末、胡椒等刺激性食物。

(三)食谱举例

肾病综合征患者食谱举例,见表17-2。

表 17-2 肾病综合征食谱

早餐	米粥(粳米20g),馒头70g,煮鸡蛋55g
加餐	牛乳加糖(牛乳220ml、白糖20g)
午餐	米饭(粳米150g),炖牛肉(瘦牛肉100g、酱油5ml),炒卷心菜(卷心菜150g),鸡毛菜肉丝汤(鸡毛菜76g、瘦猪肉25g),豆油10g
加餐	牛乳加糖(牛乳220ml、白糖20g)
晚餐	米饭(粳米150g),鸡肉炖冬瓜(鸡肉100g、冬瓜200g),豆油10g,盐1g

能量	10.7MJ(2545 Kcal)	蛋白质98.4g(16%)	
脂肪	62.5g(22%)	碳水化合物397.3g(62%)	
维生素C	159.8mg	钠 1118.6mg	
钾	2980.9mg	钙 882.9mg	

第三节　慢性肾衰竭

一、概述

慢性肾衰竭（chronic renal failure）又称慢性肾功能不全（简称慢性肾衰），是指由各种原因造成的慢性进行性肾实质损害，最终导致肾脏不能维持其正常功能，出现以代谢产物在体内蓄积、水电解质和酸碱平衡紊乱及肾脏内分泌功能障碍为主要表现的临床综合征，是各种原发和继发的慢性肾脏疾患的最终结局。

（一）分期

1. 第一期肾功能不全代偿期

肾小球滤过率（GFR）50 ~ 80mL/min，降至正常的 35% ~ 50%，血肌酐正常。患者无临床症状。

2. 第二期氮质血症期

肾小球滤过率（GFR）20 ~ 50mL/min，降至正常的 20% ~ 30%，肾脏难以代偿。血肌酐（Scr）升高（约为 186 ~ 442μmol/L），患者除有轻度贫血、夜尿增多等症状外，无明显不适。

3. 第三期尿毒症前期

肾小球滤过率（GFR）10 ~ 20mL/min，降至正常的 10% ~ 20%。血肌酐（Scr）显著升高（约为 450 ~ 707μmol/L），患者夜尿增多及水电解质失调。多有较明显的上消化道症状和贫血症状。

4. 第四期尿毒症期

肾小球滤过率（GFR）< 10mL/min，血肌酐（Scr）> 707μmol/L，临床出现显著的各系统症状和生化异常。

（二）临床表现

1. 消化系统

食欲不振是常见的最早期表现。此外，患者多有恶心呕吐和舌、口腔黏膜溃疡及口臭。

2. 心血管系统

不同程度的高血压最为常见。此外可出现心力衰竭、心包炎及动脉粥样硬化。其中心力衰竭为最常见的死亡原因之一。

3. 血液系统

97% 的慢性肾衰竭的患者可伴贫血，并随肾功能的减退而进一步加重。严重者可出现出血倾向。

4.呼吸系统

可出现尿毒症性支气管炎、肺炎、胸膜炎等。代谢性酸中毒时常有气促、呼吸深而快。

5.神经肌肉系统

早期多有乏力、头晕、头痛、记忆力减退和睡眠障碍等症状，进而出现性格改变、抑郁、意识障碍等。晚期常有周围神经病变，病人出现肢体麻木、肌无力等。

6.水电解质和酸碱平衡失调

如高钾或低钾、高钠或低钠血症，水肿或脱水、代谢性酸中毒等。

二、营养治疗

(一)治疗目的

营养治疗的目的在于通过调整膳食营养素供给量，增加必需氨基酸比例，以减少氮代谢产物的生成，缓解临床症状。维持或改善患者的营养需要，纠正氨基酸比例失调。改善负氮平衡，纠正电解质紊乱，避免多器官损害，缓解慢性肾衰的进展，延长寿命。

(二)治疗原则

1.低蛋白、低磷、麦淀粉饮食

麦淀粉饮食是指在蛋白质限量范围内用含植物蛋白质极低的麦淀粉或玉米淀粉、土豆淀粉(约含蛋白质0.3~0.6g)代替部分大米、面粉等主食，以满足能量的需要，将节约下来的蛋白质用高生物价的蛋白质食品(鸡蛋、牛乳、瘦肉等)补充，以提高膳食中必需氨基酸的供给量，降低非必需氨基酸摄入量。这种配膳方法可以促使患者体内氨合成非必需氨基酸，使尿素生成减少，血尿素氮下降，改善负氮平衡，缓解临床症状。

(1)蛋白质:膳食中蛋白质摄入量取决于临床症状和肾功能受损害程度。肾功能不全代偿期:0.7~0.8g/(kg·d);氮质血症期:0.6~0.7g/(kg·d);尿毒症前期:0.5g/(kg·d);尿毒症期:0.3~0.4g/(kg·d)。儿童慢性肾衰患者的蛋白质摄入量最好不低于1.0~2.0g/(kg·d)，优质蛋白质占50%以上，以确保其生长发育的需要。

(2)磷:低蛋白饮食可降低磷的摄入量，缓解肾衰竭的进程。当肾小球滤过率小于25mL/min时，饮食中磷应限制在700~800mg;出现高磷血症时，饮食中磷应低于600mg。

(3)能量:慢性肾衰竭的患者，必需充足供给能量，以提高蛋白质的利用率。且 80%~90% 的能量应来源于淀粉、少量米面和脂肪。可按 30~35kcal/(kg·d)供给，保证每日总能量在 2000~3000kcal，能量与氮之比约为 250~300∶1。

(4)脂肪：脂肪占总能量的 30% 左右，脂肪中多不饱和脂肪酸、单不饱和脂肪酸与饱和脂肪酸之比为 1∶1∶1，其中饱和脂肪酸不应超过 1/3，烹调宜采用植物油。

(5)钾和钠：患者有高钾血症时，应限制饮食中钾的摄入量，每日摄入量应为 1560~2340mg，若患者合并有水肿和高血压时应限制钠盐的摄入量，每日摄入钠量为 920mg，无水肿和严重高血压时则不必限制食盐，当使用利尿药或伴有呕吐、腹泻时应适当增加钠的摄入量。

(6)膳食纤维：增加膳食纤维的摄入量，以改善糖耐量，降低胆固醇水平。

(7)钙和维生素：为防治血钙降低，膳食中应注意钙的补充，每日膳食钙摄入量应为 1400~1600mg。注意供给充足的水溶性维生素，可选用新鲜的蔬菜和水果，必要时补充维生素制剂。

2. 低蛋白膳食加必需氨基酸(EAA)疗法

该方法是在低蛋白膳食(15~30g/d)充足能量即 35~45kcal/(kg·d)的基础上，加用 EAA 制剂。常用 EAA 制剂有粉剂、片剂、糖浆等以及肾用必需氨基酸注射液。由于口服 EAA 可促进肝脏蛋白质的合成，而静脉注射则促进肌蛋白合成，所以 EAA 一般以口服为宜。

3. α-酮酸疗法

即在低蛋白饮食基础上加用 α-酮酸的疗法，目前临床上常用的 α-酮酸制剂为肾灵。在应用 α-酮酸疗法时，注意防止出现脱水、电解质紊乱、微量元素缺乏和高钙血症，一旦发生，应积极纠正。

三、护理

(一)护理诊断

(1)营养失调：低于机体需要量，与长期限制蛋白质摄入，消化功能紊乱，水电解质紊乱，贫血等因素有关。

(2)体液过多：与肾小球滤过功能降低导致水钠潴留等因素有关。

(3)活动无耐力：与心脏病变，贫血，水、电解质和酸碱平衡紊乱有关。

(二)护理措施

1. 饮食护理

(1)限制蛋白质的质和量：根据患者的肾小球滤过率来调整蛋白质的摄入量。且要求饮食中的蛋白质大多为高生物价优质蛋白，如鸡蛋、牛奶、瘦肉等。

尽量少摄入植物蛋白,如花生、豆类等,米面中所含的植物蛋白也要设法去除,如可部分采用麦淀粉作主食。

(2)供给足够的热量:保证患者有足够的能量供给,可按 30~35kcal/(kg·d)供给,可摄入食用植物油和食糖,如觉饥饿,可食用芋头、苹果、马蹄粉等。

(3)维生素的供给:供给患者充足的维生素,必要时遵医嘱补充维生素制剂,患者有高钾血症时,应限制含钾高食物的摄入,如白菜、葡萄、西瓜、草莓、李、杏等。

(4)改善病人食欲:采取措施改善患者的食欲,如适当增加活动量,尽量使食物色、

香、味俱全,提供整洁、舒适的进餐环境,进餐前最好能休息片刻,少量多餐。慢性肾衰竭患者胃肠道症状较明显时,常有口臭,应加强口腔护理,以增进食欲。

(5)严格液体摄入量及钠盐的摄入。

2. 休息与活动

慢性肾衰竭的患者,应卧床休息,避免过度劳累,对病情较重、心力衰竭者应绝对卧床休息。提供安静的休息环境,协助患者做好各项生活护理。

3. 健康宣教

向患者强调合理饮食对本病的重要性,嘱严格遵从饮食治疗的原则,尤其是蛋白质的合理摄入和水钠限制。指导患者根据病情和活动耐力,进行适当的活动,以增强机体的抵抗力,避免劳累和重体力活动。注意个人卫生,避免着凉,以免引起上呼吸道感染。

四、食物选择

(一)宜用食物

可选用麦淀粉、蜂蜜、白糖、凉粉、粉皮、粉丝、土豆、白薯、山药、芋头、南瓜、菱角粉、藕粉、团粉等。根据疾病分期,在蛋白质限量范围内选用优质蛋白食物,如鸡蛋、牛乳、瘦肉等。视患者血钾情况,适当选择蔬菜和水果。

(二)忌用食物

(1)含非必需氨基酸高及含磷高的食品,如干豆类、豆制品、硬果类及谷类等。

(2)含钾量高的食物,水果类如香蕉、榴莲、椰子、橘子,干果类如提子干、杏子干,腌制食品,海产品,菠菜、红辣椒,啤酒及酒类等。

(3)其他,忌用动物内脏、油煎炸食物等油脂类和刺激性食品、膳食少用

食盐和酱油。

（三）食谱举例

慢性肾衰患者食谱举例，见表17－3。

表 17 － 3 慢性肾衰食谱

蛋白质 (g/d)	主食(g)				副食(g)			
	淀粉类	谷类	乳类	瘦肉类	蔬菜类	鲜果类	油脂类	食糖
20	350		100	25	500	200～250	40	45
30	250	100	200	25	500	200～250	40	45
40	200	100	200	50	500	200～250	40	45

注：表中谷类食物摄入皆系以大米为例，瘦肉类系指瘦肉和鸡蛋两种食物的推荐量。

第四节　泌尿系结石

一、概述

泌尿系结石是临床常见的泌尿外科疾病，随着生活条件的改善和生活节奏的加快，其发病率有增加的趋势。可见于肾、输尿管、和尿道的任何部位。临床以肾结石最为常见。常见的肾结石包括含钙肾结石、尿酸结石、感染性结石和胱氨酸结石等。其中含钙结石约有66%，尿酸结石和胱氨酸结石为10%～20%。泌尿系结石以25～40岁多见，男性高峰年龄为35岁，女性为30～55岁，南方多于北方，男性多于女性，约3:1。尿酸结石以男性多见，含钙结石以女性多见。某些人群中，如高温作业的人、海员、办公室工作人员等发病率相对较高。

（一）病因

1. 胶体与晶体平衡失调

正常尿液中溶解有多种晶体盐类，这些盐类在尿中浓度较在水中溶解度高7～14倍，呈超饱和状态。由于尿中存在胶体物质，才能维持晶体物质呈超饱和状态。正常时两者之间处于平衡状态，一旦二者失去平衡，尿液中晶体即沉淀，促使结石形成。

2. 代谢紊乱

代谢紊乱疾病如甲状旁腺功能亢进、肾小管中毒、骨髓病等疾病或长期使用肾上腺皮质类固醇药物均可使骨质脱钙而致高血钙和高尿钙。内源性合成草酸增加或肠道吸收草酸增加，可引起高草酸尿症。痛风病人尿酸含量较多，易形成尿酸结石，尿的酸碱度也影响结石的形成。如尿液酸性增加时，更易形成尿酸结石、草酸钙结石或胱氨酸结石，如尿的碱性增加时，更易形成磷酸钙结石或碳酸钙结石。

3. 气候的影响

天气炎热，大量出汗，促使尿液浓缩，尿中晶体易于析出，也易诱发结石形成。

4. 营养因素

饮食不当是泌尿系结石的重要因素之一。如高动物蛋白和动物内脏摄入过多及常饮酒，可使尿中尿酸含量明显增高，促使尿酸结石的发生。不适当的服用大量维生素 C 可促使体内甘氨酸转变成草酸而增加尿中的草酸含量，诱发结石的形成。

5. 泌尿系统疾病

尿路感染产生尿素酶的细菌将尿素分解为氨和二氧化碳，增加尿 pH 值，易使磷酸盐沉淀，尿路梗阻导致晶体或基质在引流较差的部位沉积，尿液滞留继发尿路感染有利于结石的形成，尿路异物也可使尿液中的晶体和基质粘附，还易继发感染而诱发结石的形成。

(二)临床表现

肾结石的主要表现是与活动有关的疼痛和血尿，其程度与结石的部位、大小、活动与否及有无损伤、感染及梗阻有关。

1. 疼痛

疼痛是肾结石患者最常见的临床表现。特点是阵发性剧烈疼痛，发作时常伴出汗、恶心呕吐等症状。疼痛常位于脊肋部、腰部或腹部，可向下腹部、腹股沟、大腿内侧、阴囊、睾丸、阴唇等部位放射。常因劳动、运动、坐车或船等颠簸而发作或加重，也可呈绞痛性发作。

2. 血尿

血尿是肾结石另一主要症状。疼痛发作时多出现肉眼或镜下血尿，以后者常见。尿液呈洗肉水色。有些病人以活动后出现镜下血尿为其唯一的临床表现。

3. 排石史

患者可从尿中排出砂石，特别是在疼痛和血尿发作以后。

4. 梗阻及感染

是肾结石较为常见的并发症。梗阻引起严重肾积水时，可触及肿大的肾脏，长期梗阻引起的积水很容易导致感染的发生，患者可出现发热、畏寒及肾区压痛。双侧上尿路完全性梗阻时可导致无尿。

二、营养治疗

（一）治疗目的

营养治疗的目的是根据结石的化学成分，通过饮食调整，以减少结石成分来源，调节尿液的 pH 值，减少结石的形成机会。

（二）治疗原则

1. 钙盐结石

限制膳食中钙的摄入量，每日供给钙不超过 700mg。若为磷酸盐结石，除限钙外，还需限磷，摄入量应控制在 1000～2000mg。可供给成酸性食物，如鱼、禽、瘦肉、蛋等，使尿液保待酸性，以利于含钙结石的溶解。

2. 草酸结石

应控制膳食中草酸的摄入量。每日草酸含量限制在 40～50mg 左右，禁用维生素 C 制剂。多吃成碱性食物如牛奶、蔬菜、水果等，多饮水，使尿液呈碱性反应。

3. 尿酸结石

应避免含嘌呤高的食物，如肝、肾、脑、肉汁、干豆类等。因尿酸结晶易溶于碱性尿，膳食中多供给碱性食物，易于尿酸结石的溶解。最好每 1～2 天供给一次由生水果、果汁和生蔬菜组成的清凉饮食，并且多饮水以促使尿砂随尿排出。

4. 胱氨酸结石

有高胱氨酸尿时，膳食中应限制含甲硫氨酸丰富的食物，如蛋、禽、鱼、肉等。限制动物类成酸性食物，可多食植物性成碱性食物，以保持尿液呈碱性。大量饮水，每日最好大于 4000mL。必要时夜间睡眠时还需加饮。以降低尿中胱氨酸浓度。

三、护理

（一）护理诊断

(1) 疼痛：与结石刺激引起的炎症、损伤及平滑肌痉挛有关。

(2) 排尿形态异常：与结石或血块引起尿路梗阻有关。

(3) 潜在并发症：血尿、感染。

（二）护理措施

1. 疼痛护理

疼痛发作期患者应卧床休息，指导患者采用分散注意力、深呼吸等非药物性方法缓解疼痛，不能缓解时，遵医嘱立即用药物镇痛，病情较重者输液治疗。给予患者心理支持，消除患者因疼痛而产生的恐惧心理。

2. 保持尿路通畅和促进正常排尿

鼓励非手术治疗的患者大量饮水，保持尿量大于 2000mL 每天，在病情允许的情况下适当作一些跳跃或其他体育运动，改变体位，以增强患者的代谢，促进结石排出。体外冲击波碎石后及手术治疗的患者均可出现血尿，嘱患者多饮水，以免形成血块堵塞尿路。

3. 饮食指导

根据结石成分指导患者调节饮食，含钙结石的患者者宜食用含纤维丰富的食物，限制含钙、草酸成分多的食物，避免大量摄入动物蛋白、精制糖和动物脂肪。禁用菠菜、苋菜、青蒜、洋葱、番茄、芹菜等含草酸高及牛奶、奶制品、坚果等含钙高的食物。

4. 健康宣教

向患者宣教合理饮食、大量饮水对泌尿系结石治疗的重要性，坚持根据结石成分调整饮食。

四、食物选择

（一）宜用食物

对于含钙结石，可供给成酸性食物，如细粮、肉、蛋、鱼、禽等，并大量饮水。因粗粮可生成较多的嘌呤，故尿酸结石应以细粮为主。动物性食物限制在每周二次，每次 100g 以内，可选用鱼类、肉类、虾类、鸡肉等，鸡蛋、牛乳适量。蔬菜和水果可任意选用。

（二）忌（少）用食物

1. 含钙结石

应少用含钙丰富的食物，如牛乳、奶酪、虾皮、黄豆、豆腐、绿叶蔬菜等以及高钙饮料，含磷高的食物也应尽量少用，包括动物蛋白、动物内脏及脑髓等。

2. 尿酸结石

忌用高嘌呤食物，包括猪肉、牛肉、猪肝、猪肾、肉汤、沙丁鱼、蛤蜊、蟹、豌豆、扁豆、菜花、龙须菜等。忌用含酒精饮料、浓茶、咖啡、可可以及强烈刺激性香料和调味品。

3. 草酸结石

限制草酸的摄入量，禁用菠菜、苋菜、青蒜、洋葱、番茄、芹菜、笋类、巧克力、可可、红茶和坚果等，忌服大量维生素 C。

（三）食谱举例

泌尿系结石患者食谱举例，见表 17 - 4。

表 17 – 4 泌尿系结石食谱

7:00	粥	米饭	50
	蒸蛋	鸡蛋	50
	肉包子	肉	50
		面粉	40
9:00	水果	西瓜	100
11:00	鸡块面	面粉	150
		鸡肉	50
	炒冬瓜	冬瓜	200
14:00	蔬菜	黄瓜	100
17:00	米饭	大米	150
	红烧鱼	鲢鱼	100
	蔬菜	白菜	200
	全日烹调用油		25

蛋白质 78.9g	脂肪 47.1g	糖类 337.1g	总热量 8485.2KJ(2028kcal)

【案例分析】

患者，男性，58 岁。因血液透析后 1 年，伴恶心、呕吐、食欲差、疲乏无力近 1 月，加重一天，于今日 9：00 扶送入院。患者于一年前无明显诱因出现浮肿，以颜面及双下肢为甚，伴恶心、呕吐、尿量减少，在当地医院以"慢性肾功能不全(尿毒症期)"收住院，并以护肾、利尿、血透等治疗好转出院。出院后继续应用药物及血液透析治疗，患者于 1 个月前出现恶心、呕吐、食欲差、疲乏无力，近 1 天明显加重，急来院就诊。

T 37℃，P 120 次/分，R 20 次/分，Bp 130/70mmHg。中年男性，神志清楚，慢性肾衰面容、下肢轻度浮肿，心肺听诊无异常，全身浅表淋巴结未扪及肿大。腹软，肝脾未触及。

血常规：RBC 3.12×10^{12}/L ，HB 70g/L，WBC 5.3×10^9/L，PLT 60×10^9/L。血生化：Bun 17.9mmol/L，Cr 392umol/L，Na 143mmol/L，K 5.3mmol/L。

入院诊断：慢性肾衰竭、贫血。

请问：1. 如何评价该患者的营养状况？

2. 如何评价肠内营养支持对该患者的作用？

（陈 丽）

第十八章　血液系统疾病的营养治疗及护理

【学习目标】

1. 掌握缺铁性贫血、巨幼红细胞性贫血、再生障碍性贫血和白血病的营养治疗原则与护理要点。

2. 熟悉缺铁性贫血、巨幼红细胞性贫血、再生障碍性贫血和白血病的概念、临床表现和食物选择的注意事项。

3. 了解缺铁性贫血、巨幼红细胞性贫血、再生障碍性贫血和白血病的分型、病因和营养治疗的目的。

第一节　缺铁性贫血

一、概述

缺铁性贫血(iron deficiency anemia)是体内用来制造血红蛋白的储存铁缺乏，使血红素合成量减少而形成的一种小细胞低色素性贫血。缺铁性贫血是一种常见的营养缺乏病，发病遍布全球，以发展中国家更为严重。根据WHO的报道，成年男性发病率约为10%，女性20%以上，孕妇40%，儿童高达52%。近些年来，随着各国经济发展和卫生状况的改善，患病率虽逐年下降，但仍是全球性的公共卫生问题。

(一)病因

1. 需铁量增加而摄入不足

成年人每天铁需要量约为1~2mg。一般正常成年男子单纯因食物中缺铁而引起缺铁性贫血者很少；儿童处于生长发育期，随体重增加，血容量及组织铁相应增加，生长速度愈快，铁的需要量相应愈大，愈易发生铁缺乏；妊娠及哺乳期妇女需铁量增加，青年妇女由于月经失血，需要量也相应增加，如果饮食中缺少铁则易致缺铁性贫血；人工喂养的婴儿，以含铁量较低的牛乳、谷类等为主食，如不及时补充含铁量较多的食品，也常可发生缺铁性贫血。

2. 铁吸收不良

铁主要在十二指肠及空肠上段吸收，胃次全切除及胃空肠吻合术后，可影响铁的吸收。许多缺乏胃游离酸的病人可经过多年才发生缺铁性贫血。慢性胃肠炎、消化性溃疡、十二指肠及空肠病变等疾病也可影响铁吸收而导致缺铁性贫血。另外，在食物中影响铁吸收的因素也很多，如粮谷和蔬菜中的植酸盐、草酸盐以及存在于茶叶及咖啡中多酚类物质均可影响铁的吸收。

3. 铁丢失过多

慢性失血是成人缺铁性贫血最多见、最重要的原因。在成年男性中最多见的是消化道出血，如溃疡病、癌、钩虫病、食管静脉曲张出血、痔出血以及服用水杨酸盐后发生的胃窦炎、肠道息肉、肠道憩室炎。在妇女中月经出血过多是缺铁最多见的原因。此外，反复发作的阵发性睡眠性血红蛋白尿亦可因血红蛋白由尿中排出而致缺铁。

（二）临床表现

1. 缺铁原发病表现

如消化性溃疡、肿瘤或痔疮导致的黑便、血便或腹部不适，肠道寄生虫感染导致的腹痛或大小便性状改变，妇女月经过多，肿瘤性疾病的消瘦，血管内溶血的血红蛋白尿等。

2. 贫血表现

症状与其他慢性贫血相同，常见乏力、易倦、头晕、头痛、眼花、耳鸣、心悸、气短、纳差等；严重者出现面色苍白、口唇黏膜和睑结膜苍白、肝脾轻度肿大等。症状常和贫血严重程度相关。

3. 组织缺铁表现

皮肤干燥、角化、萎缩、无光泽、毛发干枯易脱落，指（趾）甲扁平、不光整、脆薄易裂、甚至反甲；黏膜表现为口角炎、舌炎、舌乳头萎缩，严重者引起吞咽困难；体力、耐力下降，易感染；精神行为异常，如易激动、烦躁、头痛、好动、注意力不集中，少数病人有异食癖；儿童生长发育迟缓、智力低下。

二、营养治疗

（一）治疗目的

根据患者病理和生理状况，以适当途径补充导致贫血的相关营养素，以达到纠正贫血的目的。首先应重视病因治疗，尽可能治疗原发病，除去导致缺铁和贫血的原因；其次注意补充足够量的铁以满足血红蛋白恢复正常的需要，并补足体内正常的铁储存量。对于病情较轻的病人，通过营养治疗即可治愈。

（二）治疗原则

1. 补铁

通过饮食和铁剂治疗补充铁。

(1)食物含铁：有两个来源，即肉食中血红素铁和蔬菜中的离子铁。肉类、鱼类和家禽中的铁40%能被吸收；蛋类、谷类、硬果类、豆类和其他蔬菜中的铁能被人体吸收的不到10%，而菠菜中的铁只能吸收2%左右。因此，补铁应摄入以富含血红素铁的畜肉类、禽肉类、鱼类等动物性食物为主。

(2)药用铁剂：可分为有机铁和无机铁两大类。无机铁有还原铁粉和硫酸亚铁；有机铁剂有葡萄糖酸亚铁、枸橼酸铁胺、山梨醇铁、含糖氧化铁、富马酸亚铁、葡萄糖苷铁、琥珀酸亚铁、苏糖酸铁和多糖铁复合物等。剂量以元素铁计算为每天6mg/kg体重。如口服铁剂有严重胃肠反应者，可改用肌注葡聚糖铁。

2. 增加膳食中维生素C的摄入

大量维生素C能促进蔬菜中非血红蛋白铁的吸收。若同时摄入富含维生素C的柠檬汁、橘子汁和富含铁的蔬菜，就能使人体吸收蔬菜中的铁增加2~3倍。若以铁制剂补铁，也应和维生素C同服。

3. 避免影响铁吸收的食物

食物中的草酸盐和植酸盐影响铁的吸收，茶叶中的鞣酸与咖啡、可可中的多酚类物质也会影响铁的吸收，因此，在进餐时应避免食用或少用这些食物。

4. 其他

应避免钙剂、锌制剂、抗酸剂和铁剂同时服用。因为抗酸剂、钙剂和锌制剂都能影响铁的吸收。此外，食物中的磷酸、磷酸肌醇、6-磷酸肌醇、草酸也能影响铁的吸收。铁剂还应避免和四环素同时服用，因为四环素和铁剂结合，使铁吸收减少。

三、护理

(一)护理诊断

(1)有感染的危险：与严重贫血引起营养缺乏和衰弱，免疫力下降有关。

(2)活动无耐力：与贫血引起全身组织缺血、缺氧有关。

(3)营养失调，低于机体需要量：与铁摄入不足、吸收不良以及需要增加有关。

(二)护理措施

1. 合理安排休息与活动

(1)根据患者贫血的程度及发生速度制定合理的休息与活动计划，原则上以不出现疲劳、不加重症状为度。病情好转后，逐渐增加活动量，注意活动安全，防止跌倒。

(2)妥善安排各种护理及治疗时间，使患者有充分时间休息。

（3）重度贫血者应卧床休息，减少心脏负荷，同时予以氧气吸入；注意保暖，协助做好生活护理。

（4）必要时，遵医嘱输全血或浓缩红细胞，以快速提高血红蛋白水平，改善缺氧症状，做好输血的相应护理。

2. 预防感染

重度贫血的患者应注意保护性隔离，置于单间，尽量少去公共场所，避免感染；住院期间，减少探视，防止交叉感染。定时做好房间的消毒，保持空气新鲜；养成良好的卫生习惯，保持皮肤清洁，饭前便后勤洗手，注意口腔和饮食卫生。

3. 饮食护理

向患者及家属说明进食高蛋白、多种维生素、高热量、含铁丰富易消化饮食的必要性，强调均衡饮食以及适宜进食的方法。

（1）铁是合成血红蛋白的必要元素，且主要来源于食物。

（2）含铁丰富的食物主要有：瘦肉、蛋类、鱼、肝、肾、动物血、豆类、绿叶菜、水果、海带、木耳、香菇等。

（3）饮食应多样化，注意合理搭配，偏食是造成缺铁性贫血的主要原因之一。

（4）消化不良者，应少量多餐。口腔炎或舌炎影响食欲者，避免进食过热或过辣食的刺激性食物，进食前后予以口腔护理；贫血患者由于胃肠黏膜缺氧，消化液分泌减少和胃肠功能紊乱，易出现消化不良，因此适当的活动以促进食物消化是必要的。

4. 用药护理

（1）口服铁剂：应注意：①在饭前或两餐之间服用，以减少对胃肠的刺激，如不能耐受可从小剂量开始；②避免与牛乳、钙片、茶或咖啡同服，也应避免同时服用抗酸药以及 H_2 受体拮抗剂，这些食物和药物均可影响铁的吸收；而维生素 C 可促进铁的吸收，所以铁剂治疗时，可和维生素 C 同时服用；③口服液体铁剂时须使用吸管，避免牙齿染黑；服铁剂期间，大便会变黑，是由于铁与肠内硫化氢作用而生成黑色的硫化铁所致，应做好解释，以消除患者的紧张和顾虑。

（2）注射铁剂的护理：①肌内注射铁剂时，要深部肌肉注射，注射部位经常轮换；②抽取药液如空针后，需更换针头注射，防止铁剂渗入皮下，造成注射部位皮肤着色、疼痛，引起局部硬结及炎症；③注射铁剂不良反应除局部肿痛外，尚可发生面部潮红、恶心、头痛、肌肉关节痛、淋巴结炎及荨麻疹，严重者可发生过敏性休克，故注射时应备有肾上腺素。

（3）观察疗效：本病对铁剂治疗效果敏感，治疗后自觉症状可很快减轻；网织红细胞数逐渐上升，1周左右达高峰，后又降至正常，其增加可作为铁剂治疗有效的指标；2周后 Hb 浓度上升，一般2个月左右恢复正常；患者应在 Hb 完全恢复正常后，继续服用铁剂3~6个月，待铁蛋白正常后再停药。

5. 健康宣教

应加强易患人群的健康知识教育，如提倡母乳喂养，及时增加适当辅食，以谷类或牛奶为主食的婴幼儿食品中可加入适量铁剂；婴幼儿生长迅速应及时添加含铁丰富且易于吸收的食品，合理搭配膳食；青少年要改变不良的饮食习惯，做到不挑食、不偏食，摄入足量的动物食品和新鲜水果、蔬菜；妊娠期、哺乳期妇女，可给小剂量铁剂预防缺铁；对于各种慢性出血，如月经过多、消化性溃疡、肛痔出血等，应定期检查，及时治疗，在钩虫流行地区加强普查普治。

四、食物选择

（一）宜用食物

1. 富含铁的食物

如动物的心、肝、肾、血等，其次为瘦肉、蛋黄、鱼类、虾子、海带、紫菜，以及桂圆、南瓜子、芝麻酱、黄豆、黑豆、芹菜、油菜、杏、桃、李、葡萄干、红枣、橘子、柚子、无花果等。

2. 富含优质蛋白的食物

如瘦肉类、蛋类、鱼及豆制品等。

3. 富含维生素 C 的食物

如柑橘、酸枣、猕猴桃、番茄、红枣、葡萄、刺梨、青椒、花椰菜、卷心菜、土豆等水果和蔬菜。

4. 市售铁强化食品

如强化铁的谷物。

（二）忌用食物

1. 富含草酸的食物

带壳谷物和茎叶类蔬菜中的植酸盐，草酸盐可影响铁的吸收，宜少食。如咖啡、茶叶、可可、煮胡萝卜、绿豆等。

2. 钙制剂、锌制剂、抑酸剂

这些制剂均可以影响铁的吸收，应避免同时服用。

（三）食谱举例

缺铁性贫血患者食谱举例，见表18-1。

表 18 –1 缺铁性贫血食谱

早餐	豆浆 240mL(白糖 10g);蛋饼(面粉 60g,鸡蛋 50g,豆油 5mL)		
加餐	蒸蛋(鸡蛋 50g,豆油 5mL)		
午餐	米饭 250g;牛肉烧豆腐〔(牛肉 90g,豆腐 100g);素炒油菜 150g;豆油 10mL;苹果 150g		
加餐	猪肝汤(猪肝 90g)		
晚餐	米饭 250g;炒三丁(瘦肉 40g,毛豆 50g,豆腐干 50g)		
能量	9.01 MJ(2155 Kcal)	蛋白质	118g(21.9%)
脂肪	83g(34.7%)	碳水化合物	234g(43.4%)
铁	40.26mg	维生素 C	73.5mg

第二节 巨幼红细胞性贫血

一、概述

巨幼红细胞性贫血(megaloblastic anemia)是叶酸或维生素 B_{12} 缺乏或某些影响核苷酸代谢的药物导致细胞核脱氧核糖核酸(DNA)合成障碍引起的一种大细胞性贫血。常见于婴幼儿,也见于孕妇和乳母。

根据缺乏物质的种类,该病可分为单纯叶酸缺乏性贫血、单纯维生素 B_{12} 缺乏性贫血及叶酸和维生素 B_{12} 同时缺乏性贫血。在我国,巨幼红细胞性贫血以叶酸缺乏所致为主,以陕西、山西、河南及山东等地较为多见,主要为进食新鲜蔬菜、肉类较少的人群。而在欧美,以维生素 B_{12} 缺乏或有内因子抗体者多见。

(一)病因

1.叶酸缺乏

引起叶酸缺乏的常见原因有:

(1)摄入量不足:人体不能合成叶酸,必须从食物中获得。营养不良、偏食、婴儿喂养不当、食物烹煮过度等都能导致叶酸摄入不足。

(2)需要量增加:婴幼儿、青少年、妊娠和哺乳妇女需要量增加而未及时补充;甲状腺功能亢进、溶血性贫血及骨髓增生性疾病时骨髓细胞增生过多、过速、慢性炎症、感染等,也是叶酸缺乏的主要原因之一。

(3)吸收或利用障碍:腹泻、小肠炎症、肿瘤和手术及某些药物(如抗癫痫药物、柳氮磺吡啶、乙醇等)可影响叶酸的吸收;甲氨蝶呤、氨苯蝶啶、乙胺嘧啶等能抑制二氢叶酸还原酶的作用,影响四氢叶酸的利用;一些先天性酶缺乏

（如甲基四氢叶酸转移酶、亚胺甲基转移酶等）也可以影响叶酸的利用。

（4）叶酸排出增多：血液透析、酗酒可增加叶酸的排出。

2. 维生素 B_{12} 缺乏

维生素 B_{12} 缺乏也是巨幼红细胞性贫血的原因之一，其广泛存在于动物性食物中。缺乏的原因主要有：

（1）摄入减少：完全素食者可因摄入减少导致维生素 B_{12} 缺乏，但常需 $10\sim$ 15 年才出现；老年人和胃切除者可有胃酸分泌减少，从而出现维生素 B_{12} 缺乏。

（2）吸收障碍：这是维生素 B_{12} 缺乏最常见的原因，可见于内因子缺乏（如恶性贫血、胃黏膜萎缩等）、胃酸和胃蛋白酶缺乏、胰蛋白酶缺乏、肠黏膜吸收功能障碍、某些药物的影响（如对氨基水杨酸、新霉素、二甲双胍、秋水仙碱等）及肠道寄生虫或细菌大量繁殖等情况。

（3）利用障碍：先天性转钴蛋白 Ⅱ（TC Ⅱ）缺乏引起维生素 B_{12} 输送障碍；麻醉药氧化亚氮可将钴胺氧化而抑制甲硫氨酸合成酶。

（二）临床表现

1. 贫血

贫血起病隐伏，特别是维生素 B_{12} 缺乏者常需数月，而叶酸由于体内储存量少，可较快出现缺乏。临床表现主要有乏力、疲倦、心悸、气促、头晕、耳鸣等一般慢性贫血的症状；面色苍白逐渐加重，部分病人可有轻度黄疸；重者全血细胞减少，反复感染和出血。

2. 消化系统表现

口腔黏膜、舌乳头萎缩，舌面呈"牛肉样舌"，可伴舌痛；胃肠道黏膜萎缩可引起食欲不振、恶心、腹胀、腹泻或便秘；消瘦在叶酸缺乏的病人中更为显著。

3. 神经系统表现和精神症状

因脊髓侧束和后束有亚急性联合变性，可出现对称性远端肢体麻木、深感觉障碍；共济失调或步态不稳；味觉、嗅觉降低；锥体束征阳性、肌张力增加、腱反射亢进；视力下降、黑蒙征；重者可有大小便失禁。叶酸缺乏者有易怒、妄想等精神症状；维生素 B_{12} 缺乏者有抑郁、失眠、记忆力下降、谵妄、幻觉、妄想甚至精神错乱、人格变态等。

4. 其他

肝、脾轻度肿大可见于恶性贫血；因血小板减少可出现紫癜或其他出血症状；心前区可听到功能性收缩期杂音，心脏扩大，易并发心功能不全。

二、营养治疗

(一)治疗目的

根据患者病理和生理状况,通过合理的饮食,针对性补充叶酸和维生素 B_{12},以加强营养、纠正贫血。

(二)治疗原则

1.叶酸缺乏引起的贫血

对于由叶酸缺乏引起的巨幼红细胞性贫血应注意:

(1)增加膳食中叶酸的摄入量,以纠正叶酸缺乏引起的贫血。叶酸在新鲜绿叶蔬菜中含量最多,大豆、禽肉、畜肉等含量也不少。

(2)每天进食适量生水果或蔬菜。因为一般烧菜加温达到 $110 \sim 121℃$,持续 10 分钟,就能使食物中 2/3 的叶酸遭到破坏。铜制炊具能使叶酸加速破坏,应避免使用。

(3)多饮用水果汁,水果汁内富含维生素 C,有助于促进叶酸的吸收。

(4)如果疑为叶酸引起的贫血,也可每天补给 $400\mu g$ 叶酸,若服用 2 周仍不能使贫血获得改善者,就应进一步检查有否引起贫血的其他原因。

(5)进食富含叶酸食物的同时,应保证膳食中富含蛋白质、铜、铁、维生素 C 和维生素 B_{12} 等。膳食安排应尽量做到供给富含蛋白质食物、大量的蔬菜和水果、适量的谷类食物和牛奶及奶制品。

2.维生素 B_{12} 缺乏引起的贫血

从以下途径加强维生素 B_{12} 的补充和供给:

(1)摄取维生素 B_{12} 含量丰富的食物:维生素 B_{12} 在动物食物中较多,特别是肝脏,应多摄食。

(2)婴幼儿及时添加辅食:母乳、牛乳、羊乳中维生素 B_{12} 含量都不高,故婴儿喂养要及时添加辅食。

(3)肌内注射补充维生素 B_{12}:老年人和胃肠手术后的患者,因消化吸收功能较差,很难从食物中获得足够维生素 B_{12},需直接肌内注射来获得。

(4)注意烹调方法:烹调加工肉类不要用碱,烹调温度不宜过高,否则会破坏维生素 B_{12}。

三、护理

(一)护理诊断

(1)营养失调,低于机体需要量:与叶酸、维生素 B_{12} 摄入不足、吸收不良以及需要增加有关。

(2)口腔黏膜改变：与贫血引起舌炎、口腔溃疡有关。

(3)感知改变：与维生素 B_{12} 缺乏引起神经系统损害有关。

(二)护理措施

1. 饮食指导

(1)指导进食富含叶酸和维生素 B_{12} 的食物。绿叶蔬菜、水果、谷物和动物内脏等富含叶酸，注意叶酸不耐热，不宜烹饪过度；动物肝、肾、禽蛋、肉类及海产品富含维生素 B_{12}，应多摄取；婴幼儿应及时添加辅食，注意合理搭配。

(2)食欲下降、腹胀等消化道症状重者或胃肠吸收不好的患者应少量多餐，餐后适当运动，如散步等，有利于消化吸收。

2. 加强口腔护理

对于口腔炎者，指导患者多饮水，饭前饭后需漱口，可用 0.9% 氯化钠溶液加庆大霉素漱口。口腔炎严重时应按口腔炎护理，口腔溃疡涂以冰硼散(有清热解毒、消炎、止痛、生肌等作用)，进食温凉清淡软食，避免刺激，预防感染。

3. 神经系统症状护理

末梢神经炎、四肢麻木无力者，应注意保暖、避免受伤。共济失调者走路需有人陪伴。

4. 用药护理

(1)肌内注射维生素 B_{12} 偶有过敏反应，应注意观察。发现过敏反应者应立即停药，予以抗过敏治疗。

(2)维生素 C 能促进叶酸利用，同时服用可提高疗效；尽量避免使用影响叶酸和维生素 B_{12} 吸收的药物。

(3)注意观察药物疗效，用药后 1~2 日食欲好转，2~4 日网织红细胞增加，接着血红蛋白上升，一般于治疗 1~2 个月后复查血常规、骨髓象恢复正常。

(4)严重贫血患者补充维生素 B_{12} 和叶酸后，注意观察有无低血钾表现，必要时补钾。

4. 健康宣教

向患者和家属讲解巨幼红细胞性贫血的病因、机制，并指导预防和护理的相关知识，包括饮食原则和护理注意事项等，共同制定饮食计划，同时指导用药知识和预后。

四、食物选择

(一)宜用食物

1.富含叶酸的食物

有新鲜蔬菜、水果,如胡萝卜、菠菜、土豆及苹果、番茄等,大豆、牛肝、鸡肉、猪肉、鸡等含量亦不少。

2.富含维生素 B_{12} 的食物

动物食品中较多,如牛肝、羊肝、鸡蛋、牛肉、羊乳、干酪、牛乳、鸡肉等,臭豆腐、大豆和酱豆腐等含量亦很丰富。

3.富含维生素 C 的新鲜蔬菜、水果

如橘子、广柑、酸枣、猕猴桃、番茄、红枣等水果、干果、蔬菜等。

(二)忌用食物

忌食过甜、过咸、高纤维、不易消化及刺激性食物。

(三)食谱举例

巨幼红细胞性贫血患者食谱举例,见表18-2。

表18-2　巨幼红细胞性贫血食谱

早餐	豆浆240mL;馒头80g;蒸蛋(鸡蛋50g,豆油5mL)
加餐	猪腰汤(猪腰60g)
午餐	米饭250g;酱鸡腿90g;熏鸡肝60g;菠菜汤(菠菜200g);苹果150g
加餐	蒸鸡蛋糕(鸡蛋50g,豆油5mL)
晚餐	米饭250g;牛肉烧黄豆(牛肉90g,黄豆40g);素炒雪里蕻200g;豆油10mL,梨150g
加餐	脱脂牛乳240mL(白糖10g)
能量	10.7MJ(2206 Kcal)　　　　　蛋白质　　139g(22.2%)
脂肪	98g(35.2%)　　　　　　　　碳水化合物　267g(42.6%)

第三节　再生障碍性贫血

一、概述

再生障碍性贫血(aplastic anemia, AA)是一种获得性骨髓造血功能衰竭征,病因不明。主要表现为骨髓造血功能低下、全血细胞减少和贫血、出血、感染综合征,免疫抑制治疗有效。该病的年发生率在欧美为(4.7~13.7)/100万人口,日本为(14.7~24.0)/100万人口,我国为7.4/100万人口;可发生于各年龄段,老年人发病率较高,男女发病率无明显差别。

(一)分型

根据患者的病情、血常规、骨髓象及预后,通常将该病分为重型(SAA)和非重型(NSAA),也有学者进一步将非重型分为中间型和轻型,还有学者从重型中分出极重型。国内学者曾将再生障碍性贫血分为急性型(AAA)和慢性型(CAA);1986年以后,又将AAA改为重型再障-Ⅰ型(SAA-Ⅰ),将CAA进展呈的急性型称为重型再障-Ⅱ型(SAA-Ⅱ)。

从病因上再生障碍性贫血可以分为先天性(遗产性)和后天性(获得性)。获得性AA根据是否有明确诱因分为继发性和原发性,原发性即无明显诱因者。另外,根据发病机制,传统学说将原发性AA进一步分为以造血干细胞缺陷或(和)造血微环境异常或(和)免疫功能异常为主型。

(二)病因

此病的发病原因尚不明确,可能与以下因素有关:

1.病毒感染

肝炎病毒、微小病毒B19等可能引起再生障碍性贫血。特别是病毒性肝炎与再障的发生关系明确,临床上可见到乙型肝炎相关的再生障碍性贫血病例。

2.药物与化学物质

这是导致再生障碍性贫血最常见的因素,如各种抗肿瘤药物、氯(合)霉素、有机砷、阿的平、保泰松、金制剂、氨基比林、吡罗昔康(炎痛喜康)、磺胺、甲砜霉素、卡比马唑(甲亢平)、甲巯咪唑(他巴唑)、氯磺丙脲、苯等。抗肿瘤药与苯对骨髓的抑制与剂量相关,但抗生素、磺胺类药物及杀虫剂引起的再障与剂量关系不大,但与个人敏感有关。

3.放射性因素

长期接触X射线、镭及放射性核素等可影响DNA的复制,抑制细胞有丝分裂,干扰骨髓细胞生成,造血肝细胞数量减少。

(三)临床表现

1.重型再生障碍性贫血

起病急,进展快,病情重。主要表现为:

(1)贫血:苍白、乏力、头昏、心悸和气短等症状进行性加重,严重时发生心衰。

(2)出血:主要表现为严重的皮肤、黏膜及内脏出血。表现为皮肤淤点、淤斑,口腔黏膜有血泡,鼻出血、牙龈出血、眼结膜出血等;内脏出血时可见呕血、咯血、血尿、阴道出血或月经量明显增多;部分患者会出现眼底出血和颅内出血，后者常危及患者的生命。

（3）感染：白细胞减少所致感染为再生障碍性贫血最常见并发症。多数患者有发热，体温常在39℃以上，个别患者自发病到死亡处于难以控制的高热之中。以呼吸道感染为主，其次为消化道、泌尿生殖道、皮肤黏膜等感染，严重者可发生败血症。

2.非重型再生障碍性贫血

起病和进展较缓慢，病情较重型轻。

（1）贫血：为慢性过程，常见苍白、乏力、头昏、心悸和活动后气短等表现。输血后症状可得到短暂改善。

（2）出血：出血倾向较轻，以皮肤、黏膜出血为主，内脏出血较少见。多表现为皮肤淤点、牙龈出血，女性患者可见阴道出血和经量增多。出血较易控制。久治无效者可发生颅内出血。

（3）感染：高热比重型少见，感染多在一周内得到控制。常见感染菌为革兰阴性杆菌和各类球菌。以上呼吸道感染常见，其次为牙龈炎、支气管炎、扁桃腺炎，而肺炎、败血症等重症感染少见。

二、营养治疗

（一）治疗目的

根据患者病理和生理状况，查明病因、对症治疗；加强营养，纠正贫血，防止出血；预防感染和各种并发症的发生。

（二）治疗原则

饮食上要避免辛辣、刺激、过冷、过硬食物。宜进食清淡易消化、富含维生素的食物。日常生活要有规律，情绪稳定，适当活动，避免劳累。避免接触有害物质、辐射及服用对骨髓有影响的药物。贫血、出血较重时，要卧床休息，减少活动，必要时保护性隔离。

1.供给高蛋白饮食

各种红细胞的增殖分化和再生，都需要依赖蛋白质作为基础，所以再生障碍性贫血病人在饮食方面更需要供给营养价值高的动物性蛋白质，如含蛋白质丰富的瘦肉、蛋类、鱼类、乳类、鸡肉、豆制品及动物肾脏等。另外多吃鳖、龟及动物骨或骨髓熬汤等。

2.补充造血物质

再生障碍性贫血患者由于反复出血，常可导致慢性失血性贫血，从而加重贫血程度，因此食物中常应补充含铁质、叶酸、维生素 B_{12}、维生素 B_6、维生素 K、维生素 C 丰富的食品。对于重症患者或重度贫血者，可予以输注血液制品，支持治疗。

3.注意烹调方法及饮食卫生

对于急性型患者,由于粒细胞显著缺乏,极易并发感染。因此,对食物和餐具都必须严格消毒,不吃生冷和不卫生的食物。菜肴的烹调应细软清淡、富含营养、易于消化吸收。可采用软饭或半流质膳食。

三、护理

(一)护理诊断

(1)有感染的危险:与粒细胞减少有关。

(2)活动无耐力:与贫血有关。

(3)有损伤的危险——出血:与血小板减少有关。

(二)护理措施

1.预防感染

日常生活中要注意增减衣服,避免受凉;做好个人卫生,保持皮肤清洁,勤洗澡、更衣、剪指甲;保持居室清洁、空气清新、温度适宜,定时开窗通风和进行空气消毒,定期用消毒液擦拭家具、地面;限制探视人数和次数,防止交叉感染,必要时行保护性隔离;注意口腔卫生,餐后睡前漱口;注意肛周清洁,便后坐浴(可用1:5000高锰酸钾溶液坐浴),女患者注意会阴清洁;观察体温变化,若出现咽痛、咳嗽、流涕、尿痛、牙龈肿痛、红肿等,提示有感染迹象,应及时治疗。

2.预防出血

(1)观察患者皮肤、黏膜有无损伤,有无内脏或颅内出血的症状和体征,如呕血、便血、阴道出血、血尿、头痛、血压下降、脉率增加以及呕吐、意识模糊等。皮肤、黏膜受损出血时,应注意出血的部位、出血量和时间,并加强监测。

(2)根据病情适当安排活动,防止身体受伤;保持大便通畅,大便不可用力过大,必要时用开塞露帮助排便,避免腹内压增高引起出血,严重出血不止者应卧床休息。

(3)预防鼻腔黏膜干燥,必要时涂油保护,禁止挖鼻孔,以免损伤鼻腔黏膜,引起出血;指导患者用软毛牙刷刷牙,禁止用牙签剔牙,进食宜慢,避免口腔黏膜及牙龈受损。牙龈渗血时,可用肾上腺素棉球或明胶海绵片贴敷牙龈,及时用0.9%氯化钠溶液清除口腔内陈旧血块,鼓励患者进食前后漱口。

(4)消化道少量出血者,进食温凉的流质饮食;大量出血应禁食,并建立静脉输液通道,做好配血和输血准备,准确记录出入液量;眼底出血时,应减少活动，尽量卧床休息，嘱患者不要揉擦眼睛，以免引起再出血；若患者突然视力模糊、头晕、头痛、呼吸急促、喷射性呕吐、甚至昏迷，提示颅内出血的可能，应立即报告医生，严密观察和处理。

3.饮食护理

鼓励患者多进食高蛋白、高热量、富含维生素的清淡易消化的食物，禁食粗硬、刺激性、生冷、隔夜食物，注意饮食卫生，水果需洗净或去皮后食用。必要时遵医嘱予静脉营养，以增强机体的抗病能力。对已发生感染或发热者，应鼓励患者多饮水。高热患者每日饮水量应 >3000mL。

4.用药护理

根据医嘱正确应用抗生素、免疫抑制剂及雄激素等。注意给药时间、剂量准确，以确保有效的血药浓度；抗生素做到现配现用，确保药效；对需要输注粒细胞悬液的患者，严格按照成分输血的有关要求执行；对使用雄激素的患者，应采取深部、缓慢、分层肌注，并有计划的轮换注射部位，防止注射部位发生硬结和感染；向患者说明药物的不良反应，用药期间定期复查血常规和肝功能的变化。

5.健康宣教

向患者介绍疾病的病因、机制，并指导预防和自我护理的相关知识，包括：可能引起再生障碍性贫血的各种环境理化因素和药物因素；指导患者注意个人卫生和饮食卫生，加强营养，减少食物对胃肠的刺激；告知患者注意保暖，避免受凉，避免外伤，防止出血，做好药物治疗的指导等。

四、食物选择

(一)宜用食物

1.高蛋白质、高维生素食物

如鸡肉、猪肉、牛肉、羊肉、蛋类、鱼类、乳类、豆制品及动物肾脏等；多吃鳖、动物骨或骨髓熬汤及各种水果和蔬菜等。

2.有助造血的食物

如枸杞子、赤小豆、黑豆、香菇、花生衣、黑芝麻、猪肝、黄鳝、大枣、龙眼肉、阿胶、菠菜、核桃、乌梅等。

(二)忌用食物

油腻、辛辣和刺激性饮食。

(三)食谱举例

再生障碍性贫血患者食谱举例，见表18-3。

表18-3 再生障碍性贫血食谱

早餐	红枣莲子粥(大米25g,莲子10g,红枣5枚);牛奶250mL;果酱包(面粉100g,果酱15g)
午餐	米饭(大米150g);红枣乌鸡汤(红枣10枚,乌鸡肉150g);烩口蘑菜心200g
加餐	橙子150g
晚餐	大米粥(大米25g);麻酱蒸饼(面粉100g,麻酱25g);炖腔骨白萝卜汤(腔骨500g);肉丝香菇(肉丝50g,香菇丝30g),炒菠菜250g

第四节 白血病

一、概述

白血病(leukemia)是一类造血干细胞的恶性克隆性疾病。其克隆中的白血病细胞增殖失控,分化障碍,凋亡受阻,而停止在细胞发育的不同阶段。在骨髓和其他造血组织中白血病细胞大量增生累积,并浸润其他组织和器官,而正常造血受抑制,临床可见有不同程度的贫血、出血、感染、发热以及肝、脾、淋巴结肿大和骨骼疼痛。我国白血病的发病率约为2.76/10万,低于欧美国家,而与亚洲其他国家相近,在各种肿瘤中占第六位。

(一)分型

1.根据白血病细胞的成熟程度和自然病程

将白血病分为急性白血病(AL)和慢性白血病(CL)两大类。急性白血病的细胞分化停滞在较早阶段,多为原始细胞及早期幼稚细胞,病情发展迅速,自然病程仅几个月;慢性白血病的细胞分化停滞在较晚的阶段,多为较成熟幼稚细胞和成熟细胞,病情发展缓慢,自然病程为数年。

2.根据主要受累的细胞系列

可将急性白血病分为急性淋巴细胞白血病(简称急淋白血病或急淋,ALL)和急性非淋巴细胞白血病(简称急非淋白血病或急非淋,ANLL);慢性白血病则分为慢性粒细胞白血病(简称慢粒白血病或慢粒,CML)、慢性淋巴细胞白血病(简称慢淋白血病或慢淋,CLL)及少见类型的白血病,如毛细胞白血病(HCL)、幼淋巴细胞白血病(PLL)等。

(二)病因

人类白血病的病因尚未完全清楚,许多因素与白血病发病有关,其中病毒可能是主要的因素,此外尚有遗传因素、放射、化学毒物和药物等综合因素。

1.病毒

已证实 C 型 RNA 病毒是小鼠、猫、牛、灵长类动物患白血病的病因。目前认为此病毒与人类白血病病因有关。成人 T 细胞白血病/淋巴瘤(ATL)可由人类 T 淋巴细胞病毒 I 型(HTLV - I)所致。EB 病毒、HIV 病毒与淋巴系统恶性肿瘤的关系也已被认识。病毒感染机体后，作为内源性病毒整合并潜伏在宿主细胞内，一旦在某些理化因素作用下，即被激活表达而诱发白血病；或作为外源性病毒由外界以横向方式传播感染，直接致病。

2.化学因素

一些化学物质有致白血病的作用。如接触苯及其衍生物的人群白血病发生率高于一般人群；乙亚胺类衍生物、保泰松及其衍生物、氯霉素等均可诱发白血病；某些抗肿瘤的细胞毒药物如氮芥、环磷酰胺、甲基苄肼、VP16、VM26 等，都公认有致白血病的作用。化学物质所致白血病以急性非淋巴细胞白血病多见。

3.放射性因素

包括 X 射线、r 射线、电离辐射等。有确实证据可以肯定各种电离辐射条件可以引起人类白血病。白血病的发生取决于人体吸收辐射的剂量，整个身体或部分躯体受到中等剂量或大剂量辐射后都可诱发白血病。然而，小剂量的辐射能否引起白血病，仍不确定。日本广岛、长崎爆炸原子弹后，受严重辐射地区白血病的发病率是未受辐射地区的 17 ~ 30 倍；爆炸后 3 年，白血病的发病率逐年增高，5 ~ 7 年时达到高峰；至 21 年后其发病率才恢复到接近于整个日本的水平。放射线工作者，放射线物质(比如钴 - 60)经常接触者白血病发病率明显增加。接受放射线诊断和治疗也可导致白血病发生率增加。

4.遗传因素

家族性白血病约占白血病的 7/1000。单卵孪生子，如果一个人发生白血病，另一个人的发病率为 1/5，比双卵孪生者高 12 倍。有染色体畸变的人群白血病的发病率高于正常人。

5.其他血液病

某些血液病最终可能发展为白血病，如骨髓增生异常综合征、淋巴瘤、多发性骨髓瘤、阵发性睡眠性血红蛋白尿症等。

(三)临床表现

1.急性白血病

起病急缓不一。急者可以是突然高热，类似"感冒"，或严重的出血。缓慢者常为脸色苍白、皮肤紫癜、月经过多或拔牙后出血不止就医时被发现。

(1)正常骨髓造血功能受抑制表现

1)贫血：常见面色苍白、疲乏、困倦和软弱无力，呈进行性发展，与贫血严重程度相关。部分患者因病程短，可无贫血。半数患者就诊时已有重度贫血。

2）发热：半数患者以发热为早期表现，可低热，亦可高达39℃~40℃以上的发热，伴有畏寒、出汗等。白血病本身可以低热、盗汗，但较高发热常提示继发感染，主要与成熟粒细胞明显减少相关。常见的感染是牙龈炎、口腔炎、咽峡炎、上呼吸道感染、肺炎、肠炎、肛周炎等，严重感染有败血症等。最常见的致病菌为大肠埃希菌、克雷伯菌属、金黄色葡萄球菌、铜绿假单胞菌、不动杆菌属、肠球菌属、肠杆菌属等细菌感染，以及真菌、病毒、原虫等感染。

3）出血：以出血为早期表现者近40%，出血程度轻重不一，部位可遍及全身，表现为淤点、淤斑，鼻出血，牙龈出血和月经过多、眼底出血等，出血主要是血小板明显减少，血小板功能异常、凝血因子减少、白血病细胞浸润、细菌毒素等均可损伤血管而引起出血。急性早幼粒细胞白血病常伴有弥漫性血管内凝血（DIC）而出现全身广泛出血。

（2）白血病细胞增殖浸润的表现

1）淋巴结和肝脾肿大：ALL较ANLL多见，肿大程度也较显著。纵隔淋巴结肿大多见于T细胞急淋。白血病患者可有轻至中度肝、脾大。

2）骨骼和关节疼痛：常有胸骨下端压痛。白血病细胞浸润关节、骨膜或在髓腔内过度增殖可引起骨和关节痛，儿童多见。骨髓坏死时可出现骨骼剧痛。

3）皮肤和黏膜病变：特异性皮肤损害表现为弥漫性斑丘疹、紫蓝色皮肤结节或肿块等。白血病细胞浸润可出现牙龈增生、肿胀。

4）眼部：粒细胞白血病形成的粒细胞肉瘤或绿色瘤常累及骨膜，以眼眶部位最常见，可引起眼球突出、复视或失明。

5）中枢神经系统白血病（CNSL）：随着白血病缓解率提高和生存期延长，中枢神经系统白血病成为较突出的问题。以急性淋巴细胞性白血病较常见，儿童尤甚。轻者表现为头痛、头晕、烦躁，严重时出现呕吐、颈项强直、视神经乳头水肿、甚至抽搐、昏迷。

6）睾丸：白血病细胞浸润睾丸，是仅次于CNSL的白血病髓外复发根源。主要表现为一侧无痛性肿大，多见于ALL化疗缓解后的幼儿和青年。

2.慢性白血病

起病较缓慢，早期常无自觉症状。

（1）慢性粒细胞白血病：在各年龄组均可发病，以中年最多见，男性多于女性。起病缓慢早期常无自觉症状，可出现乏力、低热、多汗或盗汗、体重减轻等代谢亢进的表现，由于脾大而感左上腹坠胀，常以脾大为最突出体征，质地坚实、平滑、无压痛。治疗后病情缓解时，脾往往缩小，但病变发展会再度增大。肝脏明显肿大较少见。部分患者有胸骨中下段压痛。当白细胞显著增高时可有眼底静脉充血及出血。白细胞极度增高时可发生"白细胞瘀滞症"，表现为呼吸窘迫、头晕、言语不清、中枢神经系统出血、阴茎异常勃起等表现。慢性期一般为 1～4 年，以后逐渐进入到加速期，加速期可维持几个月到数年，最后至急性变期。急性变期预后极差，往往在数月内死亡。

（2）慢性淋巴细胞白血病：多见于老年人，男性多于女性，约90%的患者年龄超过50岁，平均年龄为65岁,起病十分缓慢，往往无自觉症状，许多患者因其他疾病就诊时才被确诊。早期症状可能有乏力、疲倦、体力活动时气促,以后出现食欲减退、消瘦、发热、盗汗等症状。60%～80%患者以淋巴结肿大为首发症状，以颈部、锁骨上、腋窝、腹股沟等处淋巴结肿大为主,肿大的淋巴结无压痛、质硬、可移动。50%～70%患者脾轻至中度肿大，肝亦可肿大，但胸骨压痛少见。晚期患者可出现贫血、血小板减少和皮肤黏膜紫癜。由于免疫功能减退,常易并发感染。约10%或以上病人可发生自体免疫性溶血性贫血。

二、营养治疗

（一）治疗目的

在药物治疗的基础上，配合营养治疗，通过适当途径给予充足能量和营养素，增强机体抵抗力，改善组织器官功能，达到缓解病情、乃至痊愈的目的。

（二）治疗原则

白血病患者大多体质较虚，膳食结构要合理，以保证营养摄入。要选择高蛋白、高热量、高纤维素及低脂饮食，如鱼、精瘦肉、蛋、牛奶等食物，多吃新鲜蔬菜和水果。

1. 摄入高蛋白饮食

白血病患者机体内蛋白质的消耗量远远大于正常人，只有补充量多质优的蛋白质，才能维持各组织器官的功能。蛋白质另一功能是构成抗体，具有保护机体免受细菌和病毒的侵害，提高机体抵抗力的作用。所以，白血病患者应摄入高蛋白饮食，特别是多选用一些质量好、消化与吸收率高的动物性蛋白和豆类蛋白质，如禽蛋、乳类、瘦肉、动物血、动物内脏、豆腐、豆腐脑等，以补充身体对蛋白质的需要。身体极度消瘦和重度贫血者，可选用骨头汤，龟板胶、阿胶、鱼鳞胶或服用蜂王浆、人参浆王精、胎盘粉、鹿茸等。

2. 富含维生素的饮食

应注意补充维生素 A、维生素 C、维生素 E、锌、硒等维生素和矿物质，以增强抗感染能力和免疫能力。维生素 A 可刺激机体免疫系统，调动机体抗癌的积极性、抵抗致病物侵入机体；多吃富含维生素 C 的蔬菜和水果，能阻止癌细胞生成扩散，还能增强机体的局部基质抵抗力和全身免疫功能，从而达到控制和治疗癌症的目的。

3. 摄入含铁质丰富的食物

白血病的主要表现是贫血、出血、发热，所以在药物治疗的同时，鼓励病人经常食用一些富含铁的和具有补血、生血和活血作用的食物。

4. 正确选择营养途径

应根据患者病情选择适当的营养途径：

(1)经口途径：经口摄食者，饮食应细软、易消化，利用烹调方法改善食物的性、状、味，刺激患者食欲。可少量多餐。

(2)鼻饲：经口摄食无法满足需要者可选择鼻饲。在均衡型营养制剂中添加乳清蛋白粉、水解蛋白肽或氨基酸类产品，改善患者营养状态及免疫功能。

(3)肠外营养途径：对伴严重口腔、消化管炎症者或严重腹泻者，则需肠外营养途径供给营养物质。

5. 营养素比例适当

供能营养素比例与正常人相同，蛋白质供给量可达上限，但不宜超过20%；能量以满足消耗、恢复正常体重为宜。计算能量需要量时，一般治疗患者应激系数为1.2，放、化疗患者为1.3~1.5。

三、护理

(一)护理诊断

(1)有感染的危险：与正常粒细胞减少、免疫功能下降有关。

(2)活动无耐力：与贫血，大量、长期的持续化疗、白血病引起的代谢增高有关。

(3)营养失调，低于机体需要量：与化疗后不良反应有关。

(二)护理措施

1. 预防感染

感染是导致白血病患儿死亡的重要原因之一。粒细胞减少或缺乏和免疫功能下降是发生感染的危险因素。预防感染可采取以下措施：

(1)保护性隔离：当成熟粒细胞绝对值≤0.5×10^9/L时，发生感染的可能性很大，最好进行保护性隔离。白血病患者应与其他病种患者分室居住，以免交叉感染。粒细胞及免疫功能明显低下者，应置单人病室，有条件者置于空气层流室或单人无菌层流床。普通病室或单人病室需定期进行紫外线照射、戊二醛熏蒸。限制探视者的人数及次数，工作人员及探视者在接触患儿之前要认真洗手。

(2)注意个人卫生：保持口腔清洁，进食前后用温开水或淡生理盐水漱口。宜用软毛牙刷，以免损伤口腔黏膜引起出血和继发感染。如有黏膜真菌感染可用氟康唑或依曲康唑涂擦患处。勤换衣裤，每日沐浴有利于汗液排泄，减少发生毛囊炎和皮肤疖肿。保持大便通畅，便后用温水或盐水清洁肛门，以防止肛周脓肿形成。

（3）观察感染的早期表现：每天检查口腔及咽喉部，有无牙龈肿胀，咽红、吞咽疼痛感，皮肤有无破损、红肿，外阴、肛周有无异常改变等，发现感染先兆时，及时处理。对合并感染者可针对病原选用 2～3 种有效抗生素口服。肌内注射或静脉滴注。

（4）严格执行无菌操作技术：进行任何穿刺前，必须严格消毒。各种管道或伤口敷料应定时更换，以免细菌生长。

2. 指导休息

白血病患者常有活动无耐力现象，需卧床休息，但一般不需绝对卧床。长期卧床者。应常更换体位、预防压疮。

3. 饮食护理

白血病患者由于机体代谢亢进，免疫力低下，需给以高热量、高蛋白、富含维生素、矿物质而易消化的饮食，以补充体内热量及各种营养物质的消耗。尤其是进行化疗期间患者常有食欲不振、腹胀、腹泻、恶心、呕吐等消化道反应，应注意菜肴的色、香、味、型，以引起患者的食欲。

4. 化疗药物使用护理

（1）注意保护血管：化疗药物对血管刺激性大，应用化疗药须注意合理使用静脉，穿刺时先用 0.9% 氯化钠注射液，确知针头在血管内时方可推药，推药速度要慢，以减轻对血管的刺激。要避免药液外溢，否则易造成组织损伤坏死。一旦外溢，立即停止注入，局部滴入 0.9% 氯化钠注射液以稀释药液，拔针，局部冷敷后再用 25% 硫酸镁湿敷或用普鲁卡因局部封闭，减轻损伤。

（2）注意观察化疗药的毒性作用及不良反应：如大多数化疗药物可引起骨髓抑制、消化道反应、肝肾功能损害等，须密切观察，及时处理，以免引起严重后果。

5. 健康宣教

向患者介绍疾病的病因、机制，并指导预防和自我护理的相关知识，包括：可能引起白血病的各种环境理化因素和药物因素；指导患者活动与饮食，注意增强营养和抵抗力；指导患者坚持治疗，自我监测病情等。

四、食物选择

（一）宜用食物

1. 优质蛋白

如禽蛋、乳类、鱼虾、瘦肉、动物血、动物内脏、豆腐、豆腐脑、腐竹、豆浆等。

2.富含维生素的食物

如油菜、西红柿、小白菜、荠菜、山楂、柑橘、鲜枣、猕猴桃、沙棘及柠檬、胡萝卜、菠菜、木耳、南瓜、苜蓿等。

3.菌类和藻类食物。

（二）忌用食物

1.辛辣油炸食物

如辣椒、生葱、生姜、生蒜、羊肉、狗肉、胡椒、韭菜等。

2.其他

忌咖啡、浓茶等兴奋性饮料；忌烟、酒；忌肥腻、霉变、腌制食物；慎食海鲜。

（三）食谱举例

白血病患者食谱举例，见表18-4。

表18-4　白血病食谱

早餐	薏米莲子粥(薏米15g，莲子5g，大米25g)；麻酱花卷(芝麻酱10g，藕粉50g)；蒸蛋羹(鸡蛋1个)；醋拌黄瓜绿豆芽(黄瓜50g，绿豆芽25g)
加餐	大枣银耳羹(大枣25g，银耳5g)
午餐	软米饭(大米50g)；清炖甲鱼(甲鱼150g)；菜花炒西红柿(菜花150g，西红柿100g)
加餐	苹果100g
晚餐	猴头菇炖鸡肉(猴头菇25g，鸡150g)，香油拌三丝(胡萝卜50g，海蜇25g，黄瓜100g)
加餐	鲜牛奶250mL，加糖10g

【案例分析】

案例一

患者女性，24岁，因面色苍白、自觉头晕、乏力2年，伴活动后气促、心慌1个月，于今日9：00步行入院。询问病史发现，患者16岁月经来潮，每次持续6~7天，近2年来月经量增多，半年来更明显，无痛经史。

体格检查：患者神志清楚，精神尚可。T 37℃，P 80次/分，R 20次/分，Bp 90/60mmHg，中度贫血貌，皮肤黏膜无黄染，无皮疹和出血点，浅表淋巴结未触及，胸骨无压痛。心尖部可闻及柔和级收缩期杂音。余正常。实验室检查略。

入院诊断为：缺铁性贫血。

请问：1. 该患者发生缺铁性贫血的主要原因是什么？

2. 其营养治疗原则是什么？

3. 请举例说明患者宜多进食哪些食物？

案例二

患者男性，35 岁，公务员，因近 10 天来发热伴出血倾向步行入院。患者于 10 天前无明显诱因出现发热，体温 38.5℃，伴全身酸痛，轻度咳嗽，少许白色黏痰，同时发现刷牙时牙龈出血，曾在当地验血"有异常"（具体不详），自服抗感冒药治疗无效来诊。病后进食少，睡眠差，二便正常，体重无明显变化。既往体健，无结核病史，无药物过敏史。无烟酒嗜好，家族中无类似病史。

查体：T 38.2℃，P 98 次/分，R 20 次/分，Bp 120/80mmHg。急性热病容，前胸和下肢皮肤散在出血点，浅表淋巴结未触及，巩膜无黄染，咽充血（+），扁桃体（-），胸骨轻压痛，右下肺闻及少许湿啰音，余正常。实验室检查：Hb 95g/L，Ret 0.5%，WBC 3.8×10^9/L，原幼细胞占 48%，PLT 30×10^9/L，其余检查正常。

入院初步诊断：急性白血病。

请问：1. 该患者的营养治疗应注意什么？

2. 该患者主要护理诊断有哪些？应该如何护理？

（许景灿）

第十九章　儿科疾病的营养治疗及护理

【学习目标】

1. 掌握儿童营养不良、小儿腹泻、维生素 D 缺乏病(佝偻病)、苯丙酮尿症的营养治疗原则和护理要点。

2. 熟悉儿童营养不良、小儿腹泻、佝偻病、苯丙酮尿症的概念、临床表现和食物选择的注意事项。

3. 了解儿童营养不良、小儿腹泻、佝偻病、苯丙酮尿症的分型、病因和营养治疗的目的。

第一节　儿童营养不良

一、概述

营养不良(malnutrition)是各种营养素缺乏综合征。在儿童中因蛋白质-能量缺乏引起的营养不良较常见。蛋白质和能量摄入,要达到生理需要量才能保持氮平衡,使婴幼儿能健康成长。本病主要见于经济落后的国家和地区,是发展中国家重要的健康问题之一。

(一)分型

1. 根据发病原因

可分为原发性和继发性两大类。

(1)原发性营养不良:多由食物不足引起,小儿缺乏蛋白质、热量、维生素及无机盐等营养素。

(2)继发性营养不良:由各种疾病引起,如先天性心脏病,各种胃肠道疾病使分解代谢加速,严重弥漫性肝病引起蛋白质合成障碍,各种使蛋白质丢失过多的疾病以及进食障碍等。

2. 根据能量及蛋白质的摄入情况

根据能量及蛋白质的摄入情况不同,分为三种临床类型:以能量供应不足为主的消瘦型;以蛋白质供应不足为主的浮肿型;介于两者之间的消瘦-浮肿型。

（二）病因

1. 长期摄入不足

小儿处于生长发育时期，对各种营养素尤其是蛋白质的需要相对较高。喂养不当是导致营养不良的重要原因，如母乳不足又未能及早添加其他乳品；人工喂养者，食物的质和量未能满足需要，如乳类稀释过度，或单纯用淀粉类食品喂哺；突然断奶，婴儿不能适应新的食品等。较大小儿的营养不良多为婴儿期营养不良的继续，或因为不良的饮食习惯如偏食、挑食、吃零食过多、不吃早餐等引起。

2. 消化吸收不良

消化系统解剖或功能上的异常，如唇裂、腭裂、幽门梗阻、迁延性腹泻、过敏性肠炎、肠吸收不良综合征等均可影响食物的消化和吸收。

3. 需要量增加

急、慢性传染病（如麻疹、伤寒、肝炎、结核）的恢复期，生长发育快速阶段等均可因需要量增多而造成营养素相对缺乏；糖尿病、大量蛋白尿、发热性疾病、甲亢、恶性肿瘤等均可使营养素消耗量增多导致营养不足；先天不足如早产儿、双胎、低出生体重儿、足月小样儿等因追赶生长而需要量增加，如未及时补充易致营养不良。

4. 生活习惯不良

没养成良好的卫生习惯、缺乏阳光照射或新鲜空气，或护理不当、缺乏户外活动，或精神抑郁等都能影响食欲与消化而影响营养不良。

（三）临床表现

营养不良患儿最早出现的症状是体重不增，随后患儿体重下降，皮下脂肪逐渐减少以至消失。皮下脂肪的消耗首先累及腹部，其次为躯干、臀部、四肢，最后为面颊。因皮下脂肪首先发生于腹部，故腹部皮下脂肪层厚度是判断营养不良程度的重要指标之一。随着病程的进展，营养不良程度由轻变重，各种临床症状也逐步加重。

根据病情轻重、体重减轻与全身衰弱的程度，可将营养不良分为轻度、中度和重度。

1. 轻度营养不良

患者精神状态正常或稍差；体重低于正常15%～25%，身高正常；腹部、躯干、大腿内侧脂肪层变薄，为0.8～0.4cm，肌肉不结实；面色无光泽，皮肤稍干燥。此期如早期治疗，能迅速痊愈。

2. 中度营养不良

患儿精神不振，食欲减退，抑郁不安；体重低于正常25%～40%，身高较正常减低；腹壁脂肪层 <0.4cm，四肢、面部脂肪轻度消失；皮肤苍白、干燥，毛发无光泽，肌肉松弛。常伴有消化功能低下，如食欲减退、腹泻、易患呼吸道感染。

3.重度营养不良

患儿精神不安、好哭、嗜睡与烦躁交替出现；体重低于正常 40% 以上，身高明显低于正常；全身皮下脂肪完全消失，面颊脂肪垫亦消失；皮肤苍白、干枯、无光泽或水肿发亮，毛发干枯，肌肉显著消瘦如皮包骨、失去弹性、呈老人样面容；常有低体温、脉搏缓慢、食欲不振、便秘，严重者可因血浆清蛋白降低而出现营养不良性水肿。此期患儿常伴有多种维生素缺乏症，如口角炎、角膜软化症、佝偻病等。因抵抗力低下，也易并发其他各系统、器官功能低下及障碍表现，如皮肤糜烂、肺炎、尿路感染等。

二、营养治疗

(一)治疗目的

去除病因，调整饮食，逐步供给足量优质蛋白和能量，使患儿达到与同龄儿童生长状况相适应的最佳营养，防止各种并发症的发生，促进生长发育。

(二)治疗原则

儿童营养不良的治疗应根据患儿的病情和肠道功能状况，遵循循序渐进的原则，逐渐补给必要的营养素。

1.轻度营养不良

患儿一般消化功能尚好，可选用高能量、高蛋白质、低脂肪饮食。能量补充可从每天给予 250～330KJ(60～80kcal)/kg 体重开始，逐渐增加至 500～727KJ(120～170kcal)/kg 体重；蛋白质以牛奶、鸡蛋等食物供应。

2.中度营养不良

能量每天 502KJ(120kcal)/kg 体重，待体重接近正常时，能量可调整为每天 418～460KJ(100～110kcal)/kg 体重。及早补充大量蛋白质，可促进食欲，加速恢复体质，牛奶和水解蛋白较为适宜。通常蛋白质供给量为每天 3g/kg 体重，以后逐渐递加蛋、鱼、肉、豆制品，糖类以米饭、粥为主。前 2～3 天可供给25g/kg 体重，1 周后可供给 20～25g/kg 体重。待体重增加，可调整至正常需要量。

3.重度营养不良

长期营养不良患者体重减轻25%以上，基础代谢可降至40%左右。故能量供给可从209～251KJ(50～60kcal)/kg 体重开始，过量饮食可致消化不良、水肿或心力衰竭。待情况好转后，每天能量可增至 502～837KJ(120～

200kcal)/kg 体重，蛋白质每 1~2 天调整 1 次，在 10 天左右可调整到 5g/kg 体重。因小儿对脂肪耐受力较差，易发生腹肪泻，脂肪供给量以不超过 2g/kg 体重为宜。患儿对糖类耐受力较好，1 周左右可达 20g/kg 体重。

三、护理

（一）护理诊断

（1）营养失调，低于机体需要量：与营养物质摄入不足和（或）需要、消耗过多有关。

（2）有感染的危险：与机体免疫功能低下有关。

（3）生长发育迟缓：与营养物质缺乏，不能满足生长发育的需要有关。

（二）护理措施

1. 饮食管理

饮食护理应从以下几个方面着手：

（1）注意饮食原则：营养不良患儿因长期摄入过少，消化道只适应低营养的摄入，过快增加摄入量易出现消化不良、腹泻。应根据营养不良的程度、消化吸收能力和病情，逐渐增加，不可急于求成。其饮食调整的原则是：由少到多、由稀到稠、循序渐进，逐渐增加饮食，直至恢复正常。

（2）鼓励母乳喂养：无母乳或母乳不足者，可给予稀释牛奶，少量多次喂哺，若消化吸收好，逐渐增加牛奶量及浓度。待患儿食欲及消化功能恢复后，再添加适合小儿月龄的高能量、高蛋白食物。

（3）鼻胃管喂养的应用：对于食欲很差、吞咽困难、吸吮力弱者可用鼻胃管喂养。病情严重或完全不能进食者，遵医嘱选用葡萄糖、氨基酸、脂肪乳剂等静脉输注。低蛋白水肿者可静脉输注人血白蛋白。

（4）建立良好的饮食习惯：帮助患儿建立良好的饮食习惯，纠正偏食、挑食、吃零食的不良习惯，小学生应注意早餐吃饱、午餐供给足够的能量和蛋白质。

2. 促进消化、改善食欲

遵医嘱给予各种消化酶和 B 族维生素口服，以助消化；给予蛋白同化类固醇制剂，如苯丙酸诺龙肌内注射，以促进蛋白质的合成和增加食欲；胰岛素每日一次皮下注射 2~3U，注射前先服葡萄糖 20~30g，每 1~2 周为 1 个疗程，可降低血糖，增加饥饿感，提高食欲；给予锌制剂，每日口服元素锌 0.5~1.0mg/kg 体重，可提高味觉敏感度、增加食欲。

3. 预防感染

营养不良患儿，机体抵抗力差，容易并发感染，应注意：

（1）实行保护性隔离，与感染性疾病患者分开病室居住，防止交叉感染。保持皮肤清洁干燥，防止皮肤破损，避免压疮的发生。

（2）患儿抵抗力差，口腔黏膜干燥，极易发生口炎，应做好口腔护理，必要时可局部涂药。

（3）根据天气变化适当增加衣物，调节室温，保持空气清新，防止呼吸道感染。

（4）对维生素 A 缺乏引起的干眼病，局部可用 0.9% 氯化钠溶液湿润角膜及涂抗生素眼膏，同时口服或注射维生素 A 制剂。

4. 促进生长发育

提供舒适的环境，合理安排生活，减少不良刺激，保持精神愉快及充足睡眠；对住院患儿，鼓励父母陪伴；及时纠正先天畸形，进行适当的户外活动和体格锻炼，促进新陈代谢，利于生长发育。

5. 病情监测

密切观察患儿尤其是重度营养不良患儿的病情变化。观察有无低血糖、维生素 A 缺乏、酸中毒等临床表现，发现病情变化应及时报告，并做好急救准备。治疗及护理开始后，应每日记录进食情况及对食物的耐受情况，定期测量体重、身高及皮下脂肪的厚度，以判断治疗效果。

6. 健康宣教

向患儿家长解释营养不良的原因，讲解科学育儿的知识，指导养成合理的生活和饮食习惯，定期做好生长发育监测。

四、食物选择

（一）宜用食物

宜补充富含蛋白质、钙质、能量和维生素的饮食：如稠粥、面条，配合适量的鱼类、蛋类、豆腐、乳类、豆浆及少量肉类和蔬菜。蔬菜、鱼类、肉类宜细软烧酥，小儿对植物油较适宜，可适量采用。

（二）忌用食物

各种油炸、膨化、生冷等不宜消化和有刺激性的食品。

（三）食谱举例

儿童营养不良食谱举例，见表 19 - 1。

表 19 – 1　儿童中度营养不良食谱

早餐	粳米 50g；鸡蛋 40g；豆油 1g		
加餐	脱脂奶粉 10g；白糖 15g		
午餐	挂面 50g；青鱼 70g；豆油 8g；盐 1g		
加餐	豆浆 150g；苏打饼干 20g		
晚餐	粳米 50g；虾仁 50g；豆油 10g；盐 1g		
能量	4.50 MJ(1137.8 kcal)	蛋白质	51.6g(19.1%)
脂肪	30.5g(25.5%)	碳水化合物	149g(55.4%)

第二节　小儿腹泻

一、概述

小儿腹泻(infantile diarrhea)是由多病原、多因素引起的以大便次数增多和性状改变为特点的一组消化道综合征。发病年龄多在 2 岁以下，1 岁以内者约占 50%，是儿科最常见的疾病之一。本病一年四季均可发生，夏秋两季发病率最高，夏季以产毒性大肠埃希菌肠炎可能性大，秋冬季节以轮状病毒肠炎可能性大，常导致营养不良和多种维生素缺乏症，对身体健康和生长发育有很大影响。

（一）分型

1. 根据病程

可分为急性、迁延性和慢性腹泻。

（1）急性腹泻：病程在 2 周以内，一般与感染、食物中毒和饮食不当有关。急性腹泻时，由于婴儿水代谢旺盛，很容易脱水，重症可致命。

（2）迁延性腹泻：病程持续在 2 周至 2 个月。

（3）慢性腹泻：病程超过 2 个月以上。部分患儿是由急性腹泻后特别是轮状病毒及其他病毒感染后发生；菌群紊乱、牛奶过敏及免疫缺陷引起肠道梨形鞭毛虫感染，也可导致慢性腹泻。一般不出现脱水、酸中毒等急性并发症，但可引起水、电解质失调和营养缺乏。

2. 根据病情

按腹泻程度可分为 2 型：轻型（单纯性腹泻）和重型（中毒性腹泻）。

（1）轻型腹泻：多为饮食因素或肠道外感染所致，或由肠道内病毒或非侵袭性细菌引起。主要是胃肠道症状，无脱水和中毒症状的表现。

（2）重型腹泻：多因肠道感染引起，有脱水和中毒症状表现（烦躁、精神萎靡、嗜睡、面色苍白、高热或体温不升、白细胞计数明显增高等）。

（二）病因

1. 易感因素

小儿易患腹泻与下列因素有关：

（1）消化系统特点：婴幼儿的消化系统发育尚不完善，胃酸和消化酶的分泌不足，消化酶的活性较低，故对食物的耐受力较差；由于生长发育快，所需营养物质相对较多，因此消化功能经常处于紧张状态，尤其是早产儿、低出生体重儿、营养不良患儿，更易导致胃肠道功能紊乱而致腹泻。

（2）机体调节功能和免疫功能较差：婴幼儿中枢神经系统发育不完善，对胃肠道的调节功能较差，以及血液中免疫球蛋白（尤其是 IgM、IgA）和胃肠道 SIgA 水平等均较低，容易引起肠道菌群失调，导致消化功能紊乱。

（3）体质因素：病后失调、营养不良、佝偻病和异常体质是腹泻的易感因素，这类婴幼儿发生肠道感染或消化功能紊乱远比营养状况正常者多。

2. 感染因素

分为肠道内感染和肠道外感染。

（1）肠道内感染：可由病毒、细菌、真菌及寄生虫引起，以前两者多见。

1）病毒感染：病毒性肠炎可由轮状病毒、埃可病毒、科萨奇病毒、星状病毒、冠状病毒和诺瓦克病毒等引起，其中最主要的是轮状病毒，流行高峰在 10 月至次年 1 月。

2）细菌感染：以致泻大肠埃希菌为主要病原，其他有空肠弯曲菌、沙门菌属、变形杆菌、金黄色葡萄球菌、耶尔森菌等。

3）真菌感染：小儿以假丝酵母菌多见，长期应用广谱抗生素引起肠道菌群失调或长期应用肾上腺皮质激素使机体免疫功能低下，亦易发生假丝酵母菌或其他条件致病菌肠炎而引起腹泻。

4）寄生虫感染：常见为蓝氏贾第鞭毛虫、阿米巴原虫和隐孢子虫等。

（2）肠道外感染：如中耳炎、咽炎、扁桃体炎、肺炎、肾盂肾炎、败血症和皮肤感染等都可引起腹泻。

3. 非感染因素

主要有饮食和气候因素。

（1）饮食因素：主要包括：

1）饮食性腹泻：常因喂养时间不定时、饮食量不当、食物种类改变太快以及食物成分不适宜，过早给予淀粉或脂肪类食品引起。给予含高果糖或山梨醇的果汁，可产生高渗性腹泻；给予肠道刺激物和富含纤维素的食物等也可引起腹泻；

2)过敏性腹泻：小儿对牛奶或某些食物成分过敏或不耐受而引起腹泻；

3)其他因素：包括原发性或继发性双糖酶缺乏，乳糖酶的活力降低，肠道对糖的消化吸收不良而引起腹泻。

(2)气候因素：天气突然变冷，腹部受凉导致肠蠕动增加；天气过热使消化液分泌减少，细菌易在小肠上部生长繁殖，均易致腹泻。

(三)临床表现

1.全身症状

轻型腹泻者无明显全身症状，精神尚好体温多正常，偶有低热，无脱水症状。重型腹泻者有发热、休克等全身中毒症状，患儿烦躁、萎靡，意识蒙胧甚至昏迷。

2.胃肠道症状

轻型腹泻者主要表现为食欲缺乏，偶有溢乳或呕吐，大便次数增多但量不多，胃酸，稀薄，呈黄色或黄绿色，常见白色或黄白色泡沫，可有少量黏液。重型腹泻者可吐出咖啡渣样液体，腹泻次数和量均增加，大便呈黄绿色、黄色或微黄色，蛋花汤样或水样，可有少量黏液。患侵袭性细菌性肠炎者除有恶心、呕吐、频泻等症状外，还有腹痛、排黏液脓血便。

3.水、电解质及酸碱平衡紊乱

重型腹泻患儿可表现出较明显水、电解质紊乱症状。

(1)脱水：患儿因吐泻丢失大量体液，而摄入量又不足，导致脱水。临床按程度分为轻、中度、重度脱水(失水量分别占体重的 5%、5%～10%、10%以上)；按脱水性质分为等渗性脱水、低渗性脱水和高渗性脱水。

(2)代谢性酸中毒：绝大多数患儿因腹泻丢失大量肠液，出现不同程度酸中毒症状。轻度酸中毒症状不明显，仅表现呼吸稍快；中度酸中毒可出现口唇樱红，呼吸深长，呼气有烂苹果味，但有些小儿因呼吸代谢功能差，呼吸症状不明显。

(3)低钾血症：呕吐和腹泻可导致机体大量丢失钾，进食量少又使钾摄入不足，故腹泻患儿多有不同程度的缺钾。表现为精神萎靡，哭声小，肌无力，腹胀、肠麻痹、尿潴留、心率减慢、心音低钝、心律失常，严重者可因心脏停搏，呼吸肌麻痹而死亡。血清钾低于 3.5mmol/L 时，心电图可有不同程度的改变。

(4)其他：腹泻患儿还可出现低血镁、低血钙和低血磷等症状。

二、营养治疗

(一)治疗目的

调整饮食，辅助纠正水、电解质和酸碱平衡紊乱，改善营养不良的状态，维持营养平衡，预防并发症的发生。

（二）治疗原则

1. 轻型腹泻

轻型腹泻患儿吐泻不严重，体液丢失量少，临床症状轻，营养治疗以调整饮食为主。先以含脂肪量少的流食为主，如母乳、加糖脱脂牛乳（糖含量5%～8%）、米汤等，少量多次供给，总量以患儿可耐受量为宜。暂停固体食物的供应，待腹泻次数和量减少后，再逐渐增加液体摄入量，喂以全脂奶，或米粥、面条、面片等半流食，年龄大些的小儿可喂以馒头、蛋糕等易消化的固体食物。

2. 重型腹泻

重型腹泻患儿首先应控制感染、纠正脱水，暂禁食。当肠道功能开始恢复时，应及时给予肠道内营养，以促进肠道功能恢复。

（1）轻度脱水患儿暂停牛乳与辅食6小时左右，可口服补液溶液（oral rehydration so lution，ORS）补液，纠正脱水、预防并发症及获得少量能量；中度、重度脱水患儿应禁食8小时左右，可由静脉补液供给能量。

（2）及早进食　大量吐泻、营养素摄入与吸收减少、感染等虽可引起肠黏膜损伤且不易修复、微绒毛上皮细胞酶缺乏等，但肠道仍能消化吸收占食物总量60%～70%的营养物质。因此，早期适当的经肠营养能为肠黏膜上皮细胞提供修复所需营养物质，有利于肠道功能的恢复，改善营养状况，还能促进大便成形。

（3）进食循序渐进　解除禁食开始摄食时，禁止食用高能量、高蛋白质膳食，可选用要素营养剂，以减轻肠道负担，避免加重腹泻；母乳喂养儿可继续喂以母乳，人工喂养儿则先喂以稀释的低脂流食（脂肪含量<15g/d）。

（4）腹泻次数和量都减少后，可陆续喂以稀释的牛乳、米汤、粥、面条等，牛乳应先用含脂肪0.5%～1.5%的脱脂乳，一周左右再过渡到全脂乳，以使肠道逐渐适应。

（5）由于部分患儿不适应短期内营养素供给的不全面，可发生肠黏膜水解酶（如乳糖酶）的缺乏，以致对单糖不耐受，此时可考虑应用不含乳糖的肠内营养制剂。

三、护理

（一）护理诊断

（1）体液不足：与腹泻、呕吐丢失过多和摄入量不足有关。

（2）营养失调，低于机体需要量：与腹泻、呕吐丢失过多和摄入量不足有关。

（3）体温过高：与肠道感染有关。

（4）有皮肤完整性受损的危险：与大便次数增多刺激臀部皮肤有关。

（二）护理措施

1. 饮食管理

调整饮食、继续进食是必要的治疗与护理措施。根据患儿病情适当调整饮食以达到减轻胃肠道负担、缓解病情、恢复消化功能的目的。母乳喂养者继续哺乳，暂停辅食；人工喂养者，可喂以等量米汤或稀释的牛奶或其他代乳品，腹泻次数减少后，给予半流质如粥、面条等，少量多餐，随病情稳定和好转，逐步过渡到正常饮食。病毒性肠炎多有双糖酶缺乏，不宜用蔗糖，对可疑病例暂停乳类喂养，改为豆制代用品或发酵奶，以减轻腹泻，缩短病程。腹泻停止后，继续给予营养丰富的饮食，并每日加餐 1 次，共 2 周。对少数严重病例应加强支持疗法，必要时全静脉营养。

2. 纠正体液不足的护理

（1）口服补液：轻度、中度脱水而无呕吐者，可口服补液溶液（ORS），服用期间让患儿多饮水，防止高钠血症的发生。如患儿出现眼睑水肿应当停止服用 ORS 液，有明显腹胀、休克、心功能不全或其他并发症者及新生儿不宜口服补液；

（2）静脉补液：用于中、重度脱水或吐泻严重或腹胀的患儿。根据不同的脱水程度和性质，结合年龄、营养状况、自身调节功能，决定溶液的成分、容量和滴注持续时间。总的补液原则为：先快后慢，先浓后淡，见尿补钾。补液中注意密切观察患儿皮肤弹性、前囟、眼窝凹陷情况及尿量，注意不可过快或过慢。

3. 控制感染

严格执行消毒隔离措施，包括患儿排泄物、用物及标本的处置；护理患儿前后认真洗手，防止交叉感染；指导家属及探视人员执行隔离制度特别是洗手措施。

4. 维持皮肤完整性

勤换患儿尿布，每次排便后以清水彻底清洗会阴部，并用较柔软纸巾沾拭，保持干燥；局部皮肤发红处涂以 5% 鞣酸软膏或 40% 氧化锌油并按摩片刻，促进局部血液循环；皮肤溃疡局部可增加暴露或用灯泡照射，促进愈合；禁用不透气的塑料布或橡皮布，防止尿布皮炎的发生；女婴尿道口接近肛门，应注意会阴部的清洁，预防上行性尿路感染。

5. 严密观察病情

严密观察大便情况，记录大便次数、颜色、性状、量及气味，及时送检，并注意采集黏液脓血部位；准确记录 24 小时出入液量；密切监测生命体征和代谢性酸中毒和低钾血症等表现。

6.健康教育

向家长解释腹泻的病因、潜在并发症以及相关的治疗措施，说明调整饮食的重要性，指导注意卫生和增强体质等预防疾病的发生。

四、食物选择

（一）宜用食物

（1）牛乳：由稀释的脱脂乳过渡到全脂乳；米汤及焦米汤：均含有少量热量，易消化，具有吸附作用。

（2）主食宜选用大枣粥、红豆粥、小米粥、麦片粥、清汤面、包子等；蔬菜应选用番茄、茄子、黄瓜、西葫芦等含膳食纤维少的品种。

（3）可将新鲜水果、蔬菜（根、茎除外）搅拌成泥状后食用，既可补充丰富的矿物质，帮助肠道恢复功能，还能促进大便成形。

（4）慢性腹泻患儿应多食用乳及乳制品、蔬菜、水果，肉类可选用鱼、猪肉、鸡肉。

（5）酸奶、冰淇淋能够帮助肠黏膜受损后出现乳糖不耐受的患儿适应乳糖。

（6）对肠黏膜受损较重的患儿，应使用营养全面、易消化吸收的肠内营养制剂。临床常用百普素、安素、能全素、立适康等。

（二）忌用食物

（1）对乳糖不耐受所引起的渗透性腹泻，要去掉饮食中乳糖或加用乳糖酶。

（2）对吸收不良综合征所引起的脂肪泻，需避免脂肪摄入。

（3）忌吃易产气食物，如豆类、萝卜、山芋、南瓜等；坚硬不易消化的肉类，如火腿、香肠、腊肉等；刺激性食物如辣椒等；以及粗粮、生冷瓜果、凉拌菜等。

（三）食谱举例

小儿腹泻患者食谱举例，见表19-2。

表19-2 小儿腹泻食谱（以3岁为例）

早餐	牛奶200mL（白糖15g）；蛋糕35g，果酱少许；
加餐	米粉50g，肉松少许
午餐	馒头50g，肉片炒西葫芦（瘦猪肉20g，西葫芦100g）
加餐	苹果泥（苹果150g）
晚餐	面条（龙须面50g，黄瓜、番茄少许），肉丝炒茄丝（瘦肉25g，茄子100g）
加餐	牛乳150mL（白糖10g）

能量	4.7 MJ（1158 kcal）	蛋白质	46.3g（16.1%）
脂肪	24.1g（19%）	碳水化合物	188.2g（65%）

第三节　维生素 D 缺乏病

一、概述

维生素 D 缺乏病(rickets of vitamin D deficiency)，简称佝偻病，是由于维生素 D 缺乏导致钙、磷代谢失常，从而使正在生长的骨骺端软骨板不能正常钙化、造成以骨骼病变为特征的一种全身慢性营养性疾病。多见于 3 岁以下的婴幼儿，可严重影响小儿的生长发育和智力发育。多发于日照少的季节，如冬春两季，我国北方佝偻病患病率远高于南方，但随着社会经济文化水平的提高，其发病率已逐年降低且多数患儿病情较轻。

（一）病因

1. 孕期营养不良

早期新生儿体内维生素 D 的量与母体内维生素 D 的营养状况及胎龄有关。如孕妇营养不良易导致早产或新生儿体重低、体内储钙不足，从而发生佝偻病。

2. 日光照射不足

维生素 D 可由皮肤经日照产生，对于婴儿及儿童来说，日光浴是使机体合成维生素 D_3 的重要途径。日光照射不足是导致小儿佝偻病的主要病因，如小儿缺少户外活动，或者空气污染阻碍日光中的紫外线、住在高楼林立的地区、生活在室内缺乏紫外线照射等；又或者居住在北方，因寒冷季节长、日照时间短等都影响皮肤生物合成足够量的维生素 D。

3. 维生素 D 摄入不足

天然食物包括乳类所含的维生素 D 量少，如不能及时添加鱼肝油、蛋黄、肝泥等，则不能满足婴幼儿的需要。另外，牛奶中钙磷比例不当(1.2∶1)，钙吸收率低，所以牛奶喂养的婴儿比母乳喂养者更易患佝偻病。

4. 生长发育速度快

骨骼的生长速度与维生素 D 和钙的需要成正比，婴儿生长速度快，尤其是双胎、早产儿，生长更快，若不及时补充维生素 D 和钙，极易发生佝偻病。

5. 疾病和药物的影响

肝、肾疾病及胃肠道疾病影响维生素 D、钙、磷的吸收和利用;小儿胆汁淤积、胆总管扩张、先天性胆道狭窄或闭锁、脂肪泻、胰腺炎、难治性腹泻等疾病均可影响维生素 D、钙、磷的吸收而患佝偻病;长期使用苯妥英钠、苯巴比妥钠等药物，可加速维生素 D 的分解和代谢;服用糖皮质激素可对抗维生素 D 对钙转运的调节。

（二）临床表现

小儿佝偻病临床主要表现为骨骼的改变、肌肉松弛、以及非特异性的精神神经症状。重症佝偻病患者可影响消化系统、呼吸系统、循环系统及免疫系统，同时对小儿的智力发育也有影响。临床按病程进展分为初期、激期、恢复期和后遗症期。初期、激期和恢复期，统称为活动期。

1. 初期

多于生后 3 个月左右开始发病，主要表现为非特异性神经精神症状，如易激惹、睡眠不安、夜间啼哭等，常伴有与室温、季节无关的多汗，小儿因头部多汗刺激头皮而在枕头上摇头摩擦，出现枕部秃发。

2. 激期

除初期症状外，患儿以骨骼改变和运动机能以及智力发育迟缓为主。

（1）骨骼改变

1）头部：3～6 个月患儿可出现颅骨软化，重者出现乒乓球样的感觉，即用手指按在患儿的枕骨及顶骨部位，感觉颅骨内陷，随手放松而弹回；7～8 个月患儿可有方颅，即额骨和顶骨双侧骨样组织增生呈对称性隆起；前囟大及闭合延迟，严重者 18 个月时前囟尚未闭合；出牙延迟、牙釉质缺乏并易患龋齿。

2）胸部：胸部畸形多见于 1 岁左右小儿。两侧肋骨与肋软骨交界处膨大如珠子，称肋骨串珠；胸骨中部向前突出形似"鸡胸"，或下陷成"漏斗胸"；膈肌附着部位的肋骨长期受膈肌牵拉而内陷，形成一条沿肋骨走向的横沟，称肋膈沟。

3）四肢：6 个月以上婴儿常见腕踝畸形，直立行走后多见下肢畸形，即"O"形腿和"X"形腿；长久坐位者有脊柱后突或侧弯畸形。

（2）运动功能发育迟缓：患儿的肌肉韧带松弛无力，坐、立、行等运动功能落后，容易摔跤；因腹部肌肉软弱而使腹部膨大，平卧时呈"蛙状腹"。

（3）神经、精神发育迟缓：重症患儿大脑皮质功能异常，条件反射形成缓慢，患儿表情淡漠，语言发育迟缓，免疫功能低下，易并发感染、贫血。

3. 恢复期

经过适当的治疗后，各种临床症状减轻或基本消失，肌张力恢复，血液生化发生改变、精神状况较好。

4. 后遗症期

多见于 2 岁以后小儿，经治疗或自然恢复后临床症状消失，仅遗留下不同部位、不同程度的骨骼畸形。

二、营养治疗

(一)治疗目的

加强营养，及时添加辅食，适度接受阳光照射，补充维生素 D 和钙剂，以控制病情活动，防止骨骼畸形。

(二)治疗原则

1.接受日光照射

维生素 D 可由皮肤经日照产生，对于婴儿及儿童来说，日光浴是使机体合成维生素 D_3 的重要途径。鼓励婴幼儿多做户外活动，以吸收足够的紫外线，有利于维生素 D 活化。

2.适时调整维生素 D 供给

坚持母乳喂养，4～6 个月时应添加肝泥、蛋黄等辅食，以补充维生素 D。添加辅食时或人工喂养儿，应及时补充富含维生素 D 及钙、磷的食物。必要时应口服维生素 D 治疗，剂量为每日 50ug～100ug（2000IU～4000IU）或 1,25 $(OH)_2D_3$ 0.5ug～2.0ug，视临床和 X 线检查情况，1 个月后改预防量，每日 400IU；对于有并发症的佝偻病或无法口服者，一次肌内注射维生素 D 20～30 万 IU，2～3 个月后口服预防量。

3.能量及供能营养素供应

佝偻病患儿能量供给可与正常小儿相同或稍高，保证每日蛋白质和脂肪摄入量，因为这二者与钙和维生素 D 的吸收密切相关。每日蛋白质、脂肪、糖类摄入量应分别占总能量的 15%、25%～30%、55%～60%。

三、护理

(一)护理诊断

(1)营养失调，低于机体需要量：日光照射不足和维生素 D 摄入不足有关。

(2)有感染的危险：与免疫功能低下有关。

(3)知识缺乏：患儿家长缺乏佝偻病的预防及护理知识。

(二)护理措施

1.户外活动指导

指导家长每日带患儿进行一定时间的户外活动，直接接受阳光照射。生后 2～3 周后即可带婴儿户外活动，冬季也要注意保证每日 1～2 小时户外活动时间。夏季气温太高时，应避免太阳直射，可在阴凉处活动，尽量多暴露皮肤。冬季室内活动时开窗，让紫外线能够透过。

2. 补充维生素 D

（1）饮食指导：提倡母乳喂养，按时添加辅食，给予富含维生素 D 及矿物质丰富的食物，同时注意食物中钙、磷的比例；因维生素 D 是脂溶性维生素，故应注意供给足够动物性食物；虽然母乳和牛乳中维生素 D 含量较低，但其中的蛋白质和乳糖可促进钙的吸收，也应多进食。

（2）遵医嘱供给维生素 D 制剂：告知患儿家长不可擅自增加维生素 D 用量或加长用药时间，同时应严密观察病情，如有维生素 D 中毒表现应立即停服。

3. 预防骨骼畸形和骨折

衣着柔软、宽松，床铺松软，避免过早、过久地坐、站、走，以防脊柱畸形和下肢弯曲成"O"型或"X"型腿。严重佝偻病患儿肋骨、长骨易发生骨折，护理操作时应避免重压和强力牵拉。

4. 促进生长发育辅助措施

（1）保持室内空气新鲜，冷暖适宜，阳光充足，避免交叉感染。

（2）加强体格锻炼，矫正畸形。对已有骨骼畸形可采取主动和被动的方法矫正。如遗留胸廓畸形，可作俯卧位抬头展胸运动；下肢畸形可施行肌肉按摩，"O"型腿按摩外侧肌，"X"型腿按摩内侧肌，以增加肌张力，矫正畸形。

（3）定期监测身高、智力发育，以评估生长发育情况。

5. 健康宣教

向患儿家长介绍佝偻病的病因及预防要点，指导多进行户外活动和接受阳光照射，及时添加辅食，选择富含维生素 D、钙、磷和蛋白质等的饮食；以示范和指导练习的方式教授日光浴、户外活动、口服维生素 D 及按摩肌肉、矫正畸形的方法。

四、食物选择

（一）宜用食物

1. 含维生素 D 丰富的食物

如海鱼、鱼卵、动物肝脏、蛋黄等，还可食用市售的维生素 D 强化食品。

2. 含钙丰富的食物

如乳类及其制品、小鱼、虾皮、虾米、坚果类、黄豆及其制品、海带、芝麻酱等。

（二）忌用食物

避免多糖及碳酸饮料。另外，维生素 D 在酸性溶液中容易分解，因此在补充维生素 D 时应注意与之配伍的食物及烹调方法。反复加热的食用油容易酸败，会破坏维生素 D，故也不宜食用。

（三）食谱举例

佝偻病患儿食谱举例，见表 19 – 3。

表 19 – 3　佝偻病食谱

早餐	牛乳 150mL（白糖 10g）；饼干 35g
加餐	苹果 100g
午餐	肝泥粥（大米 30g，猪肝 10g）；馒头 35g；土豆炖牛肉（土豆 100g，牛肉 30g）
加餐	酸奶 100mL
晚餐	米饭 50g；红藕排骨汤（红藕 50g，排骨 50g）
加餐	牛乳 150mL（白糖 10g）

能量	4.9 MJ（1170 kcal）	蛋白质	45.6g（16.0 %）
脂肪	38.0g（29%）	碳水化合物	161.3g（55%）

第四节　苯丙酮尿症

一、概述

苯丙酮尿症（phenylketonuria，PKU）是一种常见的氨基酸代谢病，是由于苯丙氨酸代谢途径中的酶缺陷，使得苯丙氨酸不能转变成为酪氨酸，导致苯丙氨酸及其酮酸蓄积并从尿中大量排出而得名，为常染色体隐性遗传病。临床主要表现为智能低下，惊厥发作和色素减少等。其发病率随种族而异，美国约为 1/14000，日本 1/60000，我国为 1/16500、北方发病率略高于南方。

（一）分型

1. 典型 PKU

患儿肝细胞缺乏苯丙氨酸羟化酶（PAH），不能将苯丙氨酸转化为酪氨酸，因此苯丙氨酸在血、脑脊液、各种组织和尿液中的浓度极度增高，同时经旁路代谢产生大量的苯丙酮酸、苯乙酸、苯乳酸和对羟基苯乙酸，并从尿中排出。蓄积的高浓度的苯丙氨酸及其旁路代谢产物导致脑细胞受损。同时，由于酪氨酸生成减少，致使甲状腺素、肾上腺素和黑色素等合成不足，患儿出现毛发、皮肤色素减少。

2. 非典型 PKU

这是由于四氢生物蝶呤（BH4）缺乏所致。BH4 是苯丙氨酸、酪氨酸和色氨酸等芳香氨基酸在羟化过程中所必需的共同的辅酶，BH4 的缺乏不仅使苯丙氨酸不能转变成酪氨酸，而且造成酪氨酸不能转变成多巴胺，色氨酸不能转变成 5

- 羟色胺。多巴胺和 5 - 羟色胺均为重要的神经递质,其缺乏可加重神经系统的损害,故此型较典型 PKU 的临床症状更重,治疗亦不易。

本病绝大多数为典型 PKU,只有 10% ~15% 左右为 BH_4 缺乏型。

(二)病因

苯丙酮尿症通常是由于患儿体内尤其是肝脏,缺乏苯丙氨酸羟化酶(PAH)活力,导致苯丙氨酸不能催化为酪氨酸,从而影响酪氨酸循环代谢而引起。

苯丙氨酸(Phe)是人体必需的氨基酸之一。正常小儿每日需要的摄入量约为 200 ~500mg,其中 1/3 供合成蛋白,2/3 则通过肝细胞中的苯丙氨酸羟化酶转化为酪氨酸,以合成甲状腺素、肾上腺素和黑色素等。苯丙氨酸转化为酪氨酸的过程中,除需 PAH 外,还必须有四氢生物蝶呤(BH_4)作为辅酶参与。人体内的 BH_4 是由鸟苷三磷酸(GTP),经过鸟苷三磷酸环化水合酶(GTP - CH)、6 - 丙酮酸四氢蝶呤合成酶(PTPS)和二氢生物蝶呤还原酶(DHPR)等一系列酶的催化而合成,PAH、GTP - CH、DHPR 三种酶的编码基因分别定位于 12q24.1、14q11、4p15.1 - p16.1,对 PTPS 编码基因的研究尚在进行中。上述任一编码基因的突变都有可能造成相关酶的活性缺陷,致使苯丙氨酸发生异常累积,导致苯丙酮尿症的发生。

(三)临床表现

患儿刚出生时都正常,随着喂食的时间延长,血中苯丙氨酸及其代谢产物逐渐升高,临床症状才渐渐表现出来,通常在 3 ~6 个月始出现症状,后逐渐加重,1 岁时症状明显。

1. 生长发育迟缓

除躯体生长发育不良(如小头畸形、齿间隙增宽、牙釉质发育不良,甚至生长停滞等)外,主要有智能发育迟缓。表现为智商低于同龄正常婴儿,新生儿期尚正常,3 ~4 个月后逐渐表现出智能发育落后症状,生后 3 ~9 个月动作发育及对外界反应能力发育落后,智力发育落后(重型者智商低于 50,约 14% 以上儿童达白痴水平),语言发育障碍尤为明显。

2. 神经、精神症状

由于脑萎缩而有小脑畸形或反复发作的抽搐,少数呈肌张力增高和腱反射亢进,80% 有脑电图异常。常有兴奋不安、多动和异常行为。BH_4 缺乏型患儿神经系统症状出现较早且较严重,常有肌张力明显减低、嗜睡和惊厥,如不及时治疗,常在幼儿期死亡。

3. 外观

由于酪氨酸酶受抑,使黑色素合成减少故患儿毛发呈枯黄色,皮肤和虹膜色泽亦变浅。皮肤常干燥,易有湿疹和皮肤划痕症。

4. 其他

呕吐常作为早期症状出现；另由于苯丙氨酸羟化酶缺乏，苯丙氨酸从另一通路产生苯乳酸和苯乙酸增多，而最终从汗液和尿中排出，所以尿和汗液有霉臭味（或鼠气味）也是本病的特征之一。

苯丙酮尿症患儿的上述症状大部分是可逆的，经过饮食控制后，行为异常可好转，抽搐亦可控制，脑电图转为正常，毛发由浅色变为正常色，特殊气味消失，但智能发育落后很难转变，只有在出生后早发现早治疗才能预防，我国已将 PKU 列为新生儿筛查的疾病之一。

二、营养治疗

(一)治疗目的

早期诊断，以低苯丙氨酸饮食疗法将血液中苯丙氨酸浓度控制在正常范围，同时提供足够能量和各种营养，防止脑损伤和智力低下，使患儿能正常生长发育。

(二)治疗原则

1. 适当限制苯丙氨酸摄入量

苯丙酮尿症是由于苯丙氨酸代谢障碍造成的，因此必须限制食物中苯丙氨酸的摄入量。但苯丙氨酸是人体必需氨基酸之一，缺乏时也会造成婴幼儿生长发育障碍，出现一系列临床症状，如嗜睡、厌食、贫血、腹泻、皮疹，严重缺乏时可导致死亡。因此对 PKU 患儿不能过分严格限制膳食中苯丙氨酸的摄入量，而应根据血苯丙氨酸浓度调整饮食。患者苯丙氨酸一般需要量是每天 25mg/kg 体重。各年龄组需要分别为：0 ~ 2 个月：40 ~ 70mg/kg；3 ~ 6 个月：25 ~ 55mg/kg；6 月 ~ 1 岁：25 ~ 55mg/kg；1 ~ 3 岁：20 ~ 40mg/kg；4 ~ 6 岁：10 ~ 40mg/kg；7 ~ 10 岁：10 ~ 40mg/kg。

2. 增加酪氨酸的摄入量

人体内的酪氨酸是由苯丙氨酸转变而成的，故亦称半必需氨基酸。苯丙酮尿症患儿由于食物中苯丙氨酸的摄入受到限制，导致体内酪氨酸缺乏。若能直接从膳食中提供酪氨酸，可以将人体对苯丙氨酸的需要量减少50%。这样不仅能合理运用体内有限的苯丙氨酸，使之能维持生长发育，还可以减少人体对苯丙氨酸的需要量，有助于控制 PKU 患儿临床症状的发展。

3. 供给足够能量

可提高蛋白质利用率，以奶糕及米粉为主提供能量，辅以部分母乳喂养（母乳含苯丙氨酸较低，含量为 41mg/100g）以补充营养需要，再给予低苯丙氨酸水解蛋白，保证患儿蛋白质的需要，同时注意补充维生素及微量元素，多供给新鲜蔬菜和水果。

4. 定期监测血苯丙氨酸浓度

在治疗时，需定期监测血苯丙氨酸含量。1 岁以内，以低苯丙氨酸奶粉治疗，治疗后 1 周内，每天上午、下午在服用奶粉 2 小时后采血测定苯丙氨酸，观察疗效；1 周后，每隔 3 天复查血苯丙氨酸浓度；幼儿期和儿童期每周或每月复查 1 次血苯丙氨酸浓度，每 6 个月进行体格及神经发育检查。1 岁以上患儿可食无苯丙氨酸奶粉治疗，治疗年限较长为宜，至少应达 10 岁以上。不同年龄患儿血苯丙氨酸理想控制浓度见表 19 − 4。

表 19 − 4　不同年龄患儿血苯丙氨酸理想控制浓度

年龄（岁）	血苯丙氨酸浓度（μmol/L）
0 ~ 3	120 ~ 240
3 ~ 9	180 ~ 360
9 ~ 12	180 ~ 480
12 ~ 16	180 ~ 600
> 16	180 ~ 900

三、护理

（一）护理诊断

（1）生长发育改变：与高浓度的苯丙氨酸导致脑细胞受损有关。

（2）有皮肤完整性受损：与皮肤异常分泌物的刺激有关。

（3）焦虑（家长）：与患儿疾病有关。

（二）护理措施

1. 饮食控制

予以低苯丙氨酸饮食，其原则是使摄入苯丙氨酸的量既能保证生长发育和体内代谢的最低需要，又能使血中苯丙氨酸浓度维持在 0.12 ~ 0.6mmol/L（2 ~ 10mg/dl）。饮食治疗成功与否直接影响到患儿智力及体格发育，因此必须制定周密计划。应尽早在 3 个月前开始治疗，超过 1 岁后开始治疗，虽可改善抽搐症状，但智力低下是不可逆转的。对婴儿可喂给特制的低苯丙氨酸奶粉；对幼儿添加辅食时应以淀粉类、蔬菜和水果等低蛋白质食物为主，忌用肉、蛋、豆类等含蛋白质高的食物；鼓励不限制食用天然低苯丙氨酸的食物和经过加工的低蛋白食物，如面包、意大利面和饼干，来保持正常能量摄入。治疗时应根据年龄定期随访血中苯丙氨酸浓度，同时注意生长发育情况。饮食控制应至少持续到青春期以后。常用食物的苯丙氨酸含量见表19-5。

表19-5　常用食物的苯丙氨酸含量（每100g食物）

食物	蛋白质（g）	苯丙氨酸（mg）	食物	蛋白质（g）	苯丙氨酸（mg）
人奶	1.3	36	藕粉或麦淀粉	0.8	4
牛奶	2.9	113	北豆腐	10.2	507
籼米	7.0	352	南豆腐	5.5	266
小麦粉	10.9	514	豆腐干	15.8	691
小米	9.3	510	瘦猪肉	17.3	805
白薯	1.0	51	瘦牛肉	19.0	700
土豆	2.1	70	鸡蛋	14.7	715
胡萝卜	0.9	17	水果	1.0	—

2. 皮肤护理

注意穿着棉质、宽松内衣，勤换尿布，保持皮肤干燥，对皮肤褶皱处特别是腋下、腹股沟应保持清洁；出现湿疹时，洗浴不可用过热的水，避免进食刺激性饮食，做好患处的皮肤护理。

3. 家庭支持和健康教育

给予心理支持，主动关爱患儿，安抚稳定家长情绪。向患儿家长讲述本病的有关知识，强调饮食控制与患儿智力和体格发育的关系；协助制定饮食治疗方案，并提供遗传咨询。

四、食物选择

（一）宜用食物

1. 天然食物

母乳中苯丙氨酸的浓度为360mg/L，天然食物中与之相近的有胡萝卜、白萝卜、藕、大白菜、圆白菜、油菜、瓜类、橙、桔、桃、杏、苹果、葡萄、樱桃、草莓、菠萝、杨梅、猕猴桃等，我国大部分地区所产的土豆都可作为该类患儿的主食。由于每一地区作物的营养素含量不完全相同，故食用前应向当地营养师咨询。

2. 市售 PKU 专用食品

3. 含苯丙氨酸较少而酪氨酸含量相对较高的食物

有荸荠、藕、南瓜、柿子椒、海棠果、柚子、茯苓等。

4. 其他

可食用油脂有猪油、牛油、奶油、植物油、芝麻酱等；其他如蜂蜜、蔗糖、糖果等。

(二)忌用食物

富含蛋白质的食物,如鱼、蛋、坚果、大豆类食物。

(三)食谱举例

苯丙酮尿症患者食谱举例,见表19-6。

表19-6 苯丙酮尿症食谱(以18个月小儿为例)

早餐	无苯丙氨酸奶150mL(白糖15g),低苯丙氨酸饼干30g		
加餐	苹果100g		
午餐	土豆泥50g,油炒胡萝卜(50g)		
加餐	冲藕粉50g(白糖10g)		
晚餐	南瓜粥(大米35g,南瓜50g,白糖10g),红烧冬瓜100g		
加餐	无苯丙氨酸奶150rn1(白糖15g)		
能量	5.7 MJ(1364 kcal)	蛋白质	38.5g(11.0%)
脂肪	41.5g(27%)	碳水化合物	210.7g(62%)
苯丙氨酸	326mg		

【案例分析】

案例一

患儿,男,1岁,因发热、腹泻、呕吐3天来院就诊。患儿3天前无明显诱因突然高热39℃,半天后开始腹泻和呕吐,大便每天10次以上,为黄色稀水便,蛋花汤样,无黏液及脓血,无特殊臭味,呕吐每天3~5次,为胃内容物,非喷射性,曾用新霉素治疗无好转。病后食欲差,尿少,近10小时无尿。

既往无腹泻和呕吐史。

个人史:第2胎第2产,足月自然分娩,母乳喂养。

查体:T 38.9℃,P 135次/分,R 35次/分,Bp 80/50mmHg,体重9kg,身长75cm。急性重病容,面色发灰,皮肤无黄染,未见皮疹,弹性差,心率135次/分,律齐,心音稍低钝,肺(-),腹稍胀,肝肋下1cm,肠鸣音存在。眼窝明显凹陷,哭无泪。肢端凉,神经系统检查无异常。实验室检查略。

入院诊断:小儿腹泻(轮状病毒性肠炎)

请问:1. 该患儿的营养治疗原则是什么?

   2. 该患儿最主要的护理诊断是什么?如何护理?

案例二

患儿,女,11个月,因睡眠不安2个月就诊。患儿约2个月前起出现睡眠不安,夜间为重,经常夜间醒来哭闹。白天患儿烦躁、不易安抚。爱出汗,夜间为重。

既往史无特殊。

个人史：为第 1 胎第 1 产，足月自然分娩，生后母乳喂养，按时添加辅食，未补充维生素 D 和钙剂。

查体：T 36.9℃，P 120 次/分，R 35 次/分，Bp 80/50mmHg，体重 9.2kg，身长 73cm。可见肋膈沟，双肺呼吸音清，心率 135 次/分，律齐，腹膨隆呈蛙腹，肝脾未扪及。下肢轻度"O"形腿。实验室检查：血清钙稍低，血磷降低，碱性磷酸酶增高。

请问：1. 该患儿最可能的临床诊断是什么？处于疾病的哪一期？

2. 如何对该患儿进行营养治疗？

3. 该患儿的护理要点有哪些？

（许景灿）

附录 中国居民膳食营养素参考摄入量表（DRIs）

1. 能量和蛋白质的 RNIs 及脂肪供能比

年龄	能量 Energy				蛋白质 Protein		脂肪 Fat
（岁）	RNI(MJ)		RNI(kcal)		RNI(g)		占能量
	男	女	男	女	男	女	百分比
0 ~	0.4MJ/kg		95kcal/kg*		1.5 ~ 6g/(kg·d)		45 ~ 50
0.5 ~	0.4MJ/kg		95kcal/kg		1.5 ~ 6g/(kg·d)		35 ~ 40
1 ~	4.60	4.40	1100	1050	35	35	35 ~ 40
2 ~	5.02	4.81	1200	1150	40	40	30 ~ 35
3 ~	5.64	5.43	1350	1300	45	45	30 ~ 35
4 ~	6.06	5.83	1450	1400	50	50	30 ~ 35
5 ~	6.70	6.27	1600	1500	55	55	30 ~ 35
6 ~	7.10	6.67	1700	1600	55	55	30 ~ 35
7 ~	7.53	7.10	1800	1700	60	60	25 ~ 30
8 ~	7.94	7.53	1900	1800	65	65	25 ~ 30
9 ~	8.36	7.94	2000	1900	65	65	25 ~ 30
10 ~	8.80	8.36	2100	2000	70	65	25 ~ 30
11 ~	10.04	9.20	2400	2200	75	75	25 ~ 30
14 ~	12.00	9.62	2900	2400	80	80	25 ~ 30
18 ~							
体力活动 PAL▲							
轻	10.03	8.80	2400	2100	75	65	20 ~ 30

续上表

年龄（岁）	能量 Energy				蛋白质 Protein		脂肪 Fat
	RNI(MJ)		RNI(kcal)		RNI(g)		占能量百分比
	男	女	男	女	男	女	
中	11.29	9.62	2700	2300	80	70	20～30
重	13.38	11.30	3200	2700	90	80	20～30
孕妇		+0.84		+200		+5, +15, +20	20～30
乳母		+2.09		+500		+20	20～30
50～							
体力活动 PAL▲							
轻	9.62	8.00	2300	1900	75	65	20～30
中	10.87	8.36	2600	2000	80	70	20～30
重	13.00	9.20	3100	2200	90	80	20～30
60～							
体力活动 PAL▲							
轻	7.94	7.53	1900	1800	75	65	20～30
中	9.20	8.36	2200	2000	75	65	20～30
70～							
体力活动 PAL▲							
轻	7.94	7.10	1900	1700	75	65	20～30
中	8.80	8.00	2100	1900	75	65	20～30
80～	7.74	7.10	1900	1700	75	65	20～30

#各年龄组的能量 RNI 与其 EAR 相同。

*为 AI，非母乳喂养应增加 20%。

PAL▲：体力活动水平（physical activity level）

2. 常量和微量元素的 RNIs 或 AIs

年龄（岁）	钙 Ca AI(mg)	磷 P AI(mg)	钾 K AI(mg)	钠 Na AI(mg)	镁 Mg AI(mg)	铁 Fe AI(mg) 男 / 女	碘 I RNI(μg)	锌 Zn RNI(mg) 男 / 女	硒 Se RNI(μg)	铜 Cu AI(mg)	氟 F AI(mg)	铬 Cr AI(μg)	锰 Mn AI(mg)	钼 Mo AI(μg)
0 ~	300	150	500	200	30	0.3	50	1.52	15(AI)	0.4	0.1	10		
0.5 ~	400	300	700	500	70	10	50	8.0	20(AI)	0.6	0.4	15		15
1 ~	600	450	1000	650	100	12	50	9.0	20	0.8	0.6	20		20
4 ~	800	500	1500	900	150	12	90	12.0	25	1.0	0.8	30		30
7 ~	800	700	1500	1000	250	12	90	13.5	35	1.2	1.0	30		30
11 ~	1000	1000	1500	1200	350	16 / 18	120	18.0 / 15.0	45	1.8	1.2	40		50
14 ~	1000	1000	2000	1800	350	20 / 25	150	19.0 / 15.5	50	2.0	1.4	40		50
18 ~	800	700	2000	2200	350	15 / 20	150	15.0 / 11.5	50	2.0	1.5	50	3.5	60
50 ~	1000	700	2000	2200	350	15	150	11.5	50	2.0	1.5	50	3.5	60
孕妇														
早期	800	700	2500	2200	400	1.5	200	11.5	50					
中期	1000	700	2500	2200	400	2.5	200	16.5	50					
晚期	1200	700	2500	2200	400	3.5	200	16.5	50					
乳母	1200	700	2500	2200	400	2.5	200	21.5	65					

凡表中数字空缺之处表示未制定该参考值

3. 脂溶性和水溶性维生素的 RNIs 或 AIs

年龄（岁）	维生素 A RNI (μgRE)	维生素 D RNI (μg)	维生素 E AI (mgα-TE*)	维生素 B_1 RNI (mg)	维生素 B_2 RNI (mg)	维生素 B_6 AI (mg)	维生素 B_{12} AI (μg)	维生素 C RNI (mg)	泛酸 AI (mg)	叶酸 RNI (μgDFE)	烟酸 RNI (mgNE)	胆碱 AI (mg)	生物素 AI (μg)
0 ~	400 (AI)	10	3	0.2 (AI)	0.4 (AI)	0.1	0.4	40	1.7	65 (AI)	2 (AI)	100	5
0.5 ~	400 (AI)	10	3	0.3 (AI)	0.5 (AI)	0.3	0.5	50	1.8	80 (AI)	3 (AI)	150	6
1 ~	500	10	4	0.6	0.6	0.5	0.9	60	2.0	150	6	200	8
4 ~	600	10	5	0.7	0.7	0.6	1.2	70	3.0	200	7	250	12
7 ~	700	10	7	0.9	1.0	0.7	1.2	80	4.0	200	9	300	16
11 ~	700（男/女）	5	10	1.2	1.2	0.9	1.8	90	5.0	300	12（男/女）	350	20
14 ~	男 800 女 700	5	14	男 1.5 女 1.2	男 1.5 女 1.2	1.1	2.4	100	5.0	400	男 15 女 12	450	25
18 ~	男 800 女 700	5	14	男 1.4 女 1.3	男 1.4 女 1.2	1.2	2.4	100	5.0	400	男 14 女 13	500	30
50 ~	男 800 女 700	10	14	1.3	1.4	1.5	2.4	100	5.0	400	13	500	30
孕妇 早期	800	5	14	1.5	1.7	1.9	2.6	100	6.0	600	15	500	30
中期	900	10	14	1.5	1.7	1.9	2.6	130	6.0	600	15	500	30
晚期	900	10	14	1.5	1.7	1.9	2.6	130	6.0	600	15	500	30
乳母	1200	10	14	1.8	1.7	1.9	2.8	130	7.0	500	18	500	35

RE 为视黄醇当量；α-TE* 为 α-生育酚当量；DFE 为膳食叶酸当量；NE 为烟酸当量；凡表中数字空缺之处表示未制定该参考值

4. 蛋白质及某些微量营养素的 EARs

年龄（岁）	蛋白质（g/kg）	锌（mg）	硒（μg）	维生素A（μgRE）	维生素D（μg）	维生素B₁（mg）	维生素B₂（mg）	维生素C（mg）	叶酸（μgDFE）
0～	2.25～1.25	1.5		375	8.88*				
0.5～	1.25～1.15	6.7		400	13.8*				
1～		7.4	17	300		0.4	0.5	13	320
4～		8.7	20			0.5	0.6	22	320
7～		9.7	26	700		0.5	0.8	39	320
		男　女				女	男　女		
11～		13.1　10.8	36	700		0.7	1.0		320
14～		13.9　11.2	40			1.0　0.9	1.3　1.0	63	320
18～	0.92	13.2　8.3	41			1.4　1.3	1.2　1.0	75	320
孕妇　早期			50					66	520
中期		+5	50						
晚期		+5	50						
乳母	+0.18	+10	65			1.3	1.4	93	450
50～	0.92					1.3	1.4	75	320

﹡0～2.9 岁南方地区为 8.88μg，北方地区为 13.8μg，凡表中数字空缺之处表示未制定该参考值

5. 某些微量营养素的 ULs

年龄 (岁)	钙 (mg)	磷 (mg)	镁 (mg)	铁 (mg)	碘 (μg)	锌 (mg) 男	锌 (mg) 女	硒 (μg)	铜 (mg)	氟 (mg)	铬 (μg)	锰 (mg)	钼 (μg)	维生素A (μg RE)	维生素D (μg)	维生素B₁ (mg)	维生素C (mg)	叶酸 (μgDFE)	烟酸 (mg NE)	胆碱 (mg)
0 ~				10				55		0.4							400			600
0.5 ~				30		13		80		0.8							400			800
1 ~	2000	3000	200	30		23		120	1.5	1.2	200		80			50	600	300	10	1000
4 ~	2000	3000	300	30		23		180	2.0	1.6	300		110	2000	20	50	700	400	15	1500
7 ~	2000	3000	500	30	800	28		240	3.5	2.0	300		160	2000	20	50	800	400	20	2000
11 ~	2000	3500	700	50	800	37	34	300	5.0	2.4	400		280	2000	20	50	900	600	30	2500
14 ~	2000	3500	700	50	800	42	35	360	7.0	2.8	400		280	2000	20	50	1000	800	30	3000
18 ~	2000	3500	700	50	1000	45	37	400	8.0	3.0	500	10	350	3000	20	50	1000	1000	35	3500
50 ~	2000	3500▲	700	50	1000	37	37	400	8.0	3.0	500	10	350	3000	20	50	1000	1000	35	3500
孕妇	2000	3000	700	60	1000	35		400						2400	20		1000	1000		3500
乳母	2000	3500	700	50	1000	35		400							20		1000	1000		3500

▲ 60 岁以上磷的 UL 为 3000mg

凡表中数字缺如之处未表示未制定该参考值

参考文献

［1］孙长颢.现代营养学的发展历程、现状及展望.中华预防医学杂志，2008，42（增刊）：26 －29

［2］胡敏予.临床营养学.长沙：湖南科学技术出版社，2005

［3］焦广宇，蒋卓勤.临床营养学.北京：人民卫生出版社，2010

［4］孙长颢.营养与食品卫生学.北京：人民卫生出版社，2007

［5］张爱珍.临床营养学.北京：人民卫生出版社，2009

［6］葛可佑.中国营养师培训教材.北京：人民卫生出版社，2007

［7］杨月欣.公共营养师.北京：中国劳动社会保障出版社，2009

［8］中国营养学会.中国居民膳食指南.拉萨：西藏人民出版社，2010

［9］刘均娥等.临床营养护理学.北京：北京大学医学出版社，2009

［10］蔡东联.实用营养学.北京：人民卫生出版社，2005

［11］吴肇汉.实用临床营养治疗学.上海：上海科学技术出版社，2001

［12］潘文干.生物化学.北京：人民卫生出版社，2004

［13］曹静，徐丽瑾，陈凤琴.新生儿疾病.北京：军事医学科学出版社，2007

［14］丁连安（译），Mark H. Delegge 著.营养与胃肠道疾病.北京：人民卫生出版社，2010

［15］唐民科，廖世初.代谢综合征.北京：学苑出版社，2008

［16］马贤才，王加义.儿童骨健康.北京：人民卫生出版社，2007

［17］卢桂珍，田玉慧.临床营养学，郑州：郑州大学出版社，2008，1

［18］Kathy Martyn. Nutrition Made Incredibly Easy, London：Lippincott Williams & Wilkins，2011

［19］张爱红.临床营养学.上海：同济大学出版社，2008

［20］蔡东联.临床营养学.北京：人民卫生出版社，2007

［21］France Sienkiewicz Sizer，Eleanor Noss Whitney 编著，王希成主译.营养学——概念与争论.北京：清华大学出版社，2004

［22］于珺美主编.营养学基础.北京：科学出版社，2009

［23］章乐绮主编.营养与膳疗学.北京：科学技术文献出版社，1999

［24］黄万琪.临床营养学.北京：高等教育出版社，2007

［25］杨月欣.营养学的故事.北京：北京大学医学出版社，2009

［26］张静平，王秀华主编.内科护理学.长沙：中南大学出版社，2010

［27］陆再英，钟南山主编.内科学.北京：人民卫生出版社，2008

［28］吕全军，田玉慧，刘春峰主编.临床营养学.郑州：郑州大学出版社，2008

［29］张建中主编.临床营养学.郑州：郑州大学出版社，2004

［30］陈仁惇主编.现代临床营养学.北京：人民军医出版社，1996

［31］尤黎明，吴瑛.内科护理学.北京：人民卫生出版社，2006

［32］顾景范，杜寿玢，郭长江.现代临床营养学.北京：科学技术出版社，2009

［33］马芳，于康.营养科诊疗常规.北京：人民卫生出版社，2004

［34］于康.实用临床营养手册.北京：科学出版社，2010

［35］蔡东联.实用营养师手册.北京：人民卫生出版社，2009

［36］曹伟新，李乐之.外科护理学.北京：人民卫生出版社，2006

［37］叶任高，陆再英.内科学.北京：人民卫生出版社，2004

［38］崔焱.儿科护理学.北京：人民卫生出版社，2006

［39］苏祖斐.实用儿童营养学.北京：人民卫生出版社，2004